AF466566

(Conserver cette couv...

2400

261
1904

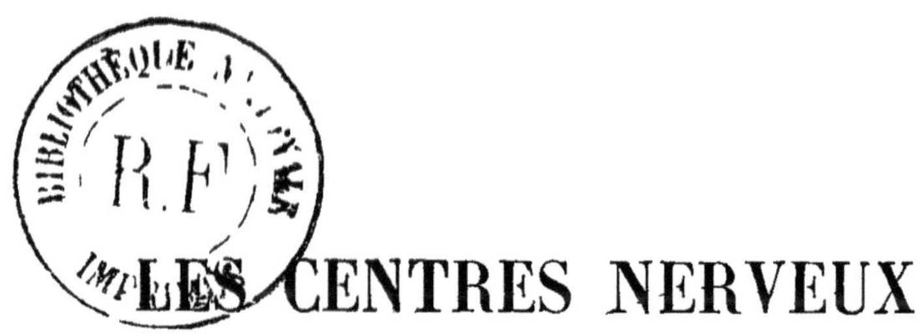

LES CENTRES NERVEUX

PHYSIOPATHOLOGIE CLINIQUE

0-318

LES

CENTRES NERVEUX

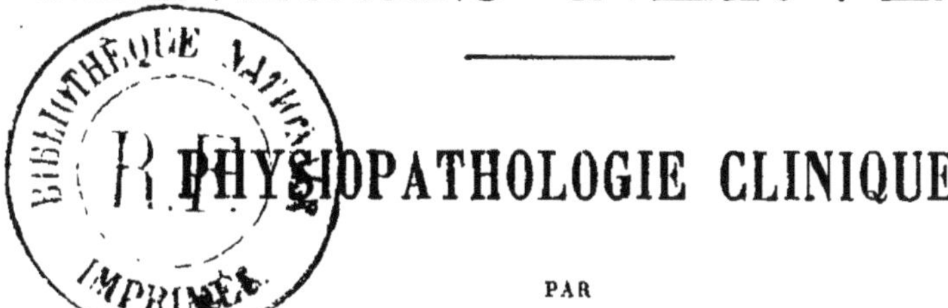

PHYSIOPATHOLOGIE CLINIQUE

PAR

LE DOCTEUR J. GRASSET

PROFESSEUR DE CLINIQUE MÉDICALE A L'UNIVERSITÉ DE MONTPELLIER
ASSOCIÉ NATIONAL DE L'ACADÉMIE DE MÉDECINE
LAURÉAT DE L'INSTITUT

Avec 60 figures et 26 tableaux

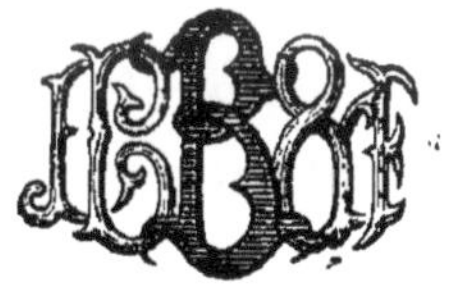

PARIS

LIBRAIRIE J.-B. BAILLIÈRE ET FILS

19, rue Hautefeuille, près du boulevard Saint-Germain

1905

Tous droits réservés

« Il n'existe qu'une science en médecine, et cette science est la physiologie, appliquée à l'état sain comme à l'état morbide. » CLAUDE BERNARD.

« Il est suranné de penser anatomiquement. » LEPINE.

« En clinique, il faut, à l'avenir, penser et agir physiologiquement » (HUCHARD) et étudier d'abord et surtout « la maladie de la fonction » (ALBERT ROBIN).

La *Physiopathologie des centres nerveux* est l'étude du fonctionnement de ces centres à l'état normal et pathologique.

Basée sur l'expérimentation physiologique chez l'animal et surtout sur l'observation clinique chez l'homme (anatomoclinique) la physiopathologie forme un chapitre de *biologie humaine*, bien distinct et séparé, encore insuffisamment détaché, dans les classiques, de l'ensemble des sciences médicales.

Elle comprend l'*anatomie et la physiologie cliniques* des appareils et les applications à la médecine pratique (*séméiologie* et *diagnostic du siège des lésions*).

Elle n'étudie pas et suppose connues l'anatomie descriptive, la physiologie et la pathologie. C'est dire que le présent livre ne rendra inutile aucun ouvrage déjà existant sur ces sciences et ne s'adresse qu'aux personnes ayant déjà les connaissances d'un docteur en médecine ou d'un étudiant de quatrième année.

Ce livre, qui résume trente ans (1) d'étude et de ré-

(1) Ma première leçon sur les Maladies du Système nerveux date exactement du mois de novembre 1876.

flexion sur le système nerveux, contient la matière des trois *Actualités* (1) déjà parues chez le même éditeur.

Un simple coup d'œil sur la table des matières montrera que ce n'est nullement la réédition de ces trois volumes en un seul.

D'abord les matières en ont été considérablement accrues.

Puis et surtout le plan est plus logique et réalise une intention qne j'annonçais depuis longtemps.

A l'ancienne, surannée et peu clinique, classification *anatomique* par organes, qui étudiait séparément les fonctions et les maladies du cerveau, les fonctions et les maladies de la moelle, etc., je substitue la classification *physiologique*, qui, chez l'homme *vivant*, étudie successivement les divers *appareils* dont l'unité est *fonctionnelle* et centrale : appareil du langage, appareil de l'orientation et de l'équilibre, etc., chacun de ces appareils pouvant avoir des parties dans le cerveau, le cervelet, la moelle, etc.

L'œuvre est ainsi entièrement *clinique* dans son point de départ, sa méthode, ses applications et on ne s'étonnera plus, malgré son titre, de la voir entreprise par un simple clinicien.

Il y a, dans ce livre, une grave lacune que je n'ai pas encore eu le temps de combler : il manque le très gros chapitre de l'*Appareil nerveux du psychisme*. Ce sera peut-être l'œuvre de demain, si le public médical se montre indulgent à ce premier essai.

Montpellier, 31 juillet 1904.

(1) *Anatomie clinique des centres nerveux. — Maladies de la moelle. — Maladies de l'encéphale; diagnostic du siège des lésions.*

LES

CENTRES NERVEUX

PHYSIOPATHOLOGIE CLINIQUE

CHAPITRE PRÉLIMINAIRE

GÉNÉRALITÉS ANATOMOPHYSIOLOGIQUES SUR LES CENTRES NERVEUX. DÉFINITIONS ET PLAN

I. — 1. Constitution générale du système nerveux : centres et nerfs. Le neurone : corps cellulaire et prolongements. — 2. Unité du neurone et solidarité de ses diverses parties. Dégénérescences. — 3. Développement des centres et des éléments nerveux.

II. — 1. Connexions des neurones entre eux. Contiguité de leurs prolongements. — 2. Mouvements amiboïdes et déformations dendritiques.

III. — Objections à la conception du neurone. Les réseaux intra et extracellulaires. La continuité de l'entier système nerveux. Développement et régénération in situ. Conception caténaire du système nerveux.

IV. — Ce qui reste du neurone ; idée qu'il faut en garder. Le neurone est l'unité physiologique, anatomiquement et embryologiquement polycellulaire.

V. — Groupement des neurones entre eux : 1) en hauteur (étages) : *a*) plan inférieur ou périphérique (de réception ou d'émission) ; *b*) plan intermédiaire (de relais) ; *c*) plan supérieur ou cortical (de perception et de psychisme, supérieur et inférieur). Schema des psychismes : O et polygone. — 2) en appareils (systèmes).

VI. — Fonctionnement du neurone. L'acte réflexe. Action réciproque des divers étages de centres réflexes.

VII. — 1. Notion physiologique de l'unité fonctionnelle et centrale substituée à la notion anatomique de l'unité géographique et périphérique. Appareils nerveux simples ou complexes. — 2. Rapports de la clinique et de la physiopathologie. — 3. Classification physiopathologique des appareils nerveux. Plan du livre.

I

1. Constitution générale du système nerveux : centres et nerfs. Le neurone : corps cellulaire et prolongements. — 2. Unité du neurone et solidarité de ses diverses parties. Dégénérescences. — 3. Développement des centres et des éléments nerveux.

1. Le *Système nerveux de l'homme* (le seul que nous ayons en vue, ne parlant accidentellement des animaux que pour éclairer l'étude de l'homme) est formé de *centres* et de *nerfs*.

Habituellement on appelle centres : le cerveau, le mesocéphale et le bulbe, le cervelet et la moelle. Les nerfs sont alors les cordons (moteurs, sensitifs ou mixtes) qui unissent ces centres à la périphérie. — Cette conception est inexacte.

Dans le cerveau et dans la moelle il y a de la substance blanche qui est formée de conducteurs, à côté de substance grise (à la surface dans le cerveau, au centre dans la moelle) qui forme réellement les centres. De même, à la périphérie il n'y a pas seulement des conducteurs, puisque, dans le cœur par exemple et bien ailleurs, il y a des ganglions qui sont de vrais centres.

Les nerfs sont les conducteurs, centripètes ou centrifuges, d'une excitation sensitive ou motrice. Les centres sont des cellules ou des réunions de cellules, dans lesquelles la force s'emmagasine ou se transforme, où l'excitation sensitive devient excitation motrice.

Ainsi compris, le système nerveux entier (1) est la repro-

(1) Voir pour tout ce chapitre : VAN GEHUCHTEN, *Anatomie du Sys-*

duction, en grand, de son élément constitutif, le *neurone* (WALDEYER, 1891) : le neurone est formé d'une *cellule* (centre) et de *prolongements*, les uns *cellulipètes* ou *protoplasmatiques*, les autres *cellulifuges* ou *cylindraxiles* (DEITERS, RAMON Y CAJAL, VAN GEHUCHTEN).

Le *corps cellulaire* (ancienne cellule nerveuse découverte par VALENTIN, 1836 à 1839) est une masse de protoplasma granuleux et fibrillaire, sans enveloppe, avec un noyau volumineux, arrondi, clair et renfermant le plus souvent un gros nucléole. La coloration de NISSL (au bleu de méthylène) permet de distinguer dans les corps cellulaires : 1° une partie qui se colore (*chromophile*), se présente sous des aspects polygonaux, se continue dans les prolongements protoplasmatiques et serait une substance de réserve pour le neurone ; 2° une partie qui ne se colore pas (substance *achromatique*, enchylème), d'aspect fibrillaire, qui serait l'élément constituant principal, dont les prolongements cylindraxiles seraient la suite.

Le corps cellulaire a deux *pôles* (1) : l'un *récepteur* (positif de BRISSAUD) « organisé pour recevoir l'excitation » par les prolongements protoplasmatiques, l'autre *distributeur* ou *émissif* (négatif de BRISSAUD) organisé pour transmettre l'excitation « à d'autres organes ou d'autres neurones que lui-même » par les prolongements cylindraxiles.

Le *prolongement cylindraxile* ou *axone* de KÖLLIKER (neurite, prolongement de DEITERS, cylindraxe de PURKINJE) naît le plus souvent du corps cellulaire, plus rarement d'un prolongement protoplasmatique. Il est habituellement unique. C'est une fibre filiforme, d'un calibre régulier et

tème nerveux de l'homme, 3e édit., t. I, 1900, p. 187 à 331 ; MORAT, Fonctions d'innervation, *Traité de Physiologie de Morat et Doyon*, 1902, p. 5 à 40 ; TOURNEUX, *Précis d'Histologie humaine*, 1903, p. 259 à 335.

(1) MORAT, *loco cit.*, p. 15.

égal depuis son origine jusqu'à sa terminaison. Sa surface est lisse et jamais hérissée de pointes ou d'épines latérales. Il peut émettre des collatérales qui s'en détachent à angle droit et présentent les mêmes caractères que lui. Nus dans la substance grise des centres nerveux, les cylindraxes s'enveloppent ensuite de myéline et forment alors la substance blanche des centres. Enfin ils s'entourent de la gaîne de SCHWANN et constituent les nerfs. Certains cylindraxes ont une gaine de SCHWANN sans avoir de myéline ; ce sont les fibres de REMAK (grand sympathique).

Le cylindraxe est formé d'un faisceau de fibrilles (REMAK, 1836).

A la surface de la myéline sont appliquées, de distance en distance, des cellules (segmentaires de RANVIER et VIGNAL). La myéline des conducteurs est fragmentée en tronçons : étranglements annulaires (incisures de SCHMIDT, 1874 ou de LAUTERMANN, 1876), limitant des segments interannulaires dans lesquels sont les cellules segmentaires (qui, d'après RANVIER, seraient les cellules adipeuses de la myéline).

Les *prolongements protoplasmatiques* (dendrites de HIS) sont nombreux, variables ; se dichotomisent, se ramifient et forment des arborisations souvent fort riches. Plus gros à leur origine, ils vont en s'effilant graduellement comme les branches d'un arbre. Leurs ramifications les plus fines peuvent présenter, suivant leur état de fonctionnement ou de fatigue, de petites épines latérales ou des renflements variqueux, sur lesquels nous reviendrons.

Ils sont formés de fibrilles nerveuses primitives (MAX SCHULTZE, 1868) qui s'épanouissent dans le corps cellulaire où ils peuvent se perdre ou qu'ils traversent pour se continuer dans les prolongements opposés.

Ces prolongements protoplasmatiques sont bien différents du prolongement cylindraxile : ce dernier est seul un prolongement, les dendrites faisant plutôt partie de la cellule elle-même. « Les prolongements protoplasmatiques ne représentent, en dernière analyse, qu'une expansion du corps cellulaire, ne paraissant avoir d'autre but que d'agrandir sa surface pour faciliter et multiplier en quelque sorte les contacts avec d'autres neurones ; ils forment un seul tout avec le corps cellulaire, de telle manière que le neurone se réduit en définitive à une masse plus ou moins étalée de protoplasme d'où naît l'axone » (VAN GEHUCHTEN).

C'est la théorie de la *polarisation dynamique des éléments nerveux* de RAMON Y CAJAL : « d'après cette théorie, les prolongements protoplasmatiques avec le corps cellulaire dont ils dépendent seraient des appareils de perception de l'ébranlement nerveux, tandis que les prolongements cylindraxiles constitueraient des appareils d'application (1) ».

On comprend dès lors comment certains auteurs (MORAT, 1895) (2) mettent à l'articulation entre les prolongements du cylindraxe d'un neurone et les dendrites d'un autre le point important de contact d'un cylindraxe avec une autre cellule.

Le corps cellulaire du neurone a sa circulation *lymphatique* propre.

HOLMGREEN a décrit (1899) dans le protoplasme de la cellule de forts canalicules, anastomosés parfois en réseau. Ces canalicules, confirmés et étudiés par STUDNICKA, BETHE, FRAGNITO, PUGNAT..., paraissent communiquer avec le système lymphatique (MARINESCO) (3).

Au même système appartiendraient les *gaines périvasculaires* de KÖLLIKER (1850) et la névroglie elle-même.

2. Le neurone, ainsi constitué par son corps cellulaire et

(1) VAN GEHUCHTEN, *loco cit.*, p. 212.
(2) MORAT, *Revue générale des Sciences*, 15 juin 1900.
(3) MARINESCO, *Presse médicale*, 1903, p. 608. Voir aussi : BOCHENEK, *Le Névraxe*, 1902, t. III, p. 85.

ses prolongements, forme un tout, une unité dont les diverses parties sont étroitement solidaires (1).

Depuis WALLER (1852) on sait que quand on sectionne une fibre nerveuse, le bout *périphérique* (séparé du corps cellulaire) dégénère. RANVIER a étudié cette dégénérescence et montré qu'elle s'accompagne d'une prolifération du tissu conjonctif parallèle à la disparition du tissu actif.

Aujourd'hui on sait de plus que le bout *central* de la fibre nerveuse ainsi sectionnée ne reste pas intact : il dégénère aussi ou, au moins, s'atrophie, quoique resté en relation avec le corps cellulaire ; mais cette altération, au lieu de se faire de proche en proche (*proximale*) comme dans le bout périphérique, n'est pas ascendante, mais est *distale* (2). VAN GEHUCHTEN a récemment (3) montré que cette dégénérescence du bout central est, elle aussi, descendante ; elle part de la cellule, lésée à distance, et va vers le bout sectionné.

Car la solidarité du neurone est telle que, après la section d'un prolongement, le corps cellulaire lui-même s'altère : la substance chromatique se désagrège et se dissout.

Je ne parle pas (4) des observations (qui ne paraissent pas définitives) sur les modifications soit du protoplasma cellulaire soit du noyau sous l'influence de l'activité normale ou de la fatigue du neurone.

Mais MARINESCO (5) et VAN BIERVLIET (6) ont étudié l'évolution et l'involution (à travers les âges), la sénilité et la mort

(1) Voir, pour ce paragraphe, mes leçons sur les neuronites motrices inférieures. *Leçons de Clinique médicale*, 4e série, p. 258 et plus spécialement p. 298. Voir aussi la thèse de Mme TATTELBAUM, Montpellier, 1900.

(2) VAN GEHUCHTEN, Rapport au Congrès de Madrid. *Le Névraxe*, t. V, 1903, p. 3.

(3) MORAT, *loco cit.*, p. 38.

(4) Voir, pour ce qui suit: VAN GEHUCHTEN, *loco cit.*, p. 290.

(5) MARINESCO, *Revue neurologique*, 1899, p. 714. *Académie des Sciences*, 23 avril 1900 et *Presse médicale*, 1900, p. 175.

(6) VAN BIERVLIET, *Le Névraxe*, t. I, 1900, p. 37.

des cellules nerveuses et ils ont montré que l'état embryonnaire de la substance chromophile est l'état de dissolution, l'état de blocs et de grains constituant un stade ultérieur de développement. Or, cette chromolyse, ou dissolution de la substance chromophile, est la manifestation de l'altération de la cellule, consécutive à la lésion de ses prolongements : ce qui a fait dire à van Gehuchten (chez qui a été fait le travail de van Biervliet) que l'altération en question ramène la cellule nerveuse à son état embryonnaire.

L'existence de ces altérations centrales par lésion périphérique a été établie (1) expérimentalement et cliniquement.

Les diverses altérations cellulaires ne s'observent pas seulement après la section (2) de l'axone, mais aussi après la ligature (van Gehuchten), la compression entre les mors d'une pince (Nelis), l'irritation du nerf par des courants électriques (Vas, Mann, Lambert, Lugaro), l'application périphérique de cristaux de chlorure de sodium (Nissl), etc. et aussi après les lésions pathologiques les plus variées (compression. inflammation) des nerfs (Marinesco, Ballet et Dutil, Sano, Soukhanov)..., la durée et l'importance de la chromolyse variant avec le degré de la lésion périphérique.

Cette chromolyse intracellulaire, consécutive à la lésion périphérique, a d'ailleurs été regardée comme « en quelque sorte la fièvre de la cellule nerveuse privée de ses rapports de continuité avec la périphérie » (Marinesco) (3) ou « comme une réaction utile du neurone, réaction qui survient chaque fois que ce neurone se trouve lésé dans son

(1) Voir les Rapports de van Gehuchten et de Marinesco au Congrès de Moscou (1897) et la XXIe leçon de Gilbert Ballet (*Leçons de Clinique médicale. Psychoses et Affections nerveuses*, 1897, p. 370).

(2) Voir : Pier Francesco Arullani, *Annali di Freniatria e Scienze affini*, 1902, t. XII, p. 70 (*Revue neurologique*, 1903, p. 415).

(3) Marinesco, *Revue neurologique*, 1896, p. 129.

intégrité anatomique et qui lui permet de résister plus avantageusement à la lésion subie. »

Comme documentation clinique, je citerai une série de travaux établissant l'existence des lésions médullaires dans les polynévrites, *sans continuité des lésions* : OPPENHEIM (1), KORSAKOFF, SCHAFFER (2), ERLITSKY (3), ACHARD et SOUPAULT (4), RAKHMANINOFF (5), BALLET et DUTIL (6), MARINESCO (7), SOUKHANOFF (8), PHILIPPE et GOTHARD (9), CESTAN (10), LARKIN et ZELLIFFE (11).

DEJERINE, que l'on peut considérer comme un des plus éminents « périphéristes » de la première heure, a proclamé, comme « une chose définitivement établie » « qu'une lésion du cylindraxe retentit toujours sur la cellule d'origine (12).

C'est en m'appuyant sur ces faits (13) et en montrant les difficultés extrêmes qu'il y a à distinguer la *polynévrite motrice* et la *poliomyélite antérieure* dans la plupart des cas cliniques, que j'ai conclu ailleurs (14) : « le diagnostic est impossible pour cette bonne raison que l'ancienne distinction entre les deux maladies n'existe plus : il n'y a plus

(1) OPPENHEIM, *Archiv fur Psychiatrie*, 1885, t. XVI, p. 476.

(2) SCHAFFER, *Neurologisches Centralblatt*, 1889, p. 156.

(3) ERLITSKY, *Ibidem* (analyse), 1889, p. 210.

(4) ACHARD et SOUPAULT, *Archives de médecine expérimentale*, 1892, p. 359.

(5) RAKHMANINOFF, *Revue de Médecine*, 1892, p. 321.

(6) GILBERT BALLET, *loco cit.*, p. 359.

(7) MARINESCO, *Revue neurologique*, 1896, p. 129 (Cite plusieurs observations, soit personnelles, soit d'autres auteurs).

(8) SOUKHANOFF, *Nouvelle Iconographie de la Salpêtrière*, 1897, p. 347.

(9) PHILIPPE et GOTHARD, *Société de Biologie*, 23 juillet 1898.

(10) CESTAN, *Société anatomique*, 24 juin 1898.

(11) LARKIN et ZELLIFFE, *Medical Record*, 1899. Anal. in *Archives de Neurologie*, 1900, p. 332.

(12) DEJERINE, *Médecine moderne*, p. 787.

(13) Voir aussi NAGEOTTE, *Revue neurologique*, 1903, p. 1. MONIER VINARD, *Société de Neurologie*, 5 mars 1903. *Revue neurologique*, 1903, p. 320.

(14) *Leçons de Clinique médicale*, 4e série, p. 314.

des poliomyélites antérieures d'un côté et des polynévrites motrices de l'autre ; il n'y a plus que des *neuronites motrices inférieures* » développant ainsi et concrétant une pensée déjà exprimée par STRÜMPELL (1) en 1883 et 1884, par MARINESCO (2) et par RAYMOND (3).

En tous cas, et c'est la conclusion qui nous importe ici, de toutes ces observations expérimentales et cliniques ressort très nettement la notion de l'unité du neurone et de la solidarité de ses diverses parties.

Ces mêmes faits font bien apparaître, dès à présent, l'idée que ce qui constitue l'unité et l'individualité d'un nerf, c'est le neurone.

Comme VULPIAN (4) l'avait déjà proclamé, en 1864, après les expériences de PAUL BERT et ses propres expériences avec PHILIPEAUX, les fibres nerveuses n'ont rien de caractéristique par elles-mêmes ; elles n'ont de caractéristiques que les corps cellulaires avec lesquels elles sont en relations. Ce sont donc les corps cellulaires qui font l'unité nerveuse, les nerfs périphériques n'étant que les prolongements banaux, les conducteurs de neurilité dans un sens ou dans un autre.

L'*élément nerveux, un et individuel, est le neurone.*

Sur cette notion et sur ces faits de dégénérescence on a basé toute une méthode d'étude de la texture des centres nerveux, en suivant histologiquement les altérations consécutives à la lésion d'une partie du neurone (lésion expérimentale ou clinique).

(1) STRÜMPELL, *Archiv fur Psychiatrie*, t. XIV, 1883, p. 339 et *Neurologisches Centralblatt*, 1884, t. III, p. 241.

(2) MARINESCO, *loco cit.*, 1896, p. 130.

(3) RAYMOND, *Clinique des Maladies du Système nerveux*, t. II, p. 43 et t. IV, p. 402 (il emploie le mot de *cellulonévrite*).

(4) VULPIAN, *Leçons sur la Physiologie générale et comparée du Système nerveux*, XIIIe leçon (5 juillet 1864, p. 274).

La *régénération* du tube nerveux sectionné se fait du centre cellulaire vers la périphérie.

Vers le 30e jour (1), le bout central « commence à bourgeonner ; on voit les cylindraxes des tubes nerveux pousser, au niveau de l'étranglement situé immédiatement au-dessus de la section, une, deux, trois ou quatre fines branches qui traversent le tissu cicatriciel interposé aux deux surfaces de section et atteignent le bout périphérique dégénéré. Là, ces fines branches qui deviendront les cylindraxes d'autant de tubes nerveux de nouvelle formation, s'engagent entre les vieilles gaines de Schwann ou pénètrent directement à leur intérieur et se prolongent progressivement jusqu'à la terminaison du nerf... Puis, autour de chaque cylindraxe, viendront se disposer des cellules de Vignal qui élaboreront une couche de myéline et s'envelopperont d'une gaine de Schwann ».

C'est un processus centrifuge, à point de départ cellulaire, tout à fait analogue à celui que nous allons décrire pour le développement.

3. *Développement des centres et des éléments nerveux.*

a) Dès le début de la vie intrautérine (2) sur la *tache embryonnaire* qui a commencé à devenir allongée apparaît la *ligne primitive*, dirigée suivant l'axe de la tache, dont elle occupe la moitié postérieure ; et les trois *feuillets* se forment : *ectoderme*, mésoderme, endoderme.

En avant de la ligne primitive, un épaississement longitudinal de l'ectoderme se forme, se creuse en *gouttière ;* les bords en deviennent saillants, se rapprochent, finissent par se souder sur la ligne médiane et on a un canal (*tube médullaire*) qui reste seulement ouvert aux deux extrémités (*pore neural* supérieur et inférieur). Ces ouvertures s'obturent ensuite ; en persistant, le pore neural inférieur peut être le point de départ du spina bifida.

(1) Tourneux, *loco cit.*, p. 329.
(2) Voir Tourneux, *Précis d'Embryologie*, 1898.

Avant de se transformer complètement en tube, la gouttière se dilate à son extrémité antérieure. Trois dilatations apparaissent ; *vésicules cérébrales* antérieure, moyenne et postérieure. Puis la vésicule antérieure et la vésicule postérieure se subdivisent en deux ; d'où cinq cerveaux : 1° le cerveau antérieur ou *telencéphale* qui deviendra les hémisphères cérébraux, les corps striés et le bulbe olfactif ; 2° le cerveau intermédiaire ou *diencéphale* qui deviendra les couches optiques et corps genouillés ; 3° le cerveau moyen ou *mésencéphale* qui deviendra les tubercules quadrijumeaux ; 4° le cerveau postérieur ou *métencéphale* qui deviendra la protubérance et le cervelet ; 5° l'arrière-cerveau ou *myélencéphale* qui deviendra la moelle allongée. Entre le cerveau moyen et le cerveau postérieur il faut placer l'isthme du *rhombencéphale* ; et au-dessous de l'arrière-cerveau est la *moelle épinière*.

Le canal central du tube médullaire persiste formant : dans la moelle, le canal de l'épendyme et, dans l'encéphale, les différents ventricules.

Ces diverses données sont résumées et complétées dans le tableau (1) de la page suivante, dont il faut connaître les termes, ne fût-ce que pour pouvoir lire les traités récents comme celui de VAN GEHUCHTEN.

La moelle, qui occupe d'abord toute la longueur du canal rachidien, s'étire dans la région sacrée, puis se détache finalement de la base du coccyx, remonte (ou paraît remonter) dans le canal et atteint, dans la première année de la vie extrautérine, le bord inférieur de la première vertèbre lombaire où elle se fixe : de là, la disposition descendante des racines lombosacrées qui forment la queue de cheval et le tassement des divers centres médullaires primitifs dans un espace relativement restreint par rapport à la longueur et à la surface du corps.

(1) Voir VAN GEHUCHTEN, *Traité* cité, t. I, p. 17.

TABLEAU I. — DÉVELOPPEMENT ET DÉNOMINATIONS EMBRYOLOGIQUES DES CENTRES NERVEUX.

STADE DES TROIS VÉSICULES CÉRÉBRALES PRIMITIVES	STADE DES 5 VÉSICULES CÉRÉBRALES SECONDAIRES	CANAL CENTRAL	CENTRES NERVEUX DÉFINITIFS
Vésicule cérébrale antérieure *prosoncéphale*	Cerveau antérieur *télencéphale*	Ventricules latéraux.	Hémisphères cérébraux (pallium ou manteau). Corps striés. Bulbe olfactif et ses dépendances (rhinencéphale).
		Trou de Monro	
	Cerveau intermédiaire *diencéphale*.	Troisième ventricule.	Couches optiques (thalamus). Corps pinéal et région de l'habenula (épithalamus). Corps genouillés (métathalamus). Corps mamillaires, tubercule cendré, chiasma des nerfs optiques, recessus optique et lame terminale (hypothalamus).
Vésicule cérébrale moyenne *mésencéphale*.	Cerveau moyen *mésencéphale*	Aqueduc de Sylvius.	Tubercules quadrijumeaux. La plus grande partie des pédoncules cérébraux.
Vésicule cérébrale postérieure. *Rhombencéphale*.	*Isthme du rhombencéphale*.	Quatrième ventricule.	Valvule de Vieussens. Pédoncules cérébelleux supérieurs. Partie des pédoncules cérébraux.
	Cerveau postérieur *métencéphale*	Quatrième ventricule.	Protubérance. Cervelet. Pédoncules cérébelleux moyens.
	Arrière-cerveau *myélencéphale*.	Quatrième ventricule	Moelle allongée.
Canal neural.		Canal de l'épendyme	Moelle épinière.

b) Le développement des *éléments nerveux* montre bien l'importance de la cellule centrale pour caractériser et individualiser les fibres nerveuses et prouve donc, une fois de plus, la réalité de l'unité fonctionnelle centrale.

Au début, le tube médullaire est formé de *cellules épithéliales* entourant le canal central. Certaines de ces cellules (*spongioblastes*) émettent par leur côté externe des prolongements ramifiés et anastomosés qui forment une mince couche de substance spongieuse, première ébauche de la névroglie, et dans les mailles de laquelle s'engageront plus tard les prolongements des cellules nerveuses (1). Nombre de spongioblastes restent autour du canal central, formant les cellules épendymaires; d'autres émigrent dans l'épaisseur des parois de l'axe cérébrospinal pour donner les cellules névrogliques en araignée. Tout autour du canal central, d'autres cellules prennent une forme arrondie (*cellules germinatives* de His), puis deviennent piriformes (*neuroblastes*). La partie effilée (cône de croissance de Cajal) pousse un prolongement cylindraxile. La surface du neuroblaste devient épineuse : chacune de ces épines devient un prolongement protoplasmatique, qui s'allonge, se divise, se subdivise (2). Le neurone est constitué.

Les prolongements cylindraxiles se myélinisent ensuite et alors, vers le milieu du 5e mois de la vie intrautérine, commence à apparaître la substance blanche des centres nerveux.

Cette myélinisation se fait d'une façon très régulière, commençant à la cellule d'origine, et, au même âge, les mêmes faisceaux sont myélinisés chez divers embryons, dans un ordre déterminé et toujours le même. Flechsig a aussi démontré que toutes les fibres nerveuses ayant la même origine et la même terminaison, c'est-à-dire ayant les mêmes connexions anatomiques, devant par suite remplir les mêmes fonctions, se myélinisent à la même époque, tandis que les fibres nerveuses ayant des connexions anatomiques différentes, se myélinisent à des époques différentes. Flechsig a déduit de ces faits une importante méthode d'étude des divers systèmes de fibres dans les centres nerveux.

Dans les cordons postérieurs, la myélinisation « est ache-

(1) Voir Davydoff, *VIIIe Congrès des médecins russes*, Moscou, 1902, p. 17 (*Revue neurologique*, 1903, p. 465).

(2) Voir aussi : Geier, *Journal russe de Neuropathologie et de Psychiatrie*, 1903, p. 403 (*Revue neurologique*, 1903, p. 1005).

vée au 5ᵉ mois », en commençant par le faisceau de GOLL. « Peu après, s'opère le dépôt de myéline dans le cordon antérieur et plus tard dans le cordon latéral; le faisceau cérébelleux direct se myélinise au 7ᵉ mois et le faisceau pyramidal croisé seulement après la naissance (1) » (TOURNEUX).

Sur un enfant né à 7 mois, VAN GEHUCHTEN a trouvé que les fibres pyramidales manquaient « totalement, même dans leur cylindraxe, et cela sur toute la longueur de la moelle épinière ».

En somme, c'est la conclusion qui importe ici, la formation de l'ensemble du système nerveux est commandée par la formation des centres. Les prolongements, dans leur évolution et leur trajet ultérieurs, se groupent en nerfs périphériques, surtout suivant les nécessités géographiques. *Le vrai groupement initial*, capital, *est le groupement central* (2).

II

1. Connexions des neurones entre eux. Contiguïté de leurs prolongements. — 2. Mouvements amiboïdes et déformations dendritiques.

1. Depuis les travaux de RAMON Y CAJAL (3) sur les *con-*

(1) La *maladie de Little* est un état paretospasmodique, chez les enfants nés avant terme, dû à l'absence ou à l'arrêt de développement de la portion spinale du faisceau pyramidal. — Voir : mes Leçons sur les Contractures et la portion spinale du faisceau pyramidal in *Leçons de Clinique médicale*, 4ᵉ série, p. 1 et 73 ; et aussi : BRISSAUD, *Leçons sur les Maladies nerveuses*, 1895, p. 149; LE MEIGNEN, *Du Syndrome de Little*, thèse de Paris, 1897, nᵒ 495; VAN GEHUCHTEN, *Journal de Neurologie*, 1896, t. I, p. 256, 336 et 355; et *Revue neurologique*, 1897, p. 65.

(2) Seulement il y a des centres partout où il y a des corps cellulaires de neurones. Ainsi les ganglions ont leur développement propre; ils restent, à l'origine, simplement accolés au tube neural, sans lui être unis par des fibres nerveuses. La communication s'établit ensuite entre les prolongements de ces divers neurones à développement indépendant.

(3) Le fait avait été entrevu par HIS (1883) et FOREL (1887).

nexions des neurones entre eux, on admet que dans le réseau des fibrilles entrecroisées (GERLACH, GOLGI), neuropile de HIS, il y a simple *contiguïté* entre les fibrilles terminales d'un neurone et celles d'un neurone voisin.

Toujours d'après RAMON Y CAJAL, le contact utile, *l'articulation* de deux neurones superposés se ferait ou bien entre les ramifications terminales du cylindraxe et celles des dendrites (comme dans le glomérule olfactif où les axones parties des cellules olfactives s'articulent avec les ramifications dendritiques des cellules mitrales) ou bien entre les ramifications cylindraxiles et le corps même de la cellule (comme cela se voit pour le corps des cellules de PURKINJE du cervelet, embrassé par les terminaisons des cellules en corbeilles ou bien pour certaines cellules des ganglions spinaux).

De plus, Mlle STEFANOWSKA (1) a montré que, dans la majorité des cas, le contact se ferait par des *appendices piriformes* (appareils terminaux spéciaux) et RENAUT admet des appuis adhésifs.

2. *Mouvements amiboïdes et déformations dendritiques.* On a décrit à ces unités neuroniques, ainsi indépendantes, une sorte de vie propre, comme aux spermatozoïdes et aux leucocytes.

WIEDERSHEIM a décrit des mouvements amiboïdes dans les cellules nerveuses d'un animal transparent. D'autre part, le prolongement des cellules nerveuses de la muqueuse olfactive présente des cils animés de mouvements ondulatoires.

Se basant là-dessus, MATHIAS DUVAL (2) (1895) a lancé

(1) Mlle STEFANOWSKA, Congrès de Bruxelles, août 1903.

(2) MATHIAS DUVAL, *Société de Biologie*, 2 février 1895 ; *Revue scientifique*, mars 1898 ; *Revue neurologique*, 1899, p. 55. MATHIAS DUVAL admet même l'hypothèse de *nervi nervorum*, fibres centrifuges commandant l'activité amiboïde des éléments nerveux et agissant sur

une *théorie histologique du sommeil* (1) sur une idée émise par LEPINE (2) (1894) pour l'hystérie et (d'après KÖLLIKER) par RABL-RUCKHARD (1890), ces mouvements amiboïdes et le défaut de contact des neurones à certains moments étant le point de départ de ce que nous appelons la désagrégation suspolygonale (sommeil naturel, hypnose, hystérie).

BINET SANGLÉ (3) et LAGRIFFE (4) ont développé récemment de nouveaux arguments en faveur de cet amiboïsme qui, suivant l'expression de DASTRE, donnerait une certaine *adventicité* aux connexions entre neurones.

Plusieurs auteurs ont admis, sinon des mouvements amiboïdes, du moins une *plasticité* différente des neurones (DEMOOR) suivant leur état d'activité ou de repos.

Ainsi (5) d'après VAS et MANN, l'activité des cellules nerveuses s'accompagne d'un agrandissement de la masse protoplasmique. D'après LUGARO (1895), il y a turgescence du protoplasme cellulaire quand le ganglion a été soumis pendant plusieurs heures à un faible courant faradique. Cette turgescence accrue pourrait rendre plus intime le contact entre les divers neurones au moment de leur activité (TANZI 1893).

RENAUT (1895) décrit aux prolongements protoplasmiques une apparence perlée ; chaque grain perlé serait un renflement vacuolaire du filament protoplasmique ; c'est par là que se feraient les contacts adhésifs et ces varicosités ne se produiraient que sous l'influence de l'activité directrice de la cellule.

Ces études ont été reprises par DEMOOR, STEFANOWSKA,

l'articulation de deux neurones sensitifs selon l'état d'attention commandé par le cerveau.

(1) Voir aussi la thèse de PUPIN, 1896, n° 222.

(2) LEPINE, *Revue de Médecine*, 1894, p. 713.

(3) BINET-SANGLÉ, *Progrès médical*, 1901, p. 241 (*Revue neurologique*, 1902, p. 496).

(4) LAGRIFFE, *Pathologie générale de la cellule nerveuse*, 1902 (*Revue neurologique*, 1902, p. 561).

(5) Voir VAN GEHUCHTEN, *loco cit.*, p. 271.

Manouelian et d'autres ; on décrit deux états, en quelque sorte opposés, dans les dendrites : 1° quand la cellule est en activité (souris surmenées, excitations douloureuses prolongées), les dendrites portent à leurs extrémités ou sur leurs côtés des épines (Cajal), gemmules ou appendices piriformes (Stefanowska) ; 2° quand la cellule est au repos (empoisonnement par la morphine, sommeil anesthésique ou succédant à la fatigue prolongée), ces prolongement disparaissent dans la tige qui les supportait et cette tige prend, après les avoir absorbés, un aspect variqueux, état moniliforme de Demoor, état perlé de Renaut.

Demoor ne veut pas voir, comme Mathias Duval, dans cet état moniliforme une conséquence de l'amiboïsme des cellules nerveuses. Il en fait un mode de réaction du protoplasme des cellules nerveuses vis-à-vis des excitants. Mais il admet que cet état moniliforme provoque des modifications considérables dans les contacts entre neurones et qu'on pourrait trouver dans ces faits une explication de la fatigue, du surmenage et du sommeil.

Stefanowska (1) pense que « c'est par l'intermédiaire des appendices piriformes que s'effectuent les contacts entre les prolongements des neurones cérébraux » et que, suivant l'activité plus ou moins grande des cellules, il y aurait des appendices piriformes ou état moniliforme et par conséquent contacts plus ou moins intimes.

Voilà l'ensemble de la conception du neurone.

III

Objections à la conception du neurone. Les réseaux intra et extracellulaires. La continuité de l'entier système nerveux. Développement in situ. Conception caténaire du système nerveux.

Dans ces derniers temps, le neurone a été l'objet d'at-

(1) Stefanowska, Congrès de Bruxelles, août 1903, *Revue neurologique,* 1903, p. 843.

taques, d'abord discrètes et de détail, puis bruyantes et d'ensemble, certains arrivant à dire que cette conception du neurone est, non plus seulement une erreur, mais un danger.

Ainsi DURANTE (1) proclame les impossibilités du neurone. Il cite l'opinion de RUFFINI : « il ne reste plus pierre sur pierre du neurone » ; de GIESEN intitulant son mémoire « la mort du neurone » et de NISSL regardant « le neurone comme définitivement renversé et désormais insoutenable » ; c'est « même un danger » ; « il n'est que temps de rompre avec une compréhension à laquelle tant d'inconvénients et d'erreurs sont attachés » ; comme lui-même (DURANTE) avait proclamé au Congrès de Bruxelles que cette conception du neurone « ne saurait plus, actuellement, qu'apporter des entraves au progrès de la neurologie ».

1. Le premier point le plus discuté et le plus facile à abandonner dans la conception du neurone est la notion des *mouvements amiboïdes*.

JULES SOURY (2) qui a soumis la question à une critique très serrée traite cette doctrine de *doctrine d'erreur*.

KÖLLIKER (3) objecte que le cylindraxe n'est pas contractile, pas formé de protoplasma non différencié, mais à structure fibrillaire ; les ramifications terminales des fibres nerveuses, observées dans les parties transparentes d'animaux vivants ne présentent pas de mouvements.

D'après CAJAL, les ramifications cylindraxiles montrent le même aspect, en elles-mêmes et dans leurs rapports avec les voisines, quel qu'ait été le genre de mort de l'animal

(1) DURANTE, Congrès de Bruxelles, août 1903 et Société de neurologie, 5 novembre 1903. *Revue neurologique*, 1903, p. 843 et 1089 à 1104.

(2) JULES SOURY, *Archives de Neurologie*, 1897, 2e série, t. III, p 301 et *Presse médicale*, 1901, p. 273. — Voir aussi MARINESCO, *Presse médicale*, 1903, p. 605.

(3) Voir VAN GEHUCHTEN, *loco cit.*, p. 270.

(chloroforme, hémorragie, empoisonnement), que l'animal ait été tué après un long temps de repos (séjour prolongé dans l'obscurité pour la rétine et le lobe optique) ou en pleine activité (longue exposition au soleil).

PERGENS a bien trouvé des modifications suivant l'état d'activité ou de repos, mais en sens inverse de ce que voudrait la théorie de LEPINE et MATHIAS DUVAL.

Aux observations sur l'état perlé et l'état moniliforme des dendrites on peut opposer d'autres observations négatives d'AZOULAY, de LUGARO, SOUKANOFF... De plus, on a observé cet état perlé spontané dans des cas très divers : ligature des deux carotides, empoisonnement par le trional et l'arsenic, rage, tuberculine, enlèvement du corps thyroïde, et même à l'état normal.

SOUKHANOFF ne voit dans l'état moniliforme des dendrites qu'une lésion particulière des cellules corticales, une espèce de dégénérescence spéciale ou d'atrophie due à un trouble de la nutrition (1). Il admet que ces appendices ne servent pas seulement pour les contacts, mais qu'ils multiplient l'élaboration active de l'énergie spécifique (2).

D'après KLIPPEL (3), l'abondance et la multiplicité des appendices et des connexions seraient parallèles au développement progressif des facultés supérieures ; la destruction de ces appendices correspondrait à la désorganisation psychique dans la paralysie générale et l'arrêt de développement de ces mêmes parties correspondrait à l'idiotie. Au fond la diminution de volume des appendices et des dendrites est une diminution des cellules.

Avec VAN GEHUCHTEN, on peut considérer comme acquis les divers états observés (appendices filiformes, piriformes, disparus ; état variqueux ou moniliforme des dendrites),

(1) Voir aussi : SWANOFF, *Neurologisches Centralblatt*, 1901, p. 701 et GEIER, *Le Névraxe*, 1901, p. 217.

(2) Voir SOUKHANOFF et CZARNIEK, *Nouvelle Iconographie de la Salpêtrière*, 1902, p. 530.

(3) KLIPPEL, Congrès de Bruxelles, *Revue neurologique*, 1903, p. 819.

mais on ne peut pas décider actuellement quelle est la cause et par suite quelle est la signification de ces diverses formes. Il faut donc abandonner, comme non démontrée, cette notion des mouvements amiboïdes des prolongements nerveux, même sous la forme récente qu'on lui avait donnée (1).

2. Un deuxième point très rapidement entamé dans la conception du neurone est la *contiguïté* des neurones entre eux.

De nombreux auteurs (2), avec les mêmes méthodes de Golgi et d'Ehrlich ont observé, au lieu de contiguïté, de vraies anastomoses, entre les diverses espèces de prolongements.

D'abord Dogiel (S.-Pétersbourg, 1883-1895) les signale dans la rétine ; Kallius, Bouin, Renaut les admettent moins fréquemment, mais en quelques endroits ; de même, Masius (1891-1892), Sala, Ballowitz (1893), Ogneff (1897), Heymans et Demoor (1894)...

3. Apathy (1897) étudie de très près, avec de nouvelles méthodes de coloration, chez les hirudinées et les lombrics, les fibrilles du cylindraxe des fibres nerveuses (*neurofibrilles*).

Ces neurofibrilles se comportent de deux manières, vis-à-vis des *cellules ganglionnaires* (cellules qui produisent le tonus nerveux, tandis que les *cellules nerveuses* produisent la substance conductrice, les neurofibrilles) : 1° Certaines pénètrent dans la cellule ganglionnaire, s'y résolvent en fibrilles *élémentaires*, s'anastomosent entre elles et forment un *réseau* nerveux *intracellulaire ;* puis se réunissent de nouveau à une fibrille primitive (cellules motrices) ; 2° d'autres, en entrant dans le ganglion, ne pénètrent pas dans les

(1) Mêmes conclusions de Lugaro et Querton. Voir encore : Richard Weil et Robert Frank, *Revue neurologique*, 1902, p. 329 ; Marinesco, *loco cit*, et Raymond, *Revue neurologique*, 1903, p. 1004.

(2) Voir van Gehuchten, *loco cit.*, p. 217, 222, 252.

cellules ganglionnaires, se résolvent directement en fibrilles élémentaires et forment des *réseaux* nerveux *extracellulaires* (ancien réseau de GERLACH) ; puis se réunissent de nouveau en fibrilles primitives, puis en fibrilles plus grosses, qui pénètrent dans les cellules ganglionnaires suivant le type 1°.

Les fibrilles motrices ne commencent pas dans les cellules ganglionnaires ; elles ne sont que la continuation des fibrilles sensitives après interposition du réseau nerveux ; les cellules ganglionnaires étant intercalées sur le trajet des fibres conductrices comme les piles dans un réseau de fils télégraphiques.

Pour mieux dire, les fibrilles ne se terminent et ne commencent nulle part (pas plus les sensitives que les motrices), pas plus à la périphérie qu'au centre : elles forment un grand système de voies conductrices continues « absolument comme les voies sanguines artérielles se continuent avec les voies veineuses par l'intermédiaire d'un réseau capillaire (1) ».

4. BETHE (1895-1898) admet, comme APATHY, une chaîne continue entre toutes les fibrilles avec des réseaux interposés. Seulement il fait jouer un rôle beaucoup plus important au réseau extracellulaire (*neuropile*). Le plus grand nombre de fibrilles va d'un neurone à l'autre ; de sensitives elles deviennent motrices, sans passer par des cellules. « Par là, dit BETHE, tombe la conception du neurone comme une unité nerveuse existant pour son compte, indépendamment des autres éléments nerveux. »

Ce rôle prépondérant du neuropile (réseau extracellulaire) se marquerait surtout chez les animaux supérieurs ; deviendrait de plus en plus important au fur et à mesure qu'on

(1) DURANTE fait remarquer combien cette conception des anastomoses ultraterminales d'APATHY facilite la compréhension de la sensibilité récurrente d'ARLOING et TRIPIER.

s'élève dans l'échelle des êtres : les réseaux s'émancipent de plus en plus des cellules. Et BETHE arrive ainsi, dit VAN GEHUCHTEN « à cette conclusion étrange, qu'il n'y a plus de centres nerveux. Tout le système nerveux central se réduit à un réseau élémentaire dans lequel pénètrent de tous côtés des fibrilles centripètes et d'où sortent des fibrilles centrifuges, toutes les fibrilles étant en continuité directe les unes avec les autres (1) ».

Et BETHE n'appuie pas ces conclusions uniquement sur des considérations morphologiques ; il fait aussi l'ingénieuse expérience suivante.

Dans le système nerveux central d'un crustacé (*Carcinus mœnas*), chaque ganglion comprend une partie centrale, formée par un entrelacement compact de fibrilles nerveuses ou neuropile et une partie périphérique où s'amassent les cellules ganglionnaires motrices. A cette partie du cerveau correspond un nerf mixte qui va à la deuxième antenne (la section de ce nerf entraîne la paralysie immédiate de l'antenne correspondante). Laissant le nerf intact, on enlève le paquet de cellules motrices réunies à la surface, ne laissant intacts que les réseaux extracellulaires : l'antenne reste normale. Donc, *sans cellule*, le tonus est conservé, les réflexes existent avec tous leurs caractères ordinaires (l'irritabilité réflexe est simplement quelque peu exagérée).

C'est la démonstration de l'idée de CAJAL que « le corps de la cellule nerveuse n'intervient pas nécessairement dans la fonction de conduction, mais que l'ébranlement nerveux amené par les fibres centripètes peut se transmettre aux prolongements protoplasmatiques d'un neurone moteur et de là directement au prolongement cylindraxile ».

5. On a repris aussi toute l'histoire du *développement* des éléments nerveux (2).

(1) Voir aussi dans VAN GEHUCHTEN, *loco cit.*, p 227 et 234, l'exposé des idées analogues de HELD et de NISSL.

(2) Voir DURANTE, *loco cit.*, p. 1902, 1905.

Les observateurs qui, comme Bidder et Kupffer, Rouget, His, Golgi, ont admis le développement par seul bourgeonnement central ont étudié des embryons trop âgés et n'ont pas pu surprendre les premières dispositions cellulaires.

D'après les auteurs récents (Hoffmann, Balfour, Henneguy, Wighe, Beard, Platt, Dohrn, Apathy, Bethe, Raffaele), il se produit, dans les premiers jours du développement, une *migration* des neuroblastes dans le mésoderme. « Ces neuroblastes deviennent fusiformes, poussent un prolongement à chaque extrémité et s'unissent ainsi les uns aux autres pour constituer une chaîne continue. Chacun d'eux, dans la suite, se *différencie individuellement*, donnant naissance dans son protoplasma à un faisceau de fibrilles cylindraxiles et à un segment de myéline. Une fois constituées, les fibrilles fusionnent avec celles formées dans les neuroblastes voisins pour former un conducteur continu, quoique d'origine multicellulaire. Cette indépendance originelle des tubes nerveux est du reste confirmée par l'étude des monstres privés de moelle et de cerveau qui, cependant, possèdent des nerfs normalement constitués (Hertwig, G. Durante, Brissaud et Briandet).

6. La loi de Waller qui était un si grand appui pour le neurone n'est « confirmée dans la majorité des cas » que « lorsqu'on se contente d'une étude grossière des faits ». La dégénérescence wallérienne est *irrégulière* dans les divers tubes nerveux d'un même tronc, même dans les différents segments d'un même tube nerveux qui ne subissent pas tous simultanément et également les mêmes modifications. La dégénérescence wallérienne est *inconstante* ». Elle peut n'être pas *continue*, les cellules et les nerfs étant atteints, alors que les racines ne le sont pas (Babinski, Pitres, Kronthal, Durante).

Pour tous ces auteurs, la chaîne des neuroblastes qui représente le tube nerveux est normalement en rapport fibrillaire avec les réseaux intra et extracellullaires et la différenciation des neuroblastes périphériques est indissolublement liée à leur fonctionnement. Dès lors, quand on sectionne un tronc nerveux, on interrompt tout apport nerveux dans le bout périphérique. Celui-ci, devenu inactif, subit, non une dégénérescence, mais la *régression cellulaire*. L'altération d'un nombre variable d'éléments centraux entraînera cette régression plus ou moins complète.

C'est l'application d'une loi générale : « dans tout organe, la différenciation est fonction de l'activité physiologique. La suppression de cette activité, à la condition qu'elle soit complète, paraît entraîner plus ou moins rapidement la disparition de la différenciation protoplasmique et le retour des éléments à un état indifférent plus rapproché de l'état embryonnaire, caractérisant ce que nous avons appelé la régression cellulaire ». Dès lors, dans le bout périphérique du nerf coupé, le fonctionnement étant interrompu, « le neuroblaste fusiforme qui, au cours du développement, s'était différencié en fibrilles et couche myélogène, perd cette différenciation devenue inutile et repasse à l'état de cellule indifférente ».

La loi de Waller comportait aussi l'intégrité du bout central. Or, on a constaté bien souvent l'*atrophie rétrograde* de ce bout central.

Enfin Durante réunit un grand nombre de faits montrant que les dégénérescences ne restent pas limitées à un neurone et passent d'un neurone à l'autre. C'est ainsi que « Nissl, en présence de l'ensemble de ces faits montrant combien peu les dégénérescences se limitent au territoire du neurone, en arrive à douter des conclusions tirées jusqu'ici de l'étude des dégénérescences secondaires des voies motrices. Les dégénérescences ne se localisant pas au territoire anatomique de ces neurones, nous ne pouvons plus placer avec sûreté dans les cellules corticales le point de départ du faisceau pyramidal, pas plus que nous ne connaissons avec certitude la terminaison de ses fibres ».

7. Le dernier coup a été porté à la conception du neurone par la constatation et l'étude de la *régénération autogène du bout périphérique* dans un nerf sectionné.

Le fait, déjà constaté par VULPIAN et PHILIPEAUX, a pu être réalisé expérimentalement chez l'animal par divers auteurs.

BETHE (1) sectionne un nerf chez un chien ou chez un lapin adulte et empêche la réunion des deux bouts. Dans le bout périphérique, après la dégénération complète, la gaine de SCHWANN prolifère ; puis, en six à neuf mois, de ce ruban protoplasmique continu se différencient un cordon axial et une gaine périphérique ; les fonctions de conductibilité ne se rétablissent pas ; mais il y a régénération partielle. Chez les jeunes animaux, il y a régénération complète, anatomique et fonctionnelle (gaine de SCHWANN, myéline, cylindraxe avec fibrilles primitives).

Dans une seconde expérience, ce tronçon de nerf est lui-même sectionné ; là encore, le bout périphérique dégénère ; le bout central (tronçon noyé dans les muscles) reste intact. Donc, des éléments cellulaires, autres que ce qu'on considère comme le corps de la cellule nerveuse, doivent intervenir.

BALLANCE et PURVES STEWART (2) arrivent à cette même théorie périphérique de la régénération : les jeunes cylindraxes et les jeunes gaines sont tout d'abord indépendants dans le segment distal ; plus tard seulement, ils se rattachent à ceux du segment central, rétablissant alors la conductibilité du nerf. Ce sont toujours les cellules névrilématiques qui deviennent des neuroblastes. Les cellules araignées longitudinales sont de jeunes cylindraxes en chapelet (3).

(1) BETHE, 26e congrès des neurologues et aliénistes de l'Allemagne du Sud, Baden-Baden, 9 juin 1901. *Archiv für Psychiatrie und Nervenkrankheiten*, 1901, t. XXXIV, p. 1066.

(2) BALLANCE et PURVES STEWART, Travaux de neurologie chirurgicale, 1901, t. VI, p. 145. *Revue neurologique*, 1902, p. 860.

(3) Voir encore sur cette action trophique des éléments non ner-

Mêmes conclusions de Fleming (1) : section expérimentale chez le lapin; quatre malades atteints de névrite périphérique.

Durante a fait l'autopsie d'un malade dont le médian avait, cinq ans auparavant, été réséqué sur une longueur de vingt centimètres (c'est le premier examen histologique complet chez l'homme) : dans le bout périphérique non réuni, il y avait des tubes nerveux complets, provenant d'une néoformation sur place, en dehors de toute réunion avec le bout central. De plus, « la cellule segmentaire, encore imparfaite, représentée par un cylindre protoplasmatique sans différenciation cylindraxile et non excitable, peut cependant déjà servir à transmettre l'influx nerveux. Le neuroblaste périphérique est déjà conducteur, au moins pour certaines espèces d'ondes nerveuses, alors qu'il ne paraît pas encore différencié ».

A l'état physiologique, les neuroblastes segmentaires paraissent intervenir dans la conduction ; chacun d'eux renforce l'impulsion qu'il transmet au suivant; d'où le phénomène de l'avalanche de Pflüger, de la boule de neige de Chauveau : « Une même excitation étant portée sur des points différents d'un même tronc nerveux, ses effets (contraction des muscles) sont d'autant plus intenses que le point excité est plus éloigné du muscle. »

Cette action des neuroblastes segmentaires dans la fonction et dans la régénération du nerf explique que, dans les névrites périphériques, « non seulement les tubes nerveux d'un même faisceau, mais même les divers segments d'un même tube sont très inégalement altérés et paraissent, dans la suite, susceptibles de se régénérer individuellement. » De même dans certaines tumeurs (neurofibromes, li-

veux : Anderson, *Journal of Physiology*, 1902. *Revue neurologique*, 1903, p. 555.

(1) Fleming, *Scotish medical and surgical Journal*, 1902 (*Revue neurologique*, 1903, p. 556).

(2) Durante, *loco cit.*, p. 843, 1099 et 1100.

pomes), « il n'est pas rare de voir les tubes nerveux faire en grande partie défaut au niveau de la tumeur et se retrouver en nombre presque normal plus bas ».

8. Ces auteurs arrivent ainsi à formuler une doctrine de constitution du système nerveux, toute autre que celle du neurone :

1° Le système nerveux n'est pas formé d'unités anatomiques distinctes ; il est constitué par des conducteurs continus, sans commencement ni terminaison, formant un cercle complet, comme celui de la circulation, avec des réseaux de fibrilles élémentaires disséminés sur le parcours, réseaux intra ou extracellulaires.

2° Ce vaste conducteur, le tube nerveux, est lui-même formé d'une chaîne de neuroblastes segmentaires : c'est la conception *caténaire* du conducteur nerveux (Bethe, Ballance et Puves Stewart, Durante) (1).

IV

Ce qui reste du neurone ; idée qu'il faut en garder. Le neurone est une unité physiologique, anatomiquement et embryologiquement polycellulaire.

Faut-il donc abandonner complètement le neurone ? Entre l'école qui veut que le neurone soit *tout* et celle qui veut qu'il ne soit *rien*, il y a une doctrine qui veut qu'il reste *quelque chose* d'utile au physiologiste et au clinicien, sinon à l'anatomiste et à l'histologiste (2).

(1) Voir Durante, *loco cit.*, p. 1103. — Voir aussi, plus récemment : Debray, Société belge de Neurologie, 27 février 1904, *Journal de Neurologie,* 1904, p. 101.

(2) Voir : Grandeur et décadence du neurone, *Année psychologique*, 1904, p. 260.

1. D'abord il faut débarrasser le neurone de tout ce qui concerne les mouvements amiboïdes et les déformations dendritiques, notions non essentielles pour sa conception.

2. La contiguïté des neurones doit également être abandonnée, du moins comme caractère *constant* et essentiel.

VAN GEHUCHTEN (1) a discuté les faits nouveaux et soutenu que s'ils établissent l'existence d'anastomoses, ce n'est que dans un certain nombre de cas (le plus petit d'après lui). En tous cas, il ne faut plus faire figurer cette contiguïté dans la caractéristique fondamentale de l'élément nerveux.

Cela est de nature à modifier la *définition anatomique* de cet élément nerveux, mais ne porte en rien atteinte à sa *définition physiologique* et par suite *clinique*. Cela ne détruit en rien les arguments anciens qui établissent l'indépendance de certains neurones et de certains groupes de neurones, les uns par rapport aux autres.

3. Les idées de BETHE, d'APATHY et de leurs Ecoles suppriment en quelque sorte les centres nerveux, en supprimant les cellules ou en ne leur donnant plus qu'un rôle entièrement accessoire.

Je n'insiste pas sur les objections faites aux observations de ces auteurs. On les trouvera dans le livre de VAN GEHUCHTEN, qui considère ces faits comme « étranges » et comme de pures hypothèses ne reposant sur aucun fait d'observation bien précis... Je n'ai pas qualité pour intervenir dans ce débat qui reste purement *histologique* (2).

Quelles que soient les conclusions qui triompheront, il n'en faut pas moins pour le physiologiste et pour le clinicien

(1) VAN GEHUCHTEN, *loco cit.*, t. I, p. 217 et suiv.

(2) Voir encore contre les idées de BETHE les récents travaux de : CAJAL (décembre 1903 et février 1904) ; DEJERINE, Société de Neurologie, 3 mars 1904. *Revue neurologique*, 1904, p. 207 et VAN GEHUCHTEN, Académie royale de médecine de Belgique, 30 janvier 1904, *Le Névraxe*, 1904, t. VI, p. 81.

des éléments *centraux* et des éléments *conducteurs*. Que ces centres soient les réseaux intracellulaires ou les réseaux extracellulaires, ils n'en doivent pas moins exister. Si les réseaux extracellulaires deviennent les vrais centres, cela voudra dire que l'ancienne conception histologique du protoplasma autour des réseaux n'est plus nécessaire pour constituer un centre. Ce ne sont toujours là que des questions d'histologie dont la solution, quelle qu'elle soit, laisse intacte la conception physiologique et clinique de l'élément nerveux.

Donc, si les idées d'Apathy et de Bethe triomphent, l'ancienne caractéristique histologique des centres disparaîtra et se transformera ; mais l'existence même de ces centres n'en sera en rien ébranlée et nous garderons le droit d'appeler neurone cet élément nerveux, dont la caractéristique anatomique n'existe plus, mais dont la caractéristique physiologique et clinique reste la même.

4. De même pour la question du développement.

Il semble bien démontré que le développement est moins univoque qu'on ne le croyait et que le développement catenaire doit remplacer le développement par un centre unique.

Cela prouve que le neurone n'est plus le centre embryologique ni l'unité génétique Mais cela n'ébranle même pas son unité histologique ; car bien des unités histologiques de l'organisme adulte ont une origine embryologique multiple, sont des pluralités à l'état embryonnaire. De plus et surtout, cela n'ébranle en rien et ne modifie pas la conception ancienne du neurone-unité physiologique et clinique.

Seulement, et c'est là la chose nouvelle à retenir, le neurone ne représente plus une unité embryologique ; le corps cellulaire du neurone n'est plus le centre unique du développement embryonnaire de ce neurone.

5. Les objections faites par les auteurs récents à la loi de Waller sont les moins graves.

Le fait de la dégénérescence du bout périphérique du nerf sectionné observé par WALLER reste vrai (régression cellulaire).

Le bout central ne reste pas intact comme le voulait WALLER : c'est vrai. Mais ceci prouve au contraire la solidarité des diverses parties du neurone. La section d'un prolongement agit à distance sur le corps cellulaire et le bout central dégénère ensuite, comme le bout périphérique, du centre vers la périphérie. Dans son Rapport au Congrès de Madrid, VAN GEHUCHTEN a très bien démontré la chose.

La méthode d'étude de la texture des centres nerveux par l'analyse des dégénérescences, expérimentales ou cliniques, reste vraie. Elle s'est même complétée par l'étude des dégénérescences indirectes que VAN GEHUCHTEN a brillamment appliquée à la détermination de l'origine réelle et du trajet intracérébral des nerfs moteurs (1).

Les études anatomocliniques sur la dégénérescence du faisceau pyramidal (que nous utiliserons plus loin) restent vraies ; elles ont même été complétées par les travaux récents qui fixent la géographie précise des faisceaux dégénérés.

On ne peut pas dire que le passage est indifférent d'un neurone à un autre. En clinique, la lésion reste fréquemment limitée à un système (faisceau pyramidal, cellules grises antérieures...) ; s'il y a continuité histologique entre les neurones corticaux du cerveau et les neurones médullaires antérieurs, il y a indépendance physiologique et clinique, et même indépendance anatomopathologique, au point de vue de la propagation des lésions.

DEJERINE (2) a très heureusement insisté sur cette idée. Déjà en 1866, BOUCHARD montrait que, dans les dégénérescences secondaires du faisceau pyramidal, la substance grise reste toujours intacte. Depuis les expériences de FOREL

(1) VAN GEHUCHTEN, *Le Névraxe*, 1903, t. V, p. 265.
(2) DEJERINE, *Revue neurologique*, 1904, p. 208.

(1876) on sait que « la dégénérescence d'un neurone ne se propage pas au neurone suivant ». Et, plus loin, DEJERINE conclut : « avec le récent travail du grand histologiste espagnol la discussion sur la théorie du neurone paraît désormais close. Pour nous autres neurologistes, je le répète, elle n'a jamais, du reste, été véritablement ouverte ; car les idées d'APATHY et de BETHE ne pouvaient prévaloir contre ce que nous enseignait l'étude des dégénérescences secondaires, à savoir que la dégénérescence d'un neurone ne se transmet pas à celui auquel il vient aboutir. »

6. Les graves faits de régénération autogène du bout périphérique d'un nerf sectionné, faits qui paraissent démontrés, prouvent que le corps cellulaire n'est pas le seul centre trophique du neurone, comme nous avons vu qu'il n'est pas le seul centre génétique et embryologique.

Dans certains cas de section d'un nerf, il y a retour à l'état embryonnaire et les neuroblastes périphériques bourgeonnent de nouveau pour faire des tubes nerveux.

Mais ceci prouve simplement que, dans les conditions anormales, pathologiques, il y a des centres trophiques suppléants ou supplémentaires dans les neuroblastes périphériques. Cela ne prouve pas qu'à l'état normal, dans l'élément nerveux intact et vivant physiologiquement, ces centres périphériques aient une bien grande action trophique (1).

En tous cas, cela n'empêche pas d'admettre toujours (ce que l'histoire des dégénérescences continue à démontrer) qu'à l'état normal, quand tous ces neuroblastes sont différenciés, le corps cellulaire garde sur les diverses parties de cet élément une action trophique centrale, prédominante, sinon exclusive.

(1) Dans son dernier travail cité (p. 206), DEJERINE combat l'autorégénération périphérique du nerf sectionné et admet la restauration par les nerfs voisins.

7. Admettons enfin (ce qui ne paraît pas encore démontré) la conception caténaire de l'élément nerveux, cela n'empêchera pas qu'il nous faut toujours concevoir, en physiologie et en clinique, un élément nerveux composé de voies centripètes, de voies centrifuges et d'un centre de réflexion.

Seulement alors (dans la conception caténaire) cet élément nerveux sera histologiquement moins simple qu'on ne le supposait ; il sera lui-même formé de plusieurs cellules juxtaposées et fusionnées. Il n'en faudra pas moins reconnaître une certaine unité à un groupement donné de ces cellules élémentaires. Il faut toujours admettre dans cette continuité générale de tout le système nerveux un certain nombre de groupements caractérisés par ce fait qu'une impression centripète peut à leur niveau se transformer en impression centrifuge. C'est là l'élément nerveux simple ; c'est ce que nous appelions neurone et c'est ce qu'il faut bien conserver.

Donc, si quelque chose sombre dans ces nouveaux travaux, ce n'est pas le neurone qui garde son unité physiologique et clinique, c'est la base anatomique et la caractéristique histologique et embryologique qu'on avait voulu donner à cette conception ; soulignant une fois de plus une idée que nous développerons à la fin de ce chapitre que les unités du système nerveux doivent être définies et décrites par leur unité de fonction normale et pathologique et non par leur unité de structure et de développement.

Cela est si vrai que Durante admet une « unité pluricellulaire » qu'il compare à un *lobule nerveux primitif* et qu'il propose d'appeler *neurule* ou *ergon* (Haenel) ou « tout autre terme approprié », pourvu que ce ne soit plus le mot *neurone* (dénomination qui ne mérite que de tomber en désuétude).

Le nom m'importe peu. Si l'usage prévaut nous dirons ergon ou neurule (1). Jusqu'à nouvel ordre nous continue-

(1) La divergence devient minime avec Durante, quand cet au-

rons à dire neurone pour exprimer cet élément nerveux qui est maintenant *polycellulaire* (ce que MORAT appelle une *symbiose cellulaire*), qui a plusieurs origines, embryologiques et de régénération, mais qui garde, à l'état normal et pathologique, une unité que l'on ne peut nier : l'unité physiologique et clinique, à défaut de l'unité histologique et embryologique.

L'idée d'une *unité physiologique anatomiquement complexe* n'à d'ailleurs rien de contradictoire et d'extraordinaire.

La matière brute est formée de molécules : c'est la limite de division d'un corps donné (chlorure de sodium, eau) ; cette unité moléculaire est formée d'atomes (unités du sodium, du chlore) ; cet atome paraît lui-même formé d'électrons ou d'ions (1).

Dans les êtres vivants, c'est encore bien plus net : chaque individu qui a son unité typique est essentiellement complexe de structure et, à la mort, se résout dans ces unités moindres, dont chacune devient alors un individu vivant.

L'espèce elle-même (au moins l'espèce fixe actuelle) est une unité, une individualité qui se conserve avec ses caractères et est, certes, bien complexe comme composition.

Donc, l'*idée d'unité et d'individualité n'exclut pas l'idée de complexité et de divisibilité.*

teur dans un récent travail (Société de Neurologie, 2 juin 1904, *Revue neurologique*, 1904, p. 584) accepte à peu près mes conclusions sauf celle relative au nom : à une idée nouvelle (polycellulaire) il faut, dit-il, un mot nouveau (neurule) et il ne faut pas garder le mot neurone, qui est non un terme physiologique, mais un terme strictement cytologique. Cette querelle de mot me paraît secondaire, on peut garder le mot neurone sans lui laisser le sens de WALDEYER, comme on a gardé le mot hystérie sans lui laisser son sens primitif et étymologique.

(1) Voir GEORGES BOHN, Le radium et la radioactivité de la matière. *La Revue des idées*, 1904, p. 8.

Le plus moderne des philosophes, Herbert Spencer a bien séparé (1) les unités physiologiques qu'il distingue de l'unité chimique et de l'unité morphologique.

Donc, tous les travaux récents ont reculé l'unité anatomique et histologique. C'est un vrai progrès. Mais ils n'ont pas détruit l'unité physiologique et clinique du neurone, qui devient seulement une unité complexe au point de vue de sa constitution anatomique comme toutes les unités physiologiques, mais reste l'élément individuel vivant du système nerveux.

V

Groupement des neurones entre eux : 1) en hauteur (étages) : *a*) plan inférieur ou périphérique (de réception ou d'émission) ; *b*) plan intermédiaire (de relais) ; *c*) plan supérieur ou cortical (de perception ou de psychisme : supérieur et inférieur). Schema des psychismes : O et polygone ; — 2) en appareils (systèmes).

Les divers neurones se groupent entre eux de deux manières principales : *en hauteur*, ils forment des plans ou des étages successifs et superposés dans les centres nerveux ; en *appareils*, ils forment des systèmes fonctionnels à travers ces divers centres nerveux.

1. *En hauteur*, on peut distinguer trois *plans* successifs ou étages : le plan *inférieur* ou *périphérique*, le plan *intermédiaire* ou *de relais*, le plan *supérieur* ou *cortical*.

a. Au bas de cette échelle physiologique, le plan *inférieur* ou *périphérique* (neurones de réception ou d'émission)

(1) Frédéric Houssay, Le transformisme de Spencer, *La Renaissance latine*, 1904, p. 25.

comprend deux groupes de neurones : ceux des nerfs moteurs et ceux des nerfs sensitifs.

Les neurones des nerfs *moteurs* (neurones *d'émission*) ont leurs corps cellulaires groupés : pour les nerfs rachidiens, dans les cornes antérieures et latérales de la substance grise de la moelle ; pour les nerfs crâniens, dans les noyaux gris bulboprotubérantiels (que l'on appelle leur origine réelle).

Les neurones des nerfs *sensitifs* (neurones de *réception*) ont leurs corps cellulaires groupés : pour les nerfs rachidiens, dans les ganglions spinaux des racines postérieures ; pour les nerfs crâniens, dans le ganglion de Gasser, la couche des cellules bipolaires de la rétine, le ganglion géniculé et le ganglion d'Andersch, le ganglion spiral ou de Corti, etc.

Tous ces neurones sont *directs*.

b. Le plan *intermédiaire* (neurones d'association, *de relais*, ou de renforcement) est formé par plusieurs groupes parmi lesquels je peux citer : les noyaux gris de la base du cerveau (couches optiques, corps striés, tubercules quadrijumeaux, corps genouillés), certains noyaux du pont, le noyau rouge, l'écorce grise du cervelet et aussi la partie centropostérieure de la substance grise de la moelle.

c. Enfin, tout en haut de l'échelle physiologique est le plan *supérieur* ou cortical (neurones de *perception* et de psychisme). Les corps cellulaires de ces neurones (sensoriels, moteurs et sensitivomoteurs) forment la substance grise des circonvolutions.

En physiologie et en clinique, on est obligé de dédoubler ce dernier système de neurones supérieurs en deux groupes : le groupe des neurones de l'automatisme psychologique ou *psychisme inférieur* et le groupe des neurones de la cérébralité *supérieure*, volontaire et libre.

J'ai étudié ailleurs (1), après Pierre Janet et d'après lui, cette fonction psychique inférieure, qui n'est pas l'arc réflexe ordinaire, puisqu'elle aboutit à des actes coordonnés, *intelligents* et qui doit être aussi « soigneusement distinguée de la fonction psychique supérieure, siège de l'intellectualité supérieure, de la personnalité pleine et vraie, de la conscience entière et morale, de la liberté et de la responsabilité ».

L'activité de ces neurones (psychiques inférieurs) apparaît : 1° chez les individus tout à fait sains, dans le sommeil, les rêves et une série d'actes de distraction; 2° chez les nerveux (extraphysiologiques) dans les cauchemars, les rêves parlés et actifs, les tables tournantes, le cumberlandisme, la baguette divinatoire, l'écriture automatique, le spiritisme scientifique ; 3° chez les malades, dans le somnambulisme, la catalepsie, les paralysies, anesthésies et autres symptômes de l'hystérie, certains symptômes de l'épilepsie, l'hypnotisme et l'état de suggestibilité, les dédoublements de la personnalité...

Toutes les manifestations de ce psychisme inférieur sont *spontanées* (ce qui les distingue des actes réflexes) et ne sont *pas libres* (ce qui les distingue des actes psychiques supérieurs).

Les nombreux neurones qui président à ce psychisme inférieur sont dans l'écorce cérébrale et y forment ce que j'ai appelé le *polygone cortical* (fig. 1). Au-dessus (physiologiquement) sont réunis les neurones du psychisme supérieur, dans ce que j'ai appelé le centre O.

Je reconnais que cette conception est purement physiologique, qu'elle est basée sur l'observation de l'homme *vi-*

(1) De l'automatisme psychologique (psychisme inférieur, polygone cortical) à l'état physiologique et pathologique. *Leçons de Clinique médicale*, 3e série, p. 122. J'ai repris la question et essayé de répondre aux objections formulées contre mon schema dans diverses publications et notamment dans *le Spiritisme devant la science*. Nouvelle édition, 1903, p. 99 et suiv.

vant, sain et malade, mais qu'elle n'a pas une base précise en anatomie topographique.

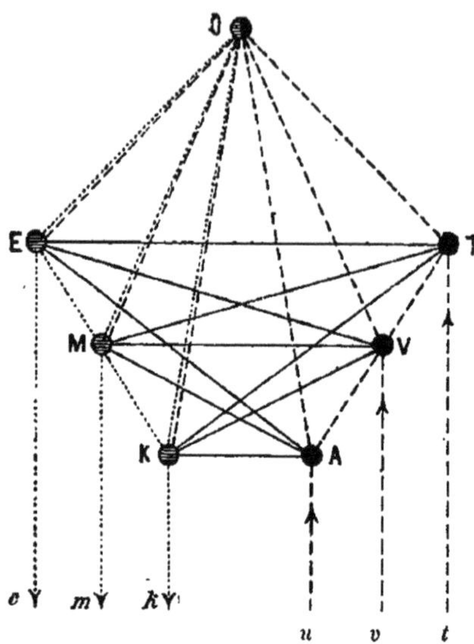

Fig. 1. — Schéma général des centres anatomiques supérieurs (centres psychiques inférieurs et centre psychique supérieur O).

O, centre psychique supérieur de la personnalité consciente, de la volonté libre et du moi responsable. — Polygone A V T E M K des centres automatiques (centres psychiques inférieurs) ou de l'automatisme psychologique. — A, centre auditif. — V, centre visuel. — T, centre tactile (sensibilité générale). — K, centre kinétique (mouvements généraux). — M, centre de la parole. — E, centre de l'écriture.

On peut cependant en rapprocher, à ce dernier point de vue, les publications de Flechsig sur les *centres de projection et d'association*.

Notre centre O correspondrait à la *zone antérieure des centres d'association* (*prérolandique* ou *préfrontale*), où Flechsig localise la conscience et la personnalité.

Les centres polygonaux occupent tout le reste de l'écorce cérébrale.

Pour localiser un peu plus et utiliser les idées de Flechsig il faut subdiviser les centres polygonaux comme l'indique le schéma de la figure 2.

Les centres polygonaux *les plus bas* A'V'T'E'M'K' (centres de réception et d'émission) correspondent aux centres de projection de Flechsig (tiers de l'écorce) qui se subdivisent en : *a*) une sphère *tactile* (sensibilité générale et goût) com-

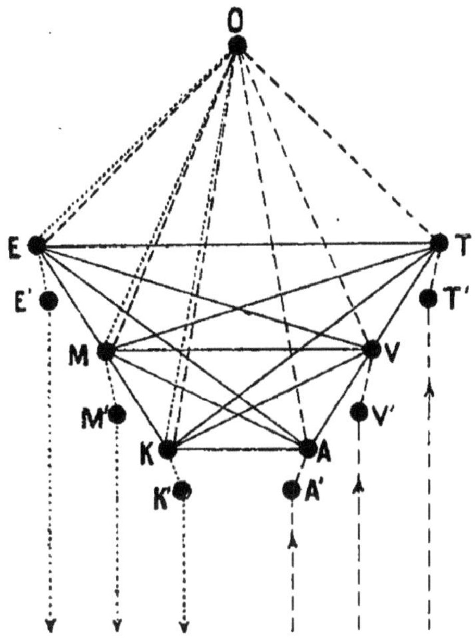

Fig. 2. — Schema complété du polygone.

prenant les circonvolutions frontale et pariétale ascendantes (voir fig. 3 et 4), plus le pied des trois frontales et, à la face

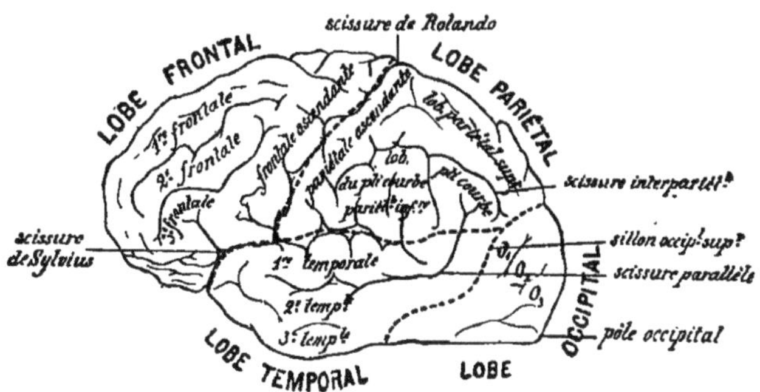

Fig. 3. — Circonvolutions cérébrales : face externe de l'hémisphère gauche.

interne, le lobule paracentral, une partie de la frontale interne et de la circonvolution du corps calleux ; *b*) une sphère *olfactive* comprenant le tubercule olfactif et le crochet de

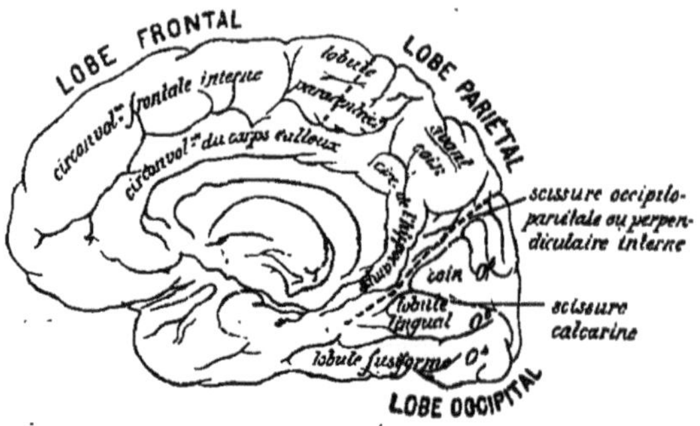

Fig. 4. — Circonvolutions cérébrales : face interne de l'hémisphère droit.

l'hippocampe ; *c*) une sphère *visuelle* comprenant la zone péricalcarine (cuneus, lobule lingual, pôle occipital) ; *d*) une sphère *auditive* comprenant la partie moyenne de la première temporale.

Les centres polygonaux *plus élevés* AVTEMK (centres de coordination et de perception polygonales) correspondent aux zones moyenne (siège du langage) et postérieure (carrefour coordinateur des impressions sensorielles) des centres d'association de Flechsig.

Il faut d'ailleurs dire immédiatement que les idées de Flechsig ont été ardemment discutées, notamment au Congrès de Paris de 1900, comme en témoignent les Rapports à la section de neurologie de Flechsig lui-même d'une part et d'autre part de von Monakow et d'Hitzig.

Ce qui a été surtout combattu c'est le caractère trop absolu des conclusions de Flechsig (1), absolu que l'auteur lui-même a diminué par les modifications apportées à la délimitation première des diverses zones et par la description des « zones marginales » et des « régions interm-

(1) Les travaux de Flechsig, ont paru de 1894 à 1898, spécialement dans le *Neurologisches Centralblatt*, 1894, p. 674 ; 1895, p. 1118 et 1898, p. 977. — Voir aussi du même auteur : *Gehirn und Seele*. Discours prononcé à Leipzig en 1894, 2e édition augmentée, 1896.

diaires ». Divers auteurs (von Monakow, Vogt et Mme Vogt) ont démontré que les centres d'association émettent, eux aussi, des fibres de projection. Mais on peut, avec Hitzig, conserver la division de Flechsig en centres qui possèdent *principalement* des communications intercorticales et centres qui ont en outre des communications extracorticales.

Ce qui persiste surtout des travaux de Flechsig, c'est la notion « de centres d'association différents des centres de projection de par leurs connexions » et ce fait que les centres psychiques supérieurs siègent *probablement* dans la région préfrontale.

Ce dernier point était déjà admis par plusieurs auteurs. Hitzig notamment établit un rapport entre le lobe frontal et « l'intelligence au sens élevé du mot ». Il admet dans « les régions préfrontales » des organes dont il désigne la fonction sous le nom d' « intelligence supérieure » ou « faculté de penser abstraitement ».

On trouvera l'exposé et la critique de la question dans le bel ouvrage de Jules Soury (1) auquel je renvoie.

Il n'est, bien entendu, pas question de localiser l'entier psychisme dans le lobe frontal : le psychisme appartient à toute l'écorce ; mais il semble que le psychisme supérieur (le centre O) soit probablement dans ce lobe frontal.

La question ne pourra être définitivement résolue que par la méthode anatomoclinique, dont les conclusions sur ce point ne sont pas encore très claires. La question est celle-ci : la symptomatologie du lobe frontal est-elle une symptomatologie, je ne dis pas psychique, mais mentale ?

On consultera avec profit sur ce point, outre l'ouvrage de Jules Soury, les travaux de Bianchi (2), Francesco Bur-

(1) Jules Soury, *Système nerveux central, Structure et fonctions, Histoire critique des théories et des doctrines*, 1899, p. 908 à 926 et 998 à 1016.

(2) Bianchi, *Ann. di Neurologia*, 1900, t. XVIII, p. 169 (*Revue neurologique*, 1900, p. 1079).

zio (1), RAYMOND CESTAN et PAUL LEJONNE (2), KARL SCHAFFER (3), DURET (4).

La question reste ouverte.

Tout en souhaitant qu'elle soit le plus promptement possible résolue, je tiens à faire remarquer que la localisation anatomique complétera heureusement la notion des deux ordres de centres psychiques, mais que les deux choses ne sont pas connexes et solidaires ; alors même qu'on n'arriverait à aucune notion précise sur la localisation anatomique de ces centres, il faudrait maintenir la distinction physiologique et clinique, qui est imposée au médecin par les faits, des centres psychiques supérieurs (O) et des centres psychiques inférieurs (polygonaux).

Je dis : distinction des deux ordres de *centres* et pas seulement distinction des deux ordres de *fonctions*. C'est un point sur lequel je dépasse la pensée de PIERRE JANET qui a créé la distinction des fonctions psychiques en supérieures et inférieures, mais résiste à accepter la distinction des centres.

« Au point de vue psychologique, dit-il (5), la distinction de ces deux degrés de la conscience est loin d'être absolue, il y a bien des formes de transition et il ne faut pas oublier qu'un même phénomène psychologique par l'effet de la répétition et de l'habitude passe de l'une de ces formes de conscience à l'autre. Serait-il impossible d'imaginer que *ces deux formes de la conscience représentent deux degrés d'activité qui peuvent appartenir à*

(1) FRANCESCO BURZIO, *Ann. di Fren. e Sc. affini*, 1900, t. X, p. 280 (*Revue neurologique*, 1901, p. 96).

(2) RAYMOND CESTAN et PAUL LEJONNE, *Revue neurologique*, 1901, p. 846 (travail important sur toute l'anatomoclinique du lobe frontal).

(3) KARL SCHAFFER, *Neurologisches Centralblatt*, 1903, p. 54 (*Revue neurologique*, p. 1046).

(4) DURET, Rapport au Congrès de chirurgie, 1903, *Revue neurologique*, 1904, p. 229.

(5) PIERRE JANET. Préface de la nouvelle édition de mon *Spiritisme devant la science*, p. XIII.

tous les centres du cerveau? » C'est l'objection que m'avait déjà faite Joffroy (1) au Congrès de Grenoble : « je sais bien, avait-il dit, qu'il faut distinguer les actes volontaires des actes automatiques ; mais je ne pense pas qu'il soit nécessaire de faire présider des neurones différents à leur production. J'admettrais volontiers que les actes nous semblent automatiques quand, sous l'influence de l'habitude, les neurones en jeu sont capables de réagir sous des excitations extrêmement faibles. »

La meilleure des preuves, ai-je répondu, que les centres inférieurs sont *distincts* des centres supérieurs, c'est qu'ils peuvent fonctionner *séparément* et *simultanément*. Quand Archimède sort tout nu de son bain, ce ne peut pas être avec les mêmes neurones que, d'une part, il trouve et proclame la solution de son problème et que, de l'autre, il sort de la baignoire et court dans la rue. Les faits cliniques qui dissocient les deux ordres de centres et dans lesquels une lésion organique limitée supprime un psychisme et laisse persister l'autre prouvent bien aussi, et péremptoirement, l'indépendance *anatomique* des deux ordres de centres psychiques (2).

2. Le groupement des neurones en systèmes, *par appareils*, est plus important encore que le précédent.

Ce qui fait l'unité et caractérise l'individualité d'un appareil nerveux ou d'un système de neurones, c'est l'unité de la *fonction* (3) correspondante.

A chaque fonction, simple ou complexe, correspond un

(1) Joffroy, *Revue neurologique*, 1902, p. 784.

(2) Dans le même Congrès de Grenoble Gilbert Ballet a déclaré vouloir appeler plutôt *supérieurs* les centres polygonaux de l'automatisme et *inférieur* le centre O. C'est une idée que Ribot a également développée à propos de l'inspiration. On trouvera la réponse que j'ai essayé de faire aux pages 156 et 346 de la nouvelle édition de mon *Spiritisme devant la science*.

(3) « Dans l'être vivant, dit Morat (*loco cit.*, p. 120), tout est fonction, parce que tout y tend vers une fin déterminée. La notion de

appareil nerveux spécial. J'énumérerai les principaux de ces appareils nerveux à la fin de ce chapitre et c'est sur leur nomenclature et cette classification que sera basé le plan de ce livre.

Notons seulement pour le moment que chacun de ces appareils nerveux, dont la fonction est *une*, est *multiple* et *complexe* à tous les autres points de vue.

Chacun de ces appareils traverse tous les plans de neurones, se continue à travers tous les étages, a ses neurones périphériques, ses neurones de relais et ses neurones corticaux. Chacun a à la fois des fibres centripètes, des centres et des fibres centrifiges; l'appareil visuel comprend des nerfs moteurs indispensables à la vision, comme l'appareil moteur général ne fonctionnerait pas sans ses nerfs kinesthésiques.

Et ainsi disparaît la division en cerveau, bulbe, moelle... qui ne correspond à rien que de géographique.

Donc, ni unité géographique ni unité de direction de courant nerveux; le système de neurones en appareil n'a d'unité que dans sa fonction : c'est une *unité physiologique*.

VI

Fonctionnement du neurone. L'acte réflexe.
Action réciproque des divers étages de centres réflexes.

L'acte nerveux simple auquel tous les autres peuvent être ramenés est toujours l'*acte réflexe* par lequel une impression centripète pénètre par les prolongements protoplasmatiques dans le corps cellulaire d'un neurone, s'y ré-

fonction se relie étroitement et se superpose à la notion de système. La fonction représente le côté dynamique de l'être vivant, dont le système représente le côté statique : elle n'est autre chose que le lien qui coordonne les pièces d'un système et lui confère son unité. »

fléchit et devient une impulsion motrice centrifuge que transmet le prolongement cylindraxile.

La cellule n'est pas un organe inerte de transmission et les divers actes réflexes sont plus ou moins compliqués suivant que le rôle de la cellule est plus ou moins considérable, que le centre de réflexion est formé par un plus grand nombre de neurones associés, que ces neurones ont des qualités différentes, que la transformation de l'impression sensitive en expression motrice est plus ou moins lente ou méditée, par emmagasinement intracellulaire.

Les neurones des divers systèmes et des divers étages peuvent être le siège de réflexes. Et les réflexes deviennent de plus en plus compliqués au fur et à mesure que leurs centres sont plus élevés dans l'échelle physiologique.

Le tableau suivant donne une idée de l'ensemble.

Tableau II. — Classification physiologique des actes nerveux et de leurs centres

1. Réflexes inférieurs	....	....	Axe bulbomédullaire.
2. Réflexes supérieurs	Automatisme inférieur............	....	Centres basilaires et mésocéphaliques.
3.	Automatisme supérieur	Psychisme inférieur	Polygone } Ecorce
4.	....	Psychisme supérieur	Centre O } cérébrale.

On ne doit pas considérer, chez l'être vivant, le réflexe comme un acte indépendant et autonome, dans la production duquel interviendraient uniquement le nerf afférent, le corps cellulaire et le nerf efférent.

Le neurone, centre du réflexe, n'est pas indépendant du reste des centres nerveux ; il est relié à d'autres neurones supérieurs à lui (toujours dans la hiérarchie physiologique).

L'activité du centre réfléchissant est modifiée par l'action de ces neurones supérieurs. Il en reçoit des actions *inhibitrices* et des actions *dynamogènes* (BROWN-SEQUARD).

L'appareil nerveux actif, le plus simple, n'est donc plus réduit à l'ancien *arc réflexe*: tout appareil nerveux est formé en dehors de ses voies centripètes et de ses voies centrifuges, *par une série d'étages de neurones*, qui s'influencent mutuellement entre eux, au même étage et d'un étage à l'autre.

Tous les actes nerveux pouvant être ramenés à l'acte réflexe plus ou moins compliqué, tous ces actes réflexes forment une série continue depuis le phénomène de la rotule par exemple jusqu'à l'acte psychique supérieur.

Cela ne veut pas dire qu'il faille *identifier* tous ces phénomènes les uns aux autres et les englober dans une description commune.

C'est une idée que les biologistes oublient parfois: divers phénomènes qui se relient les uns aux autres par une série suffisante d'intermédiaires pour former une échelle continue doivent par là même être considérés comme *analogues* et foncièrement de même nature, mais non comme *identiques*.

De ce que l'on trouve une série de termes de transition entre l'amibe et l'homme ou entre le rêve et le délire, cela ne veut pas dire que l'amibe et l'homme soient identiques ou que le rêve et le délire soient identiques.

Les réflexes, tout en formant une série continue, depuis le plus simple jusqu'au plus compliqué, constituent des types successifs et distincts, qu'il faut étudier séparément. Les réflexes d'un étage de neurones diffèrent des réflexes d'un autre étage et les réflexes d'une fonction diffèrent des réflexes d'une autre fonction, parce que l'*individualité du neurone intervient dans chaque réflexe* et que les neurones ne sont pas tous identiques les uns aux autres.

VII

1. Notion physiologique de l'unité fonctionnelle et centrale substituée à la notion anatomique de l'unité géographique et périphérique. Appareils nerveux simples ou complexes. — 2. Rapports de la clinique et de la physiopathologie. — 3. Classification physiopathologique des appareils nerveux. Plan du livre.

1. De tous les travaux contemporains il résulte que la notion du *nerf* (qui est l'appareil nerveux simple) et en général de l'*appareil nerveux* doit être modifiée. A l'ancienne notion de l'organe (cerveau, moelle...) et du nerf *anatomiques*, définis par leur situation topographique et leur rapprochement géographique il faut substituer la notion *physiologique* de l'appareil nerveux *fonctionnel* (nerf ou appareil plus complexe) défini par son *centre cortical.*

Ainsi pour le clinicien il n'existe ni nerf optique droit ou gauche, ni nerf oculomoteur commun, ni nerf sciatique ou radial, parce que nulle part, dans l'écorce cérébrale, il n'y a de centre correspondant à un quelconque de ces nerfs. Ce sont là des groupements de fibres qui se font naturellement à la périphérie : les diverses fibres devant pénétrer dans le même orbite ou arriver au même pied se rapprochent naturellement les unes des autres, quelque disparates de nature et de fonction qu'elles soient.

Et ainsi le clinicien comme le physiologiste admettra des nerfs hémioptiques (droit et gauche), des nerfs hémioculomoteurs lévogyre et dextrogyre, des nerfs articulomoteurs... Ce qui est tout différent et aboutit à une séméiologie vraie, tandis que la notion anatomique du nerf conduit à une seméiologie fausse des lésions des centres nerveux.

De même pour les appareils nerveux plus complexes : à l'étude physiopathologique (impossible) du cerveau ou de la moelle il faut substituer l'étude physiopathologique (possible et féconde) de chacun des grands appareils, du langage, de l'équilibration, etc.

Ces idées qui dirigent mes études et mon enseignement depuis 1879 (1) et que j'ai formulées, dans leur ensemble en 1898 (2) paraissent de plus en plus acceptées par les physiologistes (3), sans que cependant tout cela soit encore classique et n'ait plus besoin d'être exposé.

Car les physiologistes et les cliniciens continuent encore à étudier, dans des chapitres séparés et successifs, les fonctions et les maladies du cerveau, les fonctions et les maladies de la protubérance, du cervelet, de la moelle... alors que, pour le physiologiste et pour le clinicien, ces divisions n'existent plus et ne sont pas vraies.

Comme je l'ai dit sous une forme qui a paru étrange en 1898, « la moelle n'existe pas pour le clinicien », pas plus que pour le physiologiste. Les fonctions normales et pathologiques de la moelle doivent être étudiées dans l'appareil sensitivomoteur, dans l'appareil de l'orientation et de l'équilibre... et par suite rapprochées, dans ces chapitres, de l'écorce cérébrale, du cervelet... avec beaucoup plus de raison que des autres parties de la moelle.

Donc, la question est assez *scientifique* pour être exposée et n'est pas encore assez *classique* pour ne plus être exposée.

2. Je tiens à répéter ici combien est grand le rôle de la

(1) De la déviation conjuguée de la tête et des yeux. *Montpellier médical*, 1879, t. XLII, p. 504. — De l'amblyopie croisée et de l'hémianopsie dans les lésions cérébrales. *Ibidem.*, 1883, t. L, p. 159 — Le chiasma oculomoteur. Semidécussation de l'oculomoteur commun. *Revue neurologique*, 1897, t. V, p. 321. — Séméiologie clinique de la vision (mai et juin 1897). *Leçons de Clinique médicale*, 3ᵉ série, p. 419.

(2) L'Anatomie clinique générale du Système nerveux (Janvier et février 1898). *Leçons de Clinique médicale*, 3ᵉ série, p. 681.

(3) Voir notamment : Hedon, *Précis de Physiologie*, Bibliothèque Testut, 3ᵉ édit., 1901, p. 573 et 574 et Morat, *loco cit.*, p. 612.

clinique dans l'édification de la physiopathologie des centres nerveux ainsi comprise.

L'*anatomie* a comme méthode et procédé d'étude la dissection, le microscope, l'anatomie comparée et l'embryologie, c'est-à-dire l'investigation, sous toutes ses formes, de l'être *mort* (animal ou homme). La *physiologie* étudie l'être *vivant;* mais expérimentalement elle ne peut étudier que l'*animal* vivant. La *clinique* seule étudie expérimentalement l'*homme vivant;* car la maladie est un véritable instrument d'expérimentation sur l'homme : elle détruit certaines parties du système nerveux ; le clinicien observe et note les symptômes présentés par le malade ; à l'autopsie, il constate et note le siège des altérations anatomiques et, quand le nombre des observations est suffisant et concordant, il en déduit la fonction de l'organe lésé.

C'est l'application de la phrase souvent citée (1) de TAINE : « il faut voir l'horloge dérangée pour distinguer les contrepoids et les rouages que nous ne remarquons pas dans l'horloge qui va bien ». C'est la *méthode anatomoclinique* qui a fait ses preuves d'emblée avec BROCA dans l'étude de la fonction du langage et dont la diffusion et l'application feront l'éternelle gloire de CHARCOT et de son Ecole (2).

Si la clinique fournit ainsi à la physiopathologie ses plus importants documents (ce livre entier en sera la preuve), elle reçoit aussi de cette science son actuelle et vraiment scientifique orientation.

« Il n'existe qu'une science en médecine, a dit CLAUDE BERNARD, et cette science est la physiologie, appliquée à l'état sain comme à l'état morbide. C'est par l'alliance féconde de la clinique et de la physiologie que nous verrons se réaliser les progrès si vivement désirés par tous les amis de la science positive. »

(1) Notamment par THOMAS dans son livre sur *Le cervelet*.

(2) Voir l'Œuvre d'un homme dans le premier volume de la *Clinique des Maladies du Système nerveux* de RAYMOND.

HUCHARD, qui fait cette citation, ajoute (1) : « en clinique, il faut, à l'avenir, penser et agir physiologiquement. » Rien n'est plus vrai (2).

Les deux premiers tiers du dernier siècle ont été magnifiquement employés à former la *pensée anatomique* du clinicien. C'est par là qu'il fallait commencer et c'est ce qu'on a fait depuis LAENNEC et CRUVEILHIER. Mais, depuis CLAUDE BERNARD et PASTEUR, ce n'est plus l'organe lésé, c'est la VIE *de l'organisme malade* (3) que le clinicien doit constamment envisager, chercher à pénétrer et à guérir quand il le peut (4).

« Il est suranné de penser *anatomiquement* », comme l'a très bien dit LEPINE (5). Au lit d'un malade, le diagnostic de la fonction altérée et du degré de suffisance de l'organe ou de l'appareil est plus important que le diagnostic de la lésion ou tout au moins est nécessaire pour compléter le diagnostic anatomique et le rendre utile pour une thérapeutique fonctionnelle.

En un mot, l'étude physiologique du malade est indispensable et capitale dans tous les cas.

3. Partant donc de ce principe que l'*unité d'un appareil nerveux est faite par sa fonction et par son centre*, je divise-

(1) HUCHARD, *Traité des Maladies du cœur et de l'aorte*, 3e édit. Introduction, p. I.

(2) ALBERT ROBIN a, lui aussi, brillamment insisté sur le devoir qu'a le clinicien de « constituer la pathologie fonctionnelle » et de toujours étudier d'abord et surtout « la maladie de la fonction » (*Bulletin médical*, 1902, p 34).

(3) L'évolution médicale en France au XIXe siècle. *Congrès de Lille*, 1899. Discours d'ouverture.

(4) « Que nous voilà loin de cet aphorisme aussi faux que spécieux : la lésion c'est la maladie » (PETER, *Leçons de Clinique médicale*, t. III, p. 7).

(5) LEPINE (*Revue de Médecine*, 1893, t. XIII, p. 929) ajoute : « il faut désormais penser pathogéniquement. » Il faut penser, en clinique, à l'organisme vivant et non plus au cadavre.

rai ce livre en six parties (1), dans lesquelles j'étudierai successivement :

I. L'appareil nerveux central de la motilité et de la sensibilité générale ;

II. L'appareil nerveux central de l'orientation et de l'équilibre ;

III. L'appareil nerveux central du langage ;

IV. L'appareil nerveux central de la vision ;

V. L'appareil nerveux central de l'ouïe, du goût et de l'odorat;

VI. L'appareil nerveux central de la circulation, des sécrétions, de la nutrition, de la digestion et de la respiration.

Pour chacun de ces appareils nerveux nous aurons à étudier : 1° l'*anatomie et la physiologie cliniques*, c'est-à-dire ses organes, ses neurones, le siège de leurs corps cellulaires et de leurs prolongements, leur fonctionnement à l'état normal et pathologique ; 2° la *séméiologie*, c'est-à-dire les applications de ces données anatomophysiologiques au diagnostic du siège des lésions dans les diverses maladies de cet appareil.

(1) Voir : Plan d'une Physiopathologie générale du système nerveux. *Leçons de Clinique médicale*, 4e série, p. 741.

CHAPITRE PREMIER

L'APPAREIL NERVEUX CENTRAL DE LA MOTILITÉ ET DE LA SENSIBILITÉ GÉNÉRALE

A. — Anatomie et physiologie cliniques de l'appareil nerveux sensitivomoteur central

I. — *Voies motrices cérébromédullaires* : 1. Voies principales corticospinales. — 2. Voies indirectes corticopontocérébellospinales.

II. — *Voies sensitives médullocérébrales* : 1. Voies principales médullocorticales. *a*) Neurones inférieurs ou périphériques et premiers neurones de relais. *b*) Entrecroisement sensitif dans la moelle. *c*) Dissociation des divers conducteurs sensitifs dans la moelle. *d*) Trajet supérieur des voies sensitives. — 2. Voies sensitives indirectes.

III. — *Voies et neurones d'association.*

IV. — *Centres spéciaux. Siège et distribution* : 1. Centres supérieurs corticaux : *a*) moteurs ; membres et facial ; *b*) sensitifs ; *c*) distribution segmentaire de ces centres : nerfs segmentosensitifs et nerfs articulomoteurs. — 2. Centres bulbomédullaires moyens ou supranucléaires à distribution corticale ou segmentaire : *a*) sensibilité ; *b*) motilité. — 3. Centres bulbomédullaires et ganglionnaires, inférieurs ou nucléaires, à distribution radiculaire : *a*) sensibilité ; *b*) motilité. — 4. Résumé de l'anatomie clinique de l'appareil nerveux central sensitivomoteur.

V. — *Physiologie clinique générale* : 1. Action nerveuse motrice volontaire : *a*) actions de mobilisation (raccourcissement et allongement) ; *b*) action de stabilisation ; *c*) contraction stérile volontaire et force de situation fixe. — 2. Action nerveuse motrice automatique. Tonus. — 3. Solidarité des voies centripètes et des voies centrifuges dans la motilité.

B. — Sémiologie et diagnostic du siège des lésions de l'appareil nerveux sensitivomoteur central

I. — *Paralysies. Hémiplégie* : 1. Distribution de la paralysie aux membres. — 2. Analyse clinique et procédés d'exploration. — 3. *a*) langue ; *b*) facial ; *c*) paralysie alterne ; *d*) muscles à fonctions bilatérales synergiques. — 4. Réflexes et tonus — 5. Mouvements associés et imités ; parakinésies. — 6. Topographie craniocérébrale.

II. — *Anesthésies* : 1. Anesthésies bulbomédullaires : *a*) anesthésies radiculaires et segmentaires ; *b*) anesthésies dissociées ; *c*) hémiparaplégie croisée. — 2. Anesthésies cérébrales : *a*) capsulaires et thalamiques ; *b*) corticales ; *c*) diagnostic différentiel.

III. — *Diagnostic différentiel de l'hémiplégie organique* : 1. Symptômes extrinsèques à l'hémiplégie : *a*) signes de maladie concomitante ; *b*) état du psychisme ; *c*) évolution de la paralysie. — 2. Symptômes intrinsèques à l'hémiplégie : *a*) distribution de la paralysie : α) membres, β) facial et langue ; *b*) état du tonus : aspect, attitude ; *c*) état des réflexes tendineux (et cutanés), signe des orteils ; *d*) état des mouvements automatiques dans les mouvements volontaires ; α) signe du peaucier, β) acte de s'asseoir, γ) marche de flanc ; *e*) état de la sensibilité ; *f*) état de la trophicité. — 3. Synthèse physiologique des éléments de ce diagnostic.

IV. — *Diagnostic en hauteur du siège des lésions dans l'appareil sensitivomoteur général.* — 1. Principes généraux : *a*) signes extérieurs ; *b*) limites de la paralysie ; *c*) état des réflexes. — 2. Le syndrome radiculosegmentaire du cône médullaire. — 3. Le syndrome radiculosegmentaire de la moelle sacrée. — 4. Le syndrome radiculaire de la moelle lombaire. — 5. Le syndrome segmentaire de la moelle lombosacrée. — 6. Le syndrome radiculaire de la moelle dorsale. — 7. Le syndrome segmentaire de la moelle dorsale. — 8. Le syndrome radiculaire de la moelle brachiale. — 9. Le syndrome segmentaire de la moelle brachiale. — 10. Le syndrome de la moelle cervicale. — 11. Le syndrome

bulbaire. — 12. Les syndromes supérieurs : *a*) protubérantiel et pédonculaire ; *b*) basilaire (capsulaire et optostrié) ; *c*) cortical.
V. — *Les hyperkinésies* : 1. Contractures : *a*) Contractures permanentes par lésion destructive; *b*) contractures transitoires par lésion irritative. — 2. Mouvements præ et posthémiplégiques. — 3. Epilepsie jacksonienne. — 4. Convulsions bulboprotubérantielles. — 5. Rire et pleurer spasmodiques; séméiologie de la mimique faciale et de l'expression émotive.

A. — ANATOMIE ET PHYSIOLOGIE CLINIQUES DE L'APPAREIL NERVEUX SENSITIVOMOTEUR CENTRAL

I

Voies motrices cérébromédullaires : 1. Voies principales (1) corticospinales. 2. Voies indirectes ou corticopontocérébellospinales.

1. Les corps cellulaires des neurones moteurs supérieurs (point de départ de l'ordre du mouvement) sont réunis dans la substance grise de la région périrolandique, c'est-à-dire : à la face externe (fig. 3), les circonvolutions frontale et pariétale ascendantes, qui bordent en avant et en arrière le sillon de Rolando, leur prolongement à la face interne (fig. 4), le lobule paracentral (2) et l'opercule rolandique

(1) Je préfère le mot « principales » au mot « directes », plus habituellement employé, parce que, si certaines de ces voies principales sont directes, d'autres sont croisées ; ce qui peut faire naître de la confusion.

(2) Peut-être aussi la partie voisine de la frontale interne. Dejerine joint encore à la zone motrice corticale la partie postérieure du pied des première et deuxième frontales et la partie antérieure du lobe pariétal. *Cliniquement*, ces régions me paraissent devoir être séparées de la zone périrolandique, quand, comme je le fais ici, on réserve pour d'autres chapitres l'appareil nerveux moteur des sens et du langage.

qui réunit les deux circonvolutions ascendantes à leur partie inférieure (1).

Les prolongements cylindraxiles des cellules de cette zone périrolandique traversent la substance blanche du centre ovale et se réunissent dans les deux tiers antérieurs du bras postérieur de la capsule interne (fig. 5), de cette partie de la capsule qui est entre la couche optique et le noyau lenticulaire du corps strié, au niveau et immédiatement en arrière du genou de la capsule.

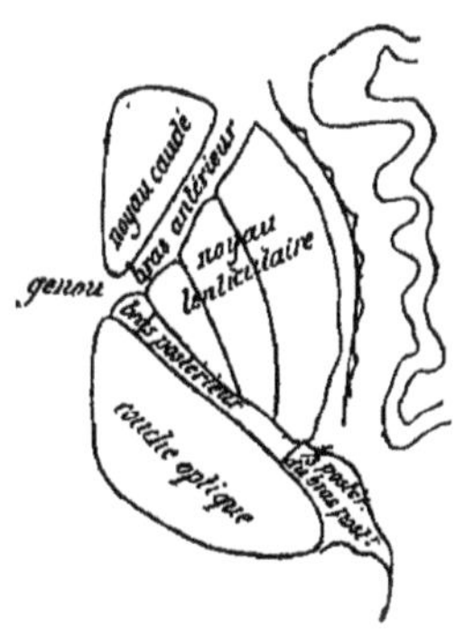

Fig. 5. — Capsule interne, d'après VAN GEHUCHTEN.

Dans la partie tout à fait antérieure de ce segment, sont les prolongements destinés à l'hypoglosse et au facial inférieur (faisceau géniculé) ; le reste du segment (faisceau pyramidal) contient les prolongements pour les autres nerfs moteurs de la moelle allongée et de la moelle.

De là, le faisceau pyramidal passe dans le pied du pédoncule cérébral correspondant, dont il occupe les trois cinquièmes moyens (2) (fig. 7)

(1) Pour faciliter la lecture des physiologistes je reproduis ici (fig. 6) l'aspect et la nomenclature des circonvolutions du chien,

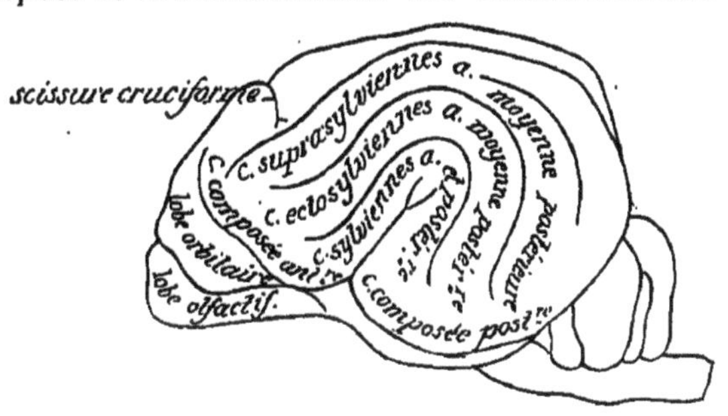

Fig. 6. — Face externe du cerveau du chien.

d'après ATHANASIU et CARVALLO (article Chien du *Dictionnaire de Physiologie de Charles Richet*).

(2) Le tiers moyen du pédoncule, d'après SAND.

Le faisceau pyramidal donne ses fibres pour le trijumeau moteur et les oculomoteurs du côté opposé ; traverse la protubérance, s'amincissant toujours ; puis, dans la moelle allongée, forme la pyramide antérieure (fig. 7) ; s'entrecroise, au moins pour la plus grande partie de ses fibres,

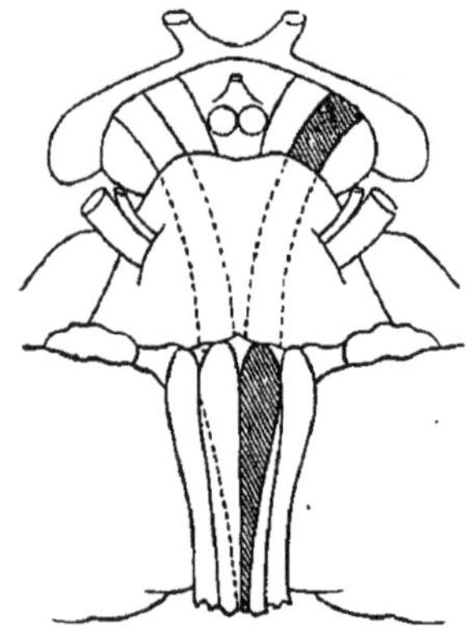

Fig. 7. — Pédoncules, mésocéphale, moelle allongée, d'après VAN GEHUCHTEN.

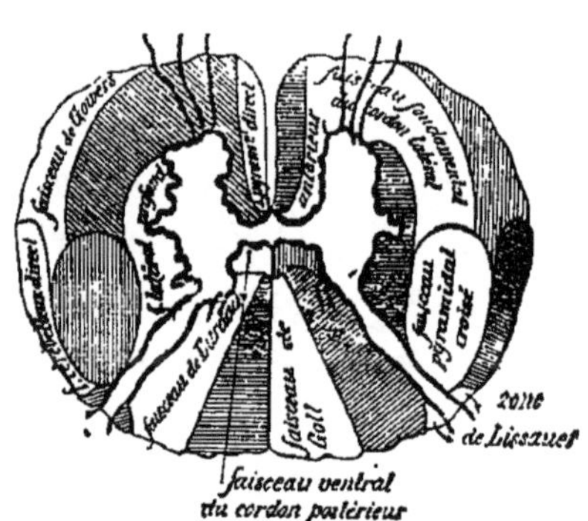

Fig. 8. — Systématisation de la moelle épinière, d'après TESTUT.

avec celui du côté opposé et forme, dans la moelle, le faisceau pyramidal croisé dans le cordon latéral (fig. 8).

Enfin ces longs prolongements entrent en connexion avec les prolongements protoplasmatiques des cornes antérieures de la moelle, *du côté opposé* à celui des neurones corticaux initiaux.

Les prolongements cylindraxiles de ces cellules radiculaires (neurone moteur inférieur direct) (1) s'entourent successivement de myéline et de gaine de SCHWANN, forment les racines antérieures et ensuite les nerfs moteurs.

Je crois que ces anciennes conclusions classiques restent vraies malgré les nombreuses discussions, encore pendantes, sur l'entrecroisement incomplet des pyramides et

(1) *Direct* par rapport aux muscles innervés ; *croisé* par rapport au neurone cortical supérieur.

sur les faisceaux médullaires directs du faisceau pyramidal.

L'étude des dégénérations posthémiplégiques a montré qu'il y a en effet deux faisceaux directs : un dans le cordon antérieur (faisceau de Türck), l'autre dans le cordon latéral (fibres pyramidales homolatérales).

1° Pour le premier (*fibres pyramidales directes du cordon antérieur, faisceau pyramidal direct ventromédian*) Pierre Marie et Guillain (1) ont montré que la dégénération en est très rare et très réduite dans les lésions cérébrales ; cette dégénération existe au contraire très nette en forme de croissant, quand la lésion primitive siège soit au niveau du pédoncule et de la région sousoptique soit au niveau de la protubérance.

Ce faisceau moteur direct du cordon antérieur viendrait donc plutôt des neurones de la partie supérieure de la protubérance. Ces *voies parapyramidales* (qui appartiendraient par suite plutôt aux voies indirectes ou aux voies de l'équilibre que nous étudierons plus loin) se terminent dans les cellules radiculaires antérieures de la moelle ; les uns disent du même côté (von Lenhossek, Long) les autres du côté opposé (Kölliker, van Gehuchten, Ramon y Cajal), d'autres, des deux côtés (Ziehen, Hoche). Pour Pierre Marie et Guillain cette « question des connexions terminales du faisceau pyramidal direct reste entière à résoudre ».

De même pour le rôle physiologique de ce faisceau. Reste hypothétique l'idée, soutenue par Wertheimer (2) que « le faisceau de Türck serait destiné à l'innervation des muscles du tronc ».

2° La dégénération des *fibres pyramidales homolatérales* a fait l'objet de très nombreux travaux (3).

(1) Pierre Marie et Georges Guillain, *Semaine médicale*, 1903, p. 17.

(2) Wertheimer, article Bulbe *Dictionnaire de Physiologie de Charles Richet*.

(3) Voir René Sand, *Les fibres pyramidales corticobulbaires et cor-*

Spiller (1899) a décrit le *faisceau pyramidal direct ventrolatéral*, qui irait de la protubérance à la moelle. Il est confirmé et étudié par Mott et Tredgold (1900), Barnes (1901), Stewart (1902) (*tractus X*), Probst (1899) (*faisceau pyramidal direct accesssoire*), Dejerine (*fibres pyramidales homolatérales superficielles*). C'est le *faisceau triangulaire* de Helweg (Obersteiner, 1900).

La plupart des auteurs (Obersteiner, Spiller, Mott et Tredgold, Barnes, Probst, Dejerine, Sand) admettent (contre Bechterew) l'origine cérébrale de ce faisceau.

Enfin on note aussi, après certaines lésions unilatérales du cerveau, une dégénération du faisceau pyramidal direct (Hamilton, 1884 ; Schafer, 1893 ; Tenchini et Ugolotti, 1900 ; Sherrington, 1890 ; Kosaka, 1901 ; Sand).

Mais, comme dit Sand, « il n'est pas certain que ces quatre espèces de fibres (1) existent dans chaque moelle Tarasievitch (1902) incline à penser que le faisceau pyramidal direct ventrolatéral existe là où manque le faisceau pyramidal direct ventromédian et vice versa ou au moins que l'un de ces faisceaux est très développé lorsque l'autre l'est peu. »

D'autre part, Pierre Marie et Guillain me paraissent avoir démontré que la dégénération bilatérale des faisceaux pyramidaux est très rare et très peu marquée dans l'hémiplégie par lésion unilatérale. « Les belles dégénérations bilatérales visibles avec la méthode de Weigert appartiennent aux cas de lésions cérébrales ou protubérantielles bilatérales. »

Ce n'est pas à cette dégénération qu'il faut attribuer les troubles du côté sain observés chez certains hémiplégiques, rares d'ailleurs chez l'adulte et observés surtout « chez les

ticoprotubérantielles, thèse de l'Université libre de Bruxelles et Pierre Marie et Georges Guillain, *Revue de médecine*, 1903, p. 797.

(1) Le faisceau pyramidal croisé, le faisceau pyramidal direct ventromédian (de Türck), le faisceau pyramidal direct ventrolatéral, les fibres pyramidales directes profondes.

malades séniles artérioscléreux, atteints de foyers de désintégration lacunaire dans les centres nerveux, foyers qui, le plus souvent, siègent dans les deux hémisphères ».

Le faisceau homolatéral existe, mais avec cette particularité qu'il est « presque aussi considérable au-dessous du renflement cervical qu'au-dessus. Ces fibres semblent donc être presque uniquement destinées aux membres inférieurs. Ce fait est intéressant puisque les membres inférieurs agissent, tant dans la station debout que dans la marche, d'une façon synergique. Au contraire les membres supérieurs ont des mouvements isolés, agissent indépendamment l'un de l'autre » (Pierre Marie et Guillain).

D'après cette vue ingénieuse, chaque hémisphère enverrait aux deux membres inférieurs (comme nous verrons qu'il envoie aux yeux et à la tête) des nerfs destinés à assurer les mouvements bilatéraux synchrones (1).

Pour les nerfs moteurs crâniens, le neurone inférieur direct est constitué par les noyaux bulbaires, dits origine réelle de ces nerfs.

Un mot sur le masticateur (trijumeau moteur, V paire), le facial (VII paire), le glossopharyngien (IX paire) et l'hypoglosse (XII paire), qui appartiennent, au moins en partie, à l'appareil sensitivomoteur tactile ou général.

Le faisceau géniculé, dont j'ai décrit plus haut le trajet, entre son origine corticale et le genou de la capsule interne (fig. 6), passe dans le pédoncule (le long du côté interne) (fig. 7), puis se divise en trois faisceaux qui traversent la ligne médiane (à la partie inférieure de la protubérance ou à la partie supérieure du bulbe) et vont se terminer dans les noyaux des nerfs moteurs crâniens.

(1) Au moment où je corrige ces épreuves paraît un nouveau travail de Pierre Marie et Georges Guillain, Société de Neurologie, 7 juillet 1904 (Discussion : M. et Mme Dejerine ; Pierre Marie et Georges Guillain). *Revue neurologique*, 1904, p. 697 et 777.

Le noyau du masticateur est formé par un noyau principal ou masticateur (1) et un noyau accessoire (2).

Le noyau du facial « est profondément situé à la partie antéroexterne de la calotte protubérantielle, un peu en arrière de l'olive supérieure (3). »

Le noyau du glossopharyngien moteur est à la partie supérieure du noyau ambigu (4).

Le noyau de l'hypoglosse est formé par le noyau principal (5) et un noyau accessoire (6).

2. Les *voies indirectes ou corticopontocérébellospinales* ont le même trajet supérieur que les voies principales, entre le neurone cortical et la protubérance.

Dans la protubérance, au lieu de continuer leur marche dans la portion spinale du faisceau pyramidal, ces fibres se terminent dans les masses grises du pont. De ces neurones du pont (neurones de relais) partent des prolongements, qui, par les pédoncules cérébelleux moyens (7), vont se terminer dans l'écorce grise du cervelet (2e neurone de relais)

(1) « Profondément situé dans la partie latérale de la calotte protubérantielle. »

(2) « Commence en bas, au niveau du noyau principal, et de là s'étend sans interruption jusqu'au côté interne du tubercule quadrijumeau antérieur. »

(3) Toutes ces citations sont de Testut, *Traité d'Anatomie.*

(4) Le noyau ambigu contient les noyaux du glossopharyngien au-dessus, du pneumogastrique moteur au milieu et du spinal au dessous.

(5) « Répond à cette région du quatrième ventricule qui est décrite sous le nom d'aile blanche interne. »

(6) « En avant et un peu en dedans du noyau principal. »

(7) René Sand vient de démontrer que le pédoncule cérébelleux *supérieur* contient, lui aussi, des fibres cérébrocérébelleuses ; nous reviendrons sur ce sujet dans le chapitre II, à propos du cervelet et du noyau rouge, centres de l'orientation et de l'équilibre. Mingazzini (1895, et Luciani admettent une voie cérébrocérébelleuse croisée « dont les stations seraient : l'écorce, le thalamus, le noyau rouge et le cervelet. » Pour Dejerine et Mme Dejerine les stations sont : écorce, noyau rouge, noyau dentelé du cervelet, écorce cérébelleuse. »

du côté opposé. Les prolongements de ce deuxième neurone de relais descendent, par le pédoncule cérébelleux inférieur dans la moelle et vont, comme les voies principales, se mettre en connexion avec les cellules radiculaires des cornes antérieures (VAN GEHUCHTEN).

On ne sait pas encore bien exactement où passent, dans la moelle, ces fibres cérébellospinales. On peut dire seulement qu'elles sont dans le cordon antérolatéral, sans se confondre avec les faisceaux pyramidaux, direct ou croisé.

De récents travaux (1) tendent à remplacer ces faisceaux descendants indirects par le faisceau rubrospinal de VON MONAKOW, ou prépyramidal, qui va du noyau rouge (2) à la moelle motrice opposée. Je crois qu'on peut aussi y joindre le faisceau en croissant de PIERRE MARIE et GEORGES GUILLAIN (3). A la suite d'expériences sur les animaux (ROTHMANN et d'autres) (4) on a même attribué à ce faisceau rubrospinal de VON MONAKOW une importance, rivale de celle du faisceau pyramidal, que VON MONAKOW lui-même a trouvée exagérée. MARINESCO a très bien montré que la clinique, seule démonstrative pour l'homme, ne dépossède nullement le faisceau pyramidal de son rôle capital dans la motilité volontaire.

II

Voies sensitives médullocérébrales. — 1. Voies principales médullocorticales. *a*) Neurones inférieurs ou périphériques et premiers neurones de relais. *b*) Entrecroisement sensitif dans la moelle. *c*) Dissociation des divers conducteurs sensitifs dans

(1) VAN GEHUCHTEN, *Le Névraxe*, 1900, t. I, p. 260.

(2) Pour le noyau rouge, voir, plus loin : chapitre II, A, III, 2 et figure 12.

(3) Voir plus haut p. 62.

(4) MARINESCO, *Semaine médicale*, 1903, p. 325.

la moelle. *d)* **Trajet supérieur des voies sensitives. —2. Voies sensitives indirectes.**

1. *Voies principales médullocorticales.*

a. Les corps des *protoneurones sensitifs* (*neurones inférieurs* ou *périphériques*) sont réunis : pour les nerfs rachidiens, dans les ganglions spinaux sur les racines postérieures ; pour le trijumeau, dans le ganglion de GASSER ; pour le glossopharyngien, dans le ganglion pétreux d'ANDERSCH.

Quoique les cellules ganglionnaires soient unipolaires chez l'homme après la naissance, il y a des prolongements protoplasmatiques et cylindraxiles accolés (1). Les prolongements protoplasmatiques sont la fin des nerfs sensitifs périphériques. Les prolongements cylindraxiles forment les racines postérieures et pénètrent dans la moelle par le sillon collatéral postérieur.

Ces fibres radiculaires postérieures traversent la zone de LISSAUER (fig. 8), s'incurvent et se dirigent, les unes en bas, les autres en haut (2).

Les fibres descendantes, toutes courtes, cheminent dans le faisceau de BURDACH et se jettent dans les cornes postérieures. Les fibres ascendantes se divisent en courtes, moyennes et longues : les courtes et les moyennes forment

(1) CAJAL a voulu appliquer aux ganglions rachidiens les idées énoncées plus haut (p. 28) et a soutenu que le passage par les corps cellulaires du ganglion n'était pas indispensable entre les prolongements protoplasmatiques et les prolongements cylindraxiles. Mais LUGARO et VAN GEHUCHTEN (développant et complétant les expériences antérieures de REGALDINO) ont démontré que la nouvelle formule de CAJAL (conduction axipète des prolongements protoplasmatiques) n'est pas applicable aux ganglions rachidiens des animaux supérieurs (voir VAN GEHUCHTEN, *Bibliogr. anat.*, n° 2, p. 75).

(2) Voir, pour ce paragraphe : GOMBAULT et PHILIPPE, *Semaine médicale*, 1895, p. 161. — DEJERINE et SPILLER, *Société de Biologie*, 27 juillet 1895. — DUFOUR, *Archives de Neurologie*, août 1896. — BRIAU et BONNE, *Revue neurologique*, 1898, p. 310. — PHILIPPE, *Contribution à l'étude anatomopathologique et clinique du tabes dorsal*, Thèse de Paris, 1897.

le faisceau de Burdach et se jettent, à des hauteurs diverses, dans les cornes postérieures.

Les fibres longues se jettent peu à peu en dedans, vers le sillon médian postérieur (1), forment (loi de Kahler et Pick) le faisceau de Goll (fig. 8), qui grossit ainsi, en s'élevant, de tout ce qu'il reçoit sans rien émettre, et se terminent dans les noyaux de Goll et de Burdach, terminaison bulbaire des colonnes grises postérieures.

Dans les cornes postérieures de la moelle, les prolongements ganglionnaires entrent par leurs arborisations en connexion avec les prolongements protoplasmatiques des neurones des colonnes grises postérieures de la moelle.

C'est le premier système de neurones sensitifs intermédiaires ou de relais.

Pour les nerfs crâniens, les prolongements cylindraxiles des ganglions vont se mettre en connexion avec les prolongements protoplasmatiques des amas gris que l'on appelle l'origine réelle de ces nerfs.

Un mot sur le trijumeau qui appartient à la sensibilité générale comme les nerfs rachidiens (2).

Le protoneurone sensitif est le ganglion de Gasser, sur la partie interne de la face antérieure du rocher.

Les prolongements cellulipètes sont les trois branches sensitives du trijumeau ; ses prolongements cylindraxiles forment la grosse portion de la cinquième paire, pénètrent dans le cavum de Meckel (loge fibreuse à la partie la plus

(1) A leur entrée dans la moelle, les fibres radiculaires sont d'abord accolées à la corne postérieure et forment la *zone cornuradiculaire* de Marie ; puis elles sont repoussées en dedans par les nouvelles fibres radiculaires qui arrivent et, au-dessus, elles occupent la bandelette externe de Charcot et Pierret. Enfin, de plus en plus rejetées vers le sillon médian postérieur, elles finissent par occuper une partie du faisceau de Goll.

(2) Le glossopharyngien paraît bien aussi appartenir, en partie, à la sensibilité générale ; nous le retrouverons dans l'appareil gustatif.

interne de la face antérieure du rocher), passent par un orifice spécial entre le rocher et la tente du cervelet, pénètrent dans la protubérance sur le côté externe de la face inférieure « au moment où la protubérance se confond avec les pédoncules cérebelleux moyens » et vont aux neurones de relais.

Ces neurones de relais sont au nombre de trois (voir Testut) : le noyau gélatineux (1), le noyau moyen (2) et le noyau du locus cœruleus (3).

b. Tous ces premiers neurones de relais que nous venons de décrire (rachidiens et mésocéphaliques) sont du même côté que les protoneurones ganglionnaires. Mais, au-dessus et avant les deuxièmes neurones de relais, il y a un entrecroisement. Où se fait-il ? La question est encore discutée.

Depuis que Brown-Sequard (4) a montré (1849) que la section ou la lésion d'une moitié de la moelle entraîne une anesthésie croisée en même temps qu'une paralysie motrice directe (hémiparaplégie croisée, syndrome de Brown-Sequard) (5), les cliniciens admettent que les fibres sensitives s'entrecroisent sur toute la hauteur de la moelle, dès leur entrée dans cet organe, ou plutôt après leur passage dans les cornes postérieures (c'est le premier neurone de relais qui envoie ses prolongements de l'autre côté vers le deuxième).

(1) « Le noyau gélatineux, continuation de la tête de la corne postérieure, s'étend sans interruption depuis le collet du bulbe jusqu'au tiers inférieur de la protubérance », à la partie latérale et superficielle du bulbe.

(2) Au-dessus et un peu en arrière du précédent.

(3) « Traînée noirâtre ou bleuâtre qui s'étend le long du bord supérieur du plancher ventriculaire. »

(4) Les divers travaux de Brown-Sequard, sur l'anesthésie spinale croisée sont échelonnés depuis sa thèse (1846) jusqu'en 1894. Les mémoires les plus importants sont ceux de 1849 à la *Société de biologie*, de 1863 dans le *Journal de Physiologie*, de 1868 et 1894 dans les *Archives de Physiologie*.

(5) On en trouvera la description clinique complète plus loin, à la séméiologie.

Brown-Sequard a lui-même admis (au début) cette manière de voir, l'appuyant à la fois sur les faits cliniques et sur l'expérience suivante (1) : l'anesthésie des membres postérieurs se produit après une double hémisection pratiquée, l'une à la région dorsale, l'autre à la région cervicale ou après une section longitudinale séparant en deux moitiés latérales toute la largeur de la région lombaire de la moelle (expérience de Galien refaite par Fodera (2) 1823). La même expérience à la région cervicale entraîne l'anesthésie complète des deux membres antérieurs avec conservation de la sensibilité dans les membres postérieurs.

A cette théorie les physiologistes ont fait et font encore de nombreuses objections, depuis Vulpian (3), d'après lequel la lésion produit de l'hypéresthésie du même côté et par balancement ou dépression corrélative l'anesthésie croisée.

Voici quelques arguments de ces adversaires de l'entrecroisement intramédullaire des voies sensitives (4) : 1° chez les animaux, après l'hémisection de la moelle, si l'hyperesthésie est la règle (Fodera, Vulpian), l'anesthésie croisée est, au contraire, « un phénomène très variable d'intensité, d'un animal à l'autre, et elle n'est généralement pas absolue ». — 2° L'hémisection a d'autant moins d'influence sur les membres postérieurs qu'elle est faite à une plus grande distance de la région lombaire (Vulpian). — 3° Dans l'expérience de van Deen (hémisection de la moelle vers la partie postérieure de la moelle dorsale et autre hémisection complémentaire à la région cervicale), les deux membres

(1) Voir pour ce paragraphe : Dejerine et Thomas, *Archives de Physiologie*, 1888, p. 594.

(2) Fodera (1823) et Schops (1827) avaient entrevu le syndrome de Brown-Sequard.

(3) Vulpian, art. Moelle épinière (Physiologie), *Dictionnaire encyclopédique des sciences médicales*, 1874, 2e série, t. VIII.

(4) Voir l'article cité de Dejerine et Thomas.

postérieurs restent sensibles, même si l'une des deux hémisections dépasse un peu la ligne médiane (chien : Vulpian ; lapin : Schiff). — 4° La section longitudinale du renflement lombaire sur la ligne médiane n'amène qu'une simple diminution de la sensibilité (Oré). — 5° Plus récemment, Mott est arrivé à des conclusions analogues pour le singe : les impressions douloureuses et thermiques peuvent être conduites par les deux côtés de la moelle ; mais les impressions tactiles et de pression seraient surtout conduites par le même côté ; il y aurait un retard assez considérable dans la transmission des impressions reçues par le côté paralysé et des erreurs de localisation. En résumé, chez le singe, l'anesthésie est surtout directe. — 6° Gotch et Horsley (toujours cités par Dejerine et Thomas) ont recherché les modifications électriques qui se produisent dans divers faisceaux de la moelle dorsale quand on excite électriquement le nerf sciatique ou les racines postérieures du plexus lombaire ; ils mesurent en quelque sorte par l'intensité de cette modification électrique la quantité d'énergie nerveuse qui passe dans les faisceaux de moelle quand le nerf en question est excité. Chez le chat et le singe, le courant dans la moelle est surtout unilatéral et du même côté dans la proportion de 80 0/0 et principalement par la colonne postérieure (1). Plusieurs mois après l'hémisection de la moelle, la modification électrique au-dessus de l'hémisection est trois fois moins forte que si l'excitation porte du côté opposé.

« En résumé, concluent Dejerine et Thomas, en groupant les données de la physiologie expérimentale (2), on pourrait conclure que l'entrecroisement des voies sensitives n'est pas total dans la moelle ; qu'il existe vraisemblablement un

(1) Il serait utile d'établir que, chez ces animaux, l'excitation électrique est comparable, pour les voies de conduction intramédullaire, à l'excitation venue des organes sensitifs périphériques.

(2) Voir aussi : Bottazzi, *Riv. sperim. di fren.*, 1896, t. XXI (*Revue neurologique*, 1896, p. 372).

entrecroisement partiel ; que, chez certains animaux, les fibres entrecroisées sont plus nombreuses que les fibres directes ; chez d'autres animaux (le singe et le chat) c'est le contraire. »

Impressionné par toute cette argumentation, BROWN-SEQUARD (1) lui-même a, à la fin de sa vie, abandonné sa première théorie. Il rappelle que la piqûre du cordon postérieur d'un côté peut produire le syndrome ; qu'après une première hémisection cervicale avec hémianesthésie consécutive, si on fait une deuxième hémisection dorsale, l'hyperesthésie remplace l'hémianesthésie et vice versa : que l'hémianesthésie consécutive à une hémisection de la moelle peut disparaître après l'élongation du sciatique du côté anesthésié. Et alors, pour lui, l'anesthésie dans son syndrome devient un fait d'inhibition et l'hyperesthésie un fait de dynamogénie.

Cette opinion, si nettement arrêtée, des physiologistes (2) a un peu ébranlé les cliniciens. Et si BRISSAUD (3) a continué à défendre et à représenter dans un schéma la dissociation intramédullaire des voies sensitives, RAYMOND (4) paraît disposé à se rattacher à la dernière opinion de BROWN-SEQUARD, et DEJERINE et THOMAS, tout en reconnaissant qu'elle est formulée en « termes bien vagues », sont tentés cependant « de prendre en considération la dernière opinion de BROWN-SEQUARD, déjà soutenue d'ailleurs par VULPIAN ». Et ils ajoutent : « quoi qu'il en soit, il est impossible actuellement d'appuyer sur des bases solides une théorie quelconque du syndrome de BROWN-SEQUARD, surtout

(1) BROWN-SEQUARD, *Archives de Physiologie*, 1894.

(2) MORAT (*loco cit.*, p. 285) conclut aussi à un entrecroisement partiel et variable, d'une espèce animale à l'autre.

(3) BRISSAUD, *Leçons sur les Maladies nerveuses*, 1895, p. 246 et *Progrès médical*, 1897, n°s 29 et 51. — Voir aussi LONDE, *Revue neurologique*, 1898, p. 356.

(4) RAYMOND, *Clinique des Maladies du Système nerveux*, 1896, t. I, p. 315 et 1898, t. III, p. 508.

quand on laisse de côté les schemas (1) pour se placer devant les faits (2) ».

Il me semble que la question peut encore être présentée d'une manière moins décourageante.

Sans diminuer en rien la valeur des constatations accumulées par la physiologie expérimentale, il est permis de faire remarquer que toutes ces expériences peuvent établir une seule chose : le mode de transmission intramédullaire des impressions sensitives *chez les animaux*. Mais *chez l'homme* les choses peuvent se passer différemment : la spécialisation des fonctions dans le système nerveux va toujours en croissant, au fur et à mesure qu'on s'élève dans la série animale. Si on admet ce principe que je crois indiscutable, il faut reconnaître que la *méthode anatomoclinique* est la seule qui puisse décider si on doit ou non appliquer à l'homme les conclusions de la physiologie expérimentale.

C'est dire que les *faits cliniques*, s'ils sont assez nombreux et bien observés, gardent leur valeur, à côté et en face des *faits physiologiques*. Or, les faits cliniques me paraissent constituer un groupe absolument éloquent.

Aux 24 observations réunies par Brown-Sequard dans son mémoire de 1863 est venu s'ajouter un très grand nombre de faits nouveaux, dont plusieurs récents et avec autopsie ; tous établissent la réalité du syndrome de Brown-Sequard.

Voilà donc une conclusion que la clinique impose à la physiologie : *il faut admettre l'entrecroisement médullaire (sur toute la hauteur) des conducteurs sensitifs chez l'homme.*

(1) Le schema, qui est un moyen indispensable d'enseignement, ne me paraît pas si dangereux tant qu'il reste ce qu'il devrait toujours être, jamais un moyen de démonstration, mais seulement un résumé et une expression synthétiques, toujours revisables, des faits observés.

(2) Voir encore les idées de Dejerine dans la thèse de Long sur *les Voies centrales de la sensibilité générale*, Paris, 1899.

c. Une autre question, encore très discutée, sur laquelle la clinique tranche aussi le problème laissé en suspens par la physiologie est celle de la ***dissociation intramédullaire des conducteurs des diverses sensibilités*** (chaleur et douleur d'un côté, tact et contact de l'autre).

C'est dans la syringomyélie qu'on a d'abord observé la dissociation suivante des sensibilités : analgésie et thermanesthésie avec conservation de la sensibilité tactile. Kahler (1) et Schultze (2), les premiers, diagnostiquent une syringomyélie par ce symptôme. La chose devient classique. Avec Roth (3) et Dejerine (4), on inféode complètement ce syndrome à cette lésion et on donne à cette dissociation des sensibilités le qualificatif de « syringomyélique ».

On en arrive à faire de ce symptôme un signe absolu de syringomyélie, supérieur à la constatation même du fait anatomique. Ainsi Dejerine conteste à Joffroy qu'il ait observé une syringomyélie vraie (quoiqu'il y ait eu autopsie), uniquement parce que le malade n'avait pas présenté la dissociation dite syringomyélique.

Je crois avoir été des premiers (5) à protester (1889) contre cette manière de voir, qui renversait tout ce que l'on sait sur la séméiologie du système nerveux : tous les symptômes connus sont en rapport avec le siège de l'altération ; seul, celui-là aurait exprimé, non le siège, mais la nature anatomique de l'altération. C'était invraisemblable.

Je reviendrai plus loin (dans le paragraphe de la séméio-

(1) Kahler, *Prag. med. Wochenschrift*, 1882 et 1888.

(2) Schultze, *Virchow's Archiv*, 1882 et *Zeitschrift fur klinische Medicin*, t. XIII.

(3) Roth, *Archives de Neurologie*, 1887-89, nos 42 et suivants.

(4) Dejerine, *Société médicale des hôpitaux*, 22 février 1889.

(5) Le syndrome bulbomédullaire constitué par la thermanesthésie, l'analgésie et les troubles sudoraux ou vasomoteurs (substance grise latéropostérieure). *Leçons de Clinique médicale.* Première série, p. 186 et La dissociation dite syringomyélique des sensibilités. *Leçons de Clinique médicale*, 4e série, p. 210.

logie sensitive) sur les documents que je réunis alors et ceux qui se sont accumulés depuis pour établir que : 1° la syringomyélie peut exister sans le syndrome dissociation ; 2° le syndrome dissociation peut exister sans syringomyélie.

Donc ce syndrome dissociation ne répond pas à une *lésion* particulière, mais à un *siège* spécial de lésion intramédullaire. Quel est ce siège ?

Ce n'est pas la lésion des cordons postérieurs qui entraîne cette dissociation des sensibilités. Car dans le syndrome des cordons postérieurs (tabes) il y a anesthésie totale (des diverses sensibilités) ou, s'il y a dissociation, c'est l'anesthésie tactile et surtout musculaire qui domine avec persistance, et souvent exagération, de la sensibilité à la douleur. C'est la dissociation inverse, et en quelque sorte complémentaire, de la dissociation dite syringomyélique. Du reste, dans plusieurs observations avec dissociation « syringomyélique » très nette, l'intégrité des cordons postérieurs est notée et dans des observations de syringomyélie avec anesthésie totale on a, au contraire, noté la participation des cordons postérieurs à la lésion.

Dans tous les cas de dissociation « syringomyélique », l'altération portait sur les *cornes postérieures* de la substance grise.

On a bien cité des cas dans lesquels la dissociation paraissait répondre à une lésion des nerfs périphériques. Mais il est permis de supposer qu'alors la lésion névritique avait retenti sur les centres médullaires, comme nous savons (1) que cela arrive fréquemment. On pourrait dire aussi qu'il « existe à la surface de la peau des points distincts pour la sensibilité tactile et pour la sensibilité thermique (2) ». Mais pour l'étude (des fonctions médullaires) que nous pour-

(1) Voir ce que nous avons dit plus haut (p. 12) de la solidarité des diverses parties du neurone.

(2) HEDON, *Précis de Physiologie*, 1896 (Les figures de GOLDSCHEIDER sont à la page 474).

suivons, il suffit de dire que, *quand elle répond à une lésion médullaire*, la dissociation dite syringomyélique répond à une altération des cornes postérieures de la substance grise.

C'est la loi *clinique* que je posais en 1889. *Physiologiquement* la question est moins avancée.

Je n'ai pu citer autrefois qu'une expérience célèbre, mais non reproduite, de Schiff : il sectionne la moelle dorsale d'un lapin, en totalité, sauf les cordons postérieurs ; l'animal conserve la sensibilité tactile très nette et perd complètement la sensibilité thermique et la sensibilité à la douleur.

En 1894, Holzinger (1) a repris cette étude expérimentale dans le laboratoire de la clinique de Bechterew à Saint-Pétersbourg. Il sectionne chez les chiens la moelle dorsale (au niveau des 3e et 4e paires) et note : 1o pour la sensibilité à la douleur : *a*) hyperesthésie transitoire (quelques jours) bilatérale par la section d'une moitié latérale de la moelle ; *b*) rien par la section simultanée des cordons postérieurs, de la substance grise et des cordons antérieurs, ni par la section de la moitié antérieure de la moelle, c'est-à-dire des cordons antérieurs et de la partie antérieure des cordons latéraux avec une partie des cornes antérieures; *c*) analgésie de toute la région du corps au-dessous, par la section des deux cordons latéraux ou par la section de la moitié postérieure de la moelle ; seulement, dans ce dernier cas, il faut que la section porte un peu en avant des faisceaux pyramidaux ; — 2o pour la sensibilité tactile et musculaire : anesthésie quand les cordons postérieurs sont détruits (et alors, il y a aussi ataxie).

Des résultats analogues, confirmatifs des mêmes conclusions, paraissent avoir été obtenus par Münzer et Wiener (2).

(1) Bechterew, *Neurologisches Centralblatt*, 1894, p. 647.

(2) Münzer et Wiener, *Archiv fur experimentelle Pathologie und Pharmakologie*, t. XXXV, p. 113 (*Revue neurologique*, 1895, p. 586).

De l'ensemble de ces documents *physiologiques* (1) et surtout *cliniques*, on peut déduire le trajet probable dans la moelle des conducteurs de la sensibilité à la douleur et à la température (2).

Tous ces conducteurs pénètrent par les racines postérieures et immédiatement dans la corne postérieure du même côté : de là, l'anesthésie thermique et à la douleur dans certains cas de lésion limitée des cornes postérieures : analgésie du *même côté* que la lésion (3). Puis ces conducteurs passent du côté opposé (par une commissure) : de là, l'analgésie *croisée* quand la lésion siège plus haut que le centre de la région frappée (syndrome de Brown-Sequard). Cet entrecroisement ne paraît pas s'effectuer à la même hauteur pour les diverses fibres, thermiques et algésiques, de la même région ; car, pour une lésion limitée des cornes postérieures, les deux zones périphériques d'anesthésie ne se superposent pas nécessairement.

Après leur entrecroisement, ces conducteurs cheminent dans la substance grise et très probablement passent bientôt dans les faisceaux sensitifs des cordons anterolatéraux (notamment dans le faisceau de Gowers).

Quant aux impressions tactiles et musculaires, elles ne passent pas *obligatoirement* par le premier neurone de relais (cornes postérieures) de la région. Quand ce neurone est détruit, elles continuent, soit par les neurones de relais plus élevés, soit par la seule substance blanche postérieure et peuvent ainsi atteindre le cerveau.

La dissociation dite syringomyélique serait ainsi, non

(1) Morat (*loco cit.*, p. 535) rejette l'hypothèse localisatrice de Brown-Sequard et de Schiff. Il reconnaît cependant que « les observations cliniques établissent d'une façon indubitable le fait de la dissociation des sensibilités... »

(2) Voir : Max Laehr, *Archiv fur Psychiatrie und Nervenkrankheiten*, 1896, t. XXVIII, p. 773 et Schlesinger, *Neurologisches Centralblatt*, 1895, p. 751.

(3) Tel est le cas présenté (avec autopsie) par Dejerine et Sottas à la *Société de Biologie*, 23 juillet 1892.

exactement le syndrome des cornes postérieures (1), mais plutôt le syndrome, très probable et habituel, du deuxième neurone sensitif (premier neurone de relais) dont les corps cellulaires sont dans les cornes postérieures et dont les prolongements cylindraxiles sont dans le cordon latéral et surtout le faisceau de GOWERS (fig. 8) du côté opposé. Ce sont les conclusions de VAN GEHUCHTEN (2) en 1899.

Cette manière de voir, défendue aussi par BRISSAUD, a été combattue par DEJERINE (3), dont l'argument principal est celui-ci : le faisceau de GOWERS aboutit au cervelet et rien ne prouve l'intervention du cervelet dans la transmission des impressions douloureuses et thermiques. MORAT (4) admet cependant encore que le faisceau de GOWERS se rend, au moins partiellement, à l'écorce cérébrale, en s'accolant au ruban de REIL (après interruption par un noyau bulbaire).

Quoi qu'il en soit, nous pouvons maintenir, comme une conclusion ferme d'anatomie clinique, que les impressions tactiles d'une part, les impressions thermiques et douloureuses de l'autre, ne suivent pas *habituellement* (5) et physiologiquement les mêmes voies (chez l'homme) (6) : *les impressions tactiles passent plutôt par les cordons postérieurs*

(1) Pour MARINESCO (*Société médicale des hôpitaux*, 6 mars 1896), la dissociation syringomyélique est due à l'interruption du contact utile entre les collatérales et certains neurones de la corne postérieure ; ce phénomène d'addition et de renforcement n'ayant plus lieu quand la corne postérieure est détruite.

(2) VAN GEHUCHTEN, *Semaine médicale*, 1899, p. 113.

(3) DEJERINE, *Semaine médicale*, 1899, p. 249.

(4) MORAT, *loco cit.*, p. 279.

(5) Avec cette formule la contradiction n'est plus absolue avec les physiologistes, quand ils disent, avec VULPIAN, que, pour la transmission médullaire des impressions sensitives, « il n'y a pas de route *indispensable, exclusive* ». Il suffit pour le clinicien qu'il y ait une route *habituelle, dont l'interception pathologique fait un symptôme.*

(6) Chez les animaux, les choses paraissent se passer différemment. Ainsi HERZEN de Lausanne a montré (*Archiv. fur die gesammte Physiologie*, 1885) que, chez les animaux, la sensibilité au froid doit être séparée de la sensibilité au chaud (qui n'existe pas et se confond avec la sensibilité à la douleur).

et les impressions thermiques et douloureuses plutôt par la substance grise postérieure et ensuite peut-être par les faisceaux de Gowers *et des fibres ascendantes disséminées dans le reste du faisceau fondamental du cordon antérolatéral* (1) (fig. 8).

d. *Trajet supérieur des voies sensitives.*

Nous avons suivi les voies sensitives, de leur protoneurone inférieur (ganglionnaire) au premier neurone de relais (cornes postérieures dans la moelle et noyaux de Goll et de Burdach dans le bulbe ; noyaux d'origine réelle des nerfs crâniens).

Les prolongements de ces premiers neurones de relais s'entrecroisent, ceux des cornes postérieures dans la moelle, ceux des noyaux de Goll et de Burdach dans la partie supérieure du bulbe (entrecroisement des fibres du ruban de Reil).

Ce faisceau sensitif, maintenant *croisé*, forme le ruban de Reil médian dans la couche interolivaire, s'augmente des prolongements des nerfs crâniens, notamment de la voie centrale entrecroisée du trijumeau, traverse la protubérance, s'écarte de la ligne médiane, passe dans le pédoncule, en arrière du locus niger et arrive dans la capsule interne, plus spécialement dans la partie tout à fait postérieure du bras postérieur (2) (fig. 6) : carrefour sensitif de Charcot (région lenticulo-optique) (3).

(1) Max Laehr (*Archiv fur Psychiatrie und Nervenkrankheiten*, 1896, t. XXVIII, p. 773) arrive aux mêmes conclusions, en admettant qu'après la substance grise les faisceaux thermiques et douloureux sont réunis « peut-être dans les cordons latéraux ». — Il semble même résulter d'un intéressant travail de Chatin (*Archives générales de Médecine*, t. V, 1901, p. 33) que les fibres dissociées pour la sensibilité thermique remontent jusqu'à l'écorce cérébrale.

(2) Pour Dejerine « les fibres de ce neurone sensitif ne se groupent pas en un faisceau compact occupant une région déterminée et limitée du segment postérieur de la capsule interne... elles s'entremêlent avec des fibres à trajet complexe descendant... »

(3) Nous retrouverons l'histoire entière de l'hémianesthésie capsulaire plus loin à la séméiologie.

De là on admettait jusque dans ces derniers temps que le faisceau sensitif allait directement à l'écorce. Aujourd'hui on admet plutôt avec von Monakow et Dejerine (1) que la plus grande part (et même la totalité) du faisceau sensitif fait une étape dans la couche optique, en « avant du pulvinar, dans la partie inférieure et postérieure du noyau externe du thalamus, autour du centre médian de Luys » (2).

De la couche optique, les fibres sensitives arrivent à l'écorce, non dans le lobe occipital (comme on l'avait soutenu d'abord), mais dans la zone périrolandique, que nous avons décrite plus haut comme zone motrice (3).

Les voies sensitives principales comprennent donc en somme : 1° un protoneurone de réception (ganglion) ; 2° un premier neurone de relais (substance grise médullobulbaire) médullobulbothalamique ; 3° un deuxième neurone de relais (couche optique) thalamocortical ; 4° enfin le neurone supérieur (écorce).

2. *Voies sensitives indirectes.*

Même trajet que pour les voies principales : en haut, entre le pont et l'écorce ; en bas, entre le nerf périphérique et la substance grise de la moelle. Mais, entre le premier

(1) Voir la thèse de Long déjà citée et Dejerine, *Semaine médicale*, 1899, p. 243.

(2) Cependant Döllkers (*Neurologisches Centralblatt*, 1899, p. 50), appliquant la méthode de Flechsig sur la myélinisation systématique des fibres, a pu suivre un faisceau reliant le ruban de Reil à l'écorce de la sphère sensitive générale. Les voies corticothalamiques ne se développeraient que plus tard (neuvième jour après la naissance).

(3) Cette « sphère tactile » comprendrait, d'après Flechsig, outre les frontale et pariétale ascendantes et le lobule paracentral, la partie voisine de la circonvolution du corps calleux et la partie postérieure des trois frontales. — Il semble, dit Morat (*loco cit*, p. 540) que « le territoire sensitif, en apparence, déborde de beaucoup le territoire moteur ». C'est pour cela que « pour des lésions égales, la paralysie sensitive est moins évidente que la paralysie motrice correspondante ».

et le deuxième neurone de relais des voies principales, s'interpose, pour les voies indirectes, un autre neurone de relais, le neurone cérébelleux.

D'après VAN GEHUCHTEN, les prolongements des cellules de la colonne de CLARKE (1) forment le faisceau cérébelleux direct de FLECHSIG (fig 7), vont de là dans le pédoncule cérébelleux inférieur ; une partie des prolongements des noyaux de GOLL et de BURDACH arrive au même endroit. Le tout se termine en se mettant en connexion avec les prolongements des cellules du cervelet.

Le croisement se fait ensuite, chaque hémisphère cérébelleux correspondant avec l'hémisphère cérébral (2) du côté opposé, par les pédoncules cérébelleux supérieurs, les noyaux rouges et les couches optiques (3).

III

Voies et neurones d'association.

Les diverses voies motrices et centripètes, que nous venons d'étudier, communiquent entre elles, aux étages successifs des centres nerveux, par les *fibres collatérales* (GOLGI) des divers faisceaux.

Mais, de plus, il y a aussi une série de neurones, en quelque sorte latéraux aux voies motrices et sensitives, qui vont simplement d'un étage à l'autre des centres, *neurones commissuraux ou d'association.*

Dans la substance grise de la moelle, sont les cellules à cylindraxe court ou cellules *intérieures* de CAJAL, dont les prolongements ne sortent pas de la substance grise et ne se myélinisent pas, et les cellules *cordonales* dont les prolon-

(1) La colonne de CLARKE est à la partie interne de la base des cornes postérieures, un peu en arrière de la commissure.

(2) Voir : VAN GEHUCHTEN, *Le Névraxe*, t. IV, 1903, p. 1.

(3) Les olives appartiennent à ce trajet cérébellothalamique.

gements se myélinisent, vont dans les cordons, mais reviennent dans la moelle, faisant communiquer entre eux les divers étages de la moelle, soit du même côté, soit du côté opposé (1) (homolatérales, hétérolatérales et bilatérales de TESTUT).

Les prolongements de ces *cellules cordonales* forment les *fibres endogènes* de la moelle (2). On les trouve (fig. 8) : 1° cordon antérolatéral, dans le faisceau fondamental du cordon antérieur, le faisceau fondamental du cordon latéral et le faisceau latéral profond (plus la commissure blanche) ; 2° cordon postérieur, éparpillées dans le faisceau de BURDACH et, plus spécialement, les fibres ascendantes dans le faisceau ventral ou zone *cornucommissurale* de MARIE tout le long de la moelle, les fibres descendantes dans le *triangle médian* de GOMBAULT et PHILIPPE (3) (moelle sacrée), la *zone médiane* ou centre ovale de FLECHSIG (4) (moelle lombaire), la *bandelette périphérique* de SOUQUES et MARINESCO (moelle lombaire supérieure et dorsale inférieure) et le *faisceau en virgule* de SCHULTZE (5) (moelle dorsale supérieure et moelle cervicale).

Dans le bulbe et la protubérance, il y a aussi une série de voies d'association, notamment la *bandelette longitudinale postérieure* (6) qui relie les uns aux autres les différents noyaux d'origine des nerfs bulboprotubérantiels et peut être considérée comme la continuation du faisceau fondamental du cordon antérolatéral. Les *fibres arciformes* for-

(1) Voir : PIERRE MARIE, *Leçons sur les Maladies de la moelle*, 1892, p. 35.

(2) Voir : PHILIPPE, Thèse citée, Paris 1897 et GEREST, *Les affections nerveuses systématiques et la théorie des neurones*, thèse de Lyon 1898.

(3) A la partie postéro-interne du cordon postérieur.

(4) A la partie médiane du cordon postérieur

(5) En plein faisceau de BURDACH. Pour certains auteurs, le faisceau en virgule de SCHULTZE serait plutôt de nature exogène (LONG, Thèse citée, p. 22).

(6) A gauche et à droite de la ligne médiane, un peu au-dessous du plancher ventriculaire (TESTUT).

ment aussi un faisceau d'association entre l'un des hémisphères cérébelleux et les noyaux postérieurs du bulbe du côté opposé (TESTUT)...

Dans le cerveau, le corps calleux est le type des voies d'association entre les zones corticales des deux côtés. Il faut aussi signaler les connexions entre la couche optique et le corps strié, entre le noyau lenticulaire et le noyau caudé et, dans le centre ovale, les diverses fibres d'association qui relient entre elles les différentes régions de l'écorce (1).

IV

Centres spéciaux. Siège et distribution. 1. Centres supérieurs corticaux : *a*) moteurs (membres et facial) ; *b*) sensitifs ; *c*) distribution segmentaire de ces centres : nerfs segmentosensitifs et nerfs articulomoteurs. — 2. Centres bulbomédullaires moyens ou supranucléaires à distribution corticale ou segmentaire : *a*) sensibilité ; *b*) motilité. — 3 Centres bulbomédullaires et ganglionnaires, inférieurs ou nucléaires à distribution radiculaire : *a*) sensibilité ; *b*) motilité. — 4. Résumé de l'anatomie clinique de l'appareil nerveux central sensitivomoteur.

1. *Centres supérieurs corticaux (membres et facial).*

a. *Siège des centres moteurs.*

La zone périrolandique que nous avons indiquée plus haut comme contenant les centres *moteurs* n'est pas une et homogène. Elle doit être subdivisée en un certain nombre de centres spéciaux (2).

A la partie supérieure de la zone, sont réunis les centres du membre *inférieur* (lobule paracentral et quart supérieur des frontale et pariétale ascendantes) ; à la partie moyenne,

(1) TESTUT en décrit (p. 355) six systèmes.

(2) Voir : CHARCOT et PITRES, *Les Centres corticaux chez l'homme*, Bibliothèque Charcot-Debove.

les centres du membre supérieur (deux quarts moyens des frontale et pariétale ascendantes) ; à la partie inférieure, les centres de la langue et de la face (quart inférieur des frontale et pariétale ascendantes et opercule rolandique (1).

Dans le centre ovale, les fibres du membre inférieur occupent le faisceau frontal supérieur sur la troisième coupe (2) de Pitres et le faisceau pariétal supérieur sur la quatrième (3). Les fibres du membre supérieur occupent, sur les mêmes coupes, les faisceaux frontal et pariétal moyens. Le tout forme ensuite le faisceau pyramidal dans les deux tiers antérieurs du bras postérieur de la capsule interne.

Quant aux fibres des centres inférieurs, elles occupent, sur les troisième et quatrième coupes de Pitres, les faisceaux frontal et pariétal inférieurs et forment le *faisceau géniculé* dont nous connaissons déjà le trajet ultérieur.

Un mot de plus est nécessaire pour le centre du *facial*.

Le facial supérieur (front et orbiculaire des paupières) est à certains points de vue un nerf différent du facial inférieur : il appartient d'une part (comme le facial inférieur) à l'appareil moteur commun de la face et d'autre part il fait partie de l'appareil moteur de divers sens et surtout de la vision, où nous le retrouverons.

En fait, les cliniciens ont constaté depuis longtemps que ces deux branches du facial se comportent d'une manière différente dans les lésions du neurone cortical. On avait cru même que le facial supérieur est intact dans l'hémiplégie organique ; c'est une erreur. Mais il est, dans ces cas,

(1) On voit, par la position respective de ces centres, qu'il y a un entrecroisement vertical ou en hauteur, comme il y a un entrecroisement latéral d'un côté à l'autre.

(2) Coupe *frontale*, faite au niveau de la frontale ascendante, parallèlement au sillon de Rolando.

(3) Coupe *pariétale*, au niveau de la pariétale ascendante (toujours parallèlement au sillon de Rolando).

beaucoup moins atteint que le facial inférieur. Pourquoi (1)?

VULPIAN : toutes les fibres du facial ne s'entrecroisent pas et les fibres de l'orbiculaire sont directes. Mais il faudrait alors, dans l'hémiplégie cérébrale, avoir une paralysie directe de l'orbiculaire.

LARCHER : le facial ne serait pas la seule source d'innervation de l'orbiculaire; le grand sympathique interviendrait aussi (CLAUDE BERNARD) et, par son action persistante, expliquerait l'intégrité relative du muscle. Mais alors cette même intégrité relative devrait s'observer dans la paralysie périphérique du tronc du facial.

BROADBENT, CHARCOT, MIRALLIÉ : l'intégrité de l'orbiculaire dans les lésions unilatérales rentre dans l'intégrité de tous les muscles qui agissent habituellement des deux côtés à la fois. Il y a, pour assurer cette synergie bilatérale, des commissures physiologiques qui assurent un certain mouvement, quand la lésion est unilatérale. Mais les mouvements du facial inférieur sont tout aussi bilatéraux et symétriques et par suite on ne comprend pas pourquoi le facial inférieur et le facial supérieur ne se comportent pas de la même manière vis-à-vis de la lésion hémisphérique.

Après LANDOUZY (1876), j'ai admis un centre cortical distinct pour le facial supérieur et pour le facial inférieur; l'un dans la région pariétale rétrorolandique, vers le pli courbe, l'autre au bas de la région rolandique. On comprend alors très bien que le facial supérieur puisse être épargné dans une lésion hémisphérique atteignant les nerfs des membres et le facial inférieur.

Mais on ne comprend pas que le facial supérieur soit lé-

(1) Voir : DELIGNÉ, *Contribution à l'étude de l'état du facial supérieur dans les hémiplégies cérébrales de l'adulte*, Thèse de Paris, 1899. — J. CALMETTE, *Le facial supérieur dans l'hémiplégie cérébrale. Le double centre cortical du facial supérieur*, Thèse de Montpellier, 1900. — JULES SOURY, *loco cit.*, p. 1707.

gèrement atteint dans ces cas. On ne comprend pas les faits réunis par Mirallié (1) dans lesquels le facial supérieur était atteint avec une lésion de la région rolandique.

Tout s'explique assez bien en admettant, avec Joanny Roux (2), que le facial supérieur a un double centre d'innervation : un centre postérieur avec les autres nerfs de l'œil (le facial supérieur étant un nerf protecteur de l'œil) et un centre rolandique avec les autres nerfs du corps, spécialement avec le facial inférieur ; le facial supérieur aurait un *centre sensoriomoteur rétrorolandique* et un *centre sensitivomoteur périrolandique*, tandis que le facial inférieur n'aurait qu'un centre sensitivomoteur.

Pour le premier (sensoriomoteur) (3), Mendel le rapproche des origines de l'oculomoteur commun (ablation chez les animaux des muscles frontal et orbiculaire ; recherche des dégénérescences consécutives). Exner et Paneth le placent dans la zone du pli courbe, au voisinage du centre des mouvements des yeux (contractions isolées de l'orbiculaire opposé, chez le chien, par excitation modérée de la circonvolution latérale du gyrus sigmoïde ; pli courbe).

Charcot et Pitres trouvent cette localisation encore douteuse ou insuffisamment démontrée, bien que vraisemblable ; et tendraient à placer le centre de l'orbiculaire avec le centre des mouvements oculaires dans le lobe pariétal inférieur.

Pour le second centre (4) (sensitivomoteur), expérimentalement Ferrier d'abord, Hitzig, Luciani et Tamburini ensuite ont indiqué le siège rolandique chez le lapin, le chien, le chat et le singe. Sur le cerveau humain, on connaît dans le même sens « un certain nombre d'expériences directes

(1) Mirallié, *Archives de Neurologie*, 1899, t. VII, n° 37, p. 1.

(2) Joanny Roux, *Archives de Neurologie*, 1899, 2e série, t. VIII, p. 177 et *Diagnostic et Traitement des maladies nerveuses*, 1901.

(3) Voir Picot, *Leçons de Clinique médicale*, p. 341.

(4) Voir Jules Soury, *loco cit.*, p. 1710.

(Bartholow, Sciamanna) et d'observations cliniques suivies de nécropsies (Werner, Hitzig, Maragliano et Seppilli, Marfan, etc.), rapportées par Pugliese et Milla » qui font conclure à Jules Soury : « tout porte à croire que le centre des mouvements volontaires des muscles orbiculaires des paupières est situé dans le tiers inférieur des circonvolutions centrales, au-dessus des centres de la langue et de la bouche, probablement en avant du sillon de Rolando, à proximité du pied du F_2. »

Aspissoff (1) a déterminé chez le chien quatre centres de la fermeture des yeux : dans la partie moyenne de la 2e et de la 3e circonvolutions.

Mirallié (2) a réuni des faits cliniques établissant aussi le centre prérolandique : faits avec autopsie de Hervey (1874), Milla (1896-1898), Brissaud, Mirallié, Silva (3).

De ces centres corticaux les fibres du facial descendent, passent à la partie externe de la couche optique, contribuent à former là le « champ triangulaire de Wernicke » qui représente comme une corne d'abondance, se moule sur la couche optique et embrasse en bas le corps genouillé externe dans son embouchure.

D'après les faits de Huguenin, Chvostek et Hallopeau (4), dans la région optostriée, les fibres du facial supérieur sont séparées des fibres du facial inférieur et traversent le noyau lenticulaire du corps strié ou du moins une région avoisinante (couche profonde de l'anse pédonculaire de Gratiolet). — On a également démontré expérimentalement cette indépendance dans la couronne rayon-

(1) Aspissoff, *Revue neurologique*, 1901, p. 10 et 987.

(2) Mirallié, *Archives de Neurologie*, 1899, t. VII, p. 1.

(3) Silva (Société médico-chirurgicale de Pavie, juin 1898. *Revue neurologique*, 1898 p. 786 et 889) a vu une épilepsie jacksonienne avec aura par le facial supérieur, causée par un kyste apoplectique allant du pied de la 2e frontale gauche à la pariétale ascendante.

(4) Hallopeau, *Revue mensuelle de Médecine et de Chirurgie*, 1879, t. III, p. 937.

nante. On sépare par des coupes profondes et on rompt la continuité des fibres d'association transcorticales ou bien on enlève le lobe frontal ou le lobe temporal ; après quoi, on excite les deux aires ou l'aire persistante et dans tous les cas on a des effets moteurs (Morat).

Pour le noyau mésocéphalique du facial (1) (noyau du facial inférieur de quelques auteurs) certains anatomistes (Duval, Testut) admettaient un noyau commun pour le facial et pour l'oculomoteur externe. A cette opinion combattue par d'autres anatomistes (Gudden, Cajal, van Gehuchten) Mendel a substitué l'opinion d'un noyau commun au facial supérieur et à l'oculomoteur commun, tandis que Gowers et Bruce rapprochaient ce noyau du facial supérieur de celui de l'hypoglosse. Marinesco (2) fait aboutir les fibres du facial supérieur dans le noyau commun du facial, qui contiendrait des neurones d'émission pour tout le facial (3).

b. *Siège des centres sensitifs.*

On a d'abord cru que les centres corticaux étaient uniquement moteurs, parce qu'on n'avait vu que la paralysie motrice succéder à leur destruction. Plus tard on a constaté et analysé les troubles sensitifs dans les lésions corticales (4). Et tout le monde s'accorde aujourd'hui pour placer les centres moteurs et les centres sensitifs, sinon

(1) « Profondément situé à la partie antéroexterne de la calotte protubérantielle, un peu en arrière de l'olive supérieure » (Testut).

(2) Marinesco, Société médicale des hôpitaux, 1898. *Revue neurologique*, 1898, p. 30 et *Presse médicale*, 1899, p. 85.

(3) Voir encore, pour ces noyaux du facial : Wyruboff, *Neurologisches Centralblatt*, 1901, p. 434 (*Revue neurologique*, 1901, p. 981) et Aspissoff, *Moniteur russe neurologique*, 1901, p. 114 (*Ibidem*, 1901, p. 981).

(4) Raymond Tripier, *Revue mensuelle de Médecine et de Chirurgie*, 1880, t. IV, nos 1 et 2. Voir aussi la *Note* que j'ai ajoutée à ce mémoire, *Ibidem*, p. 161, et *Localisations dans les maladies cérébrales*, 3e édit., 1880, p. 129 et 228.

dans les mêmes neurones, du moins dans des neurones très voisins de la même région corticale (1).

Ainsi le quart supérieur de la zone rolandique préside à la motilité et à la sensibilité du membre inférieur du côté opposé, les deux quarts moyens président à la motilité et à la sensibilité du membre supérieur du côté opposé et le quart inférieur préside à la motilité et à la sensibilité de la moitié opposée de la tête et de la langue (2).

c. *Distribution segmentaire de ces centres : nerfs segmentosensitifs et nerfs articulomoteurs.*

Au double point de vue sensitif et moteur, l'action périphérique de ces centres corticaux se distribue, non suivant les nerfs ou les racines, mais suivant des *segments* de membres (3).

En 1880, j'observais (4) des anesthésies corticales segmentaires et les rapprochais des observations de MUNK et d'autres qui veulent qu'il y ait, dans l'écorce cérébrale, des zones répondant précisément aux grands segments sensitifs que nous avions établis.

En 1884, ALLEN STARR (5) cite des monoanesthésies brachiales ou crurales (avec superposition de paralysies motrices) par lésion corticale du cerveau.

(1) Voir : BRISSAUD, *Leçons sur les Maladies nerveuses*, t. I, 1895, p. 539.

(2) On trouvera dans la thèse de LONG tous les faits physiologiques et cliniques qui établissent cette superposition, dans l'écorce, des centres moteurs et des centres sensitifs (p. 107 à 121). Voir, plus loin, à la Séméiologie, ce que nous dirons des anesthésies corticales.

(3) Voir mes leçons sur la distribution segmentaire des symptômes en séméiologie médullaire, *Leçons de Clinique médicale*, 4e série, p. 130.

(4) *Gazette hebdomadaire de médecine et de chirurgie*, 1880, p 3; *Journal de thérapeutique*, t. VII, p. 1 et 521 et *Montpellier médical*, t. XXV, p. 39.

(5) ALLEN STARR, *American Journal of the med. Sc.*, 1884, p. 114 et 366 (*Revue des Sciences médicales*, t. XXV, p. 524 et 525).

Charcot (1) dit (1885) : « Cette disposition par segments géométriques que délimitent des lignes circulaires déterminant un plan perpendiculaire au grand axe du membre représente vraisemblablement, du moins pour les membres, le type des anesthésies de cause corticale, quelle que soit la lésion qui les produit. »

En 1893, Dejerine (2) publie une observation remarquable dans laquelle il y a, pour ainsi dire, une monoplégie d'un membre au double point de vue moteur et sensitif, par lésion corticale constatée à l'autopsie.

Dans un important travail sur les anesthésies d'origine cérébrale, Verger (3) cite trois autres observations dans lesquelles les troubles sensitifs étaient exactement limités à un membre (4) et conclut que « les zones dont la destruction produit les troubles sensitifs sont séparées pour chaque membre... et que ces zones correspondent topographiquement à la zone excitable qui préside aux mouvements des membres (5) ».

Il semble donc que les nerfs sensitifs définis par leurs centres corticaux ont une distribution périphérique segmentaire : *nerfs segmentosensitifs*.

J'ai récemment repris la question et essayé de démontrer qu'il en est de même pour la motilité : les centres corticaux moteurs sont aussi à distribution périphérique segmentaire : à côté des nerfs segmentosensitifs centripètes il faut admettre des *nerfs articulomoteurs* (6) centrifuges.

Il est facile de prévoir (contrairement a ce qu'on a cru

(1) Charcot, *Œuvres complètes*, t. II, p. 326. Note.

(2) Dejerine, *Revue neurologique*, 1893, p 50.

(3) Henri Verger, *Archives générales de Médecine*, t. IV, 1900, p. 640.

(4) Observation XXXIII de Knapp, observation XXXV de Frank Madden et observation XXXVI de Darkschewitsch.

(5) Voir aussi : Walton et Paul, *Brain*, 1901 (*Revue neurologique*, 1902, p. 183).

(6) Voir : Les Nerfs articulomoteurs des membres. *Revue de Médecine*, février 1903, p. 81.

d'abord) qu'il n'y a pas, dans l'écorce cérébrale, de centre spécial pour le sciatique, pour le radial, le médian...

Car il est impossible de contracter volontairement le groupe d'un nerf périphérique, comme il est impossible de contracter volontairement le groupe de l'oculomoteur commun ou l'oculomoteur externe d'un côté ou des deux côtés. Il est au contraire facile, par ordre cortical, de fléchir l'avant-bras sur le bras, comme il est facile, par ordre cortical, de tourner les deux yeux à droite ou à gauche. Or, pour fléchir l'avant bras, il faut faire agir le musculocutané sur le biceps brachial et un rameau du radial sur le long supinateur (qui est bien un fléchisseur de l'avant-bras) et laisser inactifs d'autres rameaux du même radial (triceps brachial qui est extenseur de l'avant-bras).

On voit immédiatement le *paradoxe physiologique* que soulèverait invinciblement ce mouvement très simple si on adoptait les unités des anatomistes pour les nerfs moteurs.

De même, les auteurs ont montré que l'unité fonctionnelle ne réside pas dans le muscle.

R. du Bois Reymond (1) a bien développé récemment cette pensée et exprimé cette loi : les muscles isolés sont des unités anatomiques, mais non des unités mécanicophysiologiques. La physiologie des mouvements disjoint des portions d'un même muscle ou réunit des muscles séparés par les anatomistes. Les anatomistes indiquent une action pour chaque muscle, alors que les diverses fibres d'un même muscle peuvent avoir des actions différentes, voire même antagonistes. Ainsi le bord supérieur du trapèze soulève l'omoplate, tandis que le bord inférieur l'abaisse. De même, la division des fessiers pour le physiologiste est entièrement différente de celle qu'établit l'anatomiste pour les mêmes muscles. R. du Bois Reymond montre combien ces

(1) R. du Bois Reymond, *Specielle Muskelphysiologie oder Bewegungslehre*, 1903, p. 215.

propositions ont été déjà établies par Duchenne « *der grœsste Kenner der speciellen Muskelphysiologie* ».

Donc, l'anatomophysiologie fait prévoir l'exactitude de la conception des nerfs articulomoteurs. Mais c'est la *clinique* qui, seule, peut en établir et en démontrer véritablement l'existence. Seule, la maladie peut disséquer expérimentalement dans le cerveau de l'homme, des centres ou leurs prolongements immédiats ; et alors, par la comparaison des symptômes observés et des lésions trouvées à l'autopsie, on peut reconstituer les unités corticales des nerfs physiologiques.

Un premier groupe de faits cliniques très important pour cette démonstration est formé par les cas de *paralysie limitée* par *lésion cérébrale*. Ils sont d'ailleurs très rares.

Lepine (1) en a observé un : les mouvements de flexion et d'extension de la main étaient abolis, ainsi que les mouvements des doigts, sauf les mouvements du pouce restés libres, comme ceux de l'avantbras sur le bras et du bras sur l'épaule. Lésion limitée corticale de la pariétale ascendante, à la hauteur de la deuxième frontale.

Lepine rapproche de ce fait une observation de Gros (2) : paralysie localisée au pouce et à l'index ; lésion au fond du sillon de Rolando ; puis des faits sans autopsie de Clément (3) et de lui de paralysie dissociée par lésion corticale. Et il dégage de ces faits la notion « de la dissociation des centres du pouce d'une part et des autres doigts d'autre part : ce qui est extrêmement rationnel, le pouce, grâce à son mouvement d'opposition chez l'homme, constituant en quelque sorte, *au point de vue fonctionnel*, la moitié de la main ».

(1) Lepine, *Revue de Médecine*, 1883, p. 569.
(2) Gros, *Revue mensuelle de Médecine et de Chirurgie*, 1880, p. 769.
(3) Clément, *Lyon médical*, 1881.

Stimson (1) a publié un fait analogue de dissociation : paralysie des extenseurs du poignet gauche et des doigts de la main gauche ; lésion au tiers moyen de la pariétale ascendante. Et moi-même (2) j'en ai observé un autre : lésion traumatique de la partie tout à fait supérieure de la région périrolandique qui a déterminé une paralysie limitée de la flexion et de l'extension des orteils et de la flexion du cou de pied.

Dès l'apparition de mon Mémoire, Bernhardt a bien voulu me signaler un cas analogue publié par lui en 1888 (3) : après un traumatisme sur la tête, paralysie de la jambe gauche avec prédominance de la paralysie sur les mouvements du pied et des orteils.

Un second groupe, beaucoup plus fourni, de documents cliniques est constitué par les cas d'hémiplégie cérébrale partielle, en voie d'aggravation ou en voie de rétrocession et d'amélioration. J'ai pu analyser ainsi (4) un cas curieux d'hémiplégie progressive qui a guéri. Déterminant avec soin les groupes musculaires successivement atteints et successivement libérés, nous avons vu que ces groupes correspondaient toujours, non aux nerfs des anatomistes ou à leurs branches, mais à des unités fonctionnelles, à des mouvements simples de telle ou telle articulation.

Plusieurs travaux ont d'ailleurs paru sur cette question.

Dans un premier travail (1889), Wernicke (5) montre que dans l'hémiplégie partielle, la paralysie se limite le plus souvent, au membre inférieur, aux fléchisseurs de la

(1) Stimson, *Arch. of Med.*, avril 1881. Cit. Charcot et Pitres, *loco cit.*, p. 113.

(2) Article cité de la *Revue de Médecine*, p. 92.

(3) Bernhardt, *Centralblatt fur Nervenheilkunde*, 1888, t. XI n° 24 (*Revue des Sciences médicales*, 1889, t. XXXIV, p. 121 et *Neurologisches Centralblatt*, 1888, p. 642).

(4) Article cité de la *Revue de Médecine*, p. 83.

(5) Wernicke, *Berliner klinische Wochenschrift*, 1889, t. XXVI, p. 969.

jambe et aux fléchisseurs du pied. Ce type de paralysie permet, dit l'auteur, de diagnostiquer une « lésion cortico-musculaire du faisceau pyramidal ».

En 1895, MANN (1) confirme les observations de WERNICKE et les complète par d'autres analogues pour le membre supérieur. Ici les mouvements les plus atteints sont : l'opposition du pouce, la supination de la main et la rotation en dehors du bras. On rapprochera cette observation pour le pouce des cas de GROS et de LEPINE prouvant aussi la dissociation cérébrale des articulomoteurs du pouce et des articulomoteurs des autres doigts.

MANN fait très bien remarquer que l'hémiplégie ne frappe pas des muscles isolés, mais des complexus de muscles associés par leur fonction (des unités physiologiques).

A l'appui de cette idée, l'auteur montre que jamais dans une hémiplégie on ne voit le biceps brachial paralysé et le long supinateur intact ou réciproquement. Ils sont pris ou épargnés ensemble par une lésion cérébrale limitée. Or, l'un est innervé par le musculocutané, l'autre par le radial. Les divers muscles innervés par le radial sont pris ou épargnés isolément, séparément, tandis qu'on ne voit pas cette indépendance pour ces deux muscles qui n'ont d'unité que dans leur fonction : la flexion de l'avant-bras sur le bras. Car le long supinateur n'est pas un supinateur, mais un fléchisseur de l'avantbras comme le biceps.

Encore en 1895, WERNICKE (2), dans un second travail, étend ses conclusions à certaines lésions de la portion spinale du faisceau pyramidal. Peu après, FLECHSIG (3) publie des constatations analogues et MANN (4) confirme et complète ses premières conclusions.

(1) MANN, Ueber d. Lähmungstypus bei der cerebralen Hemiplegie. *Volkmann's Sammlung klinischer Vorträge*, 1895, n° 132 (n° 12 de la Ve série).

(2) WERNICKE, *Deutsche medicinische Wochenschrift*, 1895, t. XXI, p. 47 (Vereinsbeiläge).

(3) FLECHSIG, *Gehirn und Seele*, 2e édit. Leipzig, 1896 (cit. MANN).

(4) MANN, *Deutsche Zeitschrift für Nervenheilkunde*, 1897, t. X, p. 1.

En France, CLAVEY (1) dans sa thèse faite chez PIERRE MARIE et PIERRE MARIE (2) lui-même confirment ce fait : *la distribution musculaire des paralysies cérébrales incomplètes se fait, non par muscle isolé ni par territoire de nerf anatomique, mais par groupe musculaire périarticulaire, individualisé et unifié par le but physiologique de son fonctionnement* (3).

DEJERINE (4) combat cette manière de voir. Pour lui, les muscles sont d'autant plus paralysés qu'ils sont plus spécialisés dans leurs fonctions et il admet avec HERING que les muscles sont paralysés proportionnellement à leur force normale. — Cette théorie n'explique pas les faits que nous venons de signaler de WERNICKE, MANN, FLECHSIG, PIERRE MARIE et CLAVEY. La question de force relative ne peut pas intervenir quand on compare, non pas les fléchisseurs aux extenseurs du même avantbras, mais les fléchisseurs ou les extenseurs d'un avantbras à leurs semblables du côté sain. Si l'explication de DEJERINE était la vraie, l'attitude des membres paralysés resterait normale et surtout tous les mouvements seraient également affaiblis. Enfin il faut souligner que, s'il y a un type de prédilection pour les hémiplégies, ce type n'est pas nécessaire et constant : on voit aussi l'inverse. Nous avons notamment cité le cas de LE-

(1) EUGÈNE CLAVEY, *Recherches cliniques sur les groupes musculaires paralysés dans l'hémiplégie d'origine cérébrale*, thèse de Paris, 1897.

(2) PIERRE MARIE, article Hémiplégie, *Traité de Médecine et de Thérapeutique de Brouardel et Gilbert*, 1901, t. VIII, p. 457.

(3) Voir aussi : WELDMAN, *Beiträge zur Kenntniss der cerebralen Hemiplegie* Heidelberg, 1899. MARINESCO (*Semaine médicale*, 1903, p. 325), étudiant un épileptique, chez lequel JONESCO avait enlevé une partie de l'écorce cérébrale au niveau du centre du membre supérieur, constate que « le patient pouvait très bien mouvoir ses articulations de l'épaule et du coude, mais il était incapable d'exécuter le moindre mouvement de la main ». C'est la démonstration expérimentale, chez l'homme, de la distribution segmentaire articulomotrice des centres corticaux moteurs.

(4) DEJERINE, Séméiologie du Système nerveux. *Traité de Pathologie générale de Bouchard*, 1901, t. V, p. 795 et 483.

PINE qui est opposé à celui de GROS et à ceux des classiques. L'explication de DEJERINE est inapplicable à ces cas et par conséquent ne peut pas être généralisée.

Je me crois donc en droit de continuer à conclure que *les aires périphériques musculaires correspondant aux aires corticales motrices sont les régions articulaires : les nerfs corticaux des membres sont des nerfs articulomoteurs* (1).

Ceci n'est d'ailleurs pas en contradiction avec les dernières conclusions des physiologistes sur la question ; au contraire.

Dès 1870 (2), dans leurs expériences historiques (point de départ de toute l'étude des localisations corticales), FRITSCH et HITZIG, chez le chien, reconnaissent des centres pour les extenseurs et pour les adducteurs du membre antérieur, des centres de flexion et de rotation...

Si actuellement on prend les dernières figures représentant la zone corticale motrice, on verra que toutes dissocient la zone motrice par *articulations*.

Ainsi, à la page 549 du dernier livre de MORAT, la figure 218 représente la zone corticale motrice de l'homme (imitée de DEJERINE) d'après les recherches des chirurgiens américains et anglais KEEN, MILLS, NANCRÈDE, HORSLEY, etc. On y voit de bas en haut, indiqués successivement sur la zone périrolandique, les centres du pouce, de l'index, des doigts, du poignet, du coude, de l'épaule ; et, en haut, d'arrière en avant, des orteils, du cou de pied (3), du genou, de la hanche. Mêmes désignations sur les trois figures (221 à 223, p. 557 à 559) qui représentent ces divers centres sur le cerveau

(1) Nous trouverons une nouvelle preuve clinique de cette distribution articulomotrice des hémiplégies partielles dans l'étude que nous ferons, à la séméiologie, de la *marche de flanc* (SCHÜLLER).

(2) Voir, pour tout ce paragraphe : MORAT, *loco cit.*, p 484.

(3) Mon observation, que je rappelle ci-dessus, de suite tardive d'un coup de feu sur le sommet du crâne, est tout à fait conforme à cette localisation.

de certains singes, d'après HORSLEY et SCHAFFER (1887), BEEVOR et HORSLEY (1890) : flexion (biceps), flexion de la cuisse et de la jambe, mouvement en avant ou en arrière, pouce, index, doigts, poignet, coude, épaule... BEEVOR et HORSLEY (1) ont même, chez le Macacus sinicus, poursuivi

TABLEAU III. — PRINCIPAUX NERFS ARTICULOMOTEURS DU MEMBRE INFÉRIEUR

NERFS ARTICULOMOTEURS		NERFS ANATOMIQUES	MUSCLES
Nerfs articulomoteurs de la hanche.	Nerf fléchisseur de la cuisse.	Crural (plexus lombaire).	Psoas iliaque. Couturier. Droit antérieur. Pectiné.
		Fessier supérieur (plexus sacré).	Tenseur du fascia lata.
		Obturateur (plexus lombaire).	Moyen et petit adducteurs.
	Nerf extenseur de la cuisse.	Petit sciatique (plexus sacré).	Grand fessier.
		Grand sciatique (plexus sacré).	Biceps fémoral. Demitendineux. Demimembraneux
Nerfs articulomoteurs du genou.	Nerf fléchisseur de la jambe.	Crural (plexus lombaire).	Couturier.
		Obturateur (plexus lombaire).	Droit interne.
		Grand sciatique (plexus sacré).	Biceps fémoral. Demitendineux. Demimembraneux
		Sciatique poplité interne (plexus sacré).	Poplité.
	Nerf extenseur de la jambe.	Crural (plexus lombaire).	Quadriceps crural.
Nerfs articulomoteurs de la cheville.	Nerf fléchisseur du pied.	Sciatique poplité externe (plexus sacré).	Jambier antérieur. Extenseur commun des orteils.
		Musculocutané (plexus sacré).	Péronier antérieur
	Nerf extenseur du pied	Sciatique poplité externe (plexus sacré).	Long péronier latéral.
		Sciatique poplité interne (plexus sacré).	Triceps sural.

(1) Voir les figures 226 et 227 de MORAT (loco cit., p. 566 et 567).

BIBLIOTHÈQUE NATIONALE R.F.

les localisations motrices articulaires jusque dans la capsule interne.

La démonstration me paraît bien complète : *de par la clinique et de par la physiologie, les centres corticaux sensitivomoteurs ont une distribution segmentaire et correspondent non aux nerfs anatomiques, mais à des nerfs articulomoteurs et segmentosensitifs.*

Les deux tableaux ci-joints (III et IV) montrent bien la noncorrespondance de ces nerfs physiologiques avec les nerfs anatomiques (1).

TABLEAU IV. — PRINCIPAUX NERFS ARTICULOMOTEURS DU MEMBRE SUPÉRIEUR

NERFS ARTICULOMOTEURS		NERFS ANATOMIQUES	MUSCLES
Nerfs articulomoteurs de l'épaule.	Nerf abducteur du bras.	Circonflexe. Susscapulaire.	Deltoïde. Susépineux.
	Nerf adducteur du bras.	Plexus brachial Musculocutané. Plexus brachial et cervical.	Grand rond. Coracobrachial. Grand pectoral.
Nerfs articulomoteurs du coude.	Nerf fléchisseur de l'avantbras.	Musculocutané Radial.	Biceps brachial. Brachial antérieur Long supinateur.
	Nerf extenseur de l'avantbras.	Radial.	Triceps brachial. Anconé.
Nerfs articulomoteurs du poignet.	Nerf fléchisseur de la main,	Médian. Cubital.	Grand palmaire. Petit palmaire. Cubital antérieur.
	Nerf extenseur de la main.	Radial.	Cubital postérieur Long radial. Court radial.
Nerfs articulomoteurs de rotation.	Nerf supinateur et rotateur en dehors.	Susscapulaire. Circonflexe. Radial. Musculocutané.	Sus et sousépineux, Petit rond. Court supinateur. Biceps.
	Nerf pronateur et rotateur en dedans.	Plexus brachial. Médian.	Sousscapulaire. Rond pronateur. Grand palmaire. Carré pronateur.

(1) D'après POIRIER et RICHER, *Traité d'Anatomie humaine de Paul Poirier*, t. II, 1896.

2. *Centres bulbomédullaires supranucléaires à distribution corticale ou segmentaire.*

Jusqu'où se continue, dans les voies sensitivomotrices, cette distribution segmentaire des centres corticaux? Jusque dans le bulbe et la moelle, jusqu'à des centres que j'appelle *supranucléaires* (1) parce qu'ils sont situés au-dessus des centres nucléaires (neurones inférieurs) qui sont alors à distribution radiculaire ou périphérique (2).

a. La chose a d'abord et surtout été démontrée pour la *sensibilité.*

Chez les syringomyéliques (comme antérieurement chez les hystériques) on a décrit des anesthésies (3) segmentaires (en brodequins, chaussettes, caleçons, gants, épaulières, etc.), limitées par une ligne perpendiculaire à l'axe du membre (4) (ligne de désarticulation ou d'amputation). On en trouve également dans la pachyméningite cervicale hypertrophique, les compressions de la moelle (mal de Pott) (5), les myélites (traumatique, transverse) et certains cas de tabes.

(1) Le mot est de Parinaud qui l'a appliqué à des paralysies oculomotrices que nous retrouverons et qui sont, comme siège de lésion, tout à fait comparables aux centres dont je parle ici.

(2) Voir ma communication au Congrès de Pau, à la suite du Rapport de Sano, *Revue neurologique*, 1904, p. 881.

(3) Brissaud (*Leçons sur les Maladies nerveuses*, 1895, p. 215) cite d'abord un fait de Gilles de la Tourette et Zaguelmann (1889) et un de Parmentier (1890) de thermanesthésie.

(4) Ces anesthésies segmentaires peuvent d'ailleurs être *dissociées* et *partielles*. Ainsi Debove (*Leçons du mardi* de Charcot, t. II, p. 506) et Parmentier (*Nouvelle Iconographie de la Salpêtrière*, 1890, p. 219) ont observé des cas de syringomyélie dans lesquels la thermanalgésie ou la thermanesthésie étaient disposées comme des bas. Brissaud en cite un de Gilles de la Tourette et Zaguelmann (1889) et un de Souques (1891) également dissociés.

(5) Chipault, (*Revue neurologique*, 1896, p. 293 et *Presse médicale*, 1896, p. 85) a décrit des anesthésies pottiques en bottines, en bas longs (jusqu'à mi-hauteur des cuisses), en caleçon (jusqu'à l'ombilic) et une hyperesthésie jusqu'à micuisse par commotion médullaire.

Brissaud (1), qui a créé et fait cette question entière, a très nettement montré que cette distribution segmentaire correspond toujours à une altération médullaire de la substance grise. Je laisse de côté l'hypothèse ingénieuse de la métamerie spinale : je l'ai discutée ailleurs et elle n'est pas nécessaire ici. Il suffit de retenir ce groupe de faits cliniques qui prouvent l'existence, dans la substance grise de la moelle, de centres sensitifs à distribution segmentaire (2).

Dejerine (3) croit au contraire qu' « il n'y a pas lieu d'admettre en clinique l'existence d'une anesthésie à topographie segmentaire, relevant d'une lésion de la substance grise centrale de la moelle épinière. » Cette anesthésie segmentaire n'existe pas plus, d'après le même auteur, dans les lésions des autres parties des centres nerveux et, quand on la rencontre en clinique, il faut toujours penser à une association d'hystérie (4).

Cela me paraît un peu exagéré. Les faits d'anesthésie radiculaire, très bien observés par Dejerine et dont je reparlerai, ne renversent pas les faits, non moins bien observés par d'autres auteurs, d'anesthésie segmentaire, avec autopsie et lésion médullaire et sans hystérie.

b. Pour la *motilité*, la question des centres médullaires à distribution segmentaire est encore beaucoup plus discutée.

J'ai décrit (5) en 1899 un cas de tremblement segmen-

(1) Brissaud, *Leçons sur les Maladies nerveuses*, t. II.

(2) Gilbert Ballet est arrivé, en même temps que Brissaud, à des conclusions très analogues (*Leçons de Clinique médicale*, 1897, p. 399).

(3) Dejerine, Article cité du *Traité de Bouchard*, p. 974.

(4) Dejerine et Roussy viennent de publier un cas dans lequel les troubles moteurs et sensitifs se rapprochaient beaucoup du type segmentaire (*Société de Neurologie*, 2 juin 1904, *Revue neurologique*, 1904, p. 619).

(5) *Congrès des neurologistes*, Marseille, 1899. *Revue neurologique*, mai 1899 et *Leçons de Clinique médicale*, 4e série, p. 124.

taire dans la sclérose en plaques. VAN GEHUCHTEN et CROCQ (1) ont publié des cas d'amyotrophie en gant.

Les anatomistes sont arrivés aux mêmes conclusions : GREENNE HAMMOND (2) (atrophie musculaire avec autopsie), MARINESCO (3) (amyotrophies dans la syringomyélie (4), JOSEPH COLLINS (5) (atrophies musculaires) et FLATAU (6) (désarticulation du bras seize ans avant la mort).

Plus récemment, dans un travail complet, VAN GEHUCHTEN et NELLIS (7) concluent que les cellules de la corne antérieure de la moelle cervicodorsale et de la moelle lombosacrée, qui sont en connexion avec les muscles des membres, sont groupées naturellement en colonies cellulaires nettement distinctes et que chacune de ces colonies représente le noyau d'origine de toutes les fibres destinées aux muscles d'un segment de membre. Dans ce travail important sont citées des observations de SANO, VAN GEHUCHTEN et DE BÜCK sur les moelles d'anciens amputés.

L'année suivante, VAN GEHUCHTEN et DE NEEFF (8) ont développé les mêmes idées et montré dans la moelle lombosacrée de l'homme un noyau des muscles du pied, un noyau des muscles de la jambe, deux noyaux des muscles de la cuisse, un noyau des muscles de la ceinture pelvienne.

Puis DE NEEFF (9) dans un mémoire où il reprend toute

(1) CROCQ, *Journal de Neurologie;* 1899, p. 167. VAN GEHUCHTEN, discussion du même cas. Voir aussi VAN GEHUCHTEN, *Ibidem*, p. 281.

(2) GREENNE HAMMOND, *The New-York medical Journal*, 1894, p. 1 (*Revue neurologique*, 1894, p. 116).

(3) MARINESCO, *Nouvelle Iconographie de la Salpêtrière*, 1897, nos 1 et 2.

(4) Voir aussi : HUET et CESTAN, *Revue neurologique*, 1902, p. 1 (Bibliographie de la question).

(5) JOSEPH COLLINS, *The New-York medical Journal*, 1894, p. 40 et 98 (*Revue neurologique*, 1894, p. 105).

(6) FLATAU, *Archiv fur Physiologie*, 1899, p. 112.

(7) VAN GEHUCHTEN et NELLIS, *Journal de Neurologie*, 1899, p. 301.

(8) VAN GEHUCHTEN et DE NEEFF, *Le Névraxe*, 1900, t. I, p. 201.

(9) DE NEEFF, *Ibidem*, 1901, p. 71.

la question (bibliographie) et ajoute des observations nouvelles, conclut que « la localisation motrice médullaire est une localisation segmentaire » et montre : 1° dans le renflement supérieur ou cervicodorsal (chez le chien et le lapin) un noyau des muscles de l'épaule, un des muscles du bras, un des muscles de l'avantbras, un des muscles de la main ; 2° dans le renflement inférieur ou lombosacré (chez les mêmes animaux), un noyau des muscles de la hanche, un noyau des muscles de la cuisse, un noyau des muscles de la jambe et un noyau des muscles du pied.

Parhon et Goldstein combattent la localisation motrice segmentaire de van Gehuchten, mais ajoutent : « peut-être les localisations motrices spinales seraient-elles de nature fonctionnelle, en rapport avec la fonction des muscles ». C'est bien là une formule de distribution segmentaire ; c'est même celle que je crois vraie : la distribution articulaire. « Les noyaux seraient groupés d'après les modes fonctionnels qu'affectent les groupes des membres : extension, flexion (1), etc.

C'est la même idée qu'exprime Brissaud (2) : « Les centres moteurs de la moelle épinière ne sont donc pas, à proprement parler, des *centres anatomiques*, mais des *centres fonctionnels* ». Cela s'applique absolument à nos centres supranucléaires articulomoteurs.

Dejerine (3) au contraire est d'un avis tout différent : il admet que la localisation médullaire est radiculaire et non segmentaire. Il étudie les amyotrophies dans la syringomyélie, la poliomyélite aiguë de l'enfance, la poliomyélite chronique, et conclut : « En résumé, rien ne prouve qu'il existe dans la moelle des localisations motrices, ainsi que

(1) Parhon et Goldstein, *Neurologisches Centralblatt*, 1901, p. 932 et *Journal de Neurologie*, 1901 et 1902. Voir aussi : Parhon, et Popescu, *Roumanie médicale*, 1899 (*Revue neurologique*, 1902, p. 907) et Congrès de Pau, août 1904, *Revue neurologique*, 1904, p. 882 et 883.

(2) Brissaud, *Leçons sur les Maladies nerveuses*, t. I, p. 383.

(3) Dejerine, *loco cit.*, p. 790.

l'admettent VAN GEHUCHTEN et DE BÜCK. Il n'y a pas non plus une localisation diffuse (MARINESCO), il n'y a pas davantage une localisation motrice pour chaque muscle du corps (SANO). Tout démontre au contraire, ainsi que je viens de l'exposer, que dans la moelle la localisation motrice est une localisation radiculaire... »

Comme nous l'avons dit pour les centres segmentaires de la sensibilité, les faits ne s'entredétruisent pas. Donc, les observations de DEJERINE (1) ne suppriment pas celles de VAN GEHUCHTEN et de son Ecole. Je maintiens donc l'existence dans la moelle de centres moteurs et sensitifs à distribution segmentaire comme les centres corticaux (2).

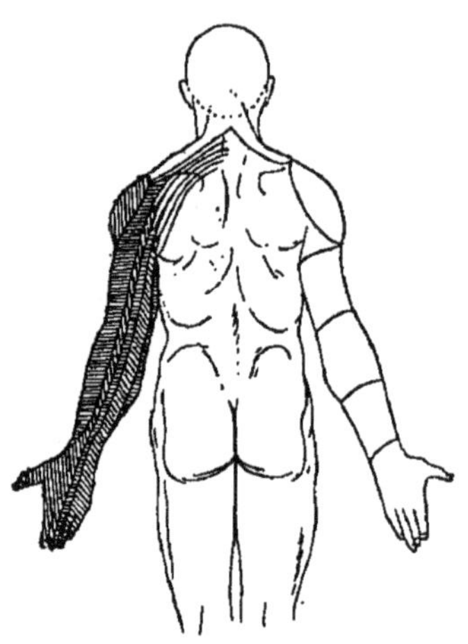

Fig. 9. — A gauche, distribution radiculaire (protoneurones ganglionnaires) ; à droite, distribution segmentaire (premiers neurones de relais : médullaires), d'après BRISSAUD.

3. *Centres bulbomédullaires et ganglionnaires inférieurs ou nucléaires à distribution radiculaire.*

a. *Sensibilité.*

Pour comprendre la distribution *radiculaire* de la sensibilité sur un membre et l'opposer à la distribution *segmentaire*, il faut placer l'homme à quatre pattes, en mettant les membres dans leur position primitive, c'est-à-dire en les faisant tourner chacun de 90° et en plaçant en avant le gros orteil et le pouce : les diverses régions sensitives (à distribution

(1) Voir aussi : DEJERINE, *Journal de Neurologie*, 1902, n° 7.

(2) Voir encore sur cette question : WILHELM STROHMAYER, *Monatsschrift für Psychiatrie und Neurologie*, t. VIII, 1900, p. 198 (*Revue neurologique*, 1902, p. 183). — ALEXANDER BRUCE, *The Scottish medical and surgical Journal*, 1901, t. IX, p. 485. — ONUF, *Arch. of. Neurol. and Psychopathol.*, 1900, t. III, p. 387.

radiculaire) sont alors représentées par une série de bandes parallèles entre elles et à l'axe des membres ; l'ordre de ces bandes périphériques, d'arrière en avant, étant le même que l'ordre des centres ganglionnaires ou primitifs (1) (fig. 9).

Dans le travail déjà cité de DEJERINE (p. 938 et 965) on trouvera une série de documents sur la distribution de ces centres à distribution radiculaire (2).

Le vrai centre sensitif radiculaire type est le ganglion (protoneurone sensitif inférieur). Mais ce n'est pas le seul. Les racines, en pénétrant dans la moelle, y rencontrent des centres nucléaires. Ces centres sont plus bas que les centres supranucléaires à distribution segmentaire.

b. *Motilité.*

Les premiers expérimentateurs (FERRIER et YEO, PAUL BERT et MARCACCI) avaient cru que les diverses racines correspondent aux diverses fonctions, comme l'extension, la flexion. Mais les expérimentateurs ultérieurs, spécialement mes collègues LANNEGRACE et FORGUE (3) ont montré qu'il n'en était rien. Ils « n'ont pu voir, entre chaque racine motrice et son territoire musculaire, qu'une correspondance

(1) Voir le travail de MARINESCO (*Semaine médicale*, 1896, p. 259) sur les travaux de l'Ecole anglaise. Je donnerai, plus loin, à la séméiologie, la description des symptômes radiculaires des divers étages successifs des centres nerveux.

(2) Sur la distribution *radiculaire* des troubles sensitifs médullaires, il faut rappeler que les Allemands appellent *segmentaire* ce mode de distribution et voir : SEIFFER, *Archiv für Psychiatrie und Nervenkrankheiten*, 1901, t. XXXIV (*Revue neurologique*, 1902, p. 141) ; VERAGUTH, *Société de Neurologie*, 13 mars 1902, *Revue neurologique*, 1902, p. 274. — KARL PETREN, *Neurologisches Centralblatt*, 1902, p. 1018. — Voir aussi : DEJERINE, *Revue neurologique*, 1899, p. 518 et VAN GEHUCHTEN, *Journal de Neurologie*, 1899, p. 341 ; GAUCKLER et ROUSSY, *Société de Neurologie*, 2 juin 1904, *Revue neurologique*, 1904, p. 617 ; ANDRÉ THOMAS, *Ibidem*, p. 623.

(3) Voir l'exposé de ces recherches dans la thèse de FORGUE (Montpellier, 1883) et dans mon article Paralysie du *Dictionnaire encyclopédique des sciences médicales*.

purement anatomique ou topographique sans aucune indication de la fonction (1). »

De nombreux travaux ont bien fixé maintenant cette distribution radiculaire. On en trouvera un bon exposé dans le livre de Dejerine (p. 773 et 789 à 793) et nous retrouverons la question à la séméiologie pour le diagnostic en hauteur.

J'indique seulement ici, pour marquer l'analogie avec la distribution radiculaire de la sensibilité, que (en allant d'arrière en avant dans la moelle, l'homme étant toujours sur ses pieds et sur ses mains et les membres tournés comme nous avons dit), le cône (2) préside à la motilité de l'anus, de la vessie ; la moelle sacrée aux muscles postéroexternes du membre inférieur (rotateurs en dehors, fléchisseurs de la jambe et extenseurs du pied) ; la moelle lombaire à la motilité des régions antérointernes du membre inférieur (adducteurs, rotateurs en dedans, extenseurs de la jambe). De même, pour les membres supérieurs, Marinesco (3) a montré que les noyaux des muscles extenseurs (antérieurs chez notre homme) sont situés au-dessus (en avant chez notre homme) des noyaux des muscles fléchisseurs (postérieurs dans la posture indiquée).

Cette distribution radiculaire peut être étudiée non seulement sur les paralysies, mais aussi sur les amyotrophies. Nous avons vu qu'il y en a de segmentaires : il y en a aussi de radiculaires (4).

Le centre moteur radiculaire est dans les cornes antérieures de la substance grise. C'est le centre nucléaire

(1) Morat, *loco cit.*, p. 156.

(2) Voir : Müller, *Deutsche Zeitschrift fur Nervenheilkunde*, 1898, t. XIV, p. 1.

(3) Marinesco, *Thèse de Paris*, 1897, *Nouvelle Iconographie de la Salpêtrière*, 1897, et *Revue neurologique*, 1898, p. 46.

(4) Voir, sur la distribution radiculaire dans les amyotrophies myélopathiques : Cestan et Huet, *Nouvelle Iconographie de la Salpêtrière*, 1902, p. 1 ; Dupré et Huet, Société de Neurologie, 17 avril 1902, *Revue neurologique*, 1902, p. 321 ; de Leon, *El sig'o* (*Revue neurologique*, 1902, p. 943) et Dejerine, *loco cit.*, p. 789 à 793.

situé au-dessous du centre supranucléaire (à distribution segmentaire) dont j'ai parlé plus haut. C'est à ces centres nucléaires radiculaires que s'applique cette phrase de DEJERINE (1), qui est très vraie si on ne la généralise pas trop : « les racines antérieures de la moelle épinière proviennent de noyaux étagés les uns au-dessus des autres dans toute la hauteur de l'axe gris antérieur ; chaque noyau ne fournissant de fibres qu'à la racine correspondante (2) ».

4. *Résumé de l'anatomie clinique de l'appareil nerveux central sensitivomoteur.*

Les neurones sensitivomoteurs de ce grand appareil sont réunis en quatre groupes : le groupe des neurones inférieurs, le groupe des premiers et des deuxièmes neurones de relais et le groupe des neurones supérieurs.

1° Dans le groupe inférieur, les neurones moteurs sont encore séparés des neurones sensitifs, les premiers étant dans les cornes grises antérieures et les noyaux moteurs bulbaires, les seconds dans les ganglions rachidiens et craniens. Ces neurones sont *directs* (par rapport à la périphérie) et à distribution *radiculaire* en bandes parallèles à l'axe des membres : centres *nucléaires*.

2° Les premiers neurones de relais sont dans la substance grise bulbomédullaire ; ils sont *directs* pour les régions qui aboutissent immédiatement à chacun d'eux, ils paraissent être *croisés* pour les régions situées au-dessous de leur domaine immédiat. Leur distribution est *segmentaire*, en segments séparés les uns des autres par des lignes perpendiculaires à l'axe des membres : centres *supranucléaires* (3).

(1) DEJERINE, *loco cit.* p. 790.

(2) Pour la motilité, il faut même admettre (SANO) dans la moelle, au-dessous des centres nucléaires inférieurs (à distribution *radiculaire*) des groupes de neurones à distribution nerveuse, musculaire ou *périphérique*. Voir le Rapport de SANO au Congrès de Pau, août 1904, *Revue neurologique*, 1904, p. 876.

(3) On comprend dès lors que, suivant qu'une altération médul-

3° Les deuxièmes neurones de relais occupent la protubérance, les corps striés, les couches optiques. Ils sont *croisés* (toujours par rapport à la périphérie). A ce groupe se rattachent les neurones cérébelleux qui sont interposés sur une partie des fibres et forment comme un troisième relais supplémentaire.

4° Enfin les neurones supérieurs sont dans l'écorce de la zone périrolandique ; ils sont *croisés* et à distribution *segmentaire*.

Chacun de ces groupes de neurones forme un système de centres réflexes ; les actes réflexes devenant de plus en plus compliqués au fur et à mesure qu'on les envisage dans un groupe plus élevé de neurones : dans la substance grise bulbomédullaire, ce sont les réflexes en quelque sorte élémentaires ; dans les masses grises du mésocéphale, du cervelet et de la base du cerveau, ce sont les réflexes plus complexes de l'automatisme inférieur ; enfin, dans l'écorce cérébrale, ce sont les réflexes les plus élevés de l'automatisme supérieur et psychique,

Au-dessus de tous ces étages de l'appareil sensitivomoteur général, il y a une région, *plus élevée physiologiquement*, où arrivent les impressions centripètes conscientes, où elles sont livrées à la mentalité réfléchie et d'où émanent les ordres spontanés et libres pour les excitations centrifuges. Le siège de ce centre O (fig. 1) est probablement dans la zone prérolandique ou préfrontale. En tous cas, le clinicien doit connaître son existence, parce que les conducteurs qui l'unissent aux centres polygonaux, conducteurs idéomoteurs et idéosensitifs, ont une seméiologie à part.

laire portera sur le groupe 1° ou sur le groupe 2° il y ait une distribution *radiculaire* (Dejerine) ou une distribution *segmentaire* (van Gehuchten) des symptômes. Voir, au chapitre IV de la *vision* les analogies de cette disposition avec la disposition des nerfs oculomoteurs et de leurs centres.

V

Physiologie clinique générale. 1. Action nerveuse motrice volontaire : *a*) actions de mobilisation (raccourcissement et allongement); *b*) action de stabilisation ; *c*) contraction stérile volontaire et force de situation fixe. — 2. Action nerveuse motrice automatique. Tonus. — 3. Solidarité des voies centripètes et des voies centrifuges dans la motilité.

1. *a*. L'acte nerveux moteur *volontaire* paraît, à première vue, très simple : pour la flexion de l'avantbras, par exemple, part, de l'écorce périrolandique opposée, un ordre de contraction avec *raccourcissement* pour le biceps; sous l'influence de cette action nerveuse motrice, le biceps se contracte, se raccourcit et l'avantbras se fléchit, comme on le désire.

En réalité, la chose est bien plus compliquée.

D'abord il ne faut pas perdre de vue l'action des *antagonistes* qui est positive dans toute contraction musculaire.

Quand on fléchit l'avantbras, on raccourcit les fléchisseurs; mais on doit également, et tout aussi *activement*, par une influence corticale, *allonger* les extenseurs. Pour tout mouvement simple, il y a une double action motrice corticale : une *action de contraction avec raccourcissement* sur un groupe musculaire et *une action de relâchement avec allongement* sur le groupe musculaire antagoniste ; le nerf de raccourcissement du premier groupe et le nerf d'allongement du groupe antagoniste devant partir de deux points de l'écorce extrêmement voisins (sinon identiques), appartenant au même centre volitionel.

Cette double influence nerveuse, également active, de raccourcissement et d'allongement simultanés de deux groupes musculaires antagonistes a été élégamment démontrée, pour les yeux, par SHERRINGTON (1). Il découvre chez

(1) Voir : MORAT, *loco cit.*, p. 618.

un chien l'aire motrice du dextrogyre (sur l'hémisphère gauche) : l'excitation fait tourner les yeux à droite. Il coupe alors à gauche l'oculomoteur commun et le pathétique et ne laisse dans l'orbite gauche que l'oculomoteur externe (antagoniste de la dextrogyration). On recommence alors l'excitation de la même région de l'écorce. L'œil droit va naturellement à droite par son droit externe intact. Mais l'œil gauche, qui ne devrait pas suivre le mouvement vers la droite puisque son droit interne a perdu toute relation nerveuse avec le cerveau et même avec le bulbe, l'œil gauche se dévie, lui aussi, lentement mais positivement, vers la droite, comme dans la première expérience. L'innervation dextrogyre n'a pu arriver à cet œil gauche que par le moteur oculaire externe, sous forme d'action inhibitrice, influx d'allongement.

La chose est générale et il est classique aujourd'hui d'admettre partout cette double action nerveuse excitatrice et inhibitrice (Morat) ; en ajoutant que le nerf (cortical) inhibiteur et le nerf excitateur sont distincts l'un de l'autre pour un même muscle : le nerf inhibiteur d'un muscle est excitateur de son antagoniste et réciproquement.

b. Pour compléter cette analyse, il faut prendre un mouvement articulaire plus compliqué : par exemple, le mouvement de flexion de la cuisse sur le bassin ou du bassin sur la cuisse. Ces deux mouvements paraissent produits par le même mécanisme moteur : contraction avec raccourcissement des fléchisseurs (psoas pris comme type), relâchement et allongement des extenseurs (grand fessier comme type).

Le mouvement est cependant, en fait, très différent, suivant que le sujet, couché, relève les cuisses sur le bassin ou se met sur son séant : ces deux mouvements peuvent, dans certains cas, être cliniquement modifiés différemment par la maladie. Un malade peut bien soulever la cuisse et mal s'asseoir ou réciproquement. Il faut donc que, en dehors du mécanisme commun aux deux mouvements (indiqué ci-dessus), il y ait un autre élément qui change, qui ne soit pas le même quand on soulève le tronc et quand on soulève le membre inférieur.

Cet élément de différenciation, c'est l'*action motrice de stabilisation*, qui s'exerce sur l'un ou sur l'autre segment, suivant que l'on veut *mobiliser* l'autre ou l'un. Pour s'asseoir sur son lit, il ne suffit pas de raccourcir son psoas et d'allonger son grand fessier ; il faut encore, et d'abord, *fixer* fortement l'entier membre inférieur sur le lit pour que le tronc se mobilise. Inversement, si on veut soulever le membre inférieur, il faut fixer le tronc et alors le même raccourcissement du psoas avec le même allongement du grand fessier soulèvera le fémur, au lieu de soulever le tronc (naturellement, cette action de stabilisation d'un segment doit s'accompagner d'une action de relâchement sur l'autre segment).

Il est important de remarquer que les muscles à contracter pour fixer un des deux segments ne peuvent pas être les antagonistes des muscles qui par leur raccourcissement produisent le mouvement, comme l'avait dit Babinski (1) (qui a si bien étudié cette action de fixation ou d'immobilisation d'un segment et ses troubles dans l'hémiplégie organique (2) et dans l'asynergie cérébelleuse) (3) et comme nous même nous l'avions d'abord admis avec Calmette (4).

C'était là une erreur. Car, dans l'exemple déjà choisi, quand le psoas se contracte pour faire la flexion, il faut que

(1) « Cette immobilisation de la cuisse, dit Babinski, est obtenue par la mise en activité des muscles qui étendent la cuisse sur le bassin. »

(2) Babinski, *Bulletin de la Société médicale des hôpitaux*, 30 juillet 1897 ; *Gazette des hôpitaux*, 5 et 8 mai 1900.

(3) Babinski, *Société de Neurologie*, 9 novembre 1899, *Revue neurologique*, 1899, p. 806.

(4) De la flexion du tronc dans le décubitus dorsal (acte de se mettre sur son séant), *Société de Neurologie*, 5 décembre 1901, *Revue neurologique*, 1901, p. 1207.

le grand fessier s'allonge : c'est fatal dans les deux cas, que le sujet veuille s'asseoir ou soulever le membre inférieur.

Ce n'est donc pas le grand fessier (ni les extenseurs en général de la cuisse) qui peut fixer le membre inférieur sur le lit. Ce sont les différents muscles du genou et du cou de pied qui sont les agents de stabilisation de ce membre, qui l'appuient fortement sur le lit, dans l'acte de se mettre sur son séant.

Ce qui le prouve, c'est que, quand cette force de stabilisation du membre inférieur est diminuée et que le sujet a de la peine à s'asseoir, on lui rend cet acte facile en appuyant fortement sur ses genoux, en fixant artificiellement ce membre inférieur que le sujet ne peut pas fixer volontairement. Gariel avait déjà remarqué que, dans ces cas de faiblesse, le sujet réussit à s'asseoir quand il peut, avec ses pieds, prendre un point d'appui sur les couvertures.

Donc, je peux poser comme une loi générale : pour chaque mouvement se passant dans une articulation A, il y a, en outre des innervations actives de raccourcissement et d'allongement sur les muscles qui meuvent cette articulation A, il y a une innervation de stabilisation ou de fixation qui s'exerce sur les muscles mouvant d'autres articulations voisines B, C...

c. Dans tous les cas dont je viens de parler, cette innervation de stabilisation a en quelque sorte un rôle utile mais accessoire dans le mouvement volontaire. Dans d'autres cas, cette même action de stabilisation peut être le but même, principal et exclusif, de l'ordre cortical.

Il faut remarquer que cette action nerveuse de stabilisation diffère de l'autre par la nature et les résultats de la contraction musculaire elle-même.

Quand le sujet s'asseoit, l'action motrice sur le psoas et sur le grand fessier fait *raccourcir* l'un et *allonger* l'autre : la longueur de chacun des muscles contractés change, dans un sens ou dans un autre. Au contraire, l'action motrice sur les muscles stabilisateurs du membre inférieur ou du tronc ne les fait ni raccourcir, ni allonger : leur contraction est *stérile*.

Voilà donc établie cette notion importante, en physiologie, que l'action nerveuse motrice produit, dans les muscles, deux espèces de contraction : contraction *avec déplacement* du segment sur lequel ils agissent; contraction *sans déplacement* du segment sur lequel ils agissent. Le tableau suivant résume la chose sur un exemple.

TABLEAU V. — ACTION DES NERFS ARTICULOMOTEURS DE LA HANCHE DANS LA FLEXION DU BASSIN SUR LA CUISSE (ACTE DE S'ASSEOIR).

ACTION	CONTRACTION	RELACHEMENT
Avec changement dans la longueur du muscle (action de *mobilisation*).	Fléchisseurs de la cuisse sur le bassin.	Extenseurs de la cuisse sur le bassin.
Sans changement dans la longueur du muscle (action de *stabilisation*).	Muscles du genou et du cou de pied.	Extenseurs du thorax sur le bassin.

Cette action de contraction stérile, de fixation active, peut être le but même de l'impulsion corticale et peut s'exercer sur un muscle *à tous ses degrés de longueur*. Nous pouvons immobiliser, volontairement et avec force, tous nos muscles à une longueur quelconque, voir même à leur maximum de longueur (1).

C'est cette action qu'exerçait Milon de Crotone, et avec une grande force, quand, sans écraser une orange ou une grenade qu'il tenait dans la main, il immobilisait ses doigts sur le fruit avec une énergie telle que plusieurs hommes

(1) CHAUVEAU et LAULANIÉ ont étudié physiologiquement cet état de contraction statique volontaire des muscles. *Journal de Physiologie et de Pathologie générale*, 1901, t. I, p. 157.

réunis ne pouvaient la vaincre et lui faire ouvrir la main.

L'intensité de cette action motrice de stabilisation ou de fixation est ce que Barthez (1) appelait la *force de situation fixe* (2).

2. Tout en étudiant spécialement, dans le précédent paragraphe, l'action nerveuse motrice *volontaire*, nous avons dû, dans l'analyse d'un mouvement complexe, parler de l'action de stabilisation qui, dans ce cas, est une action *automatique*, ou un élément automatique d'une action volontaire complexe. Il faut maintenant analyser plus particulièrement cette *action nerveuse motrice automatique* et pour cela indiquer *l'appareil nerveux central du tonus.*

Il est contradictoire dans les termes de dire qu'il y a du mouvement dans le repos. Mais on peut bien dire que *dans le repos il y a un certain genre de contraction musculaire qui constitue le tonus* (3).

Au début, le tonus a été considéré comme un réflexe exclusivement médullaire : cette conception est trop étroite (4). Mais il ne faut pas nier le centre médullaire du tonus : les faits cliniques avec hypertonie quand la moelle est séparée du cerveau ou quand certaines parties de la moelle sont atteintes par lésion (du faisceau pyramidal) le prouvent.

Crocq considère comme « exclusivement cortical » le centre du tonus des muscles volontaires. C'est une autre

(1) Barthez, *Nouveaux Eléments de la Science de l'homme*, 2e édition, 1806, t. I, p. 131 et suiv. Notes, p. 128.

(2) « Nous appelons ainsi (force de situation fixe), après Barthez, la force que chacun de nous a d'arrêter un muscle à la longueur qu'il veut et de le fixer là avec énergie » (*Leçons sur les Maladies du Système nerveux*, t. II, 1879, p. 517). Voir aussi mon article de la *Revue scientifique*, 1904, p. 33 (2e semestre).

(3) Voir : Crocq, *Physiologie et Pathologie du tonus musculaire, des réflexes et de la contracture*. Rapport au Congrès de Limoges, août 1901.

(4) Voir ma communication au Congrès de Limoges. *Revue neurologique*, 1901, p. 806, et *Leçons de Clinique médicale*, 4e série, p. 112.

exagération que détruisent les faits dont je viens de parler. Mais il ne faut pas nier non plus le centre cortical du tonus: l'action de la volonté et l'action de certaines lésions du neurone cortical supérieur sur le tonus le démontrent positivement.

Enfin il y a aussi un centre du tonus, intermédiaire, dans les noyaux de la base et du mésocéphale (pont, noyau rouge, cervelet). La démonstration (1) de ce centre me paraît être établie par ce fait que la lésion du faisceau pyramidal ne se révèle pas de la même manière quand elle porte sur la portion cérébrale et quand elle porte sur la portion spinale de ce faisceau : l'hypertonie et la contracture permanente sont le symptôme de cette dernière portion. Il y a donc dans cette région basilaire un centre du tonus, centre dont l'action inhibitrice paraît passer dans la portion spinale du faisceau pyramidal et dont l'action dynamogène passe ailleurs. Cette action dynamogène passerait par le faisceau cérébellospinal descendant (s'il existe) ou par le faisceau rubrospinal (prépyramidal) ou par tout autre. VAN GEHUCHTEN place dans le noyau rouge le centre des réflexes tendineux. Ceci est contesté et est en effet peut-être trop étroit. Mais CROCQ montre bien que « chez l'homme, les centres des réflexes tendineux sont basilaires ». Or, en clinique, les réflexes tendineux suivent parallèlement l'état du tonus.

Donc, l'appareil nerveux du tonus est formé de trois étages de centres, reliés entre eux et avec la périphérie par des voies centripètes et des voies centrifuges.

1° *Premier étage* (*médullaire*). — Cellules des cornes antérieures de la moelle et leurs analogues au bulbe (origine dite réelle des nerfs craniens moteurs). — Voies centripètes et centrifuges déjà décrites dans l'appareil sensitivomoteur.

(1) Voir plus loin notre étude des contractures dans ce même chapitre, B. V. 1.

2° *Deuxième étage (basilaire).* — Ganglions basilaires et mésocéphaliques (noyaux du pont, noyau rouge, cervelet). — Voies centripètes déjà décrites, plus les voies kinesthésiques diverses (générales et sensorielles) que nous décrirons dans l'appareil de l'orientation et de l'équilibre. Voies centrifuges : faisceau pyramidal et faisceau prépyramidal ou rubrospinal.

3° *Troisième étage (cortical).* — Ecorce cérébrale. — Voies décrites soit pour l'appareil sensitivomoteur soit pour l'appareil de l'orientation et de l'équilibre.

Les centres principaux du tonus sont les centres basilaires (du deuxième étage). Ce sont les centres du tonus automatique habituel.

3. Je n'ai plus qu'un dernier point à indiquer. Tous les appareils nerveux fonctionnent toujours à la fois dans le sens centripète et dans le sens centrifuge. Il n'y a pas d'appareil exclusivement centripète ou exclusivement centrifuge dans son fonctionnement.

L'appareil nerveux moteur ne fonctionne pas dans le sens exclusivement centrifuge. Il y a une solidarité fonctionnelle étroite entre les voies sensitives (1) et les voies motrices de l'appareil sensitivomoteur général.

Non seulement les racines postérieures ont une influence sur l'excitabilité des racines antérieures, comme le prouvent les expériences de Harless, Cyon, Dastre, Marcacci, Belmondo et Oddi (2) ; mais encore les racines postérieures ont une influence sur l'excitabilité de l'écorce (Tomasini) (3).

(1) Dans ces voies sensitives il faut comprendre les voies kinesthésiques dont je renvoie l'étude au chapitre de l'orientation et de l'équilibre.

(2) Morat, *loco cit.*, p. 136.

(3) Morat, *loco cit.*, p. 561. — Je reviendrai sur cette question à propos de l'ataxie au paragraphe séméiologie du chapitre de l'Equilibration.

B. — SÉMÉIOLOGIE ET DIAGNOSTIC DU SIÈGE DES LÉSIONS DE L'APPAREIL NERVEUX SENSITIVOMOTEUR CENTRAL

I

Paralysies. Hémiplégie. — 1. Distribution de la paralysie aux membres. — 2. Analyse clinique et procédés d'exploration. — 3. *a*) langue; *b*) facial; *c*) paralysie alterne; *d*) muscles à fonctions bilatérales synergiques. — 4. Réflexes et tonus. — 5. Mouvements associés et imités; parakinésies. — 6. Topographie craniocérébrale.

Des trois types classiques de *paralysie*, la *monoplégie*, (à distribution de nerf périphérique) ne nous appartient pas, la *paraplégie* sera mieux étudiée au diagnostic en hauteur des lésions médullaires; ici doit être analysée l'*hémiplégie*.

1. L'*hémiplégie croisée* est le premier symptôme classique habituel d'une lésion destructive de l'appareil encéphalique sensitivomoteur (ramollissement ou hémorrhagie).

Car, depuis GALIEN, on sait que les lésions d'un hémisphère ont un effet croisé. Les faits exceptionnels, bien et récemment observés, sont très rares. On peut les expliquer par des anomalies dans l'entrecroisement des pyramides ou mieux par d'autres lésions passées inaperçues. Les lésions méningées peuvent entraîner plus facilement une hémiplégie *directe*. BOCHEFONTAINE et DURET l'ont démontré expérimentalement; certains faits cliniques s'expliquent de même.

En règle générale l'*hémiplégie indique une lésion dans l'hémisphère opposé.*

Quand l'hémiplégie est *partielle*, la lésion est plutôt corticale ou sous-corticale, les centres moteurs étant séparés à l'écorce et rapprochés au contraire dans la région opto-striée, cette dernière région étant le siège ordinaire de l'hémiplégie *totale*.

Une paralysie partielle corticale est croisée *en hauteur* avec le siège de la lésion (voir plus haut p. 84, note 1).

La *distribution* de la paralysie dans l'hémiplégie partielle est *articulaire* (voir plus haut p. 90).

Le type le plus fréquent au membre inférieur (Wernicke) est la paralysie des fléchisseurs de la jambe et du pied (les extenseurs de la jambe et du pied et les fléchisseurs de la cuisse gardant assez de force pour permettre la marche). Au membre supérieur (Mann), les mouvements les plus atteints sont : l'opposition du pouce, la supination de la main et la rotation en dehors du bras. Voici les conclusions cliniques de Clavey (Pierre Marie) : « ... 7) au bras, les groupes musculaires les plus atteints sont ceux dont la contraction produit l'opposition du pouce, l'élévation en dehors, en avant ou en arrière du membre supérieur, ainsi que sa rotation externe ; 8) à la jambe, les groupes musculaires les plus paralysés sont les rotateurs et les fléchisseurs du membre inférieur ».

En étudiant la *marche de flanc* (Flankengang) ou marche latérale (*Seitwærts*), Arthur Schüller (1) a montré que pour la hanche, l'*adduction* est plus paralysée que l'*abduction*. C'est là en effet le cas le plus fréquent. J'ai cependant observé un cas inverse.

Les types de Wernicke et Mann, tout en étant les plus fréquents, peuvent d'ailleurs être aussi renversés.

En somme, ce qui est général comme règle, c'est : 1° la distribution *articulaire* des hémiplégies cérébrales partielles ; 2° le groupement habituel des articulations atteintes suivant des types définis ou leurs contraires.

(1) Arthur Schüller, de Vienne, *Neurologisches Centralblatt*, 16 janvier 1903.

2. Appliquant ce que nous venons de dire et ce que nous avons dit plus haut (p. 108) des diverses actions motrices sur les muscles, nous pouvons déduire quelques règles pratiques relatives à l'*analyse clinique* et aux *modes d'exploration* des hémiplégiques.

Chez tout paralytique, il faut étudier successivement chaque articulation, pour chaque articulation chaque mouvement simple et pour chaque mouvement simple la force de contraction ou de mobilisation et la force de résistance ou de stabilisation.

Ainsi si un malade a de la peine à s'asseoir, vous cherchez si on rend l'acte facile en appuyant sur ses genoux : si oui, il est faible des muscles du genou et du pied (stabilisation) ; si non, il est faible des fléchisseurs de la cuisse sur le bassin. Quand, le sujet étant assis, vous essayez d'abaisser sa cuisse qu'il tient de son mieux relevée (épreuve de PIERRE MARIE), vous jugez la force de stabilisation des fléchisseurs de la cuisse (1).

Au coude, pour les mouvements de flexion, il faut séparément et successivement : 1° faire soulever l'avantbras volontairement par le sujet, le médecin résistant au mouvement ; 2° faire maintenir l'avantbras fléchi sur le bras par le sujet, le médecin essayant de l'étendre de force. De même pour le genou ; dans ce cas, il faut mettre le sujet sur un côté ou sur le ventre.

BABINSKI (2) a montré de plus qu'il faut même étudier séparément cette force de stabilisation dans l'équilibre statique et dans l'équilibre cinétique (au repos et dans les mouvements). Car il a montré que dans certains cas (asynergie cérébelleuse) (3) il y aurait dissociation de cette

(1) Voir, plus loin, au diagnostic différentiel de l'hémiplégie organique, les divers types d'après lesquels (suivant BABINSKI) un hémiplégique s'asseoit.

(2) BABINSKI, Société de Neurologie, 15 mai 1902, *Revue neurologique*, 1902, p. 470.

(3) Voir, plus loin, au chapitre de l'orientation et de l'équilibre.

stabilisation volitionnelle : la stabilisation cinétique étant diminuée et la stabilisation statique étant au contraire exaltée (comme dans la catalepsie).

Dans ce même travail, Babinski indique un autre bon moyen d'étudier cette force de stabilisation volitionnelle au repos : il fait coucher le sujet sur le dos et lui fait fléchir les cuisses et les jambes (dans la position gynécologique ou obstétricale) et il observe le degré et la durée de l'immobilité qu'il peut garder. Le tabétique par exemple ne peut pas du tout garder le repos ; le cérébelleux asynergique le garde au contraire avec une précision qui permet de le photographier.

La *marche* est importante à étudier chez tout hémiplégique : en avant, en arrière, de flanc.

Dans la *marche en avant*, il faut envisager successivement le membre paralysé en fonction de progression et en fonction de pivot. Dans le premier cas, on verra l'état des fléchisseurs de la cuisse (projection du membre en avant), de la jambe et du pied (relèvement de la pointe) ; dans le second ce sont plutôt les extenseurs (de la cuisse et, à la fin du temps, du pied) (1). En d'autres termes, dans le premier cas, c'est l'étude de l'appareil de raccourcissement (Mann) du membre et, dans le second, c'est l'étude de l'appareil d'allongement.

Dans la *marche en arrière* : dans le membre qui est projeté en arrière, c'est l'extension de la cuisse et du pied (qui soulève le talon), qu'on étudiera le mieux.

Dans la *marche de flanc* (2) (Schüller), le membre vers lequel on marche fait surtout de l'abduction de la cuisse et du relèvement du bord externe du pied ; l'autre membre qui suit fait surtout de l'adduction de la cuisse et du relève-

(1) Voir ce que nous disons plus loin (p. 120) sur le mouvement de soulèvement du corps sur la pointe des pieds.

(2) Schüller, *loco cit.* — Campbell et Crouzon, Société de Neurologie, 5 février 1903. *Revue neurologique*, 1903.

ment du bord interne du pied. Ce sont donc ces mouvements articulaires que cette épreuve fera analyser chez un hémiplégique.

SCHÜLLER fait mettre le sujet bien en face de soi, regardant droit devant lui et restant raide : on l'invite successivement à marcher vers le côté droit et vers le côté gauche, vers le côté paralysé et vers le côté sain. Le plus habituellement, chez l'hémiplégique, la marche vers le côté paralysé ne diffère pas essentiellement de la marche normale ; tandis que la marche vers le côté sain est troublée : on voit et on entend le pied malade râcler du bord interne contre le sol. J'ai observé le type inverse, qui est certainement beaucoup plus rare (1).

Dans le premier cas (type classique de SCHÜLLER), la paralysie porte principalement sur les adducteurs de la cuisse et sur les releveurs du bord interne du pied (muscles jambiers : postérieur et antérieur). Dans le second cas (type plus rare) la paralysie porte principalement sur les abducteurs de la cuisse (moyen et petit fessiers) et sur les releveurs du bord externe du pied (péronier antérieur, extenseur commun des orteils).

Parmi les mouvements articulaires que l'on doit étudier chez les hémiplégiques, il en est un dont le mécanisme a été plus discuté que tout autre : c'est le *mouvement de soulèvement du corps sur la pointe des pieds*. Vous trouverez dans le *Journal de Physiologie et de Pathologie générale* (1901, p. 349 à 375) un long travail de CASTEX qui cite et discute 23 mémoires, parmi lesquels un très important de mon collègue IMBERT (2).

(1) L'existence possible de ce second type me parait réfuter la théorie de SCHÜLLER qui attribue la marche de flanc des hémiplégiques à l'*allongement* du membre malade, par paralysie de l'appareil de raccourcissement (MANN).

(2) IMBERT, *Journal de Physiologie et de Pathologie générale*, 1900, p. 11.

Il est surtout curieux de voir une série de savants discuter le genre du levier. WEBER (1846) : 2e genre ; DOULIOT (1883) : 1er genre ; et, la même année, MICHEL : 2e genre ; BEDART (1892) et EWALD (1895-1896) : 1er genre ; FISCHER, la même année, HERMANN (1896), BERGONIÉ (1897) : 2e genre ; IMBERT (1900) : 2e et 3e genres ; CASTEX (1901) : 1er genre.

Ce qui fait la difficulté et explique les discussions, c'est que dans ce mouvement il y a deux charnières, deux articulations : 1° l'articulation tibiotarsienne ; 2° l'articulation métatarsophalangienne ; dans l'une et dans l'autre, il y a extension.

Les muscles en action pour chacune de ces articulations sont les suivants : 1° Contraction avec raccourcissement : triceps sural (1) ; relâchement avec allongement : fléchisseurs du pied, jambier antérieur ; stabilisation des muscles du genou : extenseurs de la jambe pour que les jumeaux puissent servir. — 2° Contraction avec raccourcissement : extenseurs des orteils ; relâchement avec allongement : fléchisseurs des orteils ; stabilisation : fléchisseurs du pied (jambier antérieur) qui, après relâchement, se durcissent et aident le triceps sural à relever l'articulation tibiotarsienne, et muscles des articulations tarsométatarsiennes : péroniers latéraux (long péronier latéral) (2).

Pour bien conduire l'analyse clinique d'une hémiplégie, il faut encore savoir que la *motilité du côté sain* peut être atteinte à son tour (3), soit à cause des connexions physio-

(1) IMBERT (*Société des sciences médicales*, 26 juin 1903, *Montpellier médical*, 2e série, t. XVII, p. 278) a montré un malade qui, atteint d'une ancienne double fracture du calcaneum, ne pouvait marcher qu'en appuyant sur les talons, tandis que la marche en appuyant sur l'avantpied était très douloureuse (contraction du triceps sural).

(2) Toujours application de ce principe (voir plus haut, p. 111) que pour la stabilisation entrent toujours en jeu les muscles des articulations voisines de celle qui est mobilisée.

(3) Sur ces symptômes observés sur le côté sain des hémiplégiques, signalés par BROWN-SEQUARD et bien étudiés par PITRES et DI-

logiques entre les deux hémisphères, soit à cause des lésions anatomiques diffuses qui peuvent ultérieurement envahir la moelle et joindre une paraplégie à l'hémiplégie, soit dans les cas de lésion bilatérale.

Une autre cause d'erreur pour cette même analyse clinique pourrait venir des *phénomènes névrosiques posthémiplégiques* qui ne doivent pas être confondus avec les symptômes propres à l'hémiplégie organique elle-même.

J'ai publié (1) l'histoire d'un hémiplégique qui, dans certaines circonstances (à action psychique), était pris d'une phobie de la marche qui lui donnait de l'angoisse, le couvrait de sueurs et l'empêchait d'avancer, alors que, dans d'autres conditions, il marchait bien (en hémiplégique amélioré). MIRALLIÉ (2) a publié un cas tout à fait analogue. Ces malades n'ont pas seulement peur de tomber, puisque le phénomène n'apparaît que dans certains états mentaux particuliers. C'est une véritable névrose superposée à la lésion cérébrale, une association névrosoorganique.

3. *a*. Quand la *langue* participe à l'hémiplégie, la pointe en est projetée vers le côté paralysé à cause de l'action, non compensée, du génioglosse resté sain.

b. Ce que nous avons dit plus haut (p. 84) des centres corticaux du facial nous permet de poser les lois cliniques (3) suivantes.

GNAT, et bien d'autres, voir : PIERRE MARIE et GEORGES GUILLAIN, *Revue de Médecine*, 1903, p. 798 (Bibliographie complète, critique).

(1) Basophobie ou abasie phobique chez un hémiplégique (hémineurasthénie posthémiplégique), *Semaine médicale*, 1894, p. 366 et *Leçons de Clinique médicale*, 1896, 2ᵉ série, p. 591.

(2) MIRALLIÉ, Congrès d'Angers, 1898, *Revue neurologique*, 1898, p. 587.

(3) Voir, pour cette question : FÉRÉ, *Nouvelle Iconographie de la Salpêtrière*, 1898, t. XI, p 147. — MIRALLIÉ, *Archives de Neurologie*, 1899, t. VII, p. 1. — DÉLIGNÉ, *Thèse de Paris*, 1899. — CALMETTE *Thèse de Montpellier*, novembre 1900.

Quand le facial est atteint dans sa partie périphérique (à partir de son noyau mésocéphalique dit origine réelle), il y a à la fois et *au même degré* paralysie du facial inférieur (abaissement de la commissure labiale, rire asymétrique...) et paralysie du facial supérieur (diminution des plis naturels du front, impossibilité de fermer volontairement l'œil, lagophtalmie).

Quand la lésion porte au contraire sur les voies centrales (hémisphériques) du facial, il y a les mêmes signes de la paralysie du facial inférieur ; mais le facial supérieur *paraît* d'abord intact : le malade ferme bien simultanément les deux yeux et on a fait de cette intégrité apparente du facial supérieur un signe de l'origine cérébrale de la paralysie (Recamier).

En réalité, cette intégrité n'est pas absolue : si le malade peut fermer les deux yeux simultanément, il ne peut plus volontairement fermer isolément l'œil du côté paralysé (Potain) (1) ; de plus, si le malade ferme les deux yeux volontairement et énergiquement, le médecin soulève avec son pouce la paupière supérieure, beaucoup plus aisément du côté paralysé que du côté sain (Legendre).

Donc, le facial supérieur n'est pas intact dans l'hémiplégie cérébrale ; mais il est atteint tout autrement que dans la paralysie périphérique du facial (2). Cette paralysie *latente* et *légère* (3) du facial supérieur reste un bon signe diagnostique de l'origine cérébrale d'une paralysie du facial (4).

(1) Ce signe de l'orbiculaire est appelé aussi signe de Revilliod. Il faut, bien entendu, pour que ce signe ait une valeur, s'assurer qu'avant son attaque le sujet savait fermer isolément cet œil.

(2) Rapprocher les conclusions de Sanger, *Archiv für Psychiatrie und Nervenkrankheiten*, 1899 (*Revue neurologique*, 1901, p. 243).

(3) On trouvera, dans la thèse déjà citée de Calmette, tous les moyens d'investigation clinique pour dépister cette paralysie légère du facial supérieur.

(4) Voir encore Dhoste, *Le Signe de Revilliod et le Signe de Legendre dans l'hémiplégie faciale d'origine centrale*, Thèse de Bordeaux, 1901.

Le facial (facial inférieur et partie antérieure ou rolandique du facial supérieur) se distribue (1) aux muscles superficiels de la face : zygomatique, élévateur de la commissure ou muscle carré de la lèvre supérieure, muscle transverse du nez (rameaux zygomatiques) ; — muscle buccinateur et muscle orbiculaire des lèvres (rameaux buccaux) ; — muscles de la lèvre inférieure et du menton ; — frontal et sourcilier (rameaux frontaux) et orbiculaire des paupières (rameaux palpébraux).

Ce nerf rapproché de la partie antérieure ou rolandique des oculogyres préside à une fonction importante : *la mimique faciale.* Pour ne pas scinder l'étude clinique de cette fonction et de l'*expression émotive* (qui en est si voisine) et pour éviter les redites, je renvoie l'entière *séméiologie de la mimique* au paragraphe qui sera, plus loin, consacré aux *crises de rire et de pleurer spasmodiques* (V. 5 de ce même chapitre).

c. Le facial peut aussi être atteint dans l'hémiplégie du côté opposé aux membres : c'est la *paralysie alterne* de Millard-Gubler. Dans ces cas, la lésion siège dans la partie inférieure de la protubérance, dans un point (A. fig. 10) où le facial est déjà entrecroisé et où les fibres pyramidales des membres ne le sont pas encore.

A ce niveau les fibres du facial supérieur rétrorolandique se sont rapprochées des autres, la lésion porte à la fois sur le facial inférieur et sur le facial supérieur entier : la paralysie du facial a les caractères cliniques d'une paralysie périphérique.

Je renvoie au chapitre de la vision la classification et l'étude des autres paralysies alternes, dans lesquelles interviennent des paralysies oculomotrices.

d. Les *muscles à fonctions bilatérales synergiques* sont

(1) Voir : van Gehuchten, *loco cit.*, t. II, p. 121.

beaucoup plus souvent atteints dans l'hémiplégie qu'on ne le croyait autrefois (1).

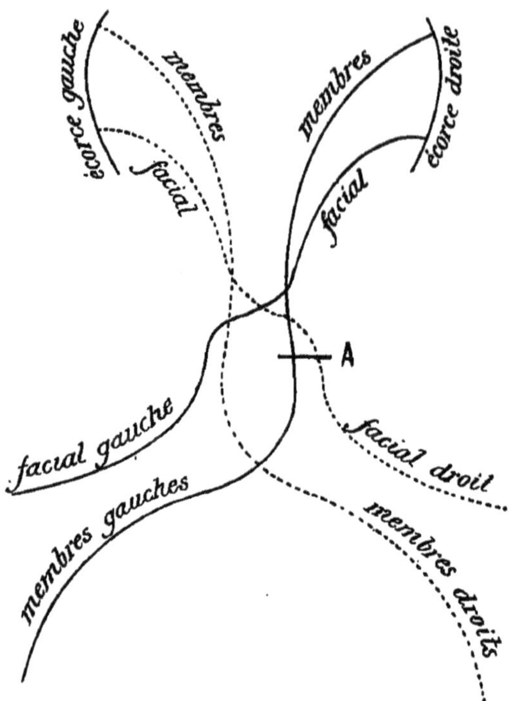

Fig. 10. — Schema de la paralysie alterne MILLARD GUBLER.

Ainsi « FÉRÉ, PUGLIESE et MILLA ont montré que souvent, dans la respiration calme, la moitié du thorax du côté hémiplégié s'élève moins et se dilate moins uniformément que l'autre moitié. BABINSKI a également étudié, au cours de divers mouvements provoqués, le muscle peaucier du cou (2) chez les hémiplégiques et a trouvé, du côté paralysé des modifications de tension et de plissement cutanés ».

SICARD a de même étudié l'état des muscles abdominaux

(1) Voir : SICARD, Société de Neurologie, 9 novembre 1899, *Revue neurologique*, 1899, p. 799.

(2) Voir, plus loin, le diagnostic différentiel de l'hémiplégie organique.

chez les hémiplégiques et a constaté leur parésie unilatérale à l'aide de certains artifices, tels que : faire rentrer le ventre, faire le gros ventre, palpation de l'orifice inguinal dans la toux.

4. Dans l'hémiplégie bien établie et émancipée des effets du choc initial (1) sur le cerveau, les *réflexes tendineux* sont ordinairement exagérés et les *réflexes cutanés* diminués ou abolis (2).

Pour les réflexes tendineux, on constatera l'exagération du réflexe rotulien (3) et du réflexe du tendon d'Achille (4) ; dans certains cas, la trépidation épileptoïde (5) (clonus du pied), la danse de la rotule (Bechterew) et le signe des orteils de Babinski.

Ce dernier signe (6) consiste en ceci que l'excitation de

(1) L'apoplexie peut abolir tous les réflexes et cela pendant plusieurs semaines.

(2) Voir : Ganault, *Thèse de Paris*, 1898 (faite chez Pierre Marie) et aussi Sternberg, *Die Sehnenreflexe und ihre Bedeutung für die Pathologie des Nervensystems*, 1893.

(3) Stembo a décrit aussi (*Neurologisches Centralblatt*, 1903, p. 862) un réflexe rotulien supérieur qu'on détermine en percutant le tendon du quadriceps au-dessus de la rotule.

(4) On peut rechercher aussi le réflexe contralatéral des adducteurs de la cuisse (Pierre Marie) par percussion du tendon rotulien du côté opposé. Voir aussi, sur ce réflexe croisé des adducteurs : Huismans, *Deutsche medicinische Wochenschrift*, 1902, p. 882 (*Revue neurologique*, 1903, p. 474).

(5) Babinski (Société de Neurologie, 15 janvier 1903, *Revue neurologique*, 1903, p. 111) a indiqué une trépidation epileptoïde latente ou très atténuée qu'on révèle de la manière suivante : « on invite le sujet en expérience à étendre le pied sur la jambe et à résister un peu au mouvement de flexion que l'expérimentateur cherche à imprimer au pied pour faire apparaître l'épilepsie spinale ; en même temps qu'un aide pratique sur le tendon d'Achille une série de percussions ». Comparer aux expériences dans lesquelles Stcherbak (*Société médicale russe de Varsovie*, 29 novembre 1902, *Revue neurologique*, 1903, p. 17) a montré que l'application locale des vibrations d'un diapason à une articulation exagère singulièrement le réflexe tendineux correspondant.

(6) Voir : Babinski, *Société de Biologie*, 1897 et *Semaine médicale*, 1898, p. 321.

la plante des pieds (1) provoque l'extension des orteils (et particulièrement du gros orteil), tandis qu'à l'état physiologique cette même excitation provoque plutôt la flexion des orteils. On peut considérer cela comme une modification qualitative du réflexe plantaire ou dire avec VAN GEHUCHTEN (2) qu'il y a abolition du réflexe plantaire et apparition d'un réflexe pathologique nouveau (3).

Pour les réflexes *cutanés* (4), on interrogera le réflexe abdominal (5), le réflexe crémastérien ou inguinal (6), le réflexe du tenseur du fascia lata (BRISSAUD (7).

On remarquera l'action opposée d'une lésion pyramidale sur les deux ordres de réflexes (tendineux et cutanés) ; de même, mais en sens inverse, la lésion du système postérieur de la moelle abolit les réflexes tendineux et conserve ou exagère les réflexes cutanés. L'explication de ces faits n'est pas encore bien arrêtée. Pour SHERRINGTON (8), les

(1) OPPENHEIM (*Monatsschrift für Psychiatrie und Neurologie*, 1902, t. XII ; *Revue neurologique*, 1903, p. 420) détermine cette extension des orteils (dans les mêmes cas que BABINSKI) en grattant énergiquement la peau de la surface intérieure de la jambe en trainant le manche du manteau à percussion de haut en bas.

(2) VAN GEHUCHTEN, *Le Névraxe*, 1900, t. I, p. 247, et *Journal de Neurologie*, 1900, p. 471.

(3) MARINESCO a récemment repris (*Revue neurologique*, 1903, p. 489) toute la question du signe des orteils de BABINSKI, exposé et discuté les diverses théories. Aucune ne me paraît définitive. Le clinicien n'a qu'à retenir actuellement que ce signe est un symptôme du faisceau pyramidal comme l'exagération des réflexes tendineux.

(4) Pour la recherche clinique de ces divers réflexes tendineux et cutanés, voir mes leçons sur les Contractures et la Portion spinale du faisceau pyramidal (le syndrome paretospasmodique et le cordon latéral), *Leçons de Clinique médicale*, 4e série, p. 1, et plus spécialement p. 11 et suiv.

(5) Si le réflexe abdominal est exagéré dans l'hémiplégie, c'est qu'alors on détermine le réflexe tendineux abdominal et non plus le réflexe cutané (GANAULT).

(6) L'analogue du crémastérien chez la femme : contraction des muscles obliques immédiatement au-dessus de l'arcade inguinale.

(7) Voir : DIDE et CHENAIS, *Journal de Neurologie*, 1902.

(8) SHERRINGTON, Rapport au Congrès de Paris, Section de Neurologie, 1900.

réflexes tendineux seraient de pseudoréflexes, des « secousses ». Pour VAN GEHUCHTEN (1) « les réflexes cutanés seraient liés à l'intégrité de la voie corticospinale et les réflexes tendineux à l'intégrité de la voie rubrospinale. Les premiers auraient une origine corticale ; les seconds seraient d'origine mésocéphalique ». CROCQ (2) a combattu cette manière de voir à plusieurs reprises.

Nous retrouverons cette question, encore controversée, à propos des *contractures*. Pour le moment, le clinicien doit retenir que l'exagération des réflexes tendineux est un symptôme d'hémiplégie, surtout quand il y a altération de la portion spinale du faisceau pyramidal.

J'ai signalé (3) l'exagération des réflexes tendineux dans certains cas de névrite périphérique ; BRISSAUD et BRUANDET (4) ont attiré l'attention sur ces faits. Dans tous ces cas, primitivement ou secondairement, le neurone a été altéré, sa réflectivité s'est accrue : il y a neuronite concomitante.

A cette question des réflexes se rattache tout naturellement la question du *tonus* dans l'hémiplégie cérébrale.

BABINSKI a insisté sur la diminution du tonus chez l'hémiplégique et VAN GEHUCHTEN a tiré de ce fait un argument pour séparer et opposer la contracture de l'hémiplégique et la contracture du spasmodique ; mais, comme l'a très bien dit MARINESCO, « même en admettant que les constatations de BABINSKI aient la valeur d'un fait général, ce relâchement existe d'ordinaire dans les muscles paralysés et non pas dans les muscles contracturés ». Comme nous le verrons au paragraphe des hyperkinésies, la con-

(1) VAN GEHUCHTEN, Congrès de Paris, 1900, Section de Neurologie, *Revue neurologique*, 1900, p. 737.

(2) CROCQ, Rapport cité au Congrès de Limoges, et *Journal de Neurologie*, 1902, p. 221.

(3) Leçons faites en mai 1900 sur les Neuronites motrices inférieures, *Leçons de Clinique médicale*, 4e série, p. 276.

(4) BRISSAUD et BRUANDET, *Journal de Neurologie*, 1902.

tracture reste une exagération du tonus et on peut dire, comme règle clinique, que, dans l'hémiplégie, à la période flaccide, le tonus est diminué tandis qu'il est accru dès que la contracture est imminente (latente) et qu'il y a exagération des réflexes tendineux.

5. La conception du polygone cortical que j'ai exposée plus haut (p. 42) permet de comprendre les *mouvements associés* (1) et les *mouvements imités* que présentent certains hémiplégiques.

Ainsi Babinski (2) a cité un exemple de mouvements se produisant dans le membre inférieur paralysé à l'occasion de mouvements volontaires dans les bras et Friedel Pick (3) vient de citer un exemple de mouvements du bras sain imités par le membre paralysé.

Pick rapproche ces paralysies de l'aphasie transcorticale (4). Comme lui, j'avais déjà donné un schéma commun pour les aphasies et pour les paralysies motrices quand j'ai exposé (1896) la notion du polygone cortical : « Il y a des variétés (dans la symptomatologie) suivant que la lésion siège dans ces centres mêmes (polygonaux) ou dans les fibres sus ou souspolygonales. Le moyen notamment de distinguer ces variétés, c'est d'apprécier l'état des mouvements associés, syncinétiques. Certains hémiplégiques ne peuvent pas mouvoir les membres paralysés seuls, mais ils peuvent les mouvoir simultanément avec les membres sains : la lésion

(1) Je ne m'occupe pas ici de la question intéressante des mouvements associés en dehors de l'hémiplégie. Voir sur ce point : Eug. Medea, *Boll. poliamb. di Milano*, 1900, t. XI et *Revue de Psychiatrie*, 1902 (*Revue neurologique*, 1903, p. 158). Il est cependant bien possible que les associations intrapolygonales jettent quelque jour sur certains de ces cas.

(2) Babinski, *Société médicale des hôpitaux*, 1897 (*Revue neurologique*, 1898, p. 151).

(3) Friedel Pick, Congrès de Paris de 1900. Section de Neurologie, *Revue neurologique*, 1900, p. 729.

(4) Voir plus loin, au chapitre III du langage.

est alors suspolygonale. Les communications intrapolygonales persistent et les mouvements associés sont possibles ; de même, dans certains cas, on peut observer des mouvements d'imitation, des mouvements d'entraînement automatique (1). »

En reproduisant cette idée en 1900, je l'ai rapprochée (2) du mémoire plus récent de DE BÜCK (3) sur les parakinésies (4). « Au-dessus de cet étage (notre polygone), nous mettons, dit-il, un autre ordre de neurones d'association (notre centre O), qui sont les neurones psychiques, les neurones évocateurs des images sensoriomotrices, le véritable organe différencié des facultés purement psychiques (5)... » C'est donc dans la transmission de la sphère mentale à la sphère des images de motilité que se produit la perturbation qui donne lieu à la parakinésie ». C'est tout à fait la séméiologie de nos lésions suspolygonales ou idéopolygonales.

Dans les mêmes fibres idéomotrices siège la lésion du malade de DEJERINE et LONG (6), dont la motilité inconsciente était normale et la motilité volontaire très gênée. BRUNS et PICK ont observé aussi des cas analogues.

J'ai souvent cité un paralytique général au début qui était incapable de dire les rues par lesquelles il devait passer pour aller du Peyrou chez lui et par suite de rentrer volontairement par un chemin consciemment délibéré et qui cependant rentrait tous les jours automatiquement

(1) *Leçons de Clinique médicale*, 3e série, p. 242.

(2) *Anatomie clinique des Centres nerveux*, Actualités médicales, p. 33.

(3) DE BÜCK, *Journal de Neurologie*, 1899, p. 361.

(4) Ainsi nommées par analogie avec les *paraphasies* que nous verrons plus loin être aussi, d'après PITRES, des troubles idéomoteurs (suspolygonaux).

(5) Pour DE BÜCK, « ces neurones ne se localisent pas dans un centre limité, mais existent sur toute la surface du cerveau où ils forment la sphère psychique ou les sphères psychiques en opposition avec les sphères sensoriomotrices ».

(6) LONG, *Thèse de Paris*, déjà citée. Observation XXXIX, p. 155.

sans se tromper et sans avoir besoin de guide. BERNHEIM (1) a publié l'histoire très analogue d'un malade qui, incapable de se rappeler la topographie des rues et places de Nancy, ne sachant quels monuments renferme la place Stanislas, trouvait cependant son chemin.

Dans tous ces cas, il faut localiser la lésion *au-dessus des centres de l'automatisme moteur* (2).

De ce même groupe de mouvements il faut rapprocher les *mouvements auxiliaires* (GHILARDUCCI (3), SERAFINO ARNAUD) (4), par lesquels certains hémiplégiques arrivent à produire des mouvements dans les muscles contracturés, et la *contraction musculaire paradoxale* observée chez d'autres hémiplégiques (5).

6. Pour terminer le diagnostic *topographique* de la lésion dans certains cas d'hémiplégie il faut connaître la correspondance des circonvolutions et des scissures avec le *crâne* et avoir des points de repère pour les retrouver chez le vivant.

On appelle *bregma* le point où la suture coronale (entre le frontal et les pariétaux) rencontre la suture sagittale ou bipariétale (entre les deux pariétaux) et *lambda* le point où cette même suture sagittale rencontre la suture lambdoïde pariétooccipitale (entre les pariétaux et l'occipital). La *ligne*

(1) BERNHEIM, *Revue de Médecine*, 1885, p. 625.

(2) Une analyse plus délicate (et souvent très difficile, sinon impossible) est encore nécessaire pour distinguer, dans ces cas, ceux dans lesquels l'association motrice persistante se fait dans le polygone, dans les centres basilaires ou même dans les centres mésocéphaliques.

(3) GHILARDUCCI, *Il Policlinico* (*Revue neurologique*, 1898, p. 12).

(4) SERAFINO ARNAUD, *Rivista di Patol. nerv. e ment.* (*Revue neurologique*, 1899, p. 541).

(5) Voir : THOMAYER, *Sbornik Kliniky* (*Revue neurologique*, 1899, p. 833). — SYLLABA, *Société des médecins tchèques de Prague*, 1898 (*Ibidem*, 1898, p. 301) a vu ces contractions paradoxales liées à des mouvements posthémiplégiques.— Voir aussi : REPKA, *Sbornik Klinicky*, 1899, t. I (*Revue neurologique*, 1899, p. 762).

sagittale est la ligne médiane qui unit l'*angle nasofrontal*, le bregma, le lambda et l'*inion* (protubérance occipitale externe).

La *ligne sylvienne* (direction de la scissure de Sylvius) est celle qui unit le fond de l'angle nasofrontal et le lambda.

Pour la *ligne rolandique* (direction de la scissure de Rolando), l'extrémité supérieure est à un travers de doigt (2 centimètres) en arrière du milieu de la ligne sagittale, prise entre le fond de l'angle nasofrontal et l'inion ; pour l'extrémité inférieure, on élève, dans la dépression préauriculaire au-devant du tragus, une perpendiculaire sur l'arcade zygomatique (qui est sensiblement horizontale) ; l'extrémité inférieure cherchée est sur cette perpendiculaire, à un travers de doigt au-dessous de la moitié de la distance aurisagittale.

Schwalbe (1) a récemment décrit à la face externe du crâne des reliefs cérébraux qui pourraient être des points de repère nouveaux en topographie craniocérébrale. Hitzig se méfie de cette phrénologie moderne. Mais Fürstner a vérifié l'exactitude des données de Schwalbe.

II

Anesthésies. — 1. Anesthésies bulbomédullaires : *a*) Anesthésies radiculaires et segmentaires ; *b*) anesthésies dissociées ; *c*) hémiparaplégie croisée. — 2. Anesthésies cérébrales : *a*) capsulaires et thalamiques ; *b*) corticales ; *c*) diagnostic différentiel.

1. *Anesthésies bulbomédullaires.*

a. Je me contente de mentionner, sans insister autrement, les anesthésies à *distribution radiculaire* et les anesthésies

(1) Schwalbe, Congrès de Bade, *Archiv für Psychiatrie und Nervenkrankheiten*, 1902, t. XXXVI, et *Archiv für klinische Medicin*, t. LXXIII, 1902 (*Revue neurologique*, 1903, p. 261).

à *distribution segmentaire*, renvoyant d'une part à ce que j'ai déjà dit plus haut (p. 89 et 103) sur l'anatomophysiologie clinique de la question et à ce que je dirai plus loin (paragraphe IV du présent chapitre) sur le diagnostic en hauteur des lésions médullaires.

b. J'ai aussi déjà étudié (p. 74), au point de vue anatomophysiologique, la *dissociation dite syringomyélique des sensibilités* : thermanesthésie et analgésie avec conservation de la sensibilité thermique. Je dois seulement rappeler ici quelques documents cliniques dont j'ai réservé l'énumération et qui établissent nettement que cette dissociation est symptôme, non d'une lésion spéciale (syringomyélie) mais d'un *siège* spécial de lésion (substance grise centropostérieure).

Dénommée par Ollivier d'Angers (1827), la syringomyélie est un état *anatomique* (connu depuis 1688), caractérisé par la présence dans la moelle de cavités anormales. On dit qu'il y a *hydromyélie* (analogue de l'hydrocéphalie) quand il s'agit d'une dilatation du canal central.

Développant les idées de Grimm (1869), Simon (1874), Westphal (1874) et Leyden (1876), Roth (1), dans une série de travaux échelonnés depuis 1882, et Dejerine, en 1889, ont attribué la syringomyélie *exclusivement* à la gliomatose médullaire et ont considéré ces deux expressions comme synonymes. Mais, précisant les idées de Hallopeau (1870) et de Charcot et Joffroy (1869), Joffroy et Achard (2) et d'autres ont montré que les cavités syringomyéliques peuvent avoir aussi une origine myélitique et Souza Martins (3) a

(1) Je ne donne ici, comme indications bibliographiques, que celles non déjà données plus haut (p. 74). Outre mes leçons citées de 1889 (*Leçons de Clinique médicale*, 1re série, p. 186), voir aussi celles sur Un cas de Maladie de Morvan (*Ibidem*, 2e série, p. 176) et sur La Dissociation dite syringomyélique des sensibilités (*Ibidem*, 4e série, p. 210).

(2) Joffroy et Achard, *Archives de Physiologie*, 1887.

(3) Souza Martins, Anal. in *Revue neurologique*, 1894, p. 307.

montré qu'on peut les observer aussi dans la lèpre. D'autre part la gliomatose médullaire peut évoluer sans produire de cavités. On doit donc repousser cette synonymie et laisser au mot syringomyélie son sens originel anatomique (1).

Aussi inexacte est la synonymie entre syringomyélie et dissociation « syringomyélique ».

En effet, 1° *la syringomyélie peut exister sans le syndrome dissociation.*

En 1889, j'ai cité un fait personnel, observé avec mon collègue CARRIEU. Puis, sur les 66 cas avec observation clinique et autopsie, relevés dans la thèse d'ANNA BAÜMLER (1887), j'en ai trouvé 55 dans lesquels il n'y avait ni le syndrome en entier ni aucun des éléments constitutifs du syndrome (et ce sont aussi bien des faits de gliomatose que des faits de myélite lacunaire).

Depuis lors, les preuves cliniques de cette première proposition se sont accumulées.

C'est d'abord l'observation de JOFFROY et ACHARD (2) de syringomyélie démontrée par l'autopsie et ayant produit de l'anesthésie totale sans aucune dissociation. Puis ROSENBLATH (3) publie deux cas de syringomyélie (avec autopsie) sans troubles de la sensibilité ou au moins sans dissociation ; PREOBRAJENSKI (4), un cas de syringomyélie non gliomateuse avec anesthésie totale sans dissociation. DIMITROFF (5) commence un important travail sur la syringo-

(1) BRISSAUD, qui a bien étudié la dissociation « syringomyélique » dans la pachyméningite cervicale hypertrophique (*Leçons sur les Maladies nerveuses,* 1895, p. 196), et cite les cas avec autopsie de JOFFROY, de PIERRET et de KOELER, les considère comme des exemples de gliomatose consécutive, secondaire.

(2) JOFFROY et ACHARD, *Archives de Médecine expérimentale,* 1890, p. 540.

(3) ROSENBLATH, *Deutsches Archiv für klinische Medicin*, 1893, t. LI, p. 210 (*Revue neurologique,* 1894, p. 11).

(4) PREOBRAJENSKI, *Mémoires médicaux,* 1894 (*Revue neurologique,* 1895, p. 75).

(5) STEPHAN DIMITROFF, *Archiv für Psychiatrie und Nervenkrankheiten*, 1896, t. XXVIII, p. 582 et 1897, t. XXIX, p. 299 ; fait suite au

myélie par une observation personnelle sans troubles de la sensibilité. DEJERINE et THOMAS (1) observent un nouveau cas sans troubles sensitifs. Dans la grande monographie de SCHLESINGER (2), on trouvera de nombreux détails sur les types anormaux de syringomyélie et enfin RAYMOND (3) a beaucoup insisté sur le polymorphisme clinique de cette maladie.

Ce dernier auteur insiste notamment sur la fréquence de l'anesthésie totale (non dissociée) dans la syringomyélie et cite les faits de MIURA (1889), RUMPF (1889), HOCHHAUS (1891), JOFFROY et ACHARD (1890-1891), ROTH (1887-1889), CRITZMAN (1893), ASMUS (1893), HOMEN (1894), OPPENHEIM (1893), SCHUPPEL. Il cite aussi des faits de syringomyélie à forme de sclérose en plaques (BRUTTON, ROSENBLATH), d'autres à forme de tabes spasmodique : STRÜMPELL (1880), KAHLER (1882), REISINGER et MARCHAND (1884), SCHLESINGER (observation VII), RAYMOND (1893).

Donc, la *syringomyélie peut exister sans le syndrome dissociation « syringomyélique »*.

2° De même, *le même syndrome dissociation peut exister sans syringomyélie.*

MORVAN a décrit (1883), sous le nom de *parésie analgésique à panaris des extrémités supérieures*, une maladie qui a gardé son nom et dans laquelle on rencontre souvent le syndrome dissociation. GOMBAULT et REBOUL ont fait (1889) l'autopsie d'une de ces malades de MORVAN avec dissociation : ils ont trouvé de la névrite, de la myélite, mais pas de lacune médullaire. En 1889, je ne pus citer que ce fait ; je

travail d'ANNA BAÜMLER, et analyse 297 observations (jusqu'en octobre 1891).

(1) DEJERINE et THOMAS, *Société de Biologie*, 10 juillet 1897 (*Revue neurologique*, 1898, p. 153).

(2) SCHLESINGER, *Die Syringomyelie*, 1895. 526 indications bibliographiques classées par ordre alphabétique d'auteurs.

(3) RAYMOND, *Clinique des Maladies du Système nerveux*, 1896, t. I, p. 315 et 327, et 1897, t. II, p. 580 et 516.

le déclarai capital, quoique unique, et exprimai la conviction que « de pareils faits existent et se multiplieront du moment où l'attention sera attirée sur ce point. » Cet espoir s'est largement réalisé.

D'abord Charcot (1) a signalé la dissociation « syringomyélique » dans l'hystérie, dans la lèpre (Leloir, Babinski, Thibierge) et dans la compression de la moelle (2) ou des nerfs (Critzman). Minor (3) l'a décrite dans plusieurs cas d'hématomyélie traumatique. Freund (4), étudiant avec beaucoup de soin les troubles de la sensibilité dans la sclérose en plaques, décrit la dissociation « syringomyélique » dans dix observations de cette maladie (avec des caractères particuliers de moindre durée que dans la syringomyélie).

En 1892, à propos d'un cas personnel observé chez Brissaud, Jean Charcot (5) étudie « la dissociation dite syringomyélique dans les compressions et sections des troncs nerveux », rappelle qu'on a trouvé des dissociations diverses dans les maladies de la peau (6) (psoriasis, eczéma) et retrouve la dissociation vraie dans une série de cas de section ou de compression des nerfs (Letiévant, Weir Mitchell, Richet, Chaput, Blum) (7).

En 1895, Brissaud (8) peut dire : « La clinique nous a édifiés sur la valeur prétendue pathognomonique de la dissociation syringomyélique. Les beaux jours sont passés. Cette dissociation de la sensibilité n'appartient plus en propre à une seule maladie. » Et il cite un cas de syndrome de

(1) Charcot, *Leçons du Mardi*, 1889, p. 517.

(2) Charcot, *Semaine médicale*, 1891, p. 193.

(3) Minor, *Société de Neurologie et de Psychiatrie de Moscou*, 17 décembre 1893, et *Congrès de Moscou*, 1897 (*Revue neurologique*, 1894, p. 212 et 1897, p. 549).

(4) Freund, *Archiv für Psychiatrie und Nervenkrankheiten*, 1891, t. XXII, p. 317 et 588.

(5) Jean Charcot, *Société de Biologie*, 1892, p. 941.

(6) Rendu, *Les Anesthésies spontanées*, Thèse d'agrégation, 1875.

(7) Voir aussi : Cavazzani et Manca, *Riforma medica*, 1895, n° 57 (*Revue neurologique*, 1895, p. 534).

(8) Brissaud, *Leçons sur les Maladies nerveuses*, 1895, t. I.

BROWN-SEQUARD avec dissociation guéri par le traitement antisyphilitique et par conséquent sans syringomyélie.

L'année suivante, MAX LAEHR (1) cite une série de faits de dissociation « syringomyélique » dans des cas de syndrome de BROWN-SEQUARD sans syringomyélie, notamment ceux de MÜLLER (1871), CHARCOT et GOMBAULT (1873), GOWERS (hémorragie traumatique), BEEVOR (tumeur syphilitique), STEEL AND WILLIAMSON (1893). La même année, SCHLESINGER (2) publie un fait (et en rappelle trois autres personnels) de tumeur intramédullaire (sans syringomyélie) avec dissociation. HANOT et MEUNIER (3) observent un cas analogue de gomme syphilitique. C'est aussi un cas de dissociation par méningomyélite syphilitique que publient PIATOT et CESTAN (4) pendant que DAVID EDSALL (5) étudie la « dissociation de la sensibilité du type syringomyélique dans le mal de POTT » et que JAMES HENDRIC LLOYD (6), la démontre dans les traumatismes de la moelle.

Dans un travail inspiré par MARINESCO, VINES (7) montre « que la dissociation syringomyélique n'est pas un phénomène rare dans les différentes myélites chroniques ». DEJERINE et THOMAS (8) ont observé la dissociation dans un cas de pachyméningite gommeuse hypertrophique. Et RAY-

(1) MAX LAEHR, *Archiv für Psychiatrie und Nervenkrankheiten*, 1896, t. XXVIII, p. 773.

(2) SCHLESINGER, *Club médical viennois*, 22 janvier 1896 (*Revue neurologique*, 1896, p 441).

(3) HANOT et HENRI MEUNIER, *Nouvelle Iconographie de la Salpêtrière*, 1896, p. 49.

(4) PIATOT et CESTAN, *Annales de Dermatologie*, 1897, p. 713 et *Revue neurologique*, 1897, p. 645.

(5) DAVID EDSALL, *Société neurologique de Philadelphie*, 20 décembre 1897, *The Journal of nervous and mental Disease*, 1898, p. 257 (*Revue neurologique*, 1898, p. 742).

(6) JAMES HENDRIC LLOYD, *The Journal of nervous and mental Disease*, 1894, p. 343 et *Brain*, 1898 (*Revue neurologique*, 1894, p. 450 et 1898, p. 613).

(7) VINES, *Romania medicala*, 1898, p. 122. Anal. par MARINESCO, *Revue neurologique*, 1898, p. 850.

(8) DEJERINE et THOMAS, *Archives de Physiologie*, 1898, p. 594.

MOND (1) a écrit : « Il n'y a pas très longtemps, l'anesthésie dissociée... passait pour appartenir en propre à la syringomyélie. On lui attribuait en quelque sorte une signification pathognomonique. Aujourd'hui il est reconnu que cette modalité d'anesthésie s'observe dans des circonstances pathologiques très variées... On conçoit comme une chose naturelle qu'il en soit ainsi. Ce que peut faire une tumeur gliomateuse ou toute autre néoplasie, en tant qu'interruption des conducteurs de la sensibilité, on conçoit que n'importe quelle lésion, circonscrite, le puisse faire également, qu'il s'agisse d'un foyer hémorrhagique, d'un foyer de ramollissement ou d'un îlot de sclérose (2). Les faits sont là qui démontrent qu'il en est ainsi ».

En 1898, VAN GEHUCHTEN (3) a montré la dissociation « syringomyélique » dans les compressions et les traumatismes de la moelle, sans syringomyélie. En 1899, RICHE et GOTHARD (4) ont montré cette dissociation dans le tabes ; LONG et surtout CHATIN (5) ont démontré son existence dans les lésions de l'écorce cérébrale.

Je peux donc maintenir, comme définitivement démon-

(1) RAYMOND, *Clinique des Maladies du Système nerveux*, 1897, t. II, p. 549.

(2) C'est la pensée qu'ont également énoncée HANOT et MEUNIER dans leur travail déjà cité de 1896 : « ... quoi de plus naturel, dès lors, qu'une pareille lésion, équivalant physiologiquement à une lacune syringomyélique, ait déterminé la dissociation des sensibilités, telle qu'on la rencontre dans les cas de gliomatose médullaire ? » Cela paraît tout naturel aujourd'hui ; mais en 1889 cela paraissait hérétique.

(3) VAN GEHUCHTEN, *Semaine médicale*, 5 avril 1898. L'auteur indique, dans ce travail, une observation curieuse dans laquelle KAHLER et PICK (*Archiv für Psychiatrie und Nervenkrankheiten*, 1880, t. X, p. 299) ont signalé la dissociation des sensibilités dans un cas de compression de la moelle par fracture de la colonne, deux ans avant que KAHLER commençât à montrer les rapports de ce syndrome avec la syringomyélie.

(4) RICHE et GOTHARD, *Nouvelle Iconographie de la Salpêtrière*, 1899, p. 327 et 408.

(5) CHATIN, *Archives générales de Médecine*, 1901, t. V, p. 33.

trée aujourd'hui, la seconde proposition qu'en 1889 j'appuyais sur un seul fait discutable : *le syndrome dissociation peut exister sans syringomyélie.*

Donc, la dissociation « syringomyélique » des sensibilités n'a aucune valeur séméiologique pourla nature *anatomique* de la maladie (syringomyélie, gliomatose). C'est au contraire un signe de *siège* de lésion, qui correspond (comme je l'ai dit plus haut, p. 74) à l'altération de la substance grise postérieure et accessoirement peut-être aussi des faisceaux de Gowers ou des fibres ascendantes disséminées dans le reste du faisceau fondamental du cordon antérolatéral (exceptionnellement des origines périphériques ou des aboutissants encéphaliques de cet appareil de conduction thermique et algésique).

La dissociation complémentaire (persistance des sensations à la chaleur et à la douleur, avec suppression, diminution ou perversion des sensations tactiles) correspond plutôt à la lésion des cordons postérieurs et fait partie du syndrome tabétique.

La dissociation « syringomyélique » est *directe*, du même côté que la lésion (1) et le plus souvent à distribution segmentaire. Elle peut aussi être *croisée* par rapport à la lésion ; dans ce cas ce signe fait partie du syndrome de Brown-Sequard (2), dont nous allons reparler.

c. J'ai déjà parlé (voir plus haut p. 69) de l'*hémiparaplégie spinale croisée* de Brown-Sequard. La physiologie en est faite ; il n'y a plus que quelques mots à en dire au point de vue *clinique*.

Quand ce symptôme est classiquement complet, on

(1) Voir, par exemple, le cas de Dejerine et Sottas, *Société de Biologie*, 23 juillet, 1892, p. 716.

(2) Voir, sur ce point : van Gehuchten, *Semaine médicale*, 1899, p. 113.

trouve : 1° *du côté correspondant à la lésion*, une paralysie motrice, l'état normal ou l'exagération des diverses sensibilités, une zone d'anesthésie dans la partie supérieure au voisinage de la lésion et souvent une zone d'hyperesthésie au-dessus, l'hyperthermie et la paralysie du sympathique, les arthropathies, l'atrophie musculaire ; 2° *du côté opposé à la lésion*, conservation des mouvements volontaires et du sens musculaire (1), anesthésie dans tous ses modes, quelquefois zone d'hyperesthésie au-dessus (les troubles sensitifs croisés montant un peu moins haut que ceux du côté de la lésion), escarres.

Souvent l'anesthésie croisée est dissociée (type « syringomyélique » (2) ; la chose avait du reste été déjà notée dans certaines des observations réunies au début par BROWN-SEQUARD, notamment celle de VIGUÈS. Il y a parfois de la thermanesthésie seule.

Le syndrome est d'ailleurs atténué ou incomplet, quand la destruction n'est pas complète ou quand la lésion, non exactement limitée à une moitié de moelle, est seulement plus marquée dans une moitié de la moelle que dans l'autre. Dans ce cas, la paralysie motrice et l'anesthésie sont bilatérales ; seulement la paralysie est plus marquée du côté de la lésion et l'anesthésie (complète ou dissociée) est plus marquée du côté opposé à la lésion. Ainsi réduit, le syndrome est relativement fréquent et est un bon signe pour établir l'origine médullaire d'une paralysie.

Car, complet ou incomplet, le syndrome de BROWN-SEQUARD est toujours un très bon signe du siège *médullaire* de la lésion. En dehors de la moelle, il faudrait *deux* lésions différentes et distinctes pour le réaliser.

(1) Nous reviendrons sur cette particularité du sens musculaire dans l'étude de la kinesthésie (chapitre II, A. II).

(2) Voir les faits déjà cités plus haut (p. 137) de BRISSAUD, LAEHR, PIATOT et CESTAN, HANOT et MEUNIER... et, à la p. 240 de mes *Leçons de Clinique médicale*, 4e série, les caractères particuliers du symptôme dans ces cas, d'après VAN GEHUCHTEN (1899).

La maladie qui détruit la moitié de moelle est d'ailleurs indifférente. On a noté : les lésions traumatiques (fractures, luxations, hémorrhagies, balles de revolvers ou instruments tranchants), les arthrites vertébrales (1), les méningites rachidiennes (2), les foyers hémorrhagiques (intramédullaires), les myélites diffuses, la syringomyélie, les tumeurs, diverses localisations syphilitiques (3) (syphilomes, myélites, méningites gommeuses).

2. Si l'hémiplégie cérébrale peut être décrite en bloc, *l'hémianesthésie cérébrale* se présente sous deux types cliniques trop différents pour être confondus dans la même étude. Il faut envisager successivement les *anesthésies capsulaires et thalamiques* et les *anesthésies corticales.*

a. Dans l'hémiplégie cérébrale ordinaire, il n'y a pas en général d'anesthésie. Mais CHARCOT a nettement établi l'existence d'un type spécial d'hémianesthésie portant sur toutes les sensibilités, sens compris, et s'accompagnant de diminution ou d'abolition de l'ouïe, du goût, de l'odorat et de la vue (amblyopie croisée et rétrécissement concentrique du champ visuel) ; en somme, c'est le tableau de l'hémianesthésie hystérique.

S'appuyant sur des faits antérieurs de TÜRCK (1859) et sur ses observations propres, CHARCOT a placé dans le tiers postérieur de la capsule interne (région lenticulooptique (4) la lésion correspondante à cette hémianesthésie sensitivo-sensorielle. L'expérimentation (VEYSSIÈRE, CARVILLE et

(1) Dans le mal de POTT, le syndrome prouve qu'il n'y a pas seulement compression radiculaire, mais lésion médullaire.

(2) Avec complication médullaire.

(3) Voir : LAMY, *La Méningomyélite syphilitique*, 1893. — SOTTAS, *Contribution à l'étude anatomoclinique des Paralysies spinales syphilitiques*, 1894. — GILLES DE LA TOURETTE, *Formes cliniques et traitement des Myélites syphilitiques*, Actualités médicales, 1899.

(4) Voir plus haut (p. 79) ce que nous avons déjà dit de l'anatomophysiologie de cette région.

Duret (1) confirma ces conclusions cliniques et l'hémianesthésie capsulaire devint classique. Aujourd'hui ce type, avec sa localisation anatomique, est fortement battu en brèche (2).

D'abord, au point de vue clinique, l'hémianesthésie organique n'est pas aussi identique que cela à l'hémianesthésie hystérique : l'anesthésie est moins profonde, les sens sont moins atteints (3), l'amblyopie croisée est rare et d'ailleurs difficile à expliquer. Il semble que les plus beaux cas d'hémianesthésie capsulaire étaient dus à l'hystérie (Dejerine, von Monakow). Au point de vue du siège de la lésion, on tend à rendre un rôle prépondérant à la couche optique (4), qui était autrefois le centre sensitif de Todd et Carpenter (théorie anglaise), Schrœder van der Kolk et Luys.

Voici les conclusions de Dejerine et Long : « L'hémianesthésie de la sensibilité générale se rencontre dans les lésions centrales des hémisphères dans deux conditions : 1° dans les cas de lésion thalamique détruisant les fibres terminales des voies sensitives du pédoncule et les fibres d'origine de neurones thalamocorticaux ; 2° dans les cas où, le thalamus étant intact, les connexions avec la corticalité sensitivomotrice sont plus ou moins détruites ; dans ce dernier cas, la lésion est toujours très étendue ; c'est surtout lorsque le thalamus est lésé que l'hémianesthésie est persistante. »

En somme, je crois qu'il faut un peu modifier, mais nullement supprimer (5) l'hémianesthésie capsulaire de Charcot.

(1) Voir, pour la critique expérimentale de ces recherches et des expériences nouvelles : Sellier et Verger, *Journal de Physiologie et de Pathologie générale*, 1899, p. 757.

(2) Voir notamment la thèse déjà citée de Long (1899) faite chez Dejerine.

(3) Et en général atteints bilatéralement (Dejerine, *Semaine médicale*, 1899, p. 249).

(4) Voir plus haut, p. 80.

(5) «... Depuis les travaux de Türck et de Charcot, tout le monde est d'accord pour reconnaître qu'une lésion de la partie postérieure du segment postérieur de la capsule interne, se traduit par une

Le type clinique persiste, quoique moins semblable à l'hystérie qu'on ne l'avait cru d'abord (1) ; et, anatomiquement, il suffit d'étendre un peu plus le siège de la lésion : partie postérieure de la capsule interne et couche optique (2) avoisinante, « en avant du pulvinar, dans la partie inférieure et postérieure du noyau externe du thalamus, autour du centre médian de Luys ». Ce n'est plus le groupe des anesthésies exclusivement capsulaires ; c'est le groupe des anesthésies capsulaires et thalamiques.

b. Différent est le groupe des anesthésies *corticales*.

« On donne en général l'absence de troubles sensitifs comme un caractère important des lésions corticales de la zone motrice. C'est vrai dans la plupart des cas, mais non dans tous. Certains faits que j'ai observés à l'Hôpital général ont attiré mon attention sur ce point et j'ai pu réunir un certain nombre d'observations dans lesquelles la sensibilité était altérée de diverses manières, quoique la lésion n'atteignît que la zone motrice de l'écorce (3). » Je commençais ainsi, en 1880, un paragraphe consacré aux troubles sensitifs dans les lésions corticales » et dans le même volume (p. 269) je consacrais un autre paragraphe aux « troubles de la sensibilité, générale et sensorielle, dans l'aphasie ».

La même année, Raymond Tripier, dans un Mémoire déjà cité (4), donnait la démonstration expérimentale et clinique de la zone corticale *sensitivomotrice*.

hémiplégie compliquée d'hémianesthésie. » (Dejerine, article cité de la *Semaine médicale*, p. 22).

(1) Voir : Verger, *Archives générales de Médecine*, 1900, t. IV, p. 520.

(2) Sur les fonctions de la couche optique, voir plus loin (B. V. 5) ce que nous en dirons à propos de l'appareil nerveux de la mimique faciale et de l'expression émotive.

(3) *Des localisations dans les maladies cérébrales*, 1880, 3e édit., p. 238.

(4) Voir ce que j'ai dit déjà plus haut (p. 88) des centres sensitifs corticaux.

La chose a d'abord été discutée (1), mais les faits se sont multipliés (2) et on admet aujourd'hui généralement que la zone dite motrice de l'écorce cérébrale (région périrolandique) est une zone sensitivomotrice.

Dans un travail important, VERGER (3) conclut sur ce point : « Les lésions destructives, de quelque nature qu'elles soient (ramollissements, traumatismes, tumeurs) qui affectent la zone de l'écorce qui comprend les circonvolutions frontale et pariétale ascendantes, ainsi que le pied des deux premières frontales et la partie antérieure du lobe pariétal, peuvent entraîner l'hémianesthésie du côté opposé du corps. Cette zone, au point de vue de la distribution des phénomènes sensitifs, peut être divisée de la même façon que pour les phénomènes moteurs, c'est-à dire que la destruction d'un centre qui produit la paralysie d'un membre produit aussi des troubles sensitifs dans ce membre. »

c. Comment peut-on faire le *diagnostic différentiel* entre ces deux types d'anesthésie cérébrale ?

D'abord, sans vouloir reprendre les symptômes sensoriels décrits par CHARCOT à l'hémianesthésie capsulaire, on peut dire que les sens sont beaucoup plus souvent et plus fortement atteints dans l'anesthésie capsulothalamique que dans l'anesthésie corticale. — Dans ce dernier type, il n'y a même de troubles sensoriels que si la lésion dépasse la zone sensitivomotrice périrolandique. — Dans le type capsulaire, DEJERINE (4) a beaucoup insisté sur l'absence de troubles sensoriels. C'est vrai pour les cas tout à fait localisés, mais

(1) Voir notamment : GILBERT BALLET, *Thèse de Paris*, 1881 et article Sensibilité in *Nouveau Dictionnaire de Médecine et de Chirurgie pratiques*.

(2) On trouvera tous ces faits dans la thèse déjà citée de LONG, notamment p. 113 et suivantes. Voir aussi : BRISSAUD, *Leçons sur les Maladies nerveuses*, 1895, t. I, p. 539.

(3) VERGER, Mémoire cité, p. 683.

(4) DEJERINE, article cité du *Traité de Pathologie générale de Bouchard*, p. 985.

on ne peut pas contester que dans cette région les faisceaux sensoriels sont bien plus rapprochés des faisceaux sensitifs que les centres sensoriels ne sont rapprochés des centres sensitifs sur l'écorce.

En second lieu, la paralysie est beaucoup plus souvent dissociée, plus fréquemment réduite à des monoplégies, quand la lésion est corticale. Et, dans ces cas, l'anesthésie reste parallèle à la paralysie motrice et par suite est plus dissociée, elle aussi, dans ces lésions corticales que dans les lésions capsulaires. C'est pour cela que la distribution segmentaire localisée d'une anesthésie cérébrale s'observe beaucoup plus dans les lésions corticales que dans les lésions capsulothalamiques.

De plus, l'anesthésie corticale peut s'accompagner d'épilepsie jacksonienne ; ce qui n'arrive pas pour les anesthésies centrales.

C'est dans les lésions capsulothalamiques qu'on observe le type vrai et complet de l'hémianesthésie cérébrale, dont Verger (1) a ainsi formulé les caractères, en les rangeant par ordre d'importance : « 1° l'impossibilité plus ou moins complète d'associer entre elles les sensations musculaires et tactiles se traduisant par la perte du toucher actif ; 2° l'affaiblissement et le défaut de netteté des sensations kinesthésiques (2) ; 3° l'affaiblissement et le défaut de localisation et de reconnaissance des sensations tactiles; 4° l'affaiblissement et le défaut de localisation des sensations douloureuses : 5° le défaut d'appréciation des sensations thermiques (3) ». Ce que Verger résume en disant que « l'hémianesthésie cérébrale est constituée par la perte du toucher actif, l'akinesthésie, le défaut de localisation des sensations cutanées, l'hypoesthésie tactile et, accessoire-

(1) Henri Verger, Mémoire cité, p. 558.

(2) C'est dans le chapitre de l'orientation et de l'équilibre qu'on trouvera l'étude de la fonction kinesthésique.

(3) Voir, sur ce point : Chatin, *Archives générales de Médecine,* 1901, t. V, p. 33.

ment, l'hypoalgésie, et la thermodysesthésie ». D'après le même auteur, l'hémianesthésie corticale se présente bien avec les mêmes caractères ; mais les lésions sont différemment et plus localisées et réalisent par suite des symptômes plus dissociés ou plus réduits (1).

III

Diagnostic différentiel de l'hémiplégie organique. — 1. Symptômes extrinsèques à l'hémiplégie. *a*) Signes de maladie concomitante ; *b*) état du psychisme ; *c*) évolution de la paralysie. — 2. Symptômes intrinsèques à l'hémiplégie. *a*) Distribution de la paralysie : α) membres, β) facial et langue ; *b*) état du tonus : aspect, attitude; *c*) état des réflexes tendineux (et cutanés), signe des orteils ; *d*) état des mouvements automatiques dans les mouvements volontaires : α) signe du peaucier ; β) acte de s'asseoir ; γ) marche de flanc ; *e*) état de la sensibilité ; *f*) état de la trophicité. — 3. Synthèse physiologique des éléments de ce diagnostic.

Le clinicien doit trouver dans tout ce qui précède les éléments du diagnostic des lésions de l'appareil sensitivo-moteur général. Mais ce tableau peut être simulé par l'hémiplégie hystérique. Comment les distinguer (2) ?

1. *Symptômes extrinsèques à l'hémiplégie.*

a. Il faut d'abord tenir compte d'une série d'éléments, tout à fait en dehors de l'hémiplégie, purement *concomitants*. Tels : les causes, l'âge, les lésions cardiovasculaires, l'hérédité, le tempérament antérieur, les stigmates de l'hys-

(1) La conclusion générale de Verger est d'ailleurs plutôt que ce diagnostic différentiel est extrêmement difficile, parfois même impossible.

(2) Voir pour tout ce paragraphe : Babinski, *Gazette des hôpitaux*, 5 et 8 mai 1900 ; les Rapports de Ferrier et de Roth au Congrès de Paris de 1900 (section de Neurologie) et la discussion qui en a suivi la lecture. *Revue neurologique*, 1900, 31 juillet et 15 août.

térie (1), l'état général, la fièvre, l'escarre fessière rapide, l'aphasie, la déviation conjuguée... mais il faut se rappeler l'apoplexie hystérique et surtout les associations névroso-organiques. Comme l'a dit Babinski, d'une part un artério-scléreux, un mitral ou un syphilitique, sans stigmates d'hystérie, peut faire une hémiplégie névrosique ; et, d'autre part, un sujet, ni syphilitique, ni cardiaque, et avec des stigmates hystériques, peut faire une hémiplégie organique à la suite d'une violente émotion.

b. Etat du psychisme.

Le psychisme peut être troublé dans les deux cas, mais de manière bien différente. Chez l'organique, l'amnésie, l'affaiblissement intellectuel, la sensiblerie, les rires et les pleurs faciles et spasmodiques, le psychisme de l'artério-sclérose cérébrale et du ramollissement. Chez le névrosé, c'est la mobilité, l'étalagisme, la puérilité, le psychisme de l'hystérie.

c. Evolution de la paralysie.

L'évolution des phénomènes est bien plus capricieuse et parfois oscillante (comme siège et intensité) dans l'hystérie ; des circonstances quelconques, une émotion, la suggestion peuvent en faire varier la distribution ou l'importance, opérer des transferts, des dissociations. Le début est bien exceptionnellement apoplectique dans le vrai et complet sens du mot ; s'il y a des contractures, elles s'établissent d'emblée, brusquement, dès le début, au lieu que, dans l'hémiplégie organique, on les voit s'annoncer par les autres signes d'hypertonicité, s'établir progressivement et définitivement.

(1) Dans le groupe des stigmates de l'hystérie je place les deux signes indiqués par Mendelssohn au Congrès de Paris de 1900 : 1° les caractères particuliers de la courbe de la variation négative du courant musculaire ; 2° la perceptibilité différentielle (différence de lumière entre un objet et le fond) plus troublée que l'acuité visuelle.

Comme l'a dit Babinski, on peut parfois faire maintenir son bras en l'air à un hystérique en détournant son attention, en soulevant son bras, puis en le lâchant doucement... Si le médecin soutient lui-même le bras paralysé en l'air, il trouvera un poids constant chez l'organique, un poids variable chez l'hystérique.

2. *Symptômes intrinsèques à l'hémiplégie.*

a. Distribution de la paralysie.

α. Roth a bien montré que la *distribution de la paralysie aux membres* conforme aux règles de Wernicke et de Mann est bien mieux et plus complètement réalisée dans l'hémiplégie organique. C'est à l'hémiplégie organique que s'applique tout ce que j'ai dit plus haut (p. 92) de la distribution de l'hémiplégie incomplète. Dans l'hystérie, les membres sont pris en bloc (1). Chez un ignorant des règles de la clinique, la volonté peut mieux simuler une hémiplégie hystérique qu'une hémiplégie organique.

β. Rarement le *facial* et l'*hypoglosse* participent à la paralysie chez l'hystérique, qui n'a pas le facies de l'organique.

La paralysie flasque du facial dans l'hystérie a même été niée autrefois par Charcot, alors que Brissaud et Marie ont bien étudié l'hémispasme glossolabié (1887) ; aujourd'hui l'existence de cette paralysie n'est plus contestée depuis les travaux de Ballet, Chantemesse, Koenig et Babinski. Mais elle reste une rareté. Quand elle existe, au lieu d'être nettement unilatérale, elle est plutôt systématisée, limitée à tel ou tel groupement fonctionnel ; elle a souvent une évolution capricieuse avec des alternances irrégulières de spasme et de paralysie, d'aggravation et d'amélioration.

b. Le *tonus* est diminué dans l'hémiplégie organique (en

(1) Quand l'hystérie produit des monoplégies, il y a en général un traumatisme initial.

dehors des muscles contracturés) et pas dans l'hémiplégie hystérique (Babinski). Ainsi quand le facial est atteint chez l'hystérique, il n'y a pas cette hypotonie qui, au repos, abaisse le sourcil et efface les plis du front. Les mouvements passifs sont plus faciles à imprimer chez l'organique, soit à la face, soit aux membres : ainsi on détermine plus facilement la flexion exagérée de l'avantbras et son application contre le bras ; au repos, l'épaule est plus abaissée, la main et le pied tombent plus que chez le névrosique ; les jambes pendantes, le pied fait un angle plus ouvert avec la jambe du côté paralysé ; sur l'avantbras horizontal et en pronation, la flexion de la main est plus marquée.

Au même paragraphe appartient la forme de la *contracture* quand elle existe, à la main par exemple.

Chez l'organique, la flexion est très prononcée, mais pas absolue et invincible ; on peut communiquer quelques mouvements aux doigts, glisser sa main entre les doigts et la paume du malade. Si on cherche alors à étendre la main, on éprouve de la résistance et puis, en même temps qu'on étend la main, on est très serré par les doigts dans la main.

Rien de semblable chez l'hystérique : la contracture hystérique est plus forte, ressemble davantage à une contraction volontaire exagérée, tandis que la contracture organique ne pourrait être que très imparfaitement simulée.

c. L'exagération des *réflexes tendineux* et l'abolition des *réflexes cutanés* appartiennent à l'hémiplégie organique plutôt qu'à l'hystérique. Seulement il faut, avec Babinski, tenir compte chez ce dernier des secousses qui sont des preudoréflexes d'origine psychique. De même, la trépidation épileptoïde, la danse de la rotule, le signe des orteils, n'appartiendraient qu'à la seule hémiplégie organique.

Tout ceci a été très discuté.

D'abord pour les réflexes cutanés, Babinski admet, avec Rosenbach, que le réflexe cutané abdominal est plutôt aboli dans l'hémiplégie organique que dans l'hystérique; de même, et avec plus de fréquence peut-être, le réflexe crémastérien est aboli dans le côté paralysé (chez l'organique).

Quant au signe des orteils, Ferrier et surtout Roth ont déclaré qu'il existe dans l'hystérie (1), mais d'une manière exceptionnelle. Crocq (2) l'a vu dans deux cas de paralysie alcoolique rapidement guéris. — Puis Gilbert Ballet et Louis Delherm (3) décrivent un cas de clonus du pied chez un neurasthénique. Brissaud rappelle que la trépidation épileptoïde est souvent transitoire. Raymond a fait la même constatation, mais pas pour le signe des orteils. Dejerine (4) de même ; mais le fait est rare. — On est encore revenu sur la question le 5 mars à la même Société et Léopold Levi et Bauer (5) déclarent avoir vu (exceptionnellement) la trépidation épileptoïde dans la neurasthénie et l'hystérie.

En somme, malgré ces divers travaux de critique, on peut maintenir que l'exagération des réflexes tendineux avec trépidation épileptoïde, danse de la rotule et signe des orteils du *seul* côté paralysé est *presque toujours* un signe d'hémiplégie organique.

d. Babinski a également très bien étudié les *mouvements automatiques dans les mouvements volontaires* et a montré l'importance de cette analyse pour le diagnostic : ces mouvements automatiques, bien conservés chez l'hystérique, manquent chez l'organique.

α. Ainsi, chez l'hémiplégique organique (et pas ou très rarement chez l'hystérique) on voit dans le *peaucier du cou*

(1) Roth cite une observation de Cohn (1899).

(2) Crocq, Congrès de 1900, Discussion des Rapports de Ferrier et de Roth.

(3) Gilbert Ballet et Louis Delherm, Société de Neurologie, 5 février 1903, *Revue neurologique*, 1903.

(4) Brissaud, Raymond, Dejerine, même discussion.

(5) Leopold Levi et Bauer, *Revue neurologique*, 1903.

du côté paralysé la diminution ou la disparition des contractures associées qui continuent à paraître dans le côté sain, quand le sujet ouvre la bouche toute grande, quand il fléchit la tête et s'oppose au mouvement d'extension qu'on veut lui imprimer, quand il siffle, souffle ou exécute des mouvements de déglutition.

β. *Acte de s'asseoir*. Quand l'hémiplégique organique, couché sur le dos, les bras croisés sur la poitrine, veut s'asseoir, la cuisse du côté paralysé se fléchit et le talon se détache du sol (plan du lit), tandis que du côté sain le membre inférieur reste immobile (ou bien la flexion de la cuisse et le soulèvement du talon apparaissent seulement plus tard et bien moins marqués). En même temps, l'épaule du côté sain se porte en avant.

Même constatation quand le sujet, étant assis, veut s'allonger brusquement.

Le phénomène n'a de valeur que s'il ne se produit que d'un côté ; on ne l'observe que dans l'hémiplégie *incomplète*, quand le membre n'est pas tout à fait paralysé, mais fonctionne dans une certaine mesure.

Dans l'hémiplégie hystérique ce signe ne se produit pas. « Quand on fait coucher le malade sur le dos et qu'on l'invite à se mettre sur son séant, ou bien il reste immobile et déclare qu'il est incapable d'accomplir l'acte commandé, ou bien il se met sur son séant comme un sujet normal, ou enfin il fait exécuter au tronc et aux membres des mouvements divers bien différents du mouvement de flexion combinée de la cuisse et du tronc » (Babinski).

γ. *Marche de flanc*. — Dans son travail déjà cité, Schüller indique nettement que, quand il progresse de flanc, l'hémiplégique organique marche normalement s'il se dirige vers le côté paralysé, tandis que, s'il se dirige vers le côté sain, il racle le sol avec le bord interne du pied paralysé. Cette règle ne s'applique pas aux hémiplégies fonctionnelles.

Dans les quelques cas observés par Schüller la marche de flanc était également troublée dans les deux sens : l'hystérique racle le sol de sa jambe paralysée, qu'il aille à droite ou qu'il aille à gauche.

Dans leur travail de contrôle, déjà cité aussi, Campbell et Crouzon admettent, comme Schüller, que ce symptôme « peut être utile pour différencier une hémiplégie hystérique d'une hémiplégie organique. » Ils en citent une observation nette : chez un hystérique hémiplégique gauche, dans la marche de flanc, le pied gauche pouvait à peine se détacher de terre et frottait le sol aussi bien dans la marche vers la gauche que dans la marche vers la droite ; ce qui constitue un trouble tout à fait différent de celui que présente l'organique.

e. Etat de la sensibilité.

Les sensibilités sont beaucoup plus habituellement et plus profondément atteintes dans l'hystérie que dans la lésion organique ; le tableau de l'hémianesthésie sensitivosensorielle avec rétrécissement concentrique unilatéral du champ visuel paraît être redevenu l'apanage de la seule hystérie. D'ailleurs, l'anesthésie hystérique est subconsciente, n'influe pas sur les actes automatiques, peut disparaître ou diminuer quand l'attention en est détournée (Dejerine). Dans la lésion organique, l'anesthésie est beaucoup moins importante et plus constamment parallèle à la paralysie motrice.

Les anesthésies pharyngée et oculaire rentrent dans les stigmates hystériques.

f. Quoiqu'on ait décrit des amyotrophies dans l'hystérie, les troubles de *trophicité* sont en général plutôt des signes de lésion organique : atrophies musculaires, eschares (décubitus acutus).

3. *Synthèse physiologique des éléments de ce diagnostic.* La plupart des signes différentiels qui viennent d'être étu-

diés peuvent être ramenés à un seul grand principe pathogénique : *dans l'hémiplégie, les réflexes de l'automatisme, même très élevés (polygonaux), restent conservés chez l'hystérique et sont abolis chez l'organique.*

Nous avons séparé dans les actes volontaires complexes (acte de s'asseoir, marche) les contractions volontaires de déplacement et les contractions automatiques de stabilisation. Dans l'hystérie ces deux ordres d'innervation motrice ne sont pas troublés également et parallèlement : la paralysie hystérique frappe les mouvements directement et consciemment voulus et laisse intacte la fonction automatique et inconsciente de stabilisation (1). De là, ce double fait d'apparence contradictoire : l'hémiplégique ne s'asseoit pas et ne marche pas de flanc de la même manière suivant qu'il est organique ou névrosique, tandis que dans les deux cas il peut aussi bien conserver la position gynécologique et résister à l'épreuve de PIERRE MARIE.

Cela nous fait apparaître la fonction de stabilisation comme une fonction automatique (réflexe élevé) dont l'étude clinique distincte nous permet de reconnaître la hauteur physiologique de la lésion et par suite nous rend pour le diagnostic clinique des services analogues à ceux que nous rendront les réflexes pupillaires par exemple pour le diagnostic du siège d'une lésion visuelle.

De même, le tonus est conservé chez l'hystérique (et pas chez l'organique) paralysé, parce que c'est encore une fonction automatique ; ses réflexes tendineux ne sont pas exagérés (comme ceux de l'organique) parce qu'il conserve ses centres supérieurs, directeurs automatiques de ces réflexes ; la trophicité reste intacte parce qu'elle est automatique ; la sensibilité, si elle n'est pas perçue par le centre O, arrive aussi aux centres de l'automatisme.

La formule est donc générale, comme je l'ai indiqué plus haut.

(1) En développant, le premier, cette théorie, BABINSKI l'a rattachée à sa conception de l'hystérie (*Société de Neurologie*, 7 novembre 1901).

IV

Diagnostic en hauteur du siège des lésions dans l'appareil sensitivomoteur général. — 1. Principes généraux : *a*) signes extérieurs ; *b*) limites de la paralysie ; *c*) état des réflexes. — 2. Le syndrome radiculososegmentaire du cône médullaire. — 3. Le syndrome radiculososegmentaire de la moelle sacrée. — 4. Le syndrome radiculaire de la moelle lombaire. — 5. Le syndrome segmentaire de la moelle lombosacrée. — 6. Le syndrome radiculaire de la moelle dorsale. — 7. Le syndrome segmentaire de la moelle dorsale. — 8. Le syndrome radiculaire de la moelle brachiale. — 9. Le syndrome segmentaire de la moelle brachiale. — 10. Le syndrome de la moelle cervicale. — 11. Le syndrome bulbaire. — 12. Les syndromes supérieurs : *a*) protubérantiel et pédonculaire ; *b*) basilaire (capsulaire et optostrié) ; *c*) cortical.

1. *Principes généraux.* — On peut tirer des renseignements utiles pour ce diagnostic des divers éléments suivants.

a. Les *signes extérieurs* de la lésion initiale : fracture, luxation, déviation, gibbosité. Pour donner à ces signes toute leur valeur indicatrice du siège de la lésion médullaire, il faut avoir présente à l'esprit la correspondance entre les apophyses épineuses (partie la plus accessible à l'exploration clinique) et les corps vertébraux et par suite les racines des divers nerfs rachidiens.

Voici les indications que donne Chipault (1) sur les rapports des apophyses épineuses et des origines radiculaires : « chez l'adulte, à la région cervicale, il faut ajouter le chiffre *un* au numéro d'une apophyse déterminée pour avoir le numéro des racines qui naissent à son niveau ; à la région dorsale supérieure, il faut ajouter le chiffre *deux* ; à

(1) Chipault, *Sur les rapports des apophyses épineuses avec la moelle, les racines médullaires et les méninges*. Thèse de Paris, 1894. Cit. Raymond, *Clinique des Maladies du Système nerveux*, 1896, t. I, p. 275.

partir de la 6e apophyse dorsale juqu'à la 11e il faut ajouter le chiffre *trois* ; la partie inférieure de la 11e et l'espace interépineux sousjacent répondent aux trois dernières paires lombaires ; la 12e apophyse dorsale et l'espace sousjacent, aux paires sacrées (1). »

b. Il faut déterminer exactement les *limites de la paralysie* (motilité et sensibilité). Quand la lésion atteint une tranche entière de moelle, la paralysie et l'anesthésie portent sur tout le domaine au-dessous ; mais, si la lésion est partielle les troubles peuvent ne porter que sur la région dont l'innervation dépend de la zone détruite (2).

c. Plus discutable et plus controversée est la question de la valeur séméiologique de l'*état des réflexes.*

Au début, la chose parut fort simple aux cliniciens qui, appliquant l'ancienne formule classique des physiologistes, dirent : *quand une lésion occupe une tranche de moelle, il y a exagération des réflexes qui ont leurs centres au-dessous de la lésion et il y a abolition des réflexes qui ont leurs centres au niveau de la lésion.* Ce devint la loi classiquement appliquée dans les myélites transverses et dans les compressions de la moelle.

Mais certains faits sont venus infirmer la généralité de cette loi.

En 1890, BASTIAN (3) publie quatre cas dans lesquels la moelle cervicale ou dorsale était détruite en totalité et où les réflexes étaient abolis, la vessie et le rectum restant seuls indemnes. Dès lors, l'attention est attirée sur la paraplégie

(1) On trouvera à la page 657 du *Traité d'Anatomie humaine*, de TESTUT (3e édit., 1897, t. II) un tableau des « origines spinales des nerfs rachidiens rapportées aux apophyses épineuses ».

(2) C'est là qu'on appliquera les tableaux que je vais donner ci-après.

(3) BASTIAN, *British medical Journal*, 1890, p. 480 (*Revue des Sciences médicales*, t. XXXVI, p. 520). Premiers travaux sur ce sujet en 1882 et 1886.

flaccide dans certaines myélites transverses et dans certaines compressions de la moelle et des cas sont publiés par Bowlby; Rooth, Babinski (1) et moi-même (2).

Déjà Vulpian (3) avait mentionné la disparition des réflexes dans les cas de myélite transverse où la lésion est profonde et Kadner (1876), Weiss (1878), Kahler et Pick (1880), Schwarz (1882), Thorburn (4) (1887-1888) avaient publié des cas analogues.

Plus récemment paraissent les observations de Jackson (1892), Bruns (1893), Gerhardt (1894), Hitzig (1894), Egger (1895), Hoche (1896), Habel (1896) et les mémoires importants de van Gehuchten (5), de Marinesco (6) et de Brissaud (7).

De tous ces documents il faut conclure que l'ancienne loi classique des réflexes n'est plus vraie pour tous les cas et que, dans un certain nombre de cas, il y a abolition des réflexes dont les centres médullaires sont situés au-dessous de la lésion. L'accord est moins facile quand il s'agit de donner la théorie de ces faits.

A l'ancienne théorie admettant la suppression, par la section, d'une action *inhibitrice* du cerveau sur la moelle Bastian oppose la théorie inverse admettant la suppression, par la section, d'une action *dynamogène* du cerveau sur la moelle. Mais cette théorie ne tient aucun compte des faits de paraplégie spastique après destruction totale d'une tranche de moelle. Or, Brissaud a montré qu'il y a des faits

(1) Babinski, *Archives de Médecine expérimentale*, 1891, p. 228.

(2) Mal de Pott et paraplégie flasque anesthésique. *Leçons de Clinique médicale*, 2e série, p. 372.

(3) Citation Brissaud.

(4) Citation van Gehuchten.

(5) Van Gehuchten, *Journal de Neurologie*, 1897, p. 262, 282, 302 et 322. *Ibidem*, 5 juin 1898. *Congrès de Paris* (section de Neurologie), p. 170, et *le Névraxe*, t. I, p. 247.

(6) Marinesco, *Semaine médicale*, 1898, p. 150.

(7) Brissaud, *Revue neurologique*, 1898, p. 350 et *Congrès d'Angers* (*Revue neurologique*, 1898, p. 589).

de lésion transverse et complète, vérifiés par l'autopsie, avec conservation ou exagération des réflexes ; tels ceux de Gerhardt, de Senator et celui que Brissaud a communiqué au Congrès d'Angers.

Ces deux théories inverses sont donc, l'une et l'autre, trop exclusives et ne peuvent, ni l'une ni l'autre, expliquer la totalité des faits.

Van Gehuchten admet la théorie de Bastian (suppression de tous les réflexes par lésion totale de la moelle) et y ajoute ses idées personnelles sur les voies spéciales de dynamogénie et d'inhibition sur les réflexes (exagération des réflexes par lésion incomplète de la moelle). Cette théorie est passible des mêmes objections que celle de Bastian.

La théorie définitive ne paraît pas trouvée (1).

Cependant Brissaud a montré que dans un grand nombre d'observations de paraplégie flaccide on peut démontrer l'altération des nerfs ou des cellules médullaires au-dessous de la lésion, c'est-à-dire au niveau de la paralysie. Avec cette manière de voir l'ancienne théorie classique peut être reprise. Dans une lésion cervicodorsale, les réflexes de la région lombaire sont exagérés tant qu'il n'y a pas de lésion secondaire des nerfs ou des cellules lombaires ; quand cette lésion secondaire existera, les réflexes ayant leurs centres dans cette région seront naturellement abolis. C'est ce que j'exprimais théoriquement, en 1893, quand je disais (2) : « La gibbosité occupant la région cervicale ou dorsale, la paraplégie peut être dorsolombaire par son allure » et par sa lésion secondaire, ajoute Brissaud. Pierret (3) a accepté cette manière de voir et affirmé « que le défaut de contracture secondaire ne peut être attribué qu'à la névrite périphérique. »

(1) Voir encore : Marinesco, Société de Neurologie, 3 mars 1904. *Revue neurologique*, 1904, p. 210.

(2) *Leçons de Clinique médicale*, 2ᵉ série, p. 394.

(3) Pierret, *Congrès d'Angers*, août 1898. *Revue neurologique*, 1898, p. 583.

Quoi qu'il en soit de ces théories encore discutables, retenons que, en fait, les réflexes ne sont pas toujours exagérés ou même conservés au-dessous de la lésion. Donc, quand ils sont exagérés, on peut tirer parti de la chose pour le diagnostic en hauteur du siège de la lésion médullaire ; mais, quand ils sont abolis, on ne peut pas toujours les utiliser pour ce même diagnostic.

2. *Le syndrome radiculosegmentaire du cône médullaire* (1).

Les anatomistes (2) limitent le *cône* terminal en haut, entre la dernière paire sacrée et la première paire coccygienne. Les cliniciens y comprennent les deux (Raymond) ou les trois (Müller) dernières paires sacrées. En faveur de cette dernière délimitation, Müller donne des arguments tirés de la structure histologique : les racines antérieures y deviennent rares et les faisceaux pyramidaux disparaissent. J'adopte donc cette définition du cône : la partie la plus inférieure de la moelle (3) d'où naissent les trois dernières paires sacrées (3e, 4e et 5e) et les nerfs coccygiens.

Pour retenir philosophiquement la distribution des nerfs du cône il faut placer l'homme à quatre pattes ; alors le domaine sensitif de ces nerfs est le plan le plus postérieur du corps (sacrum, coccyx, anus et périnée) ; au point de vue moteur, ce sont aussi les muscles des régions analogues.

(1) Voir : mes leçons sur les paralysies nucléaires des nerfs sacrés. *Leçons de Clinique médicale*, 3e série, p. 249 ; Dufour, *Contribution à l'étude des nerfs de la queue de cheval et du cône terminal*, thèse de Paris, 1896 ; Raymond, *Leçons sur les Maladies du Système nerveux*, 1896, t. I, p. 252 à 314 ; Müller, *Deutsche Zeitschrift fur Nervenheilkunde*, 1898, t. XIV, p. 1. Bonne bibliographie et schemas intéressants (pl. I et II).

(2) Charpy, *Traité d'Anatomie humaine de Poirier*.

(3) On pourrait rattacher au cône médullaire le *filum terminal*. Mais si, pour l'anatomiste, ce filum représente une moelle coccygienne ou caudale, plus ou moins rudimentaire, on peut dire qu'il n'existe pas pour le clinicien : à ce niveau, il n'y a plus pour lui que la queue de cheval.

Cela posé, voici (d'après Wichmann) (1) les symptômes moteurs et sensitifs de la lésion de ce segment de la moelle qui est situé *au niveau de la 2e vertèbre lombaire* :

Tableau VI

		SYMPTOMES MOTEURS	SYMPTOMES SENSITIFS
Cône médullaire.	5e Segment sacré.	Rien.	Petite zone d'anesthésie sur le coccyx et à côté.
	4e Segment sacré.	Parésie du releveur et du sphincter de l'anus et du detrusor urinæ.	Petite zone anesthésique sur le sacrum(partie inférieure), marge de l'anus et partie adjacente des fesses, coccyx et anus.
	3e Segment sacré.	Paralysie du releveur et du sphincter, de l'anus et du detrusor urinæ. Parésie du rectum : rétention des matières. Rétention d'urine, plus tard miction goutte à goutte. Absence d'éjaculation. Erections encore possibles, mais affaiblies. Reflexe crémastérien conservé.	Anesthésie de la région sacrée, de la plus grande partie des fesses, de la marge de l'anus, du coccyx, du périnée, de l'anus, de la partie inférieure et postérieure du scrotum (grandes lèvres) et du pénis, de la partie supérieure et postérieure de la cuisse : anesthésie en culotte. Testicule sensible à la pression.

Ce tableau remplace la description détaillée du *syndrome du cône médullaire* (2).

3. *Le syndrome radiculosegmentaire de la moelle sacrée.* La *moelle sacrée* n'a rien à voir, comme siège, avec le sacrum. Elle correspond au *corps de la première vertèbre*

(1) Ralf Wichmann, *Die Rückenmarksnerven und ihre Segmentbezüge*, Berlin, 1900.

(2) Lubovitch et Peterson (*Revue neurologique*, 1895, p. 20 et 412) ont contesté qu'une lésion limitée au seul cône ait pu déterminer la paralysie complète de la vessie et du rectum. Voir encore, sur les centres de la miction, de la défécation, de l'érection, de l'éjaculation et le centre anal : van Gehuchten, *Le Névraxe*, 1902, t. IV, p. 91.

lombaire et donne naissance aux premières paires sacrées (1) et à la dernière paire lombaire. Le tableau VII (p. 161) résume les symptômes moteurs et sensitifs de la lésion de cette région, encore d'après WICHMANN.

L'homme étant placé à quatre pattes le membre inférieur tourné en dehors de 90° (le gros orteil en avant), la moelle sacrée préside à la sensibilité des faces postérieure et externe du membre inférieur, correspond à une longue tranche postérieure de ce membre inférieur (plante des pieds comprise) ; les muscles (rotation en dehors, flexion de la jambe et extension du pied) sont aussi ceux de la tranche postérieure.

Les *douleurs*, quand il y en a, sont dans le domaine du sciatique. Seulement il faut se rappeler que la douleur, étant un phénomène d'excitation et non de destruction, indique souvent un point voisin de la région lésée plutôt que le point altéré lui-même.

(1) SANO (*Journal de Neurologie*, 1897, p. 277) place le centre des muscles du pied et des muscles de la jambe dans une colonne de la 4e sacrée à la 5e lombaire ; le centre dés fessiers, de la 2e sacrée à la 5e lombaire; celui du quadriceps fémoral, de la 4e à la 2e lombaire; celui des muscles abdominaux, à la 1re lombaire et au-dessus. Ces résultats ont été discutés à la Société belge de Neurologie. — VAN GEHUCHTEN et de BÜCK (*Revue de Neurologie*, 1898, p. 510) concluent de leurs recherches : « 1° les noyaux d'innervation des muscles de la jambe et du pied occupent la partie postérieure des cornes antérieures de la moelle et s'étendent depuis la partie supérieure du 5e segment lombaire jusque vers l'extrémité inférieure du 4e segment sacré ; 2° il existe deux grands noyaux d'innervation de ce segment du membre inférieur ; un premier noyau très grand, comportant probablement plusieurs subdivisions, s'étend de l'extrémité supérieure du 5e segment lombaire jusqu'à la partie inférieure du 3e segment sacré ; un second noyau, également assez volumineux, surtout vers son milieu, mais semblant unique, commence, en arrière du premier, à partir du 2e segment sacré et s'étend jusque vers l'extrémité inférieure du 4e segment sacré. » — Voir aussi le récent Rapport de SANO au Congrès de Pau, août 1904.

		SYMPTOMES MOTEURS	SYMPTOMES SENSITIFS
MOELLE SACRÉE	*Deuxième segment sacré.*	Paralysie du releveur et du sphincter de l'anus, du détrusor urinæ. Absence d'éjaculation et d'érection. Parésie des rotateurs en dehors de la cuisse (muscles piriforme, obturateur interne, jumeau supérieur), du grand fessier (recul de la cuisse difficile). Flexion de la jambe affaiblie (biceps fémoral). Flexion plantaire du pied difficile (gastrocnémien et soléaire). Station sur les orteils difficile. Soulèvement difficile du bord interne du pied (tibial postérieur). Paresse de tous les petits muscles du pied.	Anesthésie du sacrum, de la région fessière, du coccyx, de la marge de l'anus, des organes génitaux (la racine du scrotum et le pénis peuvent rester intacts) ; de la partie postérieure de la cuisse jusqu'au jarret. Hypesthésie de la face postérieure et moyenne de la jambe, de la région du tendon d'Achille, de la moitié latérale de la plante du pied, du bord latéral et du petit orteil sur le dos du pied.
	Premier segment sacré.	Paralysie de l'anus, de la vessie, des organes génitaux comme pour le 2e segment sacré. Rotation en dehors de la cuisse difficile, pourtant possible par la fonction des autres rotateurs. Mouvements des orteils très difficiles par la paralysie des adducteurs et court fléchisseur du gros orteil, 1er, 2e, 3e et 4e interosseux externe dorsal, 1er, 2e et 3e interossseux interne plantaire, 3e et 4e lombricaux, abducteur et opposant du 5e orteil. Parésie des rotateurs en dehors de la cuisse : grand fessier, obturateur interne, jumeau supérieur. Rotation en dedans difficile : biceps, demimembraneux, demitendineux, poplité. Flexion plantaire difficile : gastrocnémien, soléaire. Soulèvement du bord interne du pied difficile : tibial postérieur. Soulèvement et flexion dorsale du bord externe du pied : péronier. Extension et flexion des orteils très difficile : longs fléchisseurs et extenseurs.	Anesthésie comme pour le 2e segment sacré et en plus : face postérieure et moyenne de la jambe, région du tendon d'Achille, moitié latérale de la plante du pied, bord latéral du dos du pied et du petit orteil. Hypesthésie de la face externe de la jambe au-dessous du genou, de la moitié médiane de la plante, du pied, dos du pied, partie externe de la face antérieure de la jambe. Absence du réflexe du tendon d'Achille et du réflexe plantaire.
	Cinquième segment lombaire.	Paralysie de la vessie, du gros intestin, des organes génitaux, comme ci-dessus, des rotateurs en dehors de la cuisse : piriforme, obturateur interne. Forte parésie des jumeaux, des rotateurs en dedans : moyen et petit fessiers et tenseur du fascia. Impossibilité de retirer la cuisse en arrière : grand fessier. Forte parésie du biceps, demitendineux et demimembraneux : flexion de la jambe. Flexion plantaire du pied très affaiblie. Flexion des orteils impossible. Forte parésie de l'extension des orteils, cependant encore possible (au gros orteil). Soulèvement difficile du bord interne du pied (tibial antérieur) et du bord externe (péronier). Péroniers paralysés.	Anesthésie du sacrum, de la région fessière, des parties génitales, de la face postérieure moyenne de la cuisse et de la jambe, du côté postéro-latéral de la jambe, de la région du tendon d'Achille, de toute la plante du pied, de la moitié antérieure externe latérale de la jambe jusqu'au genou.

Il faut aussi connaître les *réflexes* qui ont leur centre au-dessous et au niveau de la moelle sacrée.

Nous savons déjà que dans le cône sont les centres des *réflexes sphinctériens* anovésicaux et des *réflexes génitaux*. Dans les lésions de la moelle sacrée, ces réflexes sont souvent soit exagérés (rétention, priapisme), soit diminués ou abolis (incontinence (1), impuissance).

Dans la moelle sacrée sont les centres des réflexes plantaire et achilléen. Pour le *réflexe plantaire* (qui donne le signe des orteils de Babinski): centre des 2e et 3e racines sacrées quand il ne s'agit que de mouvements limités aux orteils, 5e segment lombaire quand il y a contraction du tenseur du fascia lata, ensemble de la moelle sacrée quand l'excitation plantaire entraîne tout le réflexe fléchisseur du membre inférieur. Ce réflexe sera aboli dans les lésions destructives de la moelle sacrée. — Le *réflexe du tendon d'Achille* a son centre dans le 1er segment sacré (Gowers). Lui aussi sera aboli dans des lésions destructives de la moelle sacrée.

Ce syndrome de la moelle sacrée est souvent fort difficile à distinguer du *syndrome de la queue de cheval*, au moins quand il s'agit de la portion inférieure de la queue de cheval, celle qui correspond au sacrum ; car, dans sa partie supérieure, elle comprend à la fois les racines lombaires et les racines sacrées et le diagnostic est plutôt à faire avec le syndrome de la moelle lombaire.

Rien ne prouve mieux la difficulté de ce diagnostic entre les paralysies *nucléaires* et les paralysies *radiculaires* (ou névritiques) (2) de la région sacrée que le fait du malade chez lequel Erb (3) diagnostique une lésion de la queue

(1) D'après Arloing et Chantre (*Académie des sciences*, 7 novembre 1898) la section complète des nerfs des sphincters provoque, non l'incontinence, mais la rétention, par l'élasticité des sphincters.

(2) Car ici les lésions radiculaires sont des lésions névritiques *intrarachidiennes*.

(3) Erb, *Archiv für Psychiatrie und Nervenkrankheiten*, 1875, t. V, p. 768, observation VI.

de cheval et à l'autopsie duquel, sept ans plus tard, SCHULTZE (1) constate une lésion de la moelle. Aussi BECHTEREW (2) pense-t-il « qu'il est impossible de savoir si une altération intéresse la moelle ou les racines auxquelles le segment médullaire donne naissance ».

Je crois cependant ce diagnostic possible, au moins dans certains cas (3). Rien n'est à tirer à ce point de vue des anesthésies, paralysies ou amyotrophies : c'est le même tableau pour les mêmes nerfs, quelle que soit la hauteur de la lésion. La réaction de dégénérescence, la symétrie des troubles, la cause, le début et l'évolution de la maladie ne peuvent en rien non plus éclairer ce diagnostic. Utile paraît être au contraire la considération des quatre éléments suivants :

1° Les signes objectifs et souvent extérieurs, qui indiquent le siège et la hauteur de la lésion : douleurs spontanées (4) ou provoquées, gibbosité, déplacement. Ces signes, souvent très précieux, n'ont pas une valeur absolue : une hémorrhagie intrarachidienne posttraumatique peut ne pas se produire, et surtout séjourner, au lieu même du traumatisme. DUFOUR a même fait remarquer que la disposition de la dure mère protège, dans la queue de cheval, beaucoup plus les racines lombaires que les racines sacrées (5).

2° La dissociation des réflexes (6), quand elle existe : abolition de certains supérieurs et exagération d'autres au-dessous.

(1) SCHULTZE, *Deutsche Zeitschrift für Nervenheilkunde*, 1894, t. V, p. 147.

(2) BECHTEREW, cit. DUFOUR, *loco cit.*, p. 62.

(3) Voir mes leçons citées, p. 269.

(4) Les douleurs sont plus fréquentes dans les lésions de la queue de cheval que dans celles de la moelle sacrée.

(5) Le sac dural se termine au niveau de la 2e vertèbre sacrée et, à partir de ce point, les racines sacrées (portion inférieure de la queue de cheval) sont plus exposées, notamment aux hémorragies extradurales, qui, ne pouvant pas filtrer à travers la dure mère, se collecteraient plus bas dans le canal sacré.

(6) Nous retrouverons mieux ce signe à propos de la moelle lombaire.

MOELLE LOMBAIRE	SYMPTOMES MOTEURS	SYMPTOMES SENSITIFS
4e Segment lombaire.	Vessie, gros intestin, organes génitaux comme ci-dessus. Impossibilité de la rotation en dehors (parésie de l'obturateur externe), de la rotation en dedans et de la traction en arrière de la cuisse, de la flexion du genou, de la flexion plantaire du pied, de la flexion et de l'extension des orteils, du soulèvement des bords interne et externe du pied. Parésie de l'extension de la jambe, du droit fémoral, du vaste latéral et du vaste intermédiaire ; de l'adduction de la cuisse (adducteurs : grand, petit, bref, gracile).	Anesthésie du sacrum, de la région fessière, des parties génitales, de la face postérieure moyenne de la cuisse et postérieure moyenne et externe de la jambe ; de tout le pied (dos et plante), de la moitié latérale de la face antérieure de la jambe. Hypesthésie de la face interne de la jambe sur le côté antérieur et postérieur, de la moitié inférieure de la face interne de la cuisse.
3e Segment lombaire.	Vessie, gros intestin, organes génitaux comme ci-dessus. Paralysie des rotateurs, en dehors et en dedans, de la cuisse; tracteurs de la cuisse en arrière; fléchisseurs du genou, fléchisseurs plantaires du pied, fléchisseurs et extenseurs des orteils, releveurs du pied. Parésie très forte des extenseurs du genou (vaste latéral complètement paralysé), des adducteurs et des fléchisseurs de la cuisse. Soulèvement et rotation en dehors de la cuisse encore possibles, dans le décubitus dorsal, par le psoas iliaque (le pied et la jambe restant sur le lit); impossible de reétendre la cuisse.	Anesthésie : sacrum, fesses, milieu de la face postérieure de la cuisse, toute la jambe et le pied du côté antérieur et postérieur, moitié inférieure de la face interne de la cuisse. Hypesthésie : toute la face antérieure et moitié supérieure de la face interne de la cuisse. Hypesthésie plus légère sur toute la face externe de la cuisse jusqu'au grand trochanter. Absence des réflexes rotuliens. Le clonus du pied peut persister.
2e Segment lombaire.	Paralysie complète de tous les muscles de l'extrémité inférieure, à la seule exception du psoas, qui est fortement parésié.	Anesthésie de toute la partie postérieure du membre inférieur à partir du sacrum et de toute la partie antérieure depuis l'aine. Exception pour le domaine du fémorocutané externe dans sa moitié supéro-antérieure et le domaine du lumbo-inguinal, qui sont simplement hypesthésiés. Absence du réflexe rotulien ; réflexe achilléen augmenté ou absent ; réflexe crémastérien absent. Sensibilité du testicule conservée.
1er Segment lombaire.	Paralysie totale de tous les muscles de l'extrémité inférieure, y compris le psoas.	Anesthésie de toute l'extrémité inférieure en avant et en arrière ; au-dessous de l'apophyse épineuse de la 5e vertèbre lombaire en arrière, de l'épine iliaque antérieure et supérieure et du ligament de Poupart en avant. Réflexe rotulien conservé ou exagéré ; absent (?) dans la destruction transversale totale de la moelle, absence du réflexe crémastérien, réflexe achilléen augmenté ou absent.

3° Le syndrome de Brown-Sequard, quand il existe (ce qui est assez fréquent) : l'anesthésie plus marquée d'un côté, la paralysie plus marquée de l'autre, prouvent l'origine médullaire.

4° La dissociation dite syringomyélique, quand on peut la constater, reste un bon signe d'origine médullaire.

4. *Le syndrome radiculaire de la moelle lombaire.* — La *moelle lombaire*, qui correspond aux quatre premières racines lombaires, est *au niveau du corps des* 10e, 11e et 12e *vertèbres dorsales.* Le tableau VIII (p. 164) en résume les symptômes moteurs et sensitifs, toujours d'après Wichmann.

En plaçant l'homme dans la position déjà indiquée, la moelle lombaire préside à la sensibilité des faces interne et antérieure, c'est-à-dire de la tranche antérieure du membre inférieur et à la motilité des mêmes régions : adducteurs et rotateurs en dedans de la cuisse ; extenseurs de la jambe.

Pour résumer la distribution de ces trois segments inférieurs de moelle, l'homme étant mis dans la position ci-dessus, on voit que, les trois segments médullaires qui sont en avant l'un de l'autre (le cône en arrière, la moelle sacrée au milieu, la moelle lombaire en avant) innervent respectivement trois segments placés aussi l'un au devant de l'autre : *le cône innerve le segment caudal ou du siège, la moelle sacrée innerve la partie postéro-externe du membre inférieur et la moelle lombaire innerve la partie antérointerne du membre inférieur.*

De tout ceci on déduit facilement le syndrome qui se produit quand la *tranche entière de la moelle lombaire* est atteinte. D'un mot, c'est la *paraplégie* complète avec anesthésie remontant à la partie inférieure du ventre, troubles sphinctériens et souvent eschare au sacrum L'*amyotrophie*, quand elle existe, se limite aux muscles que le tableau donne comme directement innervés par la moelle lombaire ;

les muscles qui dépendent de la moelle sacrée sont paralysés (parce que leurs communications avec le cerveau sont interrompues) mais échappent à l'atrophie (parce que leur centre médullaire n'est pas altéré). Quand il y a de la *douleur*, elle est en général aux limites de la lésion : en haut, sous forme de névralgie iléolombaire ; en bas, sous forme de névralgies crurales ou sacrées.

Les *réflexes* qui ont leurs centres *au-dessous* de la lésion sont : les réflexes sphinctériens, le tonus des muscles innervés par la moelle sacrée, le réflexe plantaire et l'achilléen. Quand (ce qui est le plus fréquent) ils sont exagérés, c'est la *paraplégie spastique* (du moins dans le domaine sacré) : les contractures portent le pied en équin ; il y a trépidation épileptoïde, rétention d'urine et des matières fécales...

Le principal des réflexes ayant leur centre *dans* la moelle lombaire est le rotulien. C'est par les racines du plexus lombaire que s'établit l'arc (1). L'abolition de ce réflexe peut donc faire partie du syndrome de la moelle lombaire. Comme, d'autre part, avec le même siège de lésion médullaire, le réflexe du tendon d'Achille peut être exagéré, on aura cette dissociation curieuse dont j'ai publié un exemple (2) : au même membre, abolition du réflexe rotulien et trépidation épileptoïde.

Un autre réflexe (celui-ci cutané) a aussi son centre dans la moelle lombaire : c'est le réflexe *crémastérien* (3). On détermine la brusque élévation du testicule en exerçant une friction ou une pression brusque sur la peau de la partie supérointerne de la cuisse ou mieux au niveau de l'anneau du troisième adducteur. Chez la femme il y aurait un

(1) Les racines dont l'intégrité paraît nécessaire pour le maintien de ce réflexe sont : chez le lapin (Tschiriev) la 6e lombaire, chez le chien (Westphal), les 5e, 6e et 7e lombaires, chez l'homme (Gowers), les 2e, 3e et 4e lombaires. Voir : Sternberg, *loco cit.*, p. 34.

(2) *Leçons de Clinique médicale*, 3e série, p. 252.

(3) Voir : Ganault, *loco cit.*, p. 3.

réflexe de l'aine (Geigel) analogue : contraction des fibres les plus inférieures de la paroi abdominale. Le centre de ce réflexe serait dans les 1er et 2e segments lombaires.

5. *Le syndrome segmentaire de la moelle lombosacrée.*

Quoique les faits soient moins nombreux pour établir la distribution segmentaire des symptômes au membre inférieur qu'au membre supérieur, ils n'en existent pas moins suffisants pour obliger le clinicien à admettre ce syndrome, dont la description détaillée est d'ailleurs inutile.

Dans ces cas, le siège de la lésion est dans une tranche de la moelle lombosacrée d'autant plus élevée que le segment de membre atteint est lui-même plus haut.

Le degré le plus élevé, et le moins distinct, de ce syndrome se confond avec le degré le plus élevé du syndrome radiculaire dans la paraplégie totale, dont j'ai parlé plus haut.

6. *Le syndrome radiculaire de la moelle dorsale.*

La *moelle dorsale* qui s'étend *de la 2e à la 9e vertèbre dorsale* correspond à l'origine des paires dorsales depuis la 2e jusqu'à la 12e.

Chacune de ces paires innerve, au point de vue sensitif, une bande du tronc. La bande supérieure (2e dorsale) s'étend à la partie supérieure de la face interne du bras. De la 3e à la 4e dorsale, les zones sont au-dessus du mamelon, qui est compris dans la zone de la 5e dorsale, de même que le nombril est compris dans la zone de la 10e dorsale (1). La zone de la 12e dorsale confine à la zone supérieure de la moelle lombaire (2).

Ces zones, horizontales à la partie supérieure du tronc, deviennent de plus en plus obliques, de haut en bas et d'arrière en avant, au fur et à mesure qu'on descend.

(1) Un fait de Mackintosh (*The British medical Journal*, 1898, p. 478, *Revue neurologique*, 1898, p. 293) montre que la zone sensitive de la dixième racine dorsale n'atteint pas l'ombilic.

(2) Voir la distribution d'après Thorburn in Marinesco, *Semaine médicale*, 1896, p. 259. Travaux de Sherrington, Horsley.

Chacune de ces zones est innervée par la paire correspondante (principale) et aussi (accessoirement) par les paires

TABLEAU IX

		SYMPTOMES MOTEURS	SYMPTOMES SENSITIFS
MOELLE DORSALE	*3e au 12e Segments thoraciques.*	A la paralysie de la région inférieure du tronc et des membres inférieurs s'ajoute la paralysie des muscles du ventre et du dos ; le symptôme montant plus ou moins, suivant la hauteur de la lésion. 2e, 3e et 4e paires dorsales : petit dentelé postérosupérieur ; 5e, 6e, 7e et 8e : triangulaire du sternum, grand oblique de l'abdomen, grand droit, petit oblique et transverse de l'abdomen ; 9e, 10e, 11e et 12e : grand droit, petit dentelé postéro-inférieur, muscles large et pyramidal de l'abdomen (1).	Anesthésie de tout le domaine du plexus sacré et du plexus lombaire au-dessus du ligament de Poupart en avant et de l'apophyse épineuse de la 5e lombaire en arrière, l'anesthésie monte sur le tronc, plus ou moins haut suivant le segment atteint. Elle monte plus lentement que les segments médullaires, trois segments étant en général unis. La lésion dans le domaine des 11e et 10e segments thoraciques a les mêmes limites d'anesthésie que la lésion du 12e segment thoracique et même du 1er lombaire. Quand l'anesthésie est au 10e segment, la lésion doit être deux segments plus haut, au 8e. Dans la destruction transversale complète de la moelle, les réflexes tendineux manquent, dans l'incomplète ils sont exagérés(?). A cause de la paralysie des muscles respiratoires, dyspnée et respiration diaphragmatique ; et cela jusqu'aux lésions du 4e segment cervical.
	2e Segment thoracique.	Comme ci-dessus.	La limite supérieure des troubles sensitifs est formée par une ligne à la hauteur des 2e et 3e côtes, partant horizontalement du dos au milieu de l'apophyse épineuse de la 1re vertèbre dorsale. Elle passe sous l'aisselle et comprend une bande à la face interne du tiers supérieur du bras (hypesthésie) : ceci peut du reste manquer si le 1er segment thoracique est intact.

(1) Ce paragraphe est emprunté à TESTUT.

immédiatement supérieure et inférieure (Sherrington). Il en résulte que, quand on coupe une racine, l'anesthésie n'est pas complète dans la région correspondante et que, dans une anesthésie donnée, il faut chercher la lésion à quatre pouces au-dessus de la ligne d'anesthésie (Horsley).

Le tableau IX (p. 168) résume (d'après Wichmann) les symptômes moteurs et sensitifs de la moelle dorsale.

Dans ce syndrome, outre les eschares, qui sont comme pour la moelle lombosacrée, il y a d'autres troubles trophiques importants : c'est le *zona* du tronc à distribution *radiculaire* qui dessine alors à l'extérieur la distribution des racines.

Je ne reviens pas sur les *réflexes* ayant leur centre au-dessous. Parmi ceux qui ont leur centre dans la moelle dorsale et qui seront abolis dans la destruction totale de celle-ci, le clinicien n'a à connaître que le réflexe *abdominal* (1).

On fait rétracter la paroi abdominale d'un sujet quand on frictionne légèrement la peau du ventre (réflexe cutané) ou quand on percute cette paroi (réflexe tendineux?). Etudié par Rosenbach, Bodon, Parisot, Ostankoff, Dinkler, Pitres, etc., ce réflexe appartiendrait au domaine des 9e (réflexe supérieur), 10e, 11e et 12e (réflexes moyen et inférieur) paires intercostales.

7. *Le syndrome segmentaire de la moelle dorsale.* — C'est surtout avec l'histoire clinique des zonas du tronc que l'on a fait (Brissaud) (2) l'étude de ce syndrome.

Plusieurs auteurs (3) avaient déjà cliniquement remarqué que le zona thoracique est horizontal et croise très souvent les trajets intercostaux, au lieu de se superposer à eux. Les uns en avaient conclu que le zona n'est pas d'ori-

(1) Voir Ganault, thèse citée, p. 102.

(2) Brissaud, *Bulletin médical*, 1896, p. 27 et 87.

(3) Brissaud cite : Bærensprung, Balmanno Squire, Leroux, Head.

gine nerveuse, les autres que les nerfs thoraciques ont une direction « sensiblement horizontale » : deux opinions impossibles à soutenir. Brissaud a le premier bien analysé le fait et en a donné la théorie.

Il y a des zonas thoraciques de deux origines nerveuses : les uns d'origine névritique ou ganglionnaire suivent le trajet des nerfs, les autres d'origine médullaire sont horizontaux : au haut du thorax, ils se superposent assez bien aux nerfs, qui, eux aussi, sont horizontaux à ce niveau. Mais, au fur et à mesure qu'on descend, les nerfs deviennent de plus en plus obliques de haut en bas et d'arrière en avant ; et les zonas, restant horizontaux, croisent les nerfs sous un angle de plus en plus grand.

Ces zonas horizontaux du tronc représentent bien la forme des zones de distribution des divers segments de la moelle dorsale. Il faut y joindre les névralgies et les bandes d'anesthésie qui présentent la même distribution. Ainsi Achard (1) a décrit une bande d'anesthésie dissociée dont la topographie était exactement celle du zona abdominal.

Avec ces divers symptômes, on constitue le syndrome segmentaire complet de chaque segment de la moelle dorsale.

8. *Le syndrome radiculaire de la moelle brachiale.* — La moelle *brachiale* qui s'étend *de la 4e vertèbre cervicale à la 2e dorsale*, correspond à l'origine des 5e, 6e, 7e et 8e paires cervicales et de la 1re paire dorsale.

Le tableau X (p. 172) résume la distribution sensitivo-motrice : je l'emprunte à Testut (2) pour la motilité et à Wichmann pour la sensibilité.

En mettant toujours l'homme dans la position indiquée,

(1) Achard, *Gazette hebdomadaire*, 1896, p. 361 et *Revue neurologique*, 1896, p. 377.

(2) Pour simplifier, je supprime, dans le tableau de Testut, les muscles à côté desquels cet anatomiste a mis un point d'interrogation.

la sensibilité à ce niveau apparaît distribuée en trois bandes parallèles (occupant chacune la longueur entière du membre) : la postérieure, innervée par la 1re dorsale et la 8e cervicale ; la moyenne, par la 7e et une partie de la 6e cervicale ; l'antérieure, par une partie de la 6e et la 5e cervicale.

Pour la distribution motrice, la paire inférieure (1re dorsale) correspond au médian et au cubital et les paires supérieures (5e, 6e et 7e cervicales) au circonflexe et au radial. Marinesco (1) a montré que chaque nerf a un noyau principal et des noyaux accessoires et tire son origine de plusieurs segments médullaires. « C'est ainsi que le cubital et le médian dont la source principale est constituée par le 8e segment cervical reçoivent encore des fibres de la 7e cervicale et en plus du segment dorsal. »

Dans cette portion de moelle ont leurs centres tous les *réflexes* cutanés et tendineux du membre supérieur, le réflexe tendineux du biceps étant celui qui a son centre médullaire le plus haut (5e cervicale).

Là aussi est le *centre ciliospinal* (2) : les fibres excitatrices oculopupillaires sortent de la moelle par la 8e cervicale et surtout, la 1re dorsale pour se rendre par le rameau communiquant, au ganglion cervical inférieur du sympathique (expériences de Claude Bernard et de Mme Dejerine-Klumpke en 1885). Il y a une série de faits cliniques confirmatifs. Raymond (3) cite ceux de Prévost, Pfeiffer, Heubner, Bruns, Mönter, Muller et surtout Sands et Seguin (1873). Dans ce dernier cas, il y avait paralysie traumatique du plexus brachial sans troubles oculopupillaires ; pour remédier à de violentes douleurs, Seguin

(1) Marinesco, *Revue neurologique*, 1898, p. 463.

(2) Nous reprendrons l'étude de ce centre dans le chapitre IV, § IV, A, I, 1 ; II, 1 et B, II, 1.

(3) Raymond, *Leçons sur les Maladies du Système nerveux*, 1896, t. I, p. 217 et 239 ; 1897, t. II, p. 379.

Tableau X

		SYMPTOMES MOTEURS	SYMPTOMES SENSITIFS
MOELLE BRACHIALE	*1er Segment thoracique* médian et cubital.	Grand et petit pectoral, fléchisseurs des doigts, cubital antérieur, carré pronateur, intercostaux, surcostaux, petit dentelé postéro-supérieur.	Anesthésie limitée en haut par une ligne horizontale allant de l'apophyse épineuse de la 1re dorsale à la 3e côte en avant. Sous l'aisselle, anesthésie ou hypesthésie en bande jusqu'à la moitié de la face interne du bras. L'hypesthesie peut s'étendre le long du bord interne de la face cubitale du bras et de l'avant-bras et de la moitié interne de la main (dos et paume), ainsi que des 3e, 4e et 5e doigts. Symptômes oculopupillaires.
	8e Segment cervical.	Long du cou, grand et petit pectoral, grand dorsal, triceps brachial, anconé, fléchisseurs des doigts, cubital antérieur, carré pronateur, abducteur du pouce, interosseux, abducteur, court fléchisseur et opposant du petit doigt.	A l'anesthésie du tronc s'ajoute l'anesthésie le long de toute la face interne cubitale du bras, de l'avantbras et du dos de la main, des 3e, 4e et 5e doigts au dos, de l'éminence hypothenar et des 4e et 5e doigts à la paume. Légère hypesthésie au milieu de la main. Symptômes oculopupillaires dans la lésion transverse ; ces troubles manquent habituellement si la lésion est radiculaire.
	7e Segment cervical radial.	Long du cou, scalène postérieur, grand et petit pectoral, grand dorsal, coracobrachial, triceps brachial, anconé, fléchisseurs superficiels des doigts, radiaux externes, extenseurs des doigts, cubital postérieur.	Anesthésie du tronc comme ci-dessus. Au bras, toute la moitié interne du bras et de l'avant-bras jusqu'à la ligne axillaire, en avant et en arrière. Hypesthésie en arrière sur le bord radial de la main et le long du bras et de l'avantbras ; la zone cutanée moyenne touchant la ligne axillaire, de la paume de la main et des trois premiers doigts. Absence des réflexes du membre supérieur.
	6e Segment cervical circonflexe, sus-scapulaire, radial et musculo-cutané.	Long du cou, scalènes, grand dentelé, sous-scapulaire, deltoïde, grand pectoral, biceps brachial, brachial antérieur, rond pronateur, grand palmaire, long et court supinateurs, radiaux externes, abducteur, opposant et court fléchisseur du pouce.	Tronc et membre inférieur comme ci-dessus. Anesthésie de toute la moitié interne du membre supérieur en avant et en arrière, de toute la main et de tous les doigts, de l'avantbras (sauf une zone mince radiale qui est hypesthésiée), le milieu de la face postérieure du bras sur le triceps. Hypesthésie du reste du domaine de l'axillaire au bras et à l'épaule. Absence des réflexes du membre supérieur. (Affection mortelle en quelques jours ou quelques semaines).
	5e Segment cervical circonflexe, sus-scapulaire, radial et musculo-cutané.	Long du cou, scalènes, angulaire de l'omoplate, rhomboïde, grand dentelé, sous-clavier, sous-épineux, sus-épineux, petit rond, sous-scapulaire, deltoïde, biceps brachial, brachial antérieur.	Tronc, membre inférieur et tout le membre supérieur au-dessous de la ligne du coude et de l'épaule. (Affection mortelle en quelques jours ou quelques heures).

sectionne les racines inférieures du plexus et le myosis apparaît.

Oppenheim a pu exciter les premières paires dorsales chez un homme dont on avait trépané le rachis ; seule, l'excitation de la 1re paire dorsale a déterminé une mydriase considérable qui se maintenait pendant quelques secondes.

Cliniquement, si la mydriase indique l'excitation de ce centre ciliospinal (partie inférieure de la moelle brachiale), la lésion destructive de cette même région de moelle entraînera le myosis, le rétrécissement de la fente palpébrale et la rétraction du globe oculaire.

Ces troubles oculopupillaires ne servent pas seulement à préciser la hauteur de la lésion ; ils permettent aussi de dire, dans certains cas, si la lésion est dans le plexus brachial ou dans ses racines. Car les troubles n'apparaissent pas quand les mêmes nerfs (8e cervicale et 1re dorsale) sont atteints au-dessous de l'émergence du rameau communiquant vers le grand sympathique.

Le syndrome de la moelle brachiale peut être total ou partiel. Dans ce dernier cas, il y a un grand nombre de variétés. Mais on peut distinguer deux types principaux : le type supérieur et le type inférieur.

Dans le *type supérieur* (Erb, Duchenne) sont atteints le deltoïde, le biceps, le brachial antérieur et le long supinateur (Erb), souvent aussi les sus et sousépineux, le faisceau claviculaire du grand pectoral, le court supinateur (Duchenne). C'est la paralysie, partielle ou totale, des 5e et 6e paires cervicales.

Dans le *type inférieur* (Klumpke) sont atteints les muscles du médian et du cubital : paralysie de la 1re paire dosale.

9. *Le syndrome segmentaire de la moelle brachiale.*

Ce syndrome qu'il suffit de mentionner, sans le décrire (quoiqu'il soit très important) est formé de symptômes sensitifs, trophiques et moteurs qui ont pour caractère commun, d'une part d'être dans les membres supérieurs, de l'autre d'occuper un segment de membre limité par une ligne circulaire perpendiculaire à l'axe du membre (ligne d'amputation ou de désarticulation).

10. *Le syndrome de la moelle cervicale.*

Il ne reste plus pour la moelle *cervicale* que la portion qui répond aux trois premières vertèbres cervicales et donne naissance aux quatre premières paires cervicales.

La ligne de démarcation supérieure, entre le domaine sensitif de ce segment et celui du trijumeau (1), suit le bord inférieur du maxillaire inférieur et le bord postérieur de sa branche montante, passe en avant de l'oreille et va tout droit sur le sommet de la tête rejoindre la même ligne du côté opposé. Dans ce domaine sensitif du plexus cervical, la partie postérieure est innervée par les branches postérieures (sousoccipitales) des deux premiers nerfs cervicaux et la partie antérieure par les branches antérieures des quatre premiers cervicaux.

Le tableau XI (p. 175) en résume les troubles moteurs et sensitifs, d'après TESTUT pour la motilité, d'après WICHMANN pour la sensibilité.

En mettant le sujet dans la position classique, la tête pendante (la nuque et l'occiput en avant), le plexus cervical donne deux bandes de sensibilité, l'une antérieure (région occipitale et nuque), l'autre postérieure (oreille, partie antérieure du cou).

Les *douleurs* sont : 1° du torticolis douloureux, des douleurs à la nuque et à l'occiput en collier; 2° le long du phrénique (à la base de la poitrine ou dans l'épaule avec points douloureux au niveau des insertions costales du diaphragme — 7e à 10e côte —, au cou en avant du scalène

(1) Voir la fig. 485 de la p. 576 du t. II du *Traité d'Anatomie* de TESTUT, 3e édit., 1897.

TABLEAU XI

		SYMPTOMES MOTEURS	SYMPTOMES SENSITIFS
MOELLE CERVICALE	4e Segment cervical	Branche antérieure : grand droit antérieur, long du cou, scalène postérieur, diaphragme, angulaire de l'omoplate, trapèze. Branche postérieure : muscles spinaux.	Lésions transverses totales rapidement mortelles par paralysie du phrénique et des intercostaux.
	3e Segment cervical	Branche antérieure : grand droit antérieur, long du cou, sous-hyoïdiens, scalène postérieur, angulaire de l'omoplate, trapèze. Branche postérieure : grand complexus, muscles spinaux.	Dans les compressions lentes ou les lésions partielles, anesthésie de tout le tronc et des quatre membres jusqu'à la nuque, pouvant même s'étendre jusqu'à la tête et à la face.
	2e Segment cervical	Branche antérieure : grand droit antérieur, long du cou, sternocléidomastoïdien, génio-hyoïdiens, sous-hyoïdiens. Branche postérieure : grand oblique, grand complexus, splenius, petit complexus.	
	1er Segment cervical	Branche antérieure : petit et grand droits antérieurs, géniohyoïdiens, sous-hyoïdiens. Branche postérieure : grand et petit droits postérieurs, grand et petit obliques, grand complexus.	

antérieur, en arrière au niveau des apophyses épineuses, des 3e et 4e cervicales) (1).

Pour la motilité, la moelle cervicale préside : 1o aux divers mouvements de la tête sur le tronc (flexion, rotation, extension) ; 2o à la motilité du diaphragme (phrénique). Les symptômes d'excitation ou de paralysie du premier groupe musculaire sont faciles à prévoir : convulsions (tics) ou paralysies de la rotation, de la flexion et de l'extension de

(1) MAYET, *Traité de Diagnostic médical et de Séméiologie*, 1898, t. I, p. 536.

la tête. Quant à la paralysie du diaphragme, DUCHENNE en a établi magistralement les symptômes.

Dans l'inspiration, l'épigastre et les hypocondres se dépriment au lieu de se dilater, en même temps que le thorax augmente de volume et inversement pendant l'expiration. S'il y a simple parésie, le phénomène n'apparaît que dans les respirations grandes ou agitées ; si la paralysie est unilatérale, il se produit d'un seul côté. En même temps la respiration est plus fréquente, surtout au moindre effort pour marcher ou parler, ou à la moindre impression. Tous les muscles inspirateurs extraordinaires entrent alors en jeu ; la face rougit et le malade étouffe. La voix est faible et la plus légère émission de son entraîne de l'essoufflement. L'expectoration est difficile ou impossible. La défécation exige de grands efforts et se fait avec beaucoup de peine.

11. *Le syndrome bulbaire* est décrit, dans ses traits essentiels, par DUCHENNE dans le tableau qu'il a donné (1860) de la *paralysie labioglossolaryngée* (1) : c'est une affection paralytique qui envahit successivement les muscles de la langue, ceux du voile du palais et l'orbiculaire des lèvres ; qui produit conséquemment des troubles progressifs dans l'articulation des mots et dans la déglutition ; qui, à une période avancée, se complique de troubles de la respiration ; dans laquelle enfin les sujets succombent ou à l'impossibilité de s'alimenter ou dans une syncope.

Si, au lieu de cette polioencéphalite inférieure (vraiment bulbaire), on a la *polioencéphalite supérieure* (bulboprotubérantielle), le syndrome bulbaire ci-dessus est complété par l'ophtalmoplégie nucléaire, que nous retrouverons au chapitre de la vision.

Le syndrome bulbaire peut aussi se compliquer par en

(1) Sous le nom primitif de *paralysie progressive de la langue, des lèvres et du voile du palais*.

bas et présenter une paralysie des muscles de la nuque, et même des muscles des membres. C'est ce qui arrive notamment dans la *paralysie bulbaire asthénique* (1), qui a été signalée et étudiée par Erb (1878), Goldflam (1893) et Victor Ballet (2) (1898).

Dans les *lésions en foyer*, le même syndrome bulbaire est très rapide à la fois dans son début et dans sa terminaison.

12. Les *syndromes supérieurs* sont simplement indiqués ici, ayant été ou devant être décrits ailleurs.

a. Le *syndrome protubérantiel et pédonculaire* sera analysé dans le chapitre de la vision dans l'étude synthétique des paralysies alternes ;

b. Le *syndrome basilaire* a déjà été étudié dans ce même chapitre (p. 141) à propos des anesthésies capsulothalamiques et sera complété un peu plus loin (B. V. 5) à propos des crises de rire et de pleurer spasmodiques.

c. Le *syndrome cortical* a déjà été étudié dans ce même chapitre (p. 116 et 143) avec les paralysies et les anesthésies corticales et sera complété un peu plus loin (B. V. 3) à propos de l'épilepsie jacksonienne.

V

Les hyperkinésies. 1. Contractures : *a*) contractures permanentes par lésion destructive ; *b*) contractures transitoires par lésion irritative. 2. Mouvements præ et posthémiplégiques. 3. Epilepsie jacksonienne. 4. Convulsions bulboprotubérantielles. 5. Rire et pleurer spasmodiques ; séméiologie de la mimique faciale et de l'expression émotive.

1. *Contractures*.

a. La *contracture permanente* d'origine médullaire *par*

(1) Voir : Claude, *Traité de Médecine et de Thérapeutique de Brouardel et Gilbert*; 1902, t. IX, p. 263.

(2) Victor Ballet, *la Paralysie bulbospinale asthénique ou Syndrome d'Erb*, 1898. Voir aussi Raymond, *Clinique des Maladies du Système nerveux*, 1900, t. IV, p. 159. Kollarits, *Deutsche Arch. für klinische Medicin*, 1902 (*Revue neurologique*, 1904, p. 38).

lésion destructive, qui peut varier dans son intensité (sommeil, repos, chloroforme, bande d'Esmarch) ou même être latente (se révélant dans les mouvements volontaires) *correspond à la lésion destructive ou à l'absence de la portion spinale du faisceau pyramidal* (1).

Cette proposition que je défends depuis longtemps (1877-1878), après STRAUSS (2) (1875) et qui n'a cessé d'être combattue (3) depuis, est particulièrement démontrée par les cinq états cliniques suivants : la contracture tardive des hémiplégiques, le tabes spasmodique, la sclérose latérale amyotrophique, le tabes combiné ataxospasmodique et la maladie de LITTLE.

(1) Voir mes leçons sur les contractures et la portion spinale du faisceau pyramidal (le syndrome paretospasmodique et le cordon latéral) *Leçons de Clinique médicale*, 4e série, p. 1 et une note sur les contractures et la portion spinale du faisceau pyramidal, *Revue neurologique*, 1899, p. 122.

(2) STRAUSS, *Des Contractures*, thèse d'agrégation, 1875, p. 91.

(3) BOUCHARD (1866) n'admet pas « qu'on puisse considérer la contracture comme l'expression symptomatique du travail de destruction granulograisseuse des tubes de la moelle ». CHARCOT (*Œuvres complètes*, t. IV, p. 339) : « la contracture permanente n'est pas, si l'on peut ainsi dire, une fonction de la sclérose du faisceau pyramidal ». BRISSAUD (1880) dit, en citant une de mes phrases : aussi n'est-on plus en droit de dire que « la contracture permanente est le symptôme de la lésion des cordons latéraux, comme l'ataxie est le symptôme de la lésion des zones radiculaires postérieures ». RAYMOND (article Tabes spasmodique du *Dictionnaire encyclopédique des Sciences médicales*, 1885) : tous les faits démontrent qu'on ne saurait plus, comme l'a fait GRASSET, admettre que la « contracture permanente est le symptôme de la lésion des cordons latéraux. » VAN GEHUCHTEN (*Journal de Neurologie*, 1897, p. 65 et 110) : « la contracture ne peut donc pas être regardée comme l'expression clinique de la dégénérescence secondaire des fibres des faisceaux pyramidaux. 1. La dégénérescence secondaire des fibres des faisceaux pyramidaux et leur sclérose consécutive sont des processus anatomopathologiques qui ne se révèlent au dehors par aucun symptôme clinique ; 2. L'exagération des réflexes et la contracture que l'on observe chez l'hémiplégique et chez le spasmodique sont indépendantes de ces états anatomopathologiques ». BOUCHARD, CHARCOT, BRISSAUD, RAYMOND, VAN GEHUCHTEN, voilà de bien illustres adversaires contre cette loi clinique que je persiste cependant à croire encore vraie.

1° La *contracture tardive des hémiplégiques*, décrite par SAUVAGES dans le bloc des contractures paralytiques, est séparée de la contracture précoce par TODD (1856) et rapportée par CHARCOT et BOUCHARD (1) (1866) à la dégénérescence descendante du faisceau pyramidal, déjà décrite par CRUVEILHIER au-dessus des pyramides et par TÜRCK (1851) au-dessous ; magistrale étude de BRISSAUD (2) en 1880.

2° Le *tabes spamodique*, décrit, en 1875, par ERB (3) et CHARCOT (4), sous les noms de paralysie spinale spastique et de tabes dorsal spasmodique, est attribué alors (uniquement par analogie) à une sclérose latérale. PITRES publie la première autopsie d'un cas de CHARCOT : c'était une sclérose en plaques. LEYDEN dès le début, RAYMOND (1885-1898) nient ce syndrome anatomoclinique. C'est aussi l'opinion de PIERRE MARIE (1892) qui ne conserve le mot que pour les formes infantiles (maladie de LITTLE).

Je crois au contraire avec BRISSAUD (5) (1895) que le tabes spasmodique existe chez l'adulte avec la sclérose latérale comme substratum anatomique. Pour constituer un syndrome anatomoclinique, il faut qu'il y ait un tableau symptomatique toujours le même et anatomiquement une lésion à siège constant. Mais, à côté de cette lésion constante et cliniquement manifeste, il peut y avoir d'autres lésions,

(1) BOUCHARD, *Archives générales de Médecine*, 1866, 6e série, t. VII, p. 272, 441, 561 et t. VIII, p. 273.

(2) BRISSAUD, *Recherches anatomiques, physiologiques et pathologiques sur la contracture permanente des hémiplégiques*. Thèse de Paris, 1880, n° 37.

(3) ERB, *Berliner klinische Wochenschrift*, 1875, p. 357.

(4) CHARCOT, *Progrès médical*, novembre 1876 (t. II, p. 301, des *Œuvres complètes*).

(5) « Par un de ces revirements auxquels il faut toujours s'attendre, voici qu'il nous est maintenant prouvé que la sclérose primitive des cordons latéraux n'est pas un mythe. Elle existe réellement, et c'est bien jusqu'à elle qu'il faut remonter pour trouver la cause et concevoir la pathogénie d'un assez grand nombre de cas de tabes dorsal spasmodique » (BRISSAUD).

variables et cliniquement latentes, sans que cela supprime ou altère la netteté du type. Ainsi JEAN CHARCOT a montré que l'atrophie musculaire progressive ARAN DUCHENNE existe en dehors de la sclérose latérale amyotrophique, alors même que la lésion n'est pas strictement limitée aux cornes antérieures de la substance grise. Pour que ces cas deviennent de la sclérose latérale amyotrophique, il faut que la lésion latérale soit assez importante pour ne pas rester latente. De même, nous pouvons retenir dans le tabes spasmodique des cas de sclérose latérale dans lesquels la lésion est légèrement étendue à quelques groupes cellulaires, mais sans amyotrophie, ou aux faisceaux de GOLL et aux faisceaux cérébelleux sans symptomatologie, ou compliquée de lésions absolument distinctes, dans le cerveau par exemple.

En appliquant ces principes à la critique de faits publiés dans ces dernières années, on retient un grand nombre d'observations que RAYMOND rejette (1). Et, l'année même (1898) où, dans son troisième volume, RAYMOND disait que la théorie latérale du tabes spasmodique a « fait un naufrage complet », son interne LORRAIN soutenait, sous sa présidence, une thèse sur la paralysie spasmodique familiale qui prouve que dans ce naufrage on peut encore repêcher quelques solides épaves.

Il existe donc là un second groupe de faits bien nets dans lesquels il y a cliniquement des contractures (et l'état paretospasmodique) et anatomiquement sclérose de la portion spinale du faisceau pyramidal.

(1) Tels sont notamment les faits de STRÜMPELL (1879), STOFFELA (1878), MORGAN (1881), AUFRECHT (1880), MINKOWSKI (1884), JUBINEAU (1883), WESTPHAL (1884). Voir aussi la thèse de mon interne d'alors GUIBERT (1892), les travaux de JEGOROW (1891), et de SCHÜLE (1894), les mémoires de STRÜMPELL (1880 à 1894), les faits cités par BRISSAUD (1895), celui de DEJERINE et SOTTAS (1896) et la thèse de LORRAIN, *Contribution à l'étude de la paraplégie spasmodique familiale*, 1898.

3° La *sclérose latérale amyotrophique* a été définie par Charcot (1) une « parésie progressive de certains muscles, bientôt suivie d'atrophie, et, le plus souvent, de contractures de ces muscles ou de phénomènes analogues à cette contracture ». Anatomiquement l'altération des faisceaux pyramidaux correspond à ces contractures. Pierre Marie (2) et Brissaud ont montré qu'il y a aussi lésion de la masse des faisceaux antérolatéraux et spécialement des fibres courtes dites fibres de cellules de cordon qui mettent en relation les divers étages de la moelle entre eux (3). Cette lésion du neurone de relais intramédullaire joue peut-être un rôle très considérable, sinon exclusif (Brissaud, Gerest) dans la production de la sclérose latérale amyotrophique. Ceci complète, sans l'infirmer, la notion première du syndrome anatomoclinique que nous étudions, la lésion pyramidale restant d'ailleurs « de beaucoup la plus saillante » (Pierre Marie).

Un seul fait constituerait une réelle exception dans le groupe ; c'est celui de Senator (1894) : tableau clinique de la sclérose latérale amyotrophique et pas de sclérose latérale à l'autopsie. Mais cette observation reste isolée et est incomplète puisque le cerveau n'a pas été examiné (4).

4° Dans le *tabes combiné* (5) il y a, en même temps que

(1) En 1865, Charcot observe la sclérose des faisceaux latéraux chez des amyotrophiques ; il en publie une observation en 1869 avec Joffroy, une autre en 1871 avec Gombault ; il en donne la description classique dans ses leçons de 1872 et 1874 ; enfin paraissent, en 1877, la thèse de Gombault et, en 1879, le travail de Debove et Gombault.

(2) Pierre Marie, *Leçons* citées 1892 et *Société médicale des hôpitaux*, décembre 1893.

(3) Voir plus haut, p. 81.

(4) Nous retrouverons naturellement (pour le symptôme amyotrophie) la sclérose latérale amyotrophique au chapitre VI.

(5) Voir : Tabes combiné (ataxospasmodique) ou sclérose postérolatérale de la moelle. *Archives de Neurologie*, 1886, t. XI, p. 156 et 380 ; t. XII, p. 27. Voir aussi : Tarbouriech et Guibert, *thèses de Montpellier*, 1888, n° 83 et 1892, n° 23.

le syndrome tabétique postérieur (1), le syndrome spasmodique avec sa sclérose latérale.

Ce groupe a été très discuté. Au fur et à mesure que la technique histologique se perfectionne, on découvre de plus en plus des lésions accessoires à côté de la lésion principale et alors on arrive à conclure, comme Pierre Marie, que les scléroses combinées ou associées forment un groupe flou, diffus qui n'a pas d'existence séparée. C'est vrai ; mais dans ce groupe complexe et sans unité on peut distinguer le syndrome tabes combiné, tel que je l'ai toujours défini.

La chose est admise par Brissaud qui trouve « détestable » (?) le mot « tabes combiné » mais admet ce qu'il appelle la « paraplégie ataxospasmodique, » sinon comme une espèce, du moins comme « une variété nosographique définie » ; ce qui me suffit.

5° Sans retenir le sens étymologique plus ou moins étroit du mot, je réserve, à l'exemple de Brissaud et de van Gehuchten, le nom de *maladie de* Little (2) aux cas de rigidité spasmodique observés chez des enfants nés avant terme, sans phénomènes cérébraux initiaux, et anatomiquement dus à l'absence de développement (au moment de la naissance) de la portion spinale du faisceau pyramidal. J'élimine ainsi du groupe non seulement l'hémiplégie spasmodique infantile mais toutes les diplégies cérébrales de l'enfance (3),

(1) Que nous étudierons dans le chapitre II.

(2) Voir : Le Meignen, *Du Syndrome de* Little, thèse de Paris, 1897, n° 495 ; Rosenthal, *Contribution à l'étude des diplégies cérébrales de l'enfance*, thèse de Lyon, 1892, n° 761 ; Lannois, *Revue de Médecine*, 1893, p. 893 ; van Gehuchten, *Journal de Neurologie*, 1896, t. I, p. 256, 336 et 355. *Revue neurologique*, 1897, p. 65 ; Paul Simon, article Maladie de Little (tabes spasmodique infantile). *Traité des Maladies de l'enfance de Grancher, Comby et Marfan*, 1898, t. IV ; Jules Soury, *Annales médicopsychologiques*, 1897, t. V, p. 238.

(3) C'est le seul moyen de ne pas faire un groupe flou sans caractéristique clinique ou anatomique et de répondre aux objections de Raymond qui arrive, sur cette question, à cette conclusion décou-

Dans ces faits ainsi définis nous retrouvons les contractures permanentes en rapport, non avec la lésion, mais avec l'absence des faisceaux pyramidaux médullaires.

L'*explication physiologique* reste obscure de ce rapport, cliniquement établi, entre la contracture permanente et la portion spinale du faisceau pyramidal.

1° Avec CHARCOT, VULPIAN et BRISSAUD (1) (1875-1880), il faut d'abord attribuer la contracture permanente à une hyperactivité musculaire permanente par *exagération du tonus*. Mais, pour expliquer l'exagération du tonus ces auteurs admettent que la lésion du faisceau pyramidal agit, comme la strychnine, en excitant les cellules radiculaires (centre médullaire du réflexe tonus).

A cette deuxième partie de leur théorie on peut objecter : *a*) La sclérose du faisceau pyramidal ne devrait pas être seule à agir sur ces cellules ; la sclérose postérieure devrait avoir le même résultat ; *b*) on comprend mal la permanence d'une action excitatrice exercée par une sclérose sans activité inflammatoire ; *c*) dans la maladie de LITTLE on ne comprend pas que l'absence du faisceau pyramidal excite les cellules comme la sclérose de ce même faisceau.

2° Depuis ADAMKIEWICZ (1881), on admet que le tonus est soumis à une action régulatrice supérieure formée par deux actions antagonistes (2), l'une inhibitrice qui passerait par les cordons latéraux, l'autre excitatrice que le même auteur fait passer par les cordons postérieurs. De cette notion découlent les théories d'ANTON (1890) et de PIERRE MARIE (1892).

La cellule radiculaire antérieure, centre du réflexe tonus, est une machine sous pression. Quand elle ne reçoit plus

rageante : « les faits démontrent qu'à l'heure actuelle il nous est impossible d'établir un rapport fixe entre le mode de groupement et de localisation de ces symptômes et les lésions constituées à l'autopsie. »

(1) Je ne dis rien des théories de FOLLIN et HITZIG qui sont réfutées partout.

(2) Voir plus haut (p. 113) ce que j'ai déjà dit du tonus.

par le faisceau pyramidal altéré l'action frénatrice, la cellule, livrée à elle-même et à ses excitateurs, s'affole : de là, hypertonus et contracture permanente.

Cette théorie, qui constitue un progrès, est passible d'une grave objection (van Gehuchten) : elle n'explique pas que la symptomatologie soit différente quand la lésion porte sur la portion cérébrale (paralysie) et quand elle porte sur la portion spinale (contracture) du faisceau pyramidal. Cette objection capitale peut être faite à tous les auteurs (Jackson, Bastian, Freund, Raymond) qui placent dans le cerveau (écorce) le point de départ de l'action frénatrice transmise par les faisceaux pyramidaux aux cellules radiculaires antérieures (1).

3° Van Gehuchten (2) (1896-1898) fait bien passer par les faisceaux pyramidaux l'action inhibitrice sur le tonus venue des centres supérieurs ; mais il fait passer l'action excitatrice par les voies indirectes pontocérébellospinales (3). On comprend alors que le faisceau pyramidal soit constitué différemment dans sa portion cérébrale et dans sa portion spinale : la lésion de la portion cérébrale entraîne la paralysie totale et la lésion de la portion spinale ne portant que sur les voies inhibitrices du tonus entraîne la contracture. Mais cela n'explique pas encore que la paralysie de la portion cérébrale, flasque au début, devienne spastique quand la lésion s'étend de haut en bas et devient sousprotubérantielle.

Pour répondre à cette objection, van Gehuchten admet que la contracture tardive de l'hémiplégique est tout

(1) Il me paraît inutile de reproduire ici les arguments par lesquels j'ai essayé de montrer ailleurs que la théorie de Mya et Levi (1896) et adoptée par Gerest (1898) ne résout pas non plus la question.

(2) Van Gehuchten, *Journal de Neurologie*, 1896, t. I, p. 256, 336, 355, 328 ; 1897, t. II, p. 62, 82, 102, 262, 282, 302, et 322 ; 1898, t. III, p 233 ; *Revue neurologique*, 1897, t. V, p. 65 ; 1898, t. VI, p. 2 ; *Semaine médicale*, 1898, p. 507.

(3) Voir plus haut, p. 65.

autre que la contracture du médullaire d'emblée, du spasmodique; chez l'hémiplégique, la contracture vient simplement de ce que les extenseurs sont en général plus paralysés que les fléchisseurs et alors ceux-ci, moins contrebalancés par leurs antagonistes, se contracturent.

Gerest (1) a très justement discuté cette théorie spéciale de la contracture des hémiplégiques : *a*) dans les vastes ramollissements corticaux, il n'y a pas cette répartition inégale des paralysies et cependant la contracture se développe ; *b*) on ne comprend pas pourquoi la contracture n'apparaît chez l'hémiplégique que tardivement; *c*) dans certains cas (les névrites par exemple) la paralysie peut être répartie très inégalement et la contracture des moins paralysés ne suit pas.

J'ajoute qu'il me paraît absolument anticlinique de séparer la contracture des hémiplégiques de l'exagération des réflexes tendineux et des contractures spasmodiques. Le syndrome parétospasmodique est toujours le même dans son expression symptomatique et répond toujours au même siège de lésion, qu'il s'agisse d'un cérébral devenu spinal ou d'un spinal d'emblée (2).

De tous les arguments donnés par van Gehuchten pour opposer la contracture de l'hémiplégique à celle du spasmodique, un seul est impressionnant : chez le spasmodique le tonus est exagéré, tandis que chez l'hémiplégique, d'après Babinski (3), le tonus est diminué. Je pourrais me contenter de répondre que la chose paraît également paradoxale avec toutes les théories de la contracture et que par suite il faut, avec Babinski, lui-même, qualifier simplement le fait de singulier. Mais on peut répondre plus péremp-

(1) Gerest, *Les Affections nerveuses systématiques et la Théorie des neurones*, Thèse de Lyon, 1898.

(2) Crocq a développé cette manière de voir contre celle de van Gehuchten dans son Rapport cité au Congrès de Limoges.

(3) Voir plus haut, p. 148.

toirement et dire avec MARINESCO (1) (1898) : même en admettant que les constatations de BABINSKI aient la valeur d'un fait général, ce relâchement existe d'ordinaire dans les muscles paralysés et non pas dans les muscles contracturés. Il en résulte qu'on ne saurait d'aucune façon conclure des études de BABINSKI, ainsi que le fait VAN GEHUCHTEN, que les muscles contracturés de l'hémiplégique se trouvent à l'état de relâchement.

Si on repousse ainsi la seconde partie de la théorie de VAN GEHUCHTEN, on ne répond pas, avec la seule première partie de cette théorie, à *l'objection* formulée plus haut *contre toutes les théories qui mettent le centre régulateur du tonus dans l'écorce cérébrale.*

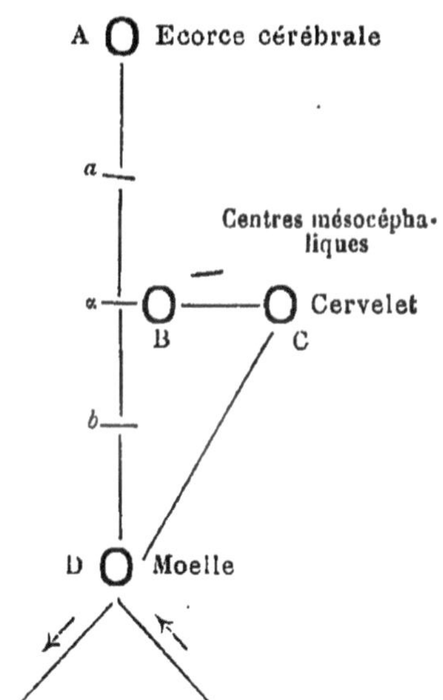

Fig. 11. — Schéma.

4° On en arrive ainsi nécessairement à placer ce centre supérieur de régulation du tonus, non plus dans l'écorce cérébrale, mais plus bas, dans la protubérance par exemple ou dans les centres du pont et des parties voisines.

Admettons un moment cette hypothèse. En haut, en A (fig. 11) est le centre cortical des mouvements *volontaires*, qui influe sur le tonus quand nous *voulons* modifier ce réflexe ; en B (centres mésocéphaliques) est le centre qui règle le tonus *automatique*. De ce centre B comme du centre A partent vers D (centre médullaire du tonus) des fibres directes par les faisceaux pyramidaux qui portent l'ac-

(1) MARINESCO, *Semaine médicale*, 1898, p. 465.

tion inhibitrice et des fibres indirectes (par le cervelet C) qui portent l'action excitatrice.

Quand la lésion siège en *a* (portion cérébrale du faisceau pyramidal) il y a paralysie motrice : les ordres donnés par A ne peuvent parvenir à D : mais le tonus n'est pas touché puisque son centre automatique B reste en communication normale avec D par ses deux ordres de fibres inhibitrices et excitatrices. Donc, pas de contractures.

Quand la lésion siège en *b*, c'est-à-dire frappe d'emblée ou atteint ultérieurement la portion spinale du faisceau pyramidal, le tonus n'est plus intact, puisque le centre automatique B du tonus ne communique plus avec D par ses voies inhibitrices B *α b* D et communique encore par ses voies excitatrices B C D.

La symptomatologie diffère ainsi suivant que la lésion frappe initialement au-dessus ou au-dessous d'*α* et elle change aussi quand la lésion, initialement au-dessus d'*α*, gagne ultérieurement au-dessous d'*α*.

Voilà donc une hypothèse qui répondrait à l'objection de tout à l'heure : elle consiste simplement à placer dans les centres mésocéphaliques (en B) et non en A (dans l'écorce) le centre régulateur automatique du tonus.

Cette hypothèse n'est pas physiologiquement déraisonnable. Les physiologistes (de VULPIAN à GOLTZ) ont fait des expériences sur les centres de l'équilibre (1) desquelles HEDON (2) conclut « que les animaux privés de cerveau conservent, en outre des fonctions organiques qui restent intactes, diverses facultés que l'on peut classer sous les titres d'équilibration, de coordination des mouvements et d'expression émotionnelle. » Le *centre de l'attitude* serait donc dans le mésocéphale. Car si la mutilation (chez la grenouille) porte plus bas et supprime une partie du bulbe,

(1) Voir tout le chapitre suivant sur l'appareil nerveux de l'orientation et de l'équilibre.

(2) HEDON, *Précis de Physiologie*, 1899, 2e édit., p 511.

on rend immédiatement impossibles les manifestations de cette tendance automatique à l'attitude normale (1).

Or, on sait (Brissaud) que les contractures, comme le strychnisme, ne font qu'*exagérer et immobiliser l'attitude.* Ce serait donc de ce centre (B fig. 11) que part la double action régulatrice du tonus, inhibitrice par le faisceau pyramidal, excitatrice par les fibres indirectes pontocérébelleuses.

Ces idées me paraissent avoir été confirmées, dans une certaine mesure, par certaines communications faites au Congrès de Paris, notamment par celles (d'ailleurs discutées et que j'ai déjà indiquées) de van Gehuchten qui place dans le noyau rouge le centre des réflexes tendineux et du tonus.

Donc *la contracture permanente d'origine médullaire est liée à l'altération ou à l'absence de la portion spinale du faisceau pyramidal : cette altération détermine la contracture par la suppression de l'action inhibitrice du tonus qui part des centres mésocéphaliques et vient aux cellules radiculaires par le faisceau pyramidal spinal.*

b) Tout ce que nous venons de dire de la contracture permanente médullaire en fait le symptôme d'une lésion *destructrice* ; il y a aussi *d'autres contractures*, en général transitoires et plus variables, qui sont dues à une lésion *irritative*. Cette irritation peut s'exercer sur toute la hauteur de l'appareil nerveux de la motilité.

Quand cette irritation est *encéphalique* ce sont les *contractures précoces* des hémiplégiques. Elles se produisent surtout quand les méninges sont intéressées, quand il y a pénétration du sang extravasé dans les ventricules ou lésion du mésocéphale, c'est-à-dire quand il y a irritation de l'écorce, du corps strié, de la protubérance, des pédoncules

(1) Si on place une grenouille sans cerveau (mais avec son bulbe) sur une planchette que l'on incline graduellement, elle grimpe et par-dessus passe d'un côté à l'autre sans se laisser choir (Goltz).

ou du bulbe. Ce sont là en général des symptômes de l'apoplexie.

Quand cette irritation est *intrarachidienne* ce sont les *contractures des méningites spinales ou cérébrospinales* : contractures variables dans les membres, à la nuque (opisthotonos)... Ces contractures figurent dans le signe de Kernig.

Dans ce dernier cas, le sujet allongé qui fait effort pour s'asseoir fléchit les cuisses à cause de la faiblesse de sa force de stabilisation des membres inférieurs sur le lit. Mais en même temps il est pris de contracture dans les fléchisseurs des jambes et, au lieu de soulever les membres inférieurs en barres rigides, il redresse les genoux et on ne peut pas artificiellement appliquer avec la main ses genoux sur le lit parce qu'il faut pour cela vaincre la contracture des fléchisseurs de la jambe : ce qui est difficile et surtout très douloureux.

2. *Mouvements præ et posthémiplégiques.*

Weir Mitchell (1874), Charcot et Raymond (1) ont fait connaître et bien étudié l'*hémichorée* des hémiplégiques. Puis on a vu qu'il y a d'autres formes de mouvements posthémiplégiques, comme l'*athétose* qui est une variété lente de chorée des extrémités. J'ai décrit une forme *hémiataxique* (2) et une forme de *paralysie agitante* (3) et Demange et Ricoux (4) une forme de *sclérose en plaque*. D'où le tableau XII de la page suivante (5) :

(1) Raymond, *Etude anatomique, physiologique et clinique sur l'hémichorée, l'hémianesthésie et les tremblements symptomatiques*, Thèse de Paris, 1875.

(2) D'une variété non décrite de phénomène posthémiplégique (forme hémiataxique), *Progrès médical*, 13 novembre 1880.

(3) *Leçons sur les Maladies du Système nerveux*, 1879, t. II, p. 502.

(4) Ricoux, *Des hémitremblements præ et posthémiplégiques*. Thèse de Nancy, 1882 (inspirée par Demange). Demange, *Revue de Médecine*, 1883, p. 371. Bernheim avait publié un cas sans autopsie (1878) dans la *Revue médicale de l'Est*.

(5) Deuxième édition du *Traité pratique des Maladies du Système*

TABLEAU XII. — MOUVEMENTS POSTHÉMIPLÉGIQUES

Mouvements anormaux.	Se montrant au repos (statiques).	Se produisant dans les mouvements volontaires (cinétiques).
Tremblements.	Forme de paralysie agitante.	Forme de sclérose en plaques.
Contractions irrégulières.	Forme de chorée.	Forme d'ataxie.

Pour le siège de la lésion dans ces cas, nous l'étudierons dans le chapitre II.

3. *Epilepsie jacksonienne* (1).

Très bien décrite par BRAVAIS (1827), cette épilepsie *symptomatique* a été étudiée avec beaucoup de soin par HUGHLINGS JACKSON (1881 à 1890) dont elle a gardé le nom.

Débutant par une aura (motrice, sensitive, sensorielle, psychique ou vasomotrice), l'attaque convulsive est souvent partielle, parfois hémiplégique. La perte de connaissance et l'amnésie sont moins absolues et moins constantes que dans l'épilepsie vraie. L'aura, quand elle a un point de départ net, indique le siège de la lésion, qui est corticale ou très voisine de l'écorce.

Il faut se rappeler, pour le diagnostic de siège d'une lésion, que les symptômes d'excitation n'ont jamais la précision des symptômes de destruction. Une lésion irrite un centre voisin et plus ou moins éloigné, tandis qu'elle détruit le centre même dont la fonction défaille. C'est ainsi

nerveux, 1881, p. 203. Voir aussi BIDON, *Revue de Médecine*, 1883, p. 667.

(1) Voir : RAUZIER, *Traité de Médecine et de Thérapeutique de Brouardel et Gilbert*, 1902, t. X, p. 540 et LAMY, Article Epilepsie corticale, *Dictionnaire de Physiologie de Charles Richet*, 1901, t. V, p. 472.

que « Pitres n'attache d'importance aux crises jacksoniennes, pour la détermination du siège d'une lésion cérébrale, que dans les cas où l'aura est bien localisée, ou encore quand les convulsions, conscientes, sont très limitées à leur origine, ou quand les crises s'accompagnent de monoplégie persistante ; il y a chance, en pareils cas, pour que la lésion siège au niveau ou dans le voisinage des centres correspondants. Raymond (1) va jusqu'à refuser tout crédit aux convulsions épileptiformes ou aux paralysies postépileptoïdes pour le diagnostic topographique des lésions cérébrales, à moins que ces troubles ne coexistent avec d'autres symptômes permanents (paralysie localisée), de signification bien plus précise (2) ».

L'hémiplégie peut aussi s'accompagner d'accidents épileptiformes *généralisés*, simulant complètement la vraie crise d'épilepsie. Bellisari (3) en a cité un exemple et Touche (4) en a fait l'étude complète.

D'après ce dernier auteur, ces attaques débutent de trois mois à quatre ans après l'hémiplégie, n'offrent pas de différence symptomatique avec l'épilepsie franche, présentent des mouvements convulsifs généralisés, mais prédominants dans le côté paralysé et sont dues à un ramollissement cérébral, qui produit en même temps des troubles sensitivosensoriels.

Ces attaques, qui peuvent se produire aussi sans hémiplégie antérieure, appartiennent à *l'épilepsie des artérioscléreux* et rentrent dans le quatrième groupe suivant d'hyperkinésies.

(1) Pitres, Raymond, *Académie de médecine*, 22 octobre 1901. Discussion d'une intéressante observation de Dieulafoy : épilepsie jacksonienne par lésion de la région frontale (*Presse médicale*, 1901, 23 octobre et 20 novembre).

(2) Rauzier, *loco cit.*, p. 552.

(3) Bellisari, *Riforma medica*, 1898 (*Revue neurologique*, 1899, p. 20).

(4) Touche, *Archives générales de Médecine*, 1899, t. II, p. 60.

4. Les *convulsions bulboprotubérantielles* sont produites par une lésion du mésocéphale, qui est vraiment le centre des convulsions généralisées : dans l'urémie, l'épilepsie.

Hans Luce (1) a repris l'histoire de l'épilepsie protubérantielle. Il cite les expériences de Nothnagel, de Binswanger et de Bechterew. Puis il réunit et résume 18 observations de divers auteurs et une personnelle (toutes avec autopsie) : il conclut à l'existence d'une épilepsie subcorticale (protubérantielle).

Ce qu'il faut se rappeler surtout c'est que l'épilepsie *symptomatique* (2) ne dépend pas toujours d'une lésion corticale, mais peut aussi dépendre d'une lésion mésocéphalique.

5. *Rires et pleurs spasmodiques : séméiologie de la mimique faciale et de l'expression émotive.*

En parlant plus haut (p. 122) du facial j'ai réservé tout ce qui a trait aux troubles de la mimique faciale.

On trouvera l'analyse détaillée de cette fonction dans les traités de physiologie (3). Les nerfs de la mimique (surtout le facial) (4) sont en même temps les nerfs expressifs des émotions sur le visage. Au fond, c'est une partie de l'appareil du langage.

De leur centre cortical (périrolandique inférieur) les

(1) Hans Luce, *Deutsche Zeitschrift für Nervenheilkunde*, 1899, t. XV, p. 327.

(2) Voir, dans l'article Epilepsie, déjà cité, de Rauzier, les paragraphes consacrés à l'anatomie pathologique (p. 496) et à la pathogénie (p. 505).

(3) Voir Morat, *loco cit.*, p. 427 et Edouard Cuyer, *La mimique*, Bibliothèque internationale de psychologie normale et pathologique, 1902. Voir aussi Sergi, *Les émotions*, même Bibliothèque.

(4) Mais ce n'est pas le nerf exclusif. Avec tous les muscles superficiels de la face interviennent dans cette fonction ceux qui meuvent les yeux et la tête. Car l'inclinaison de la tête et des yeux dans des sens divers fait évidemment partie de la mimique et des expressions émotives. C'est toujours uniquement l'unité de la fonction qui fait l'individualité de l'appareil nerveux.

fibres de cet appareil nerveux semblent se rendre, au moins en grande partie, à la *couche optique*, qui serait le centre intermédiaire de ces nerfs comme la région des tubercules quadrijumeaux est le centre intermédiaire pour les nerfs moteurs visuels.

C'est Charles Bell (1) qui signale le premier la possibilité de la dissociation clinique entre les mouvements volontaires et l'expression émotive pour le facial : « ainsi un homme conservera encore intact son pouvoir sur ce nerf (facial), en tant que nerf du langage, et sera pourtant impuissant à faire prendre à ses traits l'aspect ordinaire du rire ou du pleurer. Souvent vous n'observerez chez votre malade de la paralysie d'une moitié de face que s'il rit ou s'il pleure, pas à d'autres moments ».

Magnus (1837) observe une paralysie bilatérale du facial (mouvements volontaires) qui n'empêchait le malade ni de rire ni de sourire, Et Stromeyer observe le phénomène inverse : la moitié droite de la face restait sans aucune expression dans les divers états émotifs ; et cependant, sous l'influence de la volonté, il pouvait contracter les muscles de ce côté aussi bien que ceux du côté sain.

Voilà, bien posés, les deux types cliniques opposés de dissociation.

Nothnagel constate dans le premier groupe de faits (conservation de l'expression émotive et abolition des mouvements volontaires) l'intégrité de la couche optique et de sa couronne rayonnante ; et il pense qu'il doit y avoir altération de cette région dans le type inverse. La chose est confirmée et démontrée par Bechterew (1887).

D'où cette loi clinique : *l'intégrité de l'expression émotive veut dire intégrité de la couche optique.*

D'ailleurs les faits, comme celui ci-dessus de Stromeyer, prouvent que toutes les fibres corticales de la mimique ne passent pas par la couche optique, puisque certaines lésions

(1) Voir : Jules Soury, *loco cit.*, p. 1342 et suiv.

de la couche optique font disparaître l'expression émotive en laissant persister les mouvements volontaires.

On connaît plusieurs autres exemples de cette *paralysie isolée de la mimique*. Jules Soury en cite (outre celui de Stromeyer) de Romberg, Nothnagel, Gowers, Gayet, Rosenbach, Pick, Kiriliew. Dans ces cas, il y a lésion de la couche optique ou de ses fibres efférentes ; ces fibres efférentes restant séparées des fibres corticales directes même au-dessous de la couche optique, puisque Huguenin a vu une paralysie isolée de la mimique par lésion de la protubérance sans lésion de la couche optique.

A côté de ces paralysies de la mimique, il faut signaler les symptômes d'excitation de cette même fonction. Tels sont les *rires et pleurs spasmodiques*, sur lesquels Bechterew a attiré l'attention et qu'il a étudiés le premier. « Comme les couches optiques, écrit-il, représentent selon nous des organes où se trouvent surtout rassemblées des voies nerveuses servant à l'innervation motrice involontaire des différents groupes de muscles, il est naturel qu'un processus pathologique agissant comme cause d'irritation d'un système de fibres déterminé ait pour effets des troubles moteurs dont le caractère soit celui d'une excitation. »

Il décrit alors les crises de rire et de pleurer spasmodiques, observées chez certains malades et admet que ce symptôme se produit quand la lésion a « supprimé la possibilité des inhibitions corticales des centres thalamiques des mouvements d'expression involontaires ou mimiques. »

Brissaud (1) a repris et brillamment développé cette question des crises de rire et de pleurer spasmodiques, d'abord au Congrès de Limoges en 1891 (sans connaître le mémoire de 1887 de Bechterew), puis dans ses Leçons de 1894 et de 1895.

(1) Brissaud, *Congrès de Limoges*, 1891 et *Leçons sur les Maladies nerveuses*, 1895; t, I, p. 446 et 1899, t. II, p. 308 et 314.

Il insiste surtout sur les relations entre l'écorce et la couche optique par le *faisceau psychique* : parti de la région frontale de l'écorce, ce faisceau vient aboutir à la région antérieure du thalamus, dont il forme la racine antérieure, en passant par le segment antérieur de la capsule interne. — C'est le faisceau de conduction de l'action de l'écorce sur le centre thalamique du pleurer et du rire, distinct du faisceau géniculé qui conduit directement l'action corticale sur la mimique volontaire.

C'est le faisceau psychique (corticothalamique) qui est le siège de la lésion dans le rire et le pleurer spasmodiques : « lésion irritative pure quand elle siège au contact du segment capsulaire antérieur, lésion paralysante quand elle coupe la capsule elle-même. »

Dans ses études ultérieures, BRISSAUD, précisant sa pensée, a dit que ce symptôme (rire et pleurer spasmodiques) « signifie toujours une irritation capsulaire. »

MINGAZZINI (1) a publié (1897) deux observations confirmant les idées de BRISSAUD ; BURZIO (2) en a publié une autre (1899) : ramollissement embolique du noyau lenticulaire intéressant la capsule interne ; BRISSAUD (3) observe un nouveau cas (1900) : intégrité de la couche optique, lésion des noyaux gris centraux au voisinage du segment antérieur de la capsule interne.

Dans un cas d'ERNEST DUPRÉ et d'ALBERT DEVAUX (4), lésion du bras antérieur de la capsule interne, ramollissement nucléocapsulaire antérieur ; désintégration lacunaire bilatérale des putamens. Dans un de TOUCHE (5), intégrité de

(1) MINGAZZINI, cit. JULES SOURY, *loco cit.*, p. 1378.

(2) BURZIO, *Reale Accademia medica di Torino*, 1899 (*Revue neurologique*, 1899, p. 868 et 1900, p. 1092).

(3) BRISSAUD, *Congrès de Paris*, Section de Neurologie, 1900, p. 824.

(4) ERNEST DUPRÉ et ALBERT DEVAUX, *Société de Neurologie*. 4 juillet 1901, *Revue neurologique*, 1901, p. 919.

(5) TOUCHE, *Société de Neurologie*, 4 juillet 1901. *Revue neurologique* 1901, p. 648.

la couche optique, altération des noyaux lenticulaire et caudé (1).

Tous ces faits, en établissant la séméiologie de cet appareil nerveux de la mimique, précisent aussi son trajet anatomique.

Ce nerf part de la partie inférieure de la région périrolandique de l'écorce, descend dans le centre ovale; une partie, par un faisceau spécial (psychique de Brissaud), dans le segment antérieur de la capsule interne, se jette dans la couche optique et de là descend vers le mésocéphale ; l'autre partie, par le faisceau géniculé et la partie antérieure du segment postérieur de la capsule interne, évite la couche optique et va aussi vers le mésocéphale.

Les neurones inférieurs d'émission de cet appareil sont les noyaux (origine réelle) du facial inférieur, du facial supérieur, des oculogyres et des céphalogyres.

Cet appareil sert à l'expression de la mimique émotive (faisceau qui traverse la couche optique) et de la mimique volontaire (faisceau qui évite la couche optique).

(1) Je ne parle pas d'un cas de Bechterew (*Vratch*, 1901, p. 250, et *Revue neurologique*, 1901, p. 1004) parce qu'il est sans autopsie. Voir, sur ce sujet : Toulzac, *Rire et pleurer spasmodiques*, thèse de Paris, 1901, n° 655 (*Revue neurologique*, 1902, p. 189).

CHAPITRE II

L'APPAREIL NERVEUX CENTRAL DE L'ORIENTATION ET DE L'ÉQUILIBRE

A. — ANATOMIE ET PHYSIOLOGIE CLINIQUES DE L'APPAREIL NERVEUX CENTRAL DE L'ORIENTATION ET DE L'ÉQUILIBRE

I. — *La fonction de l'équilibration* : complexité et unité. Fonction centripète d'orientation et fonction centrifuge d'équilibre.

II. — *Voies centripètes de l'orientation. Voies sensitives générales. Voies sensorielles.* — 1. Voies kinesthésiques générales. — 2. Voies kinesthésiques labyrinthiques. — 3. Voies kinesthésiques oculaires.

III. — *Centres de l'équilibration et voies centrifuges.* — 1. Cervelet. — 2. Autres centres. — 3. Voies centrifuges.

IV. — *Fonctionnement général de cet appareil.* — 1. Solidarité et suppléance mutuelle des diverses voies de l'équilibration. — 2. Centres automatiques et inconscients et centres volontaires et conscients de l'équilibre.

B. — SÉMÉIOLOGIE ET DIAGNOSTIC DE SIÈGE DES LÉSIONS DE L'APPAREIL NERVEUX CENTRAL DE L'ORIENTATION ET DE L'ÉQUILIBRE

Maladies et tableau général des symptômes de l'orientation et de l'équilibre.

I. — *Désorientation par diminution ou abolition de la kinesthésie.* 1. Moyens d'exploration de la kinesthésie ; *a*) notion de position des membres ou du corps au repos ; *b*) sensations de résistance, de poids sans soupèsement et d'allègement ; *c*) sensation des mouvements passifs ; *d*) sensation des mouvements actifs ; sensation de poids en soupesant, de résistance sans immobiliser le membre; sensations musculaires intrinsèques ; sensation de fatigue ; *e*) sensations kinétiques complexes ; sens stéréognostique ; *f*) sensations kinesthésiques oculaires ; *g*) sensations kinesthésiques labyrinthiques. — 2. Valeur séméiologique des kinanesthésies et des hypokinesthésies ; siège des lésions : *a*) nerfs ; *b*) cordons postérieurs ; *c*) bulbe et mésocéphale ; *d*) région capsulothalamique ; *e*) écorce cérébrale ; *f*) centres psychiques inférieurs et supérieurs.

II. — *Désorientation par hyperesthésies et hyperalgésies kinétiques.* 1. Hyperalgésies kinétiques, crampes. — 2. Augmentation de la sensation de fatigue, fatigue du tonus. — 3. Akinesia et dyskinesia algera.

III. — *Désorientation par parakinesthésies.* 1. Paresthésies de l'orientation seule ; *a*) erreurs de localisation des sensations : allachaesthésies et allochiries ; *b*) polyesthésies et synalgies. — 2. Paresthésies de l'orientation et de l'équilibre : vertiges ; *a*) analyse psychophysiologique du vertige ; les deux éléments constitutifs essentiels ; les éléments accessoires et inconstants ; *b*) influence exercée sur les vertiges par la mise en activité ou la mise au repos des voies centripètes d'orientation ; *c*) classification des vertiges suivant le siège de l'altération initiale génératrice : α) vertiges périphériques : 1° kinesthésiques (rotatoire, locomoteur, Romberg) ; 2° labyrinthiques (Ménière, auriculaire, galvanique) ; 3° visuels (optiques, oculomoteurs) ; 4° autres (olfactif, tactile, nasal, laryngé, stomacal, cortical) ; β) vertiges centraux : 1° cervelet et pédoncules cérébelleux ; 2° bulbe et protubérance ; 3° centres labyrinthiques.

IV. — *Déséquilibre par akinésie ou hypokinésie* : 1. Abasies par akinésie : *a*) abasies paralytiques ; *b*) paralysies nocturnes ou par occlusion des yeux. — 2. Astasies par akinésie. Hypotonies partielles : *a*) tabes ; *b*) autres maladies. — 3. Effondrements.

V. — *Déséquilibre par hyperkinésie.* 1. Déséquilibre avec déplacement du corps ou des membres : entraînements, mouvements de rotation, giration, propulsion, procursivité : *a*) étude expérimentale ; *b*) étude clinique ; *c*) continuation automatique des actes — 2. Déséquilibre sans déplacement notable du corps ou des membres ; hypertonies : *a*) raideur de la paralysie agitante ; *b*) raideur cataleptique ; *c*) maladie de Thomsen et claudication intermittente ; *d*) contracture.

VI. — *Déséquilibre par parakinésie. Troubles (cinétiques) de la contraction volontaire par des mouvements irréguliers : ataxies.* 1. Névroses. — 2. Lésions des nerfs périphériques et des racines postérieures ; — 3, des cordons postérieurs ; — 4, du faisceau cérébelleux ascendant ; — 5, du cervelet ; — 6, du labyrinthe ; — 7, de la protubérance ; — 8, de la capsule interne et de la région optostriée ; — 9, du centre ovale et de l'écorce.

VII. — *Déséquilibre par parakinésie (suite). Troubles (statiques) du tonus par des mouvements irréguliers : chorées.* 1. Névroses : chorée de Sydenham, autres chorées, myoclonies. — 2. Lésions organiques : *a*) ataxie du tonus ; *b*) chorées cérébrales.

VIII. — *Déséquilibre par parakinésie (suite). Troubles (cinétiques) de la contraction volontaire par des tremblements : tremblements intentionnels.* 1. Sclérose en plaques. — 2. Mouvements posthémiplégiques. — 3. Expérimentation.

IX. — *Déséquilibre par parakinésie (fin). Troubles (statiques) du tonus par des tremblements : tremblements au repos.* 1. Paralysie agitante. — 2. Mouvements posthémiplégiques. — 3. Siège des lésions.

A. — ANATOMIE ET PHYSIOLOGIE CLINIQUES DE L'APPAREIL NERVEUX CENTRAL DE L'ORIENTATION ET DE L'ÉQUILIBRE

I

La fonction de l'équilibration : complexité et unité. Fonction centripète d'orientation et fonction centrifuge d'équilibre.

« L'équilibre est une fonction absolument à part », a dit Brissaud (1) ; et en effet il y a pour l'orientation et l'équilibre, pour l'équilibration, un appareil nerveux spécial qui ne peut être confondu avec aucun autre (pas même avec l'appareil labyrinthique) comme fonctionnement à l'état normal et comme séméiologie (2).

Comme tout appareil nerveux, celui-ci comprend des voies centripètes, des voies centrifuges et des centres où s'établissent les relations entre ces deux ordres de voies.

(1) Brissaud, *Leçons sur les Maladies nerveuses*, 1895, t. I, p. 285.

(2) Voir, pour tout ce chapitre, mon livre sur *les Maladies de l'orientation et de l'équilibre*, Bibliothèque scientifique internationale, 1901.

Ces voies, qui appartiennent d'ailleurs à d'autres appareils nerveux au point de vue anatomique, ne sont spécialisées que par leur groupement fonctionnel.

Les *voies centripètes* sont toutes celles qui peuvent conduire des impressions de nature à nous fixer : 1° sur l'état et la situation des diverses parties de notre corps, les unes par rapport aux autres (sens des attitudes, des positions, des mouvements) ; 2° sur l'état et la situation de notre corps par rapport aux objets, différents de nous, qui nous environnent (sens de l'espace). La sensation complexe de l'*orientation* est la conséquence et la résultante de ces impressions centripètes.

Elle comprend donc : 1° l'orientation des diverses parties de notre corps, les unes par rapport aux autres : c'est le *sens des attitudes segmentaires* de PIERRE BONNIER (1) ; 2° l'orientation de notre corps dans l'espace ; c'est l'*orientation subjective directe* de PIERRE BONNIER ; 3° l'orientation des objets environnants entre eux et par rapport à notre corps : c'est *l'orientation objective* de PIERRE BONNIER (2).

Les impressions qui forment ces sensations de l'orientation viennent de deux catégories différentes de sources : *a*) des sources *extrinsèques*, impressions venues de l'extérieur par les cinq sens et spécialement (chez l'homme) l'ouïe, la vue et le toucher ; *b*) des sources *intrinsèques*, impressions venues de l'intérieur par l'appareil kinesthésique spécial, le nerf vestibulaire (kinesthésique de la tête) et les nerfs kinesthésiques du globe oculaire.

L'*ouïe* sert à l'orientation en permettant de constater l'existence, la direction, la distance des objets sonores :

(1) Voir : PIERRE BONNIER, *Vertige*, Bibliothèque CHARCOT-DEBOVE, 1894 ; *L'orientation*, Scientia. Série biologique, 1900, n° 9 ; *L'oreille*, 5 volumes de l'Encyclopédie des Aide-mémoire LÉAUTÉ, Section du biologiste, *Le sens des attitudes*, 1904.

(2) Je ne parle pas de *l'orientation lointaine* (pigeons voyageurs). C'est une partie de l'orientation objective (sens du retour) qui n'intéresse pas la physiopathologie humaine (voir : livre cité de PIERRE BONNIER, sur *l'orientation*, p. 75).

c'est le nerf de l'orientation par rapport aux objets sonores.

Par la *vision*, on juge l'existence, la forme, les dimensions, dans certains cas la distance, des objets. Ce sont les voies d'orientation du corps par rapport aux objets qui l'enveloppent dans son champ visuel.

Pour mettre en évidence ce rôle de l'appareil visuel il suffit de rappeler les effondrements des sujets qui ont perdu déjà leur fonction kinesthésique et qui ferment les yeux ; leurs yeux leur servaient de béquilles (ALTHAUS). GOLDSCHEIDER rend un doigt insensible par la faradisation ; quand le sujet ne regarde pas son doigt, s'il veut le déplacer, le mouvement est irrégulier, saccadé, ataxique. S'il le regarde, au contraire, le mouvement est régulier et ne diffère que très peu du mouvement exécuté normalement (VICTOR HENRI).

Le très grand rôle de la sensibilité *générale* et *tactile* dans l'orientation se conçoit de lui-même : c'est l'appareil de l'orientation vis-à-vis de tous les objets qui nous touchent.

Enfin l'appareil *kinesthésique*, en nous donnant tous les renseignements sur la position du corps, des membres et des segments, complète, d'une manière capitale, cette orientation.

Certains cas *pathologiques* obligent à joindre, comme nerfs d'orientation, au moins accidentels, les nerfs sensitifs visceraux comme le pneumogastrique (1). A l'état physiologique, les impressions parties de l'estomac, par exemple, n'influent pas sur l'orientation et l'équilibre. Mais, dans certains états pathologiques, cette influence est manifeste, notamment pour produire le vertige stomacal, la désorientation du mal de mer ou de l'escarpolette.

Ces diverses sensations d'orientation motivent des ordres

(1) Voir notre chapitre VI.

centrifuges qui vont influencer les contractions, les relâchements et le tonus musculaires ; le résultat de l'exécution de ces ordres est l'*équilibre* ; équilibre des diverses parties du corps, les unes par rapport aux autres, et équilibre du corps entier dans l'espace environnant.

Il y a donc là, à vrai dire, deux fonctions différentes qui se complètent : une *fonction centripète d'orientation* et une *fonction centrifuge d'équilibre.*

Cette fonction, complexe et une, de l'équilibration est constamment en activité, s'exerçant soit au repos (*équilibre statique*), soit dans les mouvements (*équilibre cinétique*).

Enfin, cette fonction, habituellement automatique, réflexe et inconsciente, est très souvent influencée, modifiée, dirigée par la volonté consciente ; il doit donc y avoir des centres de l'automatisme et des centres de la direction consciente de l'équilibre.

II

Voies centripètes de l'orientation (Voies sensitives générales ; voies sensorielles). — 1. Voies kinesthésiques générales. — 2. Voies kinesthésiques labyrinthiques. — 3. Voies kinesthésiques oculaires.

Les impressions utiles à l'orientation viennent aux centres : 1° par les voies sensitives générales déjà étudiées (p. 67) ; 2° par les voies sensorielles auditives et visuelles (1), qui seront étudiées (chapitres IV et V) ; 3° par les voies kinesthésiques, qui doivent être spécialement étudiées ici.

1. Les voies *kinesthésiques* sont celles de la fonction que, depuis Charles Bell (1826), on appelle *sens musculaire* (2).

(1) Chez l'homme, dont je m'occupe exclusivement, l'odorat et le goût interviennent peu. Il n'en est pas de même chez d'autres animaux ; notamment pour l'odorat.

(2) Autres mots à connaître pour cette même fonction : Conscience musculaire (Duchenne, 1854), sensation ou sentiment d'activité mus-

J'aime mieux l'expression fonction kinesthésique et appareil nerveux kinesthésique. Mais on peut, en langage courant, continuer à employer le mot très usité de *sens musculaire*, à la condition formelle d'enlever à ce terme toute signification étymologique ; car ce n'est pas un *sens* spécial (ou du moins c'est là une notion fort discutable) et surtout l'origine des impressions kinesthésiques n'est pas exclusivement *musculaire* (1).

Cet appareil nerveux transmet les impressions kinesthésiques (Bastian) aux neurones moteurs des divers étages ; il renseigne, sur l'état de la motilité au-dessous, soit les neurones des réflexes bulbomédullaires, soit les neurones des réflexes supérieurs, automatiques inférieurs, basilaires, soit les neurones de l'automatisme supérieur, psychisme inférieur, polygone, soit les neurones du psychisme supérieur O. Et, à chaque étage, les neurones kinesthésiques reçoivent aussi les impressions des neurones moteurs du même étage et les transmettent en haut comme les impressions reçues de plus bas.

Les voies kinesthésiques sont *distinctes* des voies de sensibilité générale, mais *très voisines* sur une grande partie de leur trajet.

La distinction *intramédullaire* des voies kinesthésiques et des voies sensitives générales a été établie par la clinique.

Il y a en effet d'abord des faits nombreux de lésion mé-

culaire (Gerdy, 1837, Landry, 1852), sens des attitudes (Pierre Bonnier, 1897), sens du mouvement (Bain, 1855, Bastian, 1869), sens stéréognostique (Hoffman, 1883), sens de la force (Weber, 1834), sens de l'innervation (Wundt, 1862), faculté locomotrice ou sens de l'énergie mentale motrice (Hamilton, 1870) toucher actif (Dana, 1894). Kluge (*Zeitschrift fur Psychiatrie*, t LX, p. 414, *Neurologisches Centralblatt*, 1903, p. 867) a montré le rôle que les perversions de ce sens musculaire semblent jouer dans deux nouvelles de Guy de Maupassant « *Lui* » et le « *Horla* ».

(1) Voir un cas récent de dissociation du sens musculaire et de la sensibilité des muscles publié par Bouchaud, *Revue de Médecine*, 1903, p 839.

dullaire dans lesquels non seulement les troubles sensitifs généraux et les troubles kinesthésiques ne sont pas parallèles, mais dans lesquels, de ces troubles, les uns existent, les autres n'existent pas, chez le même sujet et pour la même lésion. Tels sont certains tabétiques qui ont la sensibilité générale très bien conservée et la sensibilité kinétique plus ou moins profondément altérée.

De plus, dans la description clinique que j'ai déjà donnée (p. 139) du syndrome de Brown-Sequard, nous avons vu que le sens musculaire est aboli, non pas du côté où la sensibilité générale est supprimée, mais du côté opposé, c'est-à-dire du côté où la motilité est abolie. Une lésion unilatérale de la moelle entraîne des troubles de sensibilité générale *croisés* et des troubles kinesthésiques *directs* (comme les troubles moteurs).

Donc, les voies sensitives générales s'entrecroisent dans la moelle même (1), tandis que *les voies kinesthésiques s'entrecroisent plus haut, au niveau des pyramides ou du bulbe* (comme les voies motrices).

Voici donc (fig. 12) (2) le trajet dans la moelle des impressions kinesthésiques. Du protoneurone sensitif (ganglion rachidien), par les racines postérieures, elles vont aux premiers neurones de relais (substance grise postérieure et colonne de Clarke, plus haut noyaux de Goll et de Burdach), les relations s'établissant entre ces divers neurones par les cordons postérieurs (faisceaux de Burdach et de Goll) et par le faisceau cérébelleux ascendant ou direct.

De là, les impressions venues par les cordons postérieurs traversent la ligne médiane et confondent alors leurs voies avec celles de la sensibilité générale dans le mésocéphale, le pédoncule, la capsule (3).

(1) Je n'ai naturellement pas à discuter de nouveau les objections faites par les physiologistes. Voir plus haut, p. 69.

(2) Cette figure reproduit mon schema des *Maladies de l'orientation et de l'équilibre*, avec une *correction* nécessaire pour le faisceau cérébelleux direct ascendant.

(3) Voir plus haut, p. 79 et 141.

Les impressions venues par le faisceau cérébelleux ascen-

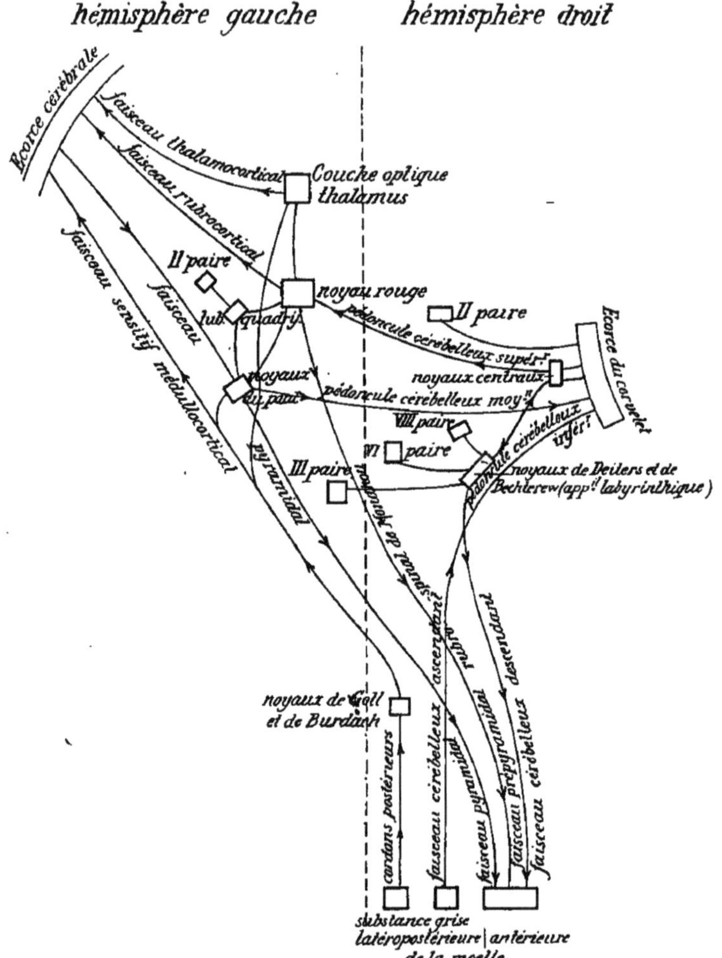

Fig. 12. — Appareil nerveux de l'orientation et de l'équilibre.

dant suivent les voies sensitives indirectes (1) : du premier neurone de relais (direct) formé par la colonne de Clarke, elles vont par le pédoncule cérébelleux inférieur au cervelet, qui forme le deuxième neurone de relais (croisé) ; de là, par le pédoncule cérébelleux supérieur, à un troisième

(1) Voir plus haut, p. 80.

neurone de relais (noyau rouge). Puis une partie va directement à l'écorce par le faisceau rubrocortical ; une autre partie passe par la couche optique qui constitue alors un quatrième neurone de relais et va à l'écorce par le faisceau thalamocortical.

A l'écorce et dans la partie du centre ovale immédiatement souscorticale, la dissociation reparaît entre les voies kinesthésiques et les voies sensitives générales, qui de nouveau peuvent être altérées ou détruites isolément. On observe en effet des cérébraux (1) chez lesquels, la sensibilité générale étant très bien conservée, la sensibilité kinesthésique est profondément troublée. Néanmoins c'est la zone périrolandique sensitivomotrice générale (peut-être un peu étendue) qui comprend les centres kinesthésiques corticaux.

2. *Voies kinesthésiques labyrinthiques.*

La huitième paire, que nous retrouverons plus loin (chapitre V. I), contient, à côté du nerf sensoriel de l'ouïe (nerf cochléaire), le nerf *vestibulaire* qui est kinesthésique.

Ce nerf vestibulaire vient du vestibule et des ampoules des canaux semicirculaires, va au ganglion de Scarpa ou vestibulaire (2), au fond du conduit auditif interne, qui constitue le protoneurone sensitif, l'analogue du ganglion rachidien pour la sensibilité générale ; de là, le nerf vestibulaire s'accole au nerf cochléaire (nerf de l'ouïe) pour former la huitième paire (nerf auditif) ; il s'en détache ensuite pour former la racine antérieure, interne ou vestibulaire, et rencontre des neurones de relais qui représentent la substance grise postérieure de la moelle : le noyau dorsal externe ou de Deiters (3) (immédiatement au-dessous de

(1) Voir notamment mes observations VII et VIII des *Maladies de l'orientation et de l'équilibre* (p. 19 et 22).

(2) Voir, pour ce trajet, le tableau du chapitre V § I sur l'ensemble de la huitième paire.

(3) Pour Pierre Bonnier, le noyau de Deiters représenterait plus

l'angle externe du quatrième ventricule), le noyau dorsal interne ou triangulaire (aile blanche externe du plancher ventriculaire) et le noyau de Bechterew (en dehors et en arrière du premier)

Ces neurones de relais du nerf vestibulaire sont ensuite reliés : 1° au cervelet (1) par le faisceau acousticocérébelleux direct et croisé ; 2° aux noyaux bulbaires oculomoteurs par le faisceau de connexion oculomotrice ; 3° à l'écorce par les fibres de la formation réticulaire qui vont probablement se joindre au faisceau central du ruban de Reil.

Ce nerf donne la notion des positions et des mouvements de la tête (par l'action de l'endolymphe sur les extrémités nerveuses). C'est le nerf de l'orientation de la tête, qui, dans l'équilibre humain, joue un grand rôle à cause de la station debout.

3. *Voies kinesthésiques oculaires.*

Les communications des voies optiques avec les centres de l'orientation ne paraissent pas définitivement établies.

Brissaud (2) admet des fibres opticocérébelleuses dans le pédoncule cérébelleux supérieur (fig. 12). L'existence de ces fibres ne paraît pas démontrée anatomiquement (3). D'après Pavlow (4), les fibres de la bandelette optique pénètrent dans le tubercule quadrijumeau supérieur, qui est lui-même en connexion avec les noyaux du pont (faisceau tectoprotubérantiel), ces noyaux du pont communiquant eux-mêmes avec l'écorce cérébelleuse par le pédoncule cérébelleux moyen. Cela créerait des voies de com-

spécialement la colonne vésiculeuse de Clarke de la moelle, tandis que les noyaux dorsal interne et de Bechterew seraient l'analogue des cornes grises postérieures de la moelle.

(1) Voir Adler, *Monatsschrift für Psychiatrie und Neurologie*, 1900, p. 459 (*Revue neurologique*, 1902, p. 218).

(2) Brissaud, *Leçons sur les Maladies nerveuses*, 1895, t. I, p. 290.

(3) Thomas, *Le Cervelet, Etude anatomique, clinique et physiologique*, 1897, p. 343.

(4) Pavlow, *Le Névraxe*, 1900, p. 331.

munication entre l'appareil optique et tout l'ensemble des centres de l'orientation.

Quant aux voies kinesthésiques oculaires, elles doivent suivre les voies oculomotrices. On a beaucoup étudié à ce point de vue les relations croisées de la troisième paire (oculomoteur commun) et les relations directes de la sixième paire (oculomoteur externe) avec les noyaux de Deiters et de Bechterew (appareil labyrinthique).

III

Centres de l'équilibration et voies centrifuges. 1. Cervelet. 2. Autres centres. 3. Voies centrifuges.

1. Il est naturel de commencer l'étude des centres de l'équilibration par le *cervelet* (1) qui est certainement un des moins discutés parmi ces centres.

Il est formé de deux groupes principaux de neurones : l'écorce cérébelleuse et les noyaux centraux (noyau dentelé ou olive cérébelleuse et noyau du toit ou de Stilling).

Il est en rapport, par des voies afférentes et des voies efférentes, avec les diverses parties de l'appareil nerveux de l'orientation et de l'équilibre (fig. 12) (2). Ces connexions sont établies par les trois pédoncules cérébelleux, inférieur, moyen et supérieur. Dans chacun de ces pédoncules, les fibres ont une direction *principale* ; c'est celle qui est indiquée par les flèches de la figure 12 : c'est le sens de *la plupart* des fibres de chaque faisceau, mais non de la totalité. Le plus souvent, il y a, dans un faisceau, des fibres dans les deux sens, mais en proportion inégale.

Par le *pédoncule cérébelleux inférieur*, qui est surtout *afférent*, et plus spécialement par le *segment externe* de ce

(1) Voir Thomas, ouvrage cité et van Gehuchten, Anatomie citée.

(2) On trouvera à la page 334 du travail cité de Thomas un schema, beaucoup plus complet que le nôtre, des connexions du cervelet.

pédoncule (corps restiforme), l'écorce cérébelleuse reçoit les impressions venues de la substance grise latéropostérieure de la moelle par le faisceau cérébelleux direct ou ascendant (impressions d'orientation tactiles et kinesthésiques des membres et du tronc).

Par le *segment interne* de ce même pédoncule cérébelleux inférieur, les noyaux centraux du cervelet reçoivent, des noyaux de Deiters et de Bechterew, les impressions labyrinthiques (huitième paire), auditives et kinesthésiques de la tête, et aussi les impressions kinesthésiques oculomotrices, troisième paire (oculomoteur commun) du côté opposé et sixième paire (oculomoteur externe) du même côté. C'est le faisceau acousticocérébelleux de Cajal, le faisceau cérébellovestibulaire de Thomas. Ce même segment interne du pédoncule cérébelleux inférieur contiendrait aussi le faisceau cérébelleux sensoriel direct d'Edinger, formé par des fibres de l'auditif, du trijumeau, du pneumogastrique et du glosso-pharyngien (1).

En somme, c'est par le pédoncule cérébelleux inférieur qu'arrivent au cervelet la plupart des impressions d'orientation.

Ce même pédoncule contient aussi des fibres *efférentes*, qui partent des noyaux centraux du cervelet, vont aux noyaux de Deiters et de Bechterew et, de là, par le faisceau cérébelleux descendant, dans la substance grise antérieure de la moelle du même côté : connexions directes entre le cervelet et la moelle. D'après certains auteurs (Thomas), le corps restiforme contiendrait aussi des fibres descendantes allant dans l'olive bulbaire du côté opposé (Cajal) ou dans le noyau de Monakow (noyau externe du faisceau de Burdach) et dans le noyau du cordon latéral (noyau antérolatéral du bulbe). Je n'ai pas fait figurer ces dernières voies efférentes sur la figure 12, parce qu'elles sont contestées (2).

(1) Thomas, *loco, cit.*, p. 86.
(2) Voir van Gehuchten, *loco cit.*, p. 182.

Le *pédoncule cérébelleux supérieur*, surtout efférent, contient les fibres qui unissent les noyaux centraux du cervelet au noyau rouge.

SAND (1) a bien étudié les fibres cérébellipètes de ce pédoncule cérébelleux supérieur, déjà signalées par OBERSTEINER (la plupart provenant de régions plus élevées que le noyau rouge), BECHTEREW, KÖLLIKER. MENDEL (1882) voit ce pédonculé atrophié après un ramollissement de l'écorce et du noyau lenticulaire, FLECHSIG et HÖSEL (1900) après un foyer cortical et souscortical, WITKOWSKI (1883), HÖSEL (1892) et MONAKOW (1895) après des lésions porencéphaliques, MAHAIM (1893) après un ramollissement dans le domaine de la sylvienne, HENSCHEN (1890) après une hémorrhagie dans le lobe pariétal inférieur, le genou de la capsule et le thalamus.

SAND cite encore des observations importantes de PIERRE MARIE et GUILLAIN (2), RAYMOND et CESTAN (3), HALBAN et INFELD, TARASEVITCH, y joint ses propres faits et conclut que le pédoncule cérébelleux supérieur comprend des fibres cérébellifuges et des fibres cérébellipètes, ces dernières venant surtout du noyau rouge, un peu du thalamus, notablement de l'écorce, du noyau caudé ou du noyau lenticulaire.

Par le *pédoncule cérébelleux moyen*, l'écorce du cervelet reçoit, par l'intermédiaire des noyaux du pont du côté opposé, les incitations venues de l'écorce cérébrale par le faisceau pyramidal (4). Ainsi s'établissent des relations croisées entre chaque hémisphère cérébral et l'hémisphère cérébelleux opposé.

Ce même pédoncule conduit aussi au cervelet les impressions optiques d'orientation venues par les tubercules quadrijumeaux et les noyaux du pont.

(1) SAND, *loco cit.*, p. 52.
(2) PIERRE MARIE et GUILLAIN, *Société de Biologie*, 1903, p. 37.
(3) RAYMOND et CESTAN, *Archives de Neurologie*, 1902, p. 81.
(4) Voir : VAN GEHUCHTEN, *loco cit.*, p. 182.

Avec toutes ces connexions, le cervelet constitue certainement le principal « centre réflexe de l'équilibration » (1) (THOMAS). Mais ce n'est pas le seul.

2. *Autres centres.*

Le rôle de l'*appareil labyrinthique* dans l'orientation et l'équilibre est devenu classique depuis les expériences et les observations de FLOURENS (1824), MENIÈRE (1861)... On en a même peut-être exagéré l'importance exclusive, mais on ne peut pas la nier (2).

Les noyaux de DEITERS et de BECHTEREW qui représentent ces centres sont en connexion avec le cervelet, avec les noyaux de la sixième et de la huitième paires du même côté, avec le noyau de la troisième paire du côté opposé, enfin avec la périphérie par le faisceau cérébelleux descendant.

Je n'ai pas besoin d'insister pour montrer le rôle des *noyaux du pont* et de l'*écorce cérébrale* dans l'équilibre.

Un mot est nécessaire sur le *noyau rouge* dont on a beaucoup parlé, en clinique, dans ces derniers temps.

Ce noyau rouge est situé dans le mésencéphale (3). Là, dans la région de la calotte (tegmentum) le noyau rouge occupe une position dont on se rend très bien compte sur une coupe transversale passant par le milieu des éminences antérieures des tubercules quadrijumeaux (fig. 13).

En dehors des fibres qui lui viennent du cervelet par le pédoncule cérébelleux supérieur, le noyau rouge reçoit aussi des impressions optiques par le tubercule quadrijumeau supérieur et le faisceau tectobulbaire (PAVLOW). Il a, de plus, des communications dans les deux sens avec

(1) Au lieu de rapporter ici les expériences physiologiques qui établissent le fait, j'ai mieux aimé les rapprocher des symptômes cliniques correspondants dans chaque paragraphe de la séméiologie.

(2) Voir les publications déjà citées de PIERRE BONNIER ; JULES SOURY, *loco cit.*, p. 1522 ; LAUDENBACH, *Journal de Physiologie et de Pathologie générale*, t. I, 1899, p. 946.

(3) Cerveau moyen, formé des tubercules quadrijumeaux et de la plus grande partie des pédoncules cérébraux.

les noyaux du pont. Enfin, de ce centre, les impressions peuvent suivre trois voies (fig 12) : 1° aller à l'écorce céré-

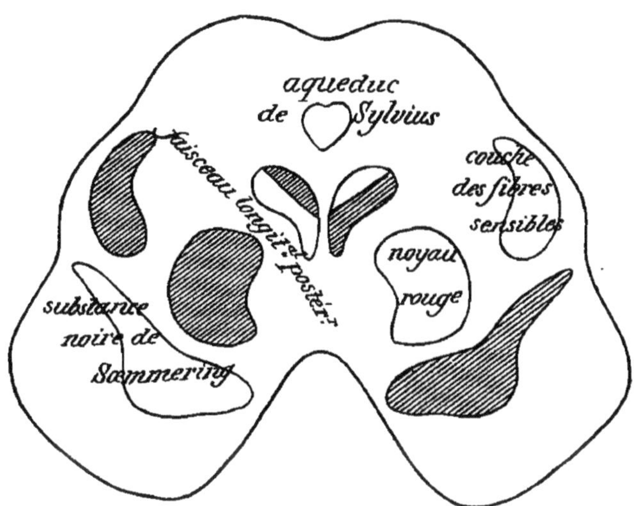

Fig. 13. — Coupe du cerveau moyen au niveau des éminences de tubercules quadrijumeaux : le noyau rouge. — D'après VAN GEHUCHTEN.

brale directement par le faisceau rubrocortical et redescendre à la périphérie par le faisceau pyramidal : relations directes entre le noyau rouge et le cerveau, croisées entre le noyau rouge et la substance grise de la moelle ; 2° aller à la couche optique par le faisceau rubrothalamique et du thalamus à l'écorce par le thalamocortical ; 3° enfin descendre directement à la périphérie par le faisceau rubrospinal de MONAKOW, prépyramidal de THOMAS, mésencéphalospinal latéral de VAN GEHUCHTEN : connexions croisées du noyau rouge avec la substance grise antérieure de la moelle.

Ce noyau rouge « représente, dit PAVLOW (1), un centre réflexe pour transmettre les impressions de lumière aux muscles de notre corps et pour maintenir nos muscles en une contraction constante, laquelle concourt à l'équilibre

(1) PAVLOW, *loco cit.*, p. 338.

du corps sans l'intermédiaire de la volonté. » VAN GEHUCHTEN (1) en fait le centre des réflexes tendineux.

Tout cela concorde pour montrer le rôle du noyau rouge dans le tonus et les réflexes de l'équilibre.

3. *Voies centrifuges.*

D'un mot, ce sont toutes les voies centrifuges qui vont, de l'écorce cérébrale ou des centres de la base aux cellules des cornes antérieures du bulbe et de la moelle ; et, de là, aux muscles des diverses parties du corps. Ce sont surtout :

1° Le faisceau *pyramidal* déjà décrit (p. 59).

2° Le faisceau *cérébelleux descendant* (fig. 12), qui vient des noyaux centraux du cervelet, passe partiellement par les noyaux de DEITERS et de BECHTEREW et aboutit aux cellules antérieures de la moelle ; il est croisé entre le cerveau d'une part, le cervelet et la moelle de l'autre ; il est direct du cervelet à la moelle.

3° Le faisceau *rubrospinal* de MONAKOW ou *prépyramidal* faisceau croisé qui va du noyau rouge aux cornes antérieures de la substance grise médullaire.

IV

Fonctionnement général de cet appareil. 1. Solidarité et suppléance mutuelle des diverses voies de l'équilibration. 2. Centres automatiques et inconscients et centres volontaires et conscients de l'équilibration.

1. L'analyse des voies et des centres d'équilibration que nous avons faite est naturellement artificielle et nécessitée par les exigences de l'étude et de l'exposition. Mais, à l'état normal, toutes les sources d'orientation, que nous avons

(1) VAN GEHUCHTEN, Communication au Congrès de Paris, 1900 et *le Névraxe*, 1900, t. I, p 247. Voir aussi : LAUREYS, *Journal de Neurologie*, 1900, p. 469 et VAN GEHUCHTEN, *ibidem*, p. 471.

analytiquement séparées et décrites, chacune indépendamment des autres, se superposent et s'associent, intriquent même leurs effets. Ainsi la vue et le toucher, la kinesthésie des membres et la kinesthésie de la tête collaborent pour nous orienter à l'état physiologique.

La connexion et la *solidarité* des diverses voies d'orientation sont telles qu'on les voit se *suppléer* mutuellement, quand une ou plusieurs d'entre elles sont altérées par la maladie, les autres restant intactes. La chose a été nettement établie par l'expérimentation (1).

Ewald d'abord (1895) chez le chien, Lange chez le pigeon, Thomas, Roncali (2) montrent que l'écorce cérébrale et le labyrinthe se compensent mutuellement : les troubles résultant des destructions labyrinthiques s'atténuent progressivement, mais reparaissent intenses si on détruit l'écorce cérébrale (zone périrolandique). L'un et l'autre de ces centres et le cervelet peuvent être compensés à leur tour par les sensations visuelles : l'animal, privé de ses centres labyrinthiques et de son écorce cérébrale ou de son cervelet, ne s'améliore pas dans une chambre obscure comme à la pleine lumière. Le labyrinthe et le cervelet se suppléent aussi : les troubles labyrinthiques, améliorés, presque disparus, reparaissent par la destruction du cervelet ; les troubles par lésion simultanée des labyrinthes et du cervelet n'ont aucune tendance à s'améliorer (3).

Enfin Bickel (4) vient de montrer la suppléance de l'orientation médullaire par les divers autres centres de l'équilibration. Le chien, ataxique par section des racines pos-

(1) Voir : Thomas, *Revue internationale de Rhinologie et Otologie*, 1899 et Jules Soury, *loco cit.*, p. 1523.

(2) Roncali, *Il Policlinico*, 1899 (*Revue neurologique*, 1900, p. 180).

(3) On trouvera un bon tableau de ces phénomènes de suppléance et de la reprise de la marche chez les animaux opérés dans le travail cité de Thomas (p. 309).

(4) Bickel, Société de médecine interne de Berlin *München medicinische Wochenschrift*, 4 décembre 1900 (*Revue générale de Pathologie interne*, 1901, p. 32).

térieures, s'améliore ; si alors on extirpe le labyrinthe, il survient une nouvelle ataxie incurable. La même suppléance peut être exercée par l'œil, les parties sensorielles du cerveau, la zone sensitivomotrice de l'écorce et probablement aussi (ajoute l'auteur) le thalamus, les tubercules quadrijumeaux et le cervelet.

La clinique démontre, elle aussi, la possibilité de cette suppléance des cordons postérieurs de la moelle. SCHULTZE (1) a publié (1882) l'observation et l'autopsie d'un tabétique qui avait été *guéri* par ERB douze ans avant et chez lequel il trouva cependant la lésion persistante des cordons postérieurs. Donc, le tabès guérit *cliniquement* sans guérir *anatomiquement* ; donc, les cordons postérieurs, restés altérés, ont été suppléés (2).

Ces faits prouvent que les centres et les conducteurs survivants peuvent remplacer ceux qui ont été détruits, et que même les conductions, qui se faisaient normalement par les organes détruits, peuvent arriver à se faire par des organes absolument étrangers à l'exercice normal et physiologique de cette fonction.

2. *Centres automatiques et centres volontaires de l'équilibre.*

L'appareil nerveux de l'orientation et de l'équilibre peut fonctionner *automatiquement* ou *volontairement.*

Le plus souvent il fonctionne automatiquement : nous ne nous occupons pas en général de notre équilibre, quand nous parlons, écrivons, pensons, etc. Dans ce cas, les centres qui entrent seuls en jeu sont les centres inférieurs (noyaux du pont, noyau rouge, cervelet) : l'orientation est alors inconsciente et l'équilibre automatique.

Dans d'autres cas, la volonté consciente intervient, par

(1) SCHULTZE, *Archiv fur Psychiatrie und Nervenkrankheiten*, 1882, t. XII, p. 232.

(2) C'est le principe du traitement de FRENKEL (1890) dans l'ataxie et en général de la rééducation motrice.

exemple chez l'équilibriste, ou chez le novice qui apprend à aller à bicyclette, ou chez chacun quand il veut délibérément faire un acte donné d'équilibre plus ou moins compliqué. Alors les centres psychiques interviennent dans l'arc réflexe de l'équilibre. Ou plutôt le centre réflexe est toujours dans les centres automatiques, mais il est alors influencé par les centres corticaux supérieurs (1) : l'orientation est alors consciente et l'équilibre volontaire.

On peut même, pour ces centres supérieurs, séparer et distinguer l'action de O et l'action du polygone. Un somnambule, un hypnotisé, voire même un distrait, ne surveillent et rectifient leur équilibre automatique qu'avec leur polygone.

Dans ces derniers cas, on évite même les perturbations parfois fâcheuses que O apporterait à l'équilibre, sous l'influence de la peur par exemple ou de quelque passion. Le somnambule ne marche sans vertige sur les gouttières que parce que O ne vient pas troubler l'équilibre instinctif et c'est pour cela qu'il serait parfois dangereux d'éveiller un somnambule quand il est dans une position d'équilibre automatique difficile.

C'est ainsi que l'équilibre automatique apparaît comme le plus habituel et aussi le plus étendu et le plus habile comme action.

On voit encore l'orientation inconsciente et l'équilibre automatique dans des cas comme celui de ce malade (lésion corticale) qui volontairement et en y réfléchissant ne savait pas s'orienter pour rentrer chez lui et qui, automatiquement et inconsciemment, rejoignait très bien son domicile.

Enfin les centres psychiques peuvent influencer les centres automatiques de l'équilibration, mais sans en avoir conscience. Ce mode d'action est bien indiqué dans le passage suivant de Claparède (2).

(1) Nous étudierons ces centres corticaux de l'orientation et de l'équilibre à propos des kinanesthésies (même chapitre, B. I. 2. *e*).

(2) Claparède, *Année psychologique*, t. VI, p. 93.

« Lorsque nous sommes mis en rapport avec un objet extérieur, que ce soit par la vue ou par un autre sens,... notre corps tout entier prend une certaine attitude qui n'est pas la même selon l'objet auquel nous avons affaire. Nous ne nous comportons pas du tout de même vis-à-vis d'un animal qu'en face d'une plante ou d'une pierre, etc. Les divers objets provoquent chez nous des réactions diverses, selon leur nature. Notre attitude est différente lorsque nous entrons dans une chambre, selon que celle-ci est grande ou petite, meublée, élégante ou non ; lorsque nous parlons à une personne, selon qu'il s'agit d'un supérieur, d'un ami, d'un enfant, etc... Chez les enfants, on remarque bien ces diverses attitudes qui, lorsqu'on leur montre des images, par exemple, se modifient selon ce que celles-ci représentent. Bastien Lepage (cité par Arreat) écrit à propos des Arabes : il semble que chacun d'eux, à tout moment, donne à son vêtement, par la façon de le draper, la situation de sa pensée... L'attitude des personnes avec lesquelles nous avons affaire tend à se reproduire chez nous-mêmes, ainsi que leurs gestes, leur démarche... »

Ainsi, en somme, appareil nerveux automatique et inconscient de l'équilibration, influencé ou non par les centres psychiques conscients ou inconscients ; d'où, trois modes principaux de fonctionnement : automatique et inconscient, volontaire et conscient, volontaire et inconscient.

B. — SÉMÉIOLOGIE ET DIAGNOSTIC DE SIÈGE DES LÉSIONS DE L'APPAREIL NERVEUX CENTRAL DE L'ORIENTATION ET DE L'ÉQUILIBRE

Maladies et tableau général des symptômes de l'orientation et de l'équilibre.

Les maladies qui atteignent cet appareil de l'équilibration sont de deux ordres : diffuses ou systématisées.

Les maladies à lésions *diffuses* (hémorrhagie, ramollissement, tumeurs, sclérose...) peuvent frapper diverses parties de cet appareil comme, en même temps ou dans d'autres cas, elles se localiseront ailleurs.

Les autres maladies sont, par leur lésion principale, spécialement et *systématiquement* localisées à une partie de cet appareil de l'équilibration. Tels sont : le *tabes*, maladie du protoneurone sensitif ganglionnaire et plus spécialement de la partie médullaire (racines postérieures et cordons postérieurs) de ce neurone (BRISSAUD et DE MASSARY 1896) ; la *maladie de* FRIEDREICH (ataxie héréditaire), lésion tabétocérébelleuse des cordons postérieurs d'une part, de la colonne de CLARKE et du faisceau cérébelleux ascendant de l'autre, lésion simultanée des neurones inférieurs (médullaires) de la voie d'orientation entière (corticale directe et cérébelleuse) (1) ; l'*hérédoataxie cérébelleuse* (2) (maladie de MARIE), atrophie du cervelet, surtout aux dépens de la substance grise, sans sclérose de la face supérieure, et l'*atrophie olivopontocérébelleuse* de DEJERINE et THOMAS (3), atrophie (primitive, dégénérative, systématisée, sans sclérose ni inflammation) de l'écorce du cervelet, des olives bulbaires et de la substance grise du pont, dégénérescence totale du pédoncule cérébelleux moyen et dégénérescence partielle du corps restiforme avec intégrité relative des noyaux gris centraux ; l'*otite interne*, les maladies de l'appareil labyrinthique...

Enfin il y a des névroses comme la *chorée*, la *paralysie agitante*, qui paraissent aussi et le plus spécialement des maladies de l'équilibration.

(1) Voir PIERRE MARIE, *Leçons* citées, p. 381 et *Traité de Médecine*, 1894, t. VI, p. 434 ; GEREST, *loco cit.*, 1898 ; VINCELET, *Etude sur l'anatomie pathologique de la maladie* de FRIEDREICH, thèse de Paris, 1900. Voir aussi RAYMOND, *Clinique des Maladies du Système nerveux*, 1898, t. III, p. 329 et 346.

(2) Voir : PAUL LONDE, *Hérédoataxie cérébelleuse*, thèse de Paris, 1895.

(3) DEJERINE et THOMAS, *Nouvelle Iconographie de la Salpêtrière*, 1899, p. 330. Etude d'ensemble et classification des atrophies du cervelet. HENRI LOEW, thèse de Paris, 1903, n° 6.

Les *symptômes* de l'orientation et de l'équilibre peuvent être classés dans le tableau suivant.

TABLEAU XIII. — LES SYMPTOMES DE L'APPAREIL NERVEUX D'ORIENTATION ET D'ÉQUILIBRE

<table>
<tr><td rowspan="4">I. — Symptômes subjectifs</td><td rowspan="4">Les sensations d'orientation sont troublées par</td><td>Diminution (anesthésie ou hypesthésie).</td><td colspan="3">1. Diminution ou abolition des sensations génératrices de l'orientation : kinanesthésie ou hypokinesthésie (perte du sens de position, des attitudes, des sensations de poids, de résistance, d'allègement...) : attitudes cataleptiformes, arrêt ou continuation automatique des mouvements par l'occlusion des yeux..., diminution de la sensation de fatigue..., anesthésies sensorielles.</td></tr>
<tr><td>Exaspération (hyperesthésie ou hyperalgésie).</td><td colspan="3">2. Augmentation de la sensation de fatigue, crampes, akinesia algera de Mœbius. Hyperesthésies sensorielles.</td></tr>
<tr><td rowspan="2">Perversion (paresthésie)</td><td colspan="3">3. Paresthésie de l'orientation seule : désorientation.</td></tr>
<tr><td colspan="3">4. Paresthésie de l'orientation et de l'équilibre, sensation illusoire de déplacement et sensation de déséquilibre : vertige.</td></tr>
<tr><td rowspan="5">II. — Symptômes objectifs</td><td rowspan="5">L'équilibre est troublé par</td><td>Akinésie.</td><td colspan="3">5. Astasie abasie paralytique.</td></tr>
<tr><td>Hyperkinésie.</td><td colspan="3">6. Mouvements d'entraînement et de propulsion : nystagmus, déviation conjuguée active de la tête et des yeux ; paralysie agitante, tics, astasie abasie convulsive et tonique. Contractures.</td></tr>
<tr><td rowspan="3">Parakinésie.</td><td rowspan="2"></td><td colspan="2">Mouvements anormaux se manifestant</td></tr>
<tr><td>Dans la marche et dans les mouvements du sujet (parakinésie cinétique).</td><td>Au repos du sujet (parakinésie statique).</td></tr>
<tr><td>Contractions irrégulières

Tremblements.</td><td>7. Ataxie et incoordination : tabes (avec signe de Romberg); lésions du cervelet (démarche ébrieuse) ; hémiataxie posthémiplégique ; ataxie de Friedreich.
9 Sclérose en plaques, mouvements posthémiplégiques.</td><td>8. Ataxie du tonus, chorées, hémichorée posthémiplégique, chorée cérébelleuse.
10. Paralysie agitante, hémiparalysie agitante posthémiplégique.</td></tr>
</table>

Nous allons les étudier successivement dans l'ordre même de ce tableau.

I

Désorientation par diminution ou abolition de la kinesthésie. — 1. Moyens d'exploration de la kinesthésie : *a*) notion de position des membres ou du corps au repos ; *b*) sensations de résistance, de poids sans soupèsement et d'allègement ; *c*) sensation des mouvements passifs ; *d*) sensation des mouvements

actifs ; sensation de poids en soupesant, de résistance sans immobiliser le membre ; sensations musculaires intrinsèques : sensation de fatigue ; *e*) sensations kinétiques complexes ; sens stéréognosique ; *f*) sensations kinesthésiques oculaires ; *g*) sensations kinesthésiques labyrinthiques. — 2. Valeur séméiologique des kinanesthésies et des hypokinesthésies ; siège des lésions : *a*) nerfs ; *b*) cordons postérieurs ; *c*) bulbe et mésocéphale ; *d*) région capsulothalamique ; *e*) écorce cérébrale ; *f*) centres psychiques inférieurs et supérieurs.

Ce groupe comprend réellement toutes les désorientations par diminution ou abolition des sensations génératrices de l'orientation : impressions sensorielles (tactiles, visuelles, auditives) et impressions kinesthésiques.

Les anesthésies générales et sensorielles ayant déjà été étudiées dans le premier chapitre (p. 132) ou devant l'être dans le quatrième et le cinquième, nous n'étudierons ici que les *kinanesthésies* et *hypokinesthésies* (1).

1. *Mogens d'exploration du sens musculaire.*

La recherche de la sensibilité kinesthésique est différente de la recherche des autres modes de sensibilité et il ne faut jamais se contenter, en clinique, de cette dernière.

(1) Voir, pour tout ce qui suit : Paul Sollier, *Archives de Neurologie*, 1887, t. XIV, p. 81 ; Lamacq, *Etude critique du sens musculaire*, thèse de Bordeaux, 1891 ; Aba, *Etude clinique des troubles de la sensibilité générale, des sens musculaire et stéréognostique dans les hémiplégies de cause cérébrale*, thèse de Paris, 1896 ; Cherechewsky, *Le sens musculaire et le sens des attitudes*, thèse de Paris, 1897 ; Bourdicaud Dumay, *Recherches cliniques sur les troubles de la sensibilité générale, du sens musculaire et du sens stéréognostique dans les hémiplégies de cause cérébrale*, thèse de Paris, 1897 ; Verger, *Des anesthésies consécutives aux lésions de la zone motrice*, thèse de Bordeaux, 1897 ; *Archives cliniques de Bordeaux*, octobre 1897 ; *Archives de neurologie*, décembre 1899 et janvier 1900 ; *Archives générales de Médecine*, 1900, p. 513 ; Victor Henri, *Année psychologique*, 1899, t. V, p. 399 (Bibliographie très complète) ; Claparède, *Du sens musculaire à propos de quelques cas d'hémiataxie posthémiplégique*, thèse de Genève, 1897 (Bibliographie très complète), *Année psychologique*, 1899, t. V, p. 65 et 1900, t. VI, p. 74 (Bibliographie très complète).

Certains hémiplégiques (1) ont la sensation tactile de ma main qui touche leur membre paralysé, mais ne peuvent pas utiliser cette sensation pour orienter leur main ; ils ne savent pas où est leur propre main quoiqu'ils sentent la mienne au contact de la leur ; ils localisent la sensation sur leur corps, mais ne peuvent pas la localiser dans l'espace.

Analysant ces faits, DEJERINE (2) dit : « ces observations imposent la conclusion que la représentation du mouvement et de l'attitude relève surtout de la sensibilité profonde ». *Surtout*, oui, mais pas *exclusivement*. Les nerfs superficiels ne peuvent pas ne pas intervenir dans l'orientation. Seulement la différenciation se fait par les centres et par suite par les neurones de relais et leurs prolongements mis en activité.

Il faut aussi bien distinguer dans l'orientation les *sensations simples* et les *jugements complexes*.

Ainsi le *sens stéréognostique* (HOFFMANN) ou *toucher actif* (DANA) est en réalité une perception et un jugement complexes. Il faut combiner et superposer des sensibilités très diverses (superficielle, profonde, tactile, algésique, thermique, kinesthésique...) pour reconnaître un objet ; il faut percevoir le contact, la forme, les dimensions, la sensation thermique ou piquante, le poids, la consistance... Ce n'est donc pas seulement la « perception tactile de l'espace ». Toutes ces sensations perçues, l'esprit doit les réunir, les synthétiser, en faire un bloc ; ce bloc est rapproché des souvenirs analogues ou différents accumulés par l'expérience antérieure. Et la reconnaissance de l'objet est, en définitive, un vrai *jugement* basé sur toutes ces impressions variées.

Le tableau suivant résume les *sensations simples d'orientation* que nous étudierons successivement.

(1) Voir spécialement mes observations VI et VII des *Maladies de l'orientation et de l'équilibre*, p. 16 et 19.

(2) DEJERINE, article cité du *Traité de Bouchard*, t. IV, p. 882.

TABLEAU XIV

	MEMBRE IMMOBILE	MEMBRE EN MOUVEMENT
Repos musculaire.	*a*) notion de position	*c*) sensation des mouvements passifs.
Activité musculaire	*b*) Sensation de résistance, d'allègement et de poids sans soupèsement.	*d*) Sensation des mouvements actifs, des déplacements voulus, de poids en soupesant. — Sensations musculaires intrinsèques : sensation de fatigue.

Après quoi nous étudierons : *e*) les sensations plus complexes (sens stéréognostique) ; et enfin nous dirons un mot des sensations kinesthésiques ; *f*) oculaires ; *g*) labyrinthiques.

a) *Notion de position des membres ou du corps au repos* (1).

Une première question préjudicielle se pose : avons-nous physiologiquement la notion de position de nos membres au repos, sans contraction musculaire, sans déplacement actif ou passif? Les physiologistes sont divisés et disent, les uns oui (LAMACQ), les autres non (V. HENRI).

Ce n'est pas la sensation du repos absolu qui est en question, nos muscles étant toujours en tonus. Mais avons-nous la sensation du tonus de nos divers muscles et de la position qui en résulte ?

Pour le clinicien, la réponse est nécessairement affirmative. A l'état normal, ce n'est pas une notion très fine : nous n'avons pas la sensation de la position d'une phalange ou même d'un doigt ; nous sentons seulement la position

(1) Voir spécialement : VICTOR HENRI, *loco cit.*, p. 424 ; LAMACQ, *loco cit.*, p. 50; CLAPARÈDE, *loco cit.*, p. 35.

générale du corps, d'un membre tout entier. Mais, à l'état pathologique, la chose apparaît très nette, hors de doute : nous avons bien la notion de position de notre corps et de nos membres, puisque certaines maladies détruisent cette notion et qu'alors il apparaît un tableau clinique absolument et clairement différent du tableau physiologique normal. Les erreurs d'appréciation commises par un sujet sain ne sont en rien comparables à celles que commettent les tabétiques et certains cérébraux.

Ce n'est pas sur la position fine d'un doigt ou d'une phalange que se trompent nos malades : ils perdent un membre entier, ne savent plus quelle est sa position, le cherchent, ne le retrouvent qu'avec des subterfuges d'exploration.

Il manque évidemment à ces malades une faculté que les sujets sains possèdent. Donc, nous avons, à l'état physiologique, la notion de position de notre corps et de nos membres au repos. Seulement nous n'en constatons positivement l'existence que quand elle vient à nous manquer par suite de maladie.

Pour analyser cette fonction, il faut d'abord interroger le sujet au réveil, après avoir détourné, pendant assez longtemps, son attention, par une lecture par exemple. Ses yeux étant fermés, on lui demande comment sont ses membres, ses doigts. Au plus haut degré, le malade perd ses membres dans son lit, souvent même ailleurs. Je raconte souvent l'histoire des tabétiques qui perdent leurs jambes dans la piscine de la Malou ou sous la table de wisth.

On peut varier l'exploration en imprimant divers mouvements, plus ou moins compliqués aux membres du sujet, qui a toujours les yeux fermés ; on le laisse immobile un certain temps et on l'interroge sur la position qu'on a ainsi donnée à ses membres.

J'ai indiqué ailleurs (1) des procédés plus délicats em-

(1) *Maladies de l'orientation et de l'équilibre*, p. 117.

ployés par les physiologistes (1) : ils sont le plus souvent inutiles en clinique.

Dans tous ces cas, on demande au sujet de *décrire* la position de ses membres. Dans une seconde série d'explorations il faut lui demander *d'imiter* avec le membre symétrique la position ou l'attitude segmentaire donnée au membre étudié (Leyden).

Enfin dans une troisième série, après avoir donné une position à un membre, on dit au sujet de *toucher* telle partie de ce membre avec un doigt de l'autre (Aba, Bourdicaud-Dumay).

Nous verrons plus loin que la signification séméiotique de ces trois ordres d'exploration n'est pas la même.

b) *Sensations de résistance, de poids sans soupèsement et d'allègement.*

Comme la sensation de position (*a*), la sensation de résistance et de poids répond encore à l'immobilité des organes moteurs. Seulement, dans le cas actuel, les muscles sont immobiles *avec tension musculaire*. On mesure la force de stabilisation, la force de situation fixe de Barthez (Voir plus haut, p. 113). *La notion de résistance est une notion d'effort musculaire sans déplacement effectif du membre.*

Cette notion de résistance a plutôt son siège et son point de départ dans les parties profondes que dans la peau (expériences de Goldscheider, Hitzig, Bloch, Charpentier, Lamacq) (2). Mais en somme, dans la notion complexe de résistance et de poids, il y a trois choses : la notion de l'effort, la sensation de pression, la sensation de contraction musculaire. C'est ce dernier élément qu'il faut surtout rechercher en clinique et par suite on doit éliminer autant que possible les sensations de pression et réduire au minimum le contact avec la peau de l'appareil explorateur.

(1) Féré, Hoffmann, Victor Henri...

(2) Voir *Maladies de l'orientation et de l'équilibre*, p. 121.

Comme moyen d'exploration, on pourrait, imitant l'expérience de Milon de Crotone, essayer d'ouvrir avec des poids la main d'un sujet fermée sur un œuf ou sur un dynamomètre immobilisé à une faible pression, toujours la même. Ce procédé n'a pas été employé.

Habituellement, en clinique, on procède avec des poids dont le sujet doit apprécier les différences. D'après JACCOUD au membre inférieur, un individu sain apprécie une différence de 50 à 70 gram., tandis que chez six ataxiques la différence minima de poids perçue oscille de 100 à 3.000 gr. SPAETH a fait des constatations analogues. LAMACQ a même vu chez un tabétique le renversement de la sensation de poids : ce malade accusait une diminution de poids quand on ajoutait 100 grammes aux 50 grammes qu'il soulevait déjà. C'est la désorientation complète pour les sensations de poids et de résistance.

Toutes ces recherches seront faites en suspendant un plateau ou un sac, avec un cordon mince (pour diminuer le plus possible les sensations de pression cutanée) et sans que le sujet soupèse, c'est-à-dire en évitant que le malade fasse personnellement aucun mouvement actif. Il doit toujours avoir les yeux fermés, pour éviter l'illusion de poids que donne la perception visuelle (1).

Malheureusement il est en général difficile d'éviter que le sujet fasse des mouvements actifs de soupèsement involontaire. Pour que dans ces explorations le bras reste réellement et complètement immobile, j'ai proposé (2) d'utiliser plutôt la *sensation d'allègement.* L'épreuve est basée sur

(1) Voir : FLOURNOY, *Année psychologique*, 1895, t. I, p. 198. LEY, *Journal de Neurologie*, 1900, p. 309. Bibliographie de la question, p. 315.

(2) Etude clinique de la fonction kinesthésique (sens musculaire). Mesure de la sensation d'innervation motrice dans un membre immobile tendu. Seuil des poids perçus sans pression cutanée et sans mouvements (actifs ou passifs) du membre. Kinesthésiomètre indiquant la sensation minimale d'allègement. *Congrès de Paris*, Section de Neurologie, 1900, p. 127.

l' « expérience de la sensation paradoxale de résistance (1). » Voici comment on doit procéder.

Le bras du sujet reste immobile, horizontal; il tient un fil qui supporte un petit plateau avec des poids. Le sujet a les yeux fermés. Un aide soulève, lentement et silencieusement, au-dessous, un coussin ou un carton plan habillé d'étoffe épaisse (drap ou velours) jusqu'à la rencontre du poids tenu par le sujet. A ce moment, il allège le fil, et si le poids suspendu est suffisant, le sujet éprouve une sensation particulière et signale exactement ce moment précis de l'allègement.

La sensation éprouvée par le sujet est certainement une sensation de l'innervation motrice elle-même; car c'est la seule chose qui change à ce moment (2).

Le rôle de la sensibilité cutanée est aussi réduit que possible, puisque le fil est très fin et tenu entre les doigts. Des expériences très simples avec anesthésie des doigts par le chlorure d'éthyle m'ont montré qu'on peut n'en tenir aucun compte.

J'ai vu ainsi qu'avec mon petit appareil, chez des sujets sains, le seuil du poids capable de donner la sensation d'allègement est environ de 10 grammes (3). Chez certains cérébraux et chez des tabétiques la même sensation n'apparaît parfois pas avec 30 grammes dans un membre akinesthésié.

c) Sensation des mouvements passifs.

D'abord avons-nous réellement une sensation spéciale du mouvement passif, c'est-à-dire des déplacements qu'on nous communique? ou bien formulons-nous un jugement basé sur la comparaison de la position initiale et de la po-

(1) Voir: VICTOR HENRI, *loco cit.*, p. 451.

(2) Voir: *Maladies de l'orientation et de l'équilibre*, p. 125.

(3) Chaque médecin devra déterminer ce chiffre physiologique, une fois pour toutes, avec son appareil.

sition finale (ce qui confondrait ce paragraphe avec le paragraphe α, notion de position)?

Victor Henri paraît avoir bien établi l'existence réelle et séparée de cette sensation des mouvements passifs. On peut en effet perdre la sensation de position (courant électrique : Goldscheider ; membre engourdi ; certains tabétiques : Lamacq) sans perdre la sensation des mouvements passifs, qui est d'ailleurs à l'état normal beaucoup plus nette, plus intense et avec un seuil plus bas que la notion de position.

Dans quelles parties des organes en mouvement prennent naissance ces sensations des mouvements passifs ?

Ce n'est pas dans la *peau*, quoi qu'en aient dit Schiff et Trousseau. Car certains malades ont la sensibilité cutanée parfaitement intacte, tandis qu'ils n'ont pas ou presque pas la sensation des mouvements passifs communiqués à leurs membres (Duchenne). Dans l'hémiparaplégie croisée de Brown-Sequard, la sensibilité cutanée est atteinte d'un côté et la sensibilité kinesthésique de l'autre. D'après Goldscheider même, la sensation cutanée gênerait plutôt la sensation de déplacement.

Ce n'est pas non plus dans les *muscles* (quand le mouvement est entièrement passif). Leyden a vu une atrophie totale des extenseurs de la main avec disparition de toute trace de contraction (électrique ou volontaire) chez un sujet qui percevait cependant très bien les mouvements communiqués.

Aux *articulations* paraît dévolu un rôle vraiment important.

Lewinski a montré que certains ataxiques ne sentent pas les mouvements passifs, qui ont pour effet d'éloigner les surfaces articulaires l'une de l'autre (quand on tire sur les membres), mais sentent très bien les mouvements passifs qui ont pour effet de rapprocher les surfaces articulaires l'une de l'autre (quand on comprime les membres). Mais il faut se rappeler que les tabétiques ont cette sensibilité aux mouvements passifs affaiblie ; à l'état normal, nous sentons moins bien, mais nous sentons les mouvements qui ont pour effet d'écarter l'une de l'autre les surfaces articulaires. D'autre part DEJERINE (1) a vu chez des tabétiques la sensation de mouvement et la sensation de direction de ce mouvement dissociées : ainsi la sensation de flexion sera conservée tandis que l'extension n'est pas sentie.

GOLDSCHEIDER a montré que le seuil augmente si le courant engourdissant passe par l'articulation. L'autre observation indique bien aussi que c'est au niveau des articulations que nous sentons le plus et le mieux les déplacements communiqués dans les mouvements passifs.

Donc, les sensations de mouvements passifs sont surtout (mais pas exclusivement) provoquées dans les articulations, produites par le frottement des surfaces articulaires l'une contre l'autre.

Pour explorer cette sensibilité aux mouvements passifs, LEYDEN déplace la jambe du sujet le long d'un cercle gradué ou d'une règle graduée ; le malade a les yeux fermés et on détermine le mouvement passif minimal, le déplacement communiqué minimum, nécessaires pour être perçus. GOLDSCHEIDER, HOCHEISEN, JOUKOWSKY (chez BECHTEREW) ont fait des analyses physiologiques très fines, peu applicables au lit du malade.

En clinique, on fait fermer les yeux au sujet ; on saisit à pleine main le membre étudié ; on communique des mouvements passifs : certains malades n'ont aucune conscience de ces déplacements. On peut ainsi communiquer soit des mouvements très simples (déplacement d'un segment dans un seul sens) soit des mouvements plus ou moins compliqués (déplacement successif de plusieurs segments, en 8, en cercle) (2)...

(1) DEJERINE, *loco cit*, p. 883.

(2) On peut mettre un crayon dans la main du sujet qui a les yeux fermés, lui faire tracer un dessin ou des lettres en dirigeant sa main

Pour des troubles peu accentués on pourra employer ou le cercle gradué de LEYDEN ou le pendule de GOLDSCHEIDER que l'on suspend au membre devant un secteur gradué.

Comme pour la notion de position, on pourra faire *décrire* au sujet le déplacement ou le lui faire *imiter* avec le membre symétrique ou lui faire *toucher* avec le membre symétrique le membre déplacé.

d) *Sensation des mouvements actifs ; sensation de poids en soupesant, de résistance sans immobiliser le membre. Sensations musculaires intrinsèques ; sensation de fatigue.*

Une différence à noter entre le mouvement actif et le mouvement passif n'est pas seulement cette activité même, mais ce fait que le sujet n'a conscience du mouvement passif que quand il est exécuté, tandis qu'il a conscience de l'effort voulu pour exécuter un mouvement actif *avant* qu'il soit exécuté. C'est tellement vrai que certains malades peuvent même avoir cette conscience *sans* que le mouvement soit exécuté. C'est ce qui arrivait à une curieuse hystérique hypnotisable dont j'ai publié l'histoire avec BROUSSE (1). De même les amputés ont, dans leur membre absent, des hallucinations *centrales* de mouvements voulus et non exécutés (bien étudiées par WEIR MITCHELL et PITRES).

Donc, la sensation de mouvement actif est en réalité la *sensation de la volition d'un mouvement actif*.

Comme procédé d'exploration (2), on peut faire faire au sujet, entre les deux rangées de lit d'une salle d'hôpital par exemple, l'analogue de l'épreuve du tapis vert de Ver-

et puis lui demander ce qu'il a dessiné. On peut aussi, pour cette épreuve, se servir du pantographe qui évite le contact de la main du médecin sur la main étudiée du sujet.

(1) Histoire d'une hystérique hypnotisable. *Leçons de Clinique médicale*, 1re série, p. 633.

(2) Voir VICTOR HENRI, *loco cit.*, p. 493 à 511.

sailles (1). La rapidité avec laquelle on dévie à droite ou à gauche permet d'apprécier grossièrement le sens de la direction des mouvements actifs chez le sujet.

D'une manière plus précise, on peut chercher le seuil du mouvement actif perçu, en demandant au sujet de faire avec un doigt le plus petit mouvement possible, c'est-à-dire le plus petit mouvement perçu par lui, et en comparant le résultat à celui d'une personne saine ou aux chiffres de Goldscheider.

Plus simplement, on fait faire au sujet un acte indiqué, d'une étendue donnée ; puis on le lui fait reproduire d'après le seul souvenir de l'impression kinétique perçue (Cremer, Loeb) (2). Il agira avec la même main ou avec l'autre main, imitera un mouvement actif ou passif (si on connaît déjà sa sensibilité aux mouvements passifs) (3).

Au tabétique il suffit de dire de faire sur une planchette un mouvement de 20 à 25 centimètres ou même de toucher avec un doigt le bout du nez ou le lobule de l'oreille. On peut lui dire de mettre les dames sur chaque case d'un damier ou passer des anneaux autour de fiches verticales... Pour éliminer l'élément ataxique, le sujet fera chaque expérience d'abord en regardant, puis de mémoire.

Habituellement je fais reconnaître la longueur de fiches variant entre elles de 1/2 centimètre ou d'1 centimètre, en disant au sujet de les classer (les yeux fermés) par ordre de longueur.

Pour apprécier la sensation de *résistance au mouvement* on peut, avec le dynamomètre, demander au sujet un effort

(1) L'épreuve consiste « à bander les yeux d'une personne de bonne volonté, à la placer à l'une des extrémités d'une pelouse rectangulaire, bien exactement tournée vers l'extrémité opposée et à la défier d'atteindre cette extrémité. »

(2) Sans avoir besoin, en clinique, des appareils compliqués de Falk, Segsworth.

(3) On peut toujours donner l'ordre *kinesthésique* (mouvement communiqué), l'ordre *visuel* (mouvement à copier), ou l'ordre *verbal* (mouvement à exécuter).

modéré, puis un effort un peu plus énergique (on note ce minimum), puis un effort double, triple...

Pour les sensations de *poids avec soupèsement* on mesure la plus petite différence de poids perçue.

Au même paragraphe se rattachent les *sensations musculaires intrinsèques* et les *sensations de fatigue.*

Pour la sensibilité du muscle à l'excitation *mécanique* et à l'excitation *électrique*, il n'y a pas de données bien importantes pour le clinicien. On peut cependant, avec la bobine de du Bois Reymond déterminer le courant minimum produisant une contraction musculaire perçue par le sujet (1).

Pour constater la diminution ou l'abolition de la *sensation de fatigue* chez un sujet, on peut soit lui faire répéter pendant un certain temps le même acte, le même mouvement musculaire (avec déplacement), soit faire maintenir un membre dans une position donnée pendant un temps variable, qu'on mesurera. On analysera la sensation éprouvée par le sujet et qu'il décrira et on la comparera soit à la sensation éprouvée par le même sujet pour les mêmes mouvements avec le membre symétrique (si les symptômes sont unilatéraux) soit avec la sensation éprouvée dans les mêmes conditions par un sujet sain. Binet, Pitres, Frenkel ont fait, sur ce point, d'intéressantes observations chez des hystériques, des tabétiques.

On voit ainsi que la sensation de fatigue n'est pas nécessairement parallèle et proportionnelle aux contractions musculaires : les choréiques n'éprouvent pas la fatigue que des mouvements semblables ou moindres entraîneraient à l'état normal.

Il y a du reste une fatigue du tonus comme de la contraction voulue, c'est-à-dire une fatigue du repos dans une

(1) Sur les difficultés de cette exploration et les précautions à prendre pour les diminuer, voir : Dejerine, *loco cit*, p. 885.

position identique prolongée : les parkinsoniens en sont un remarquable exemple.

e. *Sensations kinétiques complexes ; sens stéréognostique.* Habituellement, dans la vie physiologique normale, toutes les sensibilités kinétiques collaborent, superposent et intriquent leur action et la résultante la plus intéressante de toutes ces impressions est la *stéréognose* ou *perception stéréognostique* (Hoffmann), *toucher actif* de Dana.

Pour l'apprécier chez un sujet, on lui fait fermer les yeux et on place devant lui ou dans sa main divers objets qu'il doit reconnaître: une montre, une boule, un dé à jouer, un triangle, des gants. Il faut varier le plus possible les objets pour que les diverses sensations, même supplémentaires, entrent en jeu.

Avec Dejerine (1), il faut remarquer que le sens stéréognostique n'est pas une faculté native, mais le résultat de l'éducation de la main. L'enfant n'a pas cette faculté, au moins à un certain âge. Dès lors quand certaine lésion frappera un enfant dans ces conditions, si la maladie atteint l'appareil d'orientation (hémiplégie cérébrale infantile) la main restera « vierge » de l'initiation stéréognostique ultérieure et le sujet en grandissant continuera à ne pas reconnaître les objets avec sa main paralysée.

En dehors de ces cas, on regarde en général l'hystérie comme la seule cause de l'astéréognosie sans troubles des autres modes de sensibilité (au moins superficielle). L'hystérie réalise en effet très bien ce symptôme (2). Mais les lésions organiques de l'adulte peuvent aussi réaliser cette dissociation.

J'en ai cité deux exemples (3). Dejerine et Egger (4) en

(1) Dejerine, *loco cit.*, p. 888.

(2) Voir : Gasne, *Nouvelle Iconographie de la Salpêtrière*, 1898, p. 46.

(3) *Maladies de l'orientation et de l'équilibre*, observations VIII (p. 22) et IX (p. 24, avec autopsie).

(4) Dejerine et Egger, Société de Neurologie, 1899, *Revue neurologique*, 1899, p. 891. Discussion : Pierre Marie, Brissaud, Joffroy.

ont publié un autre, et, à ce sujet, PIERRE MARIE a dit : « La perte isolée du sens stéréognostique n'est pas rare chez les hémiplégiques vulgaires. J'ai eu fréquemment l'occasion de le constater chez des malades de Bicêtre et je crois que chez les hémiplégiques récents, même lorsque la sensibilité tactile est, sinon absolument indemne, du moins assez bien conservée, le sens stéréognostique est souvent plus ou moins atteint ». En tout cas, il faut se rappeler que c'est un symptôme que le médecin doit *chercher* pour le trouver.

f. *Sensations kinesthésiques oculaires.*

Si à un sujet devenu récemment et brusquement strabique on dit de toucher rapidement un objet avec la main ou avec le doigt, il se trompe souvent et l'erreur peut atteindre 10 et 20 centimètres (1).

De même, HELMHOLTZ (2) fait mettre à un sujet des lunettes prismatiques qui déplacent latéralement le champ visuel. Les premiers jours il commet des erreurs ; puis il s'habitue corrige et les erreurs disparaissent. Si alors il pose les lunettes, les erreurs reparaissent en sens contraire des premières, jusqu'à ce qu'il ait refait la synergie d'éducation de ses mouvements et de sa kinesthésie oculaires.

En clinique pour explorer l'orientation par la vision, successivement avec chacun des deux yeux ouverts (l'autre étant fermé), puis avec les deux yeux simultanément, on fait atteindre et *toucher* avec un doigt un objet placé devant le sujet, en plaçant d'ailleurs cet objet successivement à des distances différentes et dans les diverses parties du champ visuel. Pour dégager la kinesthésie du doigt du sujet, on le priera de *décrire* la position de l'objet regardé.

g. *Sensations kinesthésiques labyrinthiques.*

Pour réduire au minimum les impressions kinesthésiques

(1) SACHS, *Archiv für Augenheilkunde*, 1896, t. XXXIII, p. 111, citat. VICTOR HENRI.

(2) Voir VICTOR HENRI, *loco cit.*, p. 503.

autres que celles de la tête, on place le sujet « dans l'attitude debout, rigide, les pieds joints de la pointe et du talon ». Dans cette position, « le sens des attitudes céphaliques est devenu le sens de l'attitude totale par rapport à la verticale, le sens de l'attitude d'équilibre. Si l'appareil ampullaire est sain, le sujet maintiendra sans peine son attitude, sans oscillation. Si l'un des appareils ampullaires est insuffisant, le sujet oscillera de ce côté d'abord; mais, rappelé par la vigilance de l'autre appareil et par le sens des attitudes segmentaires, il se redressera et reprendra son équilibre... Si les deux appareils ampullaires sont insuffisants, les oscillations ne seront plus redressées que par la vigilance du sens des attitudes segmentaires, vigilance qui se traduira par l'inquiétude des différents segments du corps et principalement de l'articulation tibiotarsienne » (PIERRE BONNIER) (1).

Pour ne pas exagérer la valeur localisatrice de cette épreuve il faut se rappeler qu'on réduit ainsi au minimum, mais *qu'on ne supprime pas* toutes les autres sources d'orientation (kinesthésie générale, vision...).

2. *Valeur séméiologique des kinanesthésies et des hypokinesthésies; siège des lésions.*

Dans tout cas clinique la première question diagnostique est de reconnaître s'il s'agit d'une névrose ou d'une lésion organique : c'est un sujet déjà traité (2).

La seconde question est de savoir dans quelle partie des voies kinesthésiques siège la lésion. Pour l'exposé de ce point, je suivrai l'ordre que fait prévoir notre figure 11, en allant de la périphérie vers les centres les plus élevés.

a. Dans les lésions des *nerfs*, la fonction kinesthésique est assez souvent altérée.

(1) PIERRE BONNIER, *L'Oreille, Symptomatologie*, p. 47.
(2) Voir plus haut, p. 146.

« Certains malades, lorsque leurs yeux sont fermés, n'ont pas la notion de l'attitude dans laquelle se trouvent les parties du corps qui sont le siège de l'affection ou n'en ont qu'une notion imparfaite » (Babinski) (1). « Dans la forme sensitive de la névrite périphérique — tabès périphérique — la sensibilité profonde est toujours très altérée ou abolie. Il en est de même dans les cas de traumatismes graves des troncs nerveux ou de leur plexus. Le fait est bien connu pour la paralysie radiculaire totale du plexus brachial... On constate souvent également la perte de la perception stéréognostique dans la névrite périphérique de cause infectieuse ou toxique — forme mixte, forme sensitive, — lorsque les membres supérieurs sont envahis » (Dejerine) (2).

Le diagnostic, dans ces cas, se fera par les autres symptômes de névrite et spécialement par la distribution périphérique (ou radiculaire, s'il s'agit des racines) des troubles.

b. La kinanesthésie ou l'hypokinesthésie est classique dans le tabès, c'est-à-dire dans la lésion des *cordons postérieurs*.

Les plus atteints orientent si mal les diverses parties de leur corps, les unes par rapport aux autres, qu'ils perdent leurs membres ; à un degré moindre, ils ne peuvent pas, les yeux ouverts, se tenir debout les deux pieds collés sur toute leur longueur, marchent mal, descendent mal un escalier, tournent brusquement avec difficulté... en s'orientant laborieusement par le cerveau ; pour dépister les degrés plus légers du symptôme, il faut les faire tenir sur un pied et leur faire fermer les yeux : la désorientation peut arriver alors au dérobement (signe de Romberg).

Chez certains tabétiques on trouve aussi la diminution de la sensation de fatigue (Frenkel (3) 1893).

Tandis qu'un homme sain ne peut pas tenir les bras

(1) Babinski, Des névrites. *Traité de Médecine*, t. VI, p. 737.
(2) Dejerine, *loco cit.*, p. 884 et 892.
(3) Frenkel, *Neurologisches Centralblatt*, 1893, p. 434.

horizontalement sans éprouver de la fatigue après une demi-minute ou une minute et sans éprouver une douleur intolérable et laisser tomber ses bras après six à sept minutes, un tabétique maigre de FRENKEL, ne pesant que 50 kilogr., tenait ses bras horizontalement pendant 25 minutes sans en éprouver de fatigue.

Et, chose remarquable, ce tabétique n'avait presque pas de troubles de la sensibilité générale à ce membre, tandis qu'un autre tabétique très anesthésié avait une sensation de fatigue plutôt exagérée. Il y aurait donc, dans les cordons postérieurs, une curieuse indépendance de conduction (au moins à l'état pathologique), pour les sensations de fatigue et pour les modes ordinaires de sensibilité générale.

En dehors du tabes, quand la lésion des cordons postérieurs fait partie d'un tableau médullaire plus complexe (1), il peut aussi y avoir kinanesthésie. Je l'ai observée (2) dans un cas de myélite diffuse. C'est ainsi qu'on l'observe dans la myélite transverse totale de la moelle, dans l'hémiparaplégie spinale de BROWN-SEQUARD. Dans ce dernier cas, la kinanesthésie est d'un côté et l'anesthésie générale de l'autre.

Dans tous ces cas, le diagnostic se fera par les autres signes des cordons postérieurs : douleurs fulgurantes, incoordination.

c. A la *partie supérieure de la moelle* l'astéréognose est notée par BOUCHAUD (3) dans un cas de plaie de l'artère vertébrale gauche avec hématorachis ; et, plus haut encore, le même symptôme est noté par DERCUM (4) dans un cas de tumeur de la *moelle allongée*.

(1) Sur les lésions non tabétiques des cordons postérieurs, voir les Rapports au Congrès de Paris (1900) de DANA, HOMEN et BRUCE.

(2) Observation V des *Maladies de l'orientation et de l'équilibre*, p. 14.

(3) BOUCHAUD, *Revue de Médecine*, 1900, p. 891.

(4) DERCUM, *The Journal of nervous and mental diseases*, 1899, p. 470 (*Revue neurologique*, 1900, p. 949).

d. Dans la lésion *capsulothalamique*, dont j'ai indiqué le tableau symptomatique (p. 141), on observe la désorientation par kinanesthésie.

J'en ai cité un exemple (1). On peut ajouter ceux de : OPPENHEIM (2) (1889), ANTON (3) (1893), REDLICH (4) (1893), ABA (5) (1896), BOURDICAUD DUMAY (6) (1897), CLAPARÈDE (7) (1897) et LONG (8) (1899).

D'après LAMACQ (9), « BAGINSKI et LEHMANN soutiennent que les troubles du sens musculaire consécutifs aux lésions destructives du noyau caudé sont tout à fait de même nature que ceux qui suivent les lésions de la zone motrice corticale ». Enfin VERGER (10) a signalé le défaut de localisation des sensations (déjà indiqué par VEYSSIÈRE dans ses expériences) et le défaut de sens musculaire dans les lésions expérimentales ou cliniques de la capsule.

Comme dans tous les paragraphes ci-dessus, le diagnostic se fait par les autres signes des lésions capsulothalamiques.

e. Les lésions de l'*écorce cérébrale* (région sensitivomotrice périrolandique) entraînent des troubles de la kinesthésie.

La chose a d'abord été établie par les physiologistes (11). FRITSCH et HITZIG constatent qu'après une lésion de cette

(1) Observation IX des *Maladies de l'orientation et de l'équilibre*, p. 24.

(2) OPPENHEIM, *Charité Annalen Berlin*, 1889, p. 396, cit. CLAPARÈDE, p. 93.

(3) ANTON, *Zeitschrift für Heilkunde*, 1893, t. XIV, p. 313. Cit. *Ibid.*, p. 112.

(4) REDLICH, *Wiener klinische Wochenschrift*, 1893, nos 24 à 30. Cit. *Ibid.*, p. 113 en note.

(5) ABA, thèse citée. Observation IV, p. 75.

(6) BOURDICAUD DUMAY, thèse citée. Observation III, p. 28.

(7) CLAPARÈDE, thèse citée. Observation I, p. 81.

(8) LONG, thèse citée. Observation LI, p. 247.

(9) LAMACQ, thèse citée, p. 71.

(10) VERGER, Mémoires cités des *Archives générales de Médecine* et du *Journal de Physiologie et de Pathologie générale*.

(11) Voir, pour ce paragraphe, LAMACQ, thèse citée, p. 66.

zone « le chien ne remue pas les membres que l'on a mis dans une position très fatigante (1) ». Ces conclusions sont confirmées par Goltz et Munk.

Pour Lisso (élève de Munk) les centres corticaux du sens musculaire seraient plutôt dans les couches moyennes de l'écorce (de cette même région), entre les plus superficielles et les plus profondes. Pour Bechterew, ces centres seraient dans la région « qui surmonte le début de la scissure de Sylvius. »

Et les physiologistes concluent en général, comme Luciani et Seppilli, comme Bastian (2) et d'autres, que la zone corticale du sens musculaire se superpose, comme la zone sensitive générale, à la zone motrice, en la débordant en arrière dans le lobe pariétal.

La clinique est arrivée aux mêmes conclusions.

Aux deux cas que j'ai publiés (3) on doit ajouter ceux de Vetter (4) (1878), Darshkevitch (5) (1890), Lamacq (6) (1891), Kahler et Pick (1891), Dejerine (7), Madden (8) et Anton (9) (1893), Allen Starr (10) (1894), Dana (11) (1895), Aba (12)

(1) A rapprocher de ce que nous avons dit, pour la clinique, de l'abolition de sensation de fatigue et de ce que nous dirons des attitudes cataleptiformes de certains malades.

(2) Voir Jules Soury, *loco cit.*, p. 1084.

(3) Observations X et XI des *Maladies de l'orientation et de l'équilibre*, p. 26 et 27.

(4) Vetter, *Archiv fur klinische Medicin*, 1878, p. 421, cit. Claparède, p. 95.

(5) Darshkevitch, *Neurologisches Centralblatt*, 1890, p. 714, Cit. Aba, p. 45.

(6) Lamacq, thèse citée, p. 91.

(7) Dejerine, *Revue neurologique*, 1893, p. 50.

(8) Madden, *The Journal of nervous and mental disease*, 1893, p. 125 (*Revue neurologique*, 1893, p. 110).

(9) Anton, *Zeitschrift fur Heilkunde*, 1893, p. 313. Cit. Claparède, p. 112.

(10) Allen Starr, *American Journal of medical Sciences*, 1894, t. CVII, p. 517. Cit. Claparède, p. 112.

(11) Dana, *The Journal of nervous and mental disease*, 1894, p. 961 (*Revue neurologique*, 1895, p. 232).

(12) Aba, thèse citée, observation II (p. 61) et observation III (p. 65).

(1896), MURATOW (1) (1898) et LONG (2) (1899). Dans sa description de l' « hémianesthésie cérébrale », VERGER (3) donne parmi les caractères : le défaut de localisation des sensations tactiles sur la surface tégumentaire, le défaut de localisation de la sensation douloureuse et les troubles de sensations kinesthésiques. Il fait de « l'akinesthésie la caractéristique clinique des hémianesthésies d'origine corticale ».

Nos faits (4) et beaucoup d'autres prouvent que dans cette zone corticale périrolandique les centres du sens musculaire sont distincts des centres de sensibilité générale. On a essayé de préciser davantage (5).

Ainsi NOTHNAGEL placerait ces centres dans le lobule pariétal inférieur et la seconde pariétale. « DANA, se basant sur un grand nombre d'observations empruntées pour la plupart à la chirurgie cérébrale, localise la mémoire musculaire dans le lobule pariétal inférieur. Dans les cas de WERNICKE, RIEGNER, DUBBERS, BONHÖFFER, la lésion s'est trouvée être dans les circonvolutions rolandiques, notamment à l'union des tiers moyen et inférieur de la pariétale ascendante (6). »

Je crois qu'il faut encore être réservé sur cette question de localisation étroite de ces centres. Tout au plus pourrait-on dire, avec LUCIANI et SEPPILLI, que le centre cortical du sens musculaire est probablement dans le lobe pariétal ou mieux dans la zone périrolandique sensitivomotrice avec des limites antérieure et postérieure plus éloignées de la scissure même (7).

(1) MURATOW, *Revue russe de Psychiatrie*, 1897 (*Revue neurologique*, 1898, p. 40) et *Neurologisches Centralblatt*, 1898, p. 59 (*Ibid.*, 1898, p. 287).

(2) LONG, thèse citée, cas XIII, p. 268.

(3) VERGER, *loco cit.*, p. 554, 558, 564, 576.

(4) Observations VI, VII et VIII des *Maladies de l'orientation et de l'équilibre*, p. 16, 19 et 22.

(5) Voir LAMACQ, thèse citée, p. 70.

(6) CLAPARÈDE, *Année psychologique*, t. V, p. 78.

(7) Voir les troubles de kinesthésie observés par MARINESCO (*Se-*

f. Peut-on appliquer à cette question la notion des *deux psychismes* (*supérieur et inférieur*) et savoir si, dans un cas donné, la lésion génératrice de la kinanesthésie est polygonale ou suspolygonale ?

J'ai dit que, dans l'examen de la kinesthésie, on peut faire *décrire* ou faire *imiter* la position par le sujet. Quand le sujet décrit la position, qu'il sent, son centre O intervient. Quand il l'imite (1), l'acte peut être purement polygonal. Donc, un sujet qui pourra imiter une position donnée et ne pourra pas la décrire sera un suspolygonal. Au contraire, quand la lésion est intra ou souspolygonale, l'imitation sera tout aussi impossible que la description.

Dejerine, Auscher et Sollier (2) ont observé une dissociation un peu différente, mais rentrant dans le même groupe : le sujet ne peut ni décrire ni imiter avec le bras sain les mouvements communiqués au bras malade. Mais avec le bras malade, s'il n'est pas trop paralysé, il peut imiter les mouvements communiqués au bras sain.

Pour ce même diagnostic on peut aussi utiliser la distinction qu'il faut faire entre l'astéréognosie et l'*asymbolie tactile* (Claparède (3), Markova) (4). Dans les deux cas, le sujet ne reconnaît pas un objet ; mais, dans le second, il en perçoit cependant les dimensions.

On peut supposer que les images des dimensions ou les images qui servent à apprécier les dimensions sont dans le polygone, tandis que la reconnaissance de l'objet nécessite les images supérieures qui sont en O. S'il en est ainsi, l'as-

maine médicale, 1903, p. 326), après la destruction opératoire d'une partie de l'écorce périrolandique chez l'homme.

(1) Il faut pour cela que l'acte d'imitation soit bien purement *automatique*.

(2) Dejerine, Auscher, et Sollier, *Archives de Physiologie*, 1890, Dejerine, *loco cit*, p. 884.

(3) Claparède, *Année psychologique*, t. V, p. 65.

(4) Mlle Klavdia Markova, *Contribution à l'étude de la perception stéréognostique*, thèse de Genève, 1900.

téréognosie correspondrait à une lésion polygonale ou souspolygonale, tandis que l'asymbolie tactile répondrait à une lésion suspolygonale.

En tous cas on peut, sans faire d'hypothèses, dire que la lésion est physiologiquement plus élevée dans l'asymbolie tactile que dans l'astéréognosie complète.

Ceci n'est d'ailleurs qu'une application particulière d'un principe plus général.

CLAPARÈDE (1) reconnaît deux degrés à la perception : 1° le premier degré, perception simple, « l'identification primaire qui produit la reconnaissance sensorielle », assimilation (HERBART), *sinnliches Wiedererkennen* (MÜLLER) : c'est notre fonction polygonale ; 2° le second degré, « perception compliquée ou identification secondaire », complication (HERBART), *begriffiches Erfassen* (MÜLLER) : c'est la fonction de O.

Les *agnosies* se divisent alors en : 1° troubles de l'identification primaire, *agnosie primaire* (FREUD), par altération polygonale ou souspolygonale : l'astéréognosie par exemple ; 2° troubles de l'identification secondaire, *asymbolie* (FINKELBURG, WERNICKE), altération suspolygonale : l'asymbolie tactile par exemple (2).

II

Désorientation par hyperesthésies et hyperalgésies kinétiques. 1. Hyperalgésies kinétiques, crampes. 2. Augmentation de la sensation de fatigue, fatigue du tonus. 3. Akinesia et dyskinesia algera.

1. L'*hyperkinesthésie* n'a, en clinique, des conséquences

(1) CLAPARÈDE, *Année psychologique*, t. VI, p. 74. Bibliographie très complète de l'agnosie, p. 119. Voir aussi NODET, *Les Agnosies, la cécité psychique en particulier*, thèse de Lyon, 1899 ; PAULY, *Lyon médical*, 1898, t. LXXXVIII, p. 364.

(2) Nous retrouverons d'autres applications de ces mêmes idées aux chapitres du langage (III) de la vision (IV, § I, B. II, 4) et de l'ouïe (V, § I, B. I, 2 d.)

appréciables que quand elle devient de l'*hyperalgésie* ou au moins de l'algésie : la contraction musculaire, habituellement sentie mais indolore, devient douloureuse quand le sens musculaire est hyperesthésié à un certain degré. Le type de l'hyperesthésie douloureuse des sensations kinesthésiques est la *crampe* : contracture douloureuse.

La contracture n'est pas nécessairement douloureuse (contracture des hémiplégiques) : donc, dans la crampe, à côté de l'altération pyramidale, il faut une lésion irritative simultanée des cordons postérieurs ou de la substance grise.

2. *L'augmentation de la sensation de fatigue* (fatigue rapide et exagérée, hyperesthésie de la sensation de fatigue) s'observe chez les tabétiques, surtout au début de la maladie (lésion irritative), tandis que la disparition de la sensation de fatigue, déjà étudiée, appartient aux phases ultérieures, destructives, de la même altération.

Dans la paralysie agitante on observe l'exagération de la fatigue *au repos* (fatigue du tonus) : le sujet, assis, éprouve le besoin de changer de place, de modifier sa position ; ce besoin devient impérieux et quand le sujet est impotent une autre personne doit, à tous moments, le soulever, lui étirer les bras, étendre une jambe, la replier.

3. Möbius (1) (1891) a donné le nom d'*akinesia algera* (2) à un état caractérisé par des douleurs kinétiques (douleurs musculaires, articulaires) qui naissent et s'exaspèrent par les mouvements au point de rendre tout mouvement impossible.

Ces douleurs (qui ne peuvent pas être attribuées à une altération locale) se produisent dans tous les organes qui sont le point de départ des sensations kinesthésiques ; elles rendent les mouvements impossibles au lit comme dans la

(1) Möbius, *Deutsche Zeitschrift fur Nervenheilkunde,* 1891, t. I, p. 121 et 1892, t. II, p. 436.

(2) Au premier degré, c'est la *dyskinesia algera.*

marche et entraînent chez les malades une phobie du mouvement et de tout ce qui pourrait nécessiter un mouvement.

De cette *hyperkinesthésie douloureuse* MÖBIUS fait une maladie nerveuse à part. Depuis les travaux de KÖNIG (1), ERB (2), LONGARD (3), FECHNER, SPANBOCK (4), HAROLD MEYER (5), BECHTEREW (6), RAYMOND et PIERRE JANET (7), STOMPFE (8), SEMIDALOW (9), ce syndrome est rattaché à diverses névroses connues : l'hystérie, la neurasthénie, les psychoses.

III

Désorientation par parakinesthésies. — 1. Paresthésies de l'orientation seule : *a*) erreurs de localisation des sensations : allachaesthésies et allochiries ; *b*) polyesthésies et synalgies. — 2. Paresthésies de l'orientation et de l'équilibre : Vertiges : *a*) analyse psychophysiologique du vertige. Les deux éléments constitutifs essentiels. Les éléments accessoires et inconstants. *b*) Influence exercée sur les vertiges par la mise en activité ou la mise au repos des voies centripètes d'orientation. *c*) classification des vertiges suivant le siège de l'altération initiale génératrice. α) vertiges périphériques : 1° kinesthésiques (rotatoire, locomoteur, Romberg) ; 2° labyrinthiques (Ménière,

(1) KÖNIG, *Centralblatt fur Nervenheilkunde und Psychiatrie*, 1892, t. III, p. 97).

(2) ERB, *Deutsche Zeitschrift fur Nervenheilkunde*, 1892, t. III, p. 236 ; 1894, t. V, p. 424 ; 1896, t. VIII, p. 345.

(3) LONGARD, *Ibidem*, 1892, t. II, p. 455.

(4) SPANBOCK, *Neurologisches Centralblatt*, 1895, p. 530.

(5) HAROLD MEYER, *Medical Standard Chicago* (*Neurologisches Centralblatt*, 1894, p. 596).

(6) BECHTEREW, *Neurologisches Centralblatt*, 1894, t. V, p. 430.

(7) RAYMOND et PIERRE JANET, *Névroses et idées fixes*, t. II, p. 311.

(8) STOMPFE, *Zeitschrift fur Heilkunde*, p. 271 (*Jahresbericht fur Neurologie und Psychiatrie*, 1899, t. II, p. 784).

(9) SEMIDALOW, Société des neuropathologistes et des aliénistes de Moscou, 24 février 1895. Discussion : TOKARSKI, KORNILOW, MURATOW, KORSSAKOW, KOSHEVNIKOW, *Wratsch*, 1895, nos 2 et 3 (*Neurologisches Centralblatt*, 1896, p. 524 et *Jahresbericht fur Neurologie und Psychiatrie*, 1898, t I, p. 832).

auriculaire, galvanique); 3° visuels (optiques, oculomoteurs); 4° autres (olfactif, tactile, nasal, laryngé, stomacal, cortical); β) vertiges centraux: 1° cervelet et pédoncules cérébelleux; 2° bulbe et protubérance ; 3° centres labyrinthiques.

1. *Paresthésies de l'orientation seule.*

a. Les *erreurs dans la localisation* des sensations constituent l'*allachaesthésie* de GRAINGER STEWART (1) et, à un plus haut degré, les *allochiries* (2).

Une piqûre faite au mollet sera, par exemple, sentie à la cuisse. L'erreur peut varier de quelques centimètres à la longueur de tout un segment de membre, ou même plus.

Ce symptôme est d'observation classique dans le tabès (3), s'observe aussi dans certaines lésions cérébrales (4). J'ai trouvé ces troubles notés dans 25 (sur 54) cas d'hémiplégie dans la thèse de LONG et VERGER les signale dans la plupart des cas d'hémianesthésie cérébrale.

L'*allochirie* (OBERSTEINER 1881) est l'impossibilité pour un sujet de savoir si un objet qui le touche est à droite ou à gauche ou l'attribution à gauche d'un objet qui touche à droite ou réciproquement.

OBERSTEINER et ensuite HAMMOND (5) ont rapporté ce symptôme à la lésion des cordons postérieurs et de la substance grise postérieure. C'est vrai dans certains cas, mais pas dans tous. Bosc a montré (1892) que ce symptôme peut se manifester aussi dans les maladies cérébrales et dans l'hystérie (6). FERRIER (7) avait déjà indiqué que ce symp-

(1) GRAINGER STEWART, *The British medical Journal*, 1894 (*Revue neurologique*, 1894, p. 118).

(2) Voir Bosc, *Revue de Médecine*, 1892, p. 841 ; DEBOVE et ACHARD, *Manuel de Diagnostic médical*, 1900, t. II, p. 301.

(3) Voir notamment l'observation II des *Maladies de l'orientation et de l'équilibre*, p. 8.

(4) L'observation VII des *Maladies de l'orientation et de l'équilibre*, p. 10, en est un bel exemple.

(5) HAMMOND *New-York medical Journal*, janvier 1883 (*Revue de Médecine*, 1883, p. 792).

(6) Bosc a même réalisé de l'allochirie par suggestion.

(7) FERRIER, *Brain*, octobre 1882 (*Revue de Médecine*, 1883, p. 317).

tôme peut répondre à une altération de la partie cérébrale de l'appareil de l'orientation. Dans un fait de lésion cérébrale avec autopsie observé en 1879 et publié (1) avant la création de l'allochirie par OBERSTEINER j'ai noté : le sujet localise même à la cuisse droite des piqûres faites à la cuisse gauche.

MORSELLI (2) (1893) montre l'allochirie du sens musculaire dans un cas d'épilepsie jacksonienne ; GAY (3) dans un cas d'hystérie postdiphtéritique ; GRAINGER STEWART (4) décrit une allogaesthésie ; BIKELES (5) publie (1899) un nouvel exemple d'allochirie dans un cas de lésion du cerveau et de la moelle postérieure (constatée à l'autopsie) (6).

Il y a aussi une allochirie *auditive*.

b. Dans les *polyesthésies* (FISCHER, BROWN-SEQUARD, EULENBURG), le sujet oriente en plusieurs endroits une piqûre unique.

Les douleurs *échotives* (GUBLER), synesthésies douloureuses ou *synalgies* sont des désorientations douloureuses : une excitation douloureuse en un point s'accompagne d'une autre sensation douloureuse en un autre point.

Enfin dans ces parakinesthésies pures (avec résistance de l'équilibre) on peut placer encore : les sujets qui croient marcher en l'air, ceux qui après avoir été en bateau ou en chemin de fer ont l'illusion de la continuation du mouve-

(1) Observation IX des *Maladies de l'orientation et de l'équilibre* (p. 24) publiée in *Localisations dans les maladies cérébrales*, 1880, 3e édition, p. 342 (observation XVI).

(2) MORSELLI, *Reale Academia medicochirurgica di Genova*, mars 1893 (*Revue neurologique*, 1893, p. 574).

(3) GAY, *Brain*, 1893 (*Neurologisches Centralblatt*, 1894, p. 219).

(4) GRAINGER STEWART, *British medical Journal*, 1893, p. 1053 (*Ibidem*, 1894, p. 219).

(5) BIKELES, *Neurologisches Centralbatt*, 1899, p. 871.

(6) FISCHER (*Jahresbericht fur Neurologie und Psychiatrie*, 1893, t. I, p. 1027) et WEISS décrivent sous le nom d'allochirie *électromotrice* des faits qui rentrent plutôt dans l'allocinésie (Voir : PAUL BLOCQ, article Allocinésie, *Dictionnaire de Physiologie de Charles Richet*).

ment, les amputés qui ont, dans leur membre fantôme, des illusions bien étudiées par Pitres et Abbatucci..., même ceux chez lesquels « les bruits, bien que nettement perçus, semblent avoir perdu toute extériorisation et sont entendus par le sujet en lui-même plutôt qu'en dehors de lui. »

2. *Paresthésies de l'orientation et de l'équilibre. Vertiges.*

a. *Analyse psychophysiologique du vertige* (1).

Tout d'abord le vertige est une *sensation*, un *phénomène subjectif de conscience.* Je n'admets pas avec Hughlings Jackson (2) que le vertige est une titubation commençante et par suite un symptôme moteur plutôt que sensitif et je ne sépare pas avec Pierre Bonnier (3) la sensation vertigineuse et le vertige.

Ce qu'il ne faut pas confondre c'est le vertige et le *déséquilibre* qui *peut* en être, mais n'en est pas nécessairement, la conséquence. Il y a des déséquilibres (par entraînement, propulsion) sans vertige et des vertiges sans déséquilibre effectif.

En second lieu, le vertige est une *sensation fausse* (4). Une sensation *vraie* de déplacement *effectif* des objets autour de nous ne constitue pas le vertige, alors même que ce déplacement est aussi rapide et dans le même sens que celui imaginé par le vertigineux.

Même quand le vertige est causé par un déplacement vrai des objets ou de nous-mêmes (valse, mal de mer), il n'y a pas de vertige tant qu'il n'y a que la sensation de déplacement vrai ; le vertige ne naît qu'à l'apparition d'une sensation fausse, quand, en valsant par exemple, on voit les objets

(1) Voir mon article sur le Vertige dans la *Revue philosophique*, 1901, mars et avril.

(2) Leroux, article Vertige, *Dictionnaire encyclopédique des Sciences médicales*, p. 146.

(3) Pierre Bonnier, *Vertige*, Bibliothèque Charcot-Debove, p. 8.

(4) Le vertige est « une imagination fausse, reconnue telle par le jugement » (de la Métrie, *Traité du Vertige*, 1838, Cit. Weill, *Des vertiges,* thèse d'agrégation, 1886).

tourner plus vite ou autrement que dans la réalité, continuer à tourner quand on s'arrête...

Cette sensation fausse (1), constitutive du vertige, est une sensation de *désorientation* : c'est un trouble d'orientation, une erreur d'orientation.

En somme, *il y a dans tout vertige une sensation de désorientation, sensation fausse de déplacement relatif du corps ou des objets environnants* (2). C'est là le premier élément constitutif du vertige. Mais *ce n'est pas le seul.*

Car la sensation erronée d'un déplacement du corps ou des objets voisins ne peut produire sur notre organisme que des effets identiques à ceux que produit la sensation vraie de ce déplacement. Or, on peut valser, aller en chemin de fer, en escarpolette ou en montagne russe sans avoir le vertige (3).

Pour Pierre Bonnier le second élément constitutif nécessaire est constitué par ce fait que les vertigineux sont *dupes* de leur sensation de déplacement ; ils croient à la réalité de ce déplacement illusoire : d'où le vertige (p. 59).

Je repousse cette manière de voir parce que, seuls, les vertigineux *délirants* croient à leur déplacement vrai. D'ailleurs on croit bien plus à une sensation *vraie* de déplacement *réel* et cette sensation vraie ne suffit pas à donner le vertige.

En analysant un valseur, avant et pendant le vertige (4), on voit qu'il a, dans les deux cas, la sensation de l'instabilité, du déplacement. Mais, dans la première période, il a conscience que ses centres de l'équilibre sont à la hauteur de leur tâche ; dans la deuxième, il a la *sensation de déséquilibre*. Voilà le second élément constitutif du vertige :

(1) Cette sensation fausse peut être une *hallucination*, mais est le plus souvent une *illusion*.

(2) Cet élément est bien noté dans les définitions de Weill (*loco cit.*, p. 2) et de Pierre Bonnier (*loco cit.*, p. 10, 11 et 60).

(3) Voir : Pierre Bonnier, *loco cit.*, p 10.

(4) Voir : *Maladies de l'orientation et de l'équilibre*, p. 181.

à la sensation de désorientation s'ajoute la sensation de déséquilibre. La titubation, encore moins la chute, n'est nécessaire (1) ; il faut que le psychisme du sujet sente *la faillite de ses centres d'équilibration* et par suite le déséquilibre imminent.

Le centre O du vertigineux a, à la fois, conscience de l'état anormal de ses centres d'orientation et de ses centres d'équilibre. Donc, le vertige est un phénomène de O, mais qui suppose nécessairement toujours, pour naître, un *état anormal de faiblesse des centres automatiques de l'équilibration.* Car tant que ces centres automatiques assurent la *régulation* de l'équilibre, quelle que soit la désorientation, il n'y a pas de vertige. Dans le vertige, *cette régulation automatique est forcée et O en a conscience.*

Le vertige est symptôme de l'insuffisance fonctionnelle (hyposystolie, claudication intermittente) *des centres automatiques de l'équilibration.*

D'où cette définition : le vertige est un phénomène subjectif psychique, constitué par la transmission au centre O d'une double sensation basilaire (mésocéphalique et cérébelleuse), sensation fausse venant de l'appareil d'orientation et sensation de l'insuffisance des centres automatiques à assurer l'équilibre.

En dehors de cela, il y a les éléments *accessoires* et *inconstants* du vertige ; ce sont ou des conséquences plus ou moins éloignées des deux éléments constitutifs essentiels ou des signes de l'extension du trouble morbide à d'autres centres, voisins des centres automatiques de l'équilibration primitivement atteints.

Au premier groupe appartiennent l'angoisse, la terreur, souvent la titubation, parfois la chute... tous signes de la désorientation et de la sensation de déséquilibre poussées

(1) On a le vertige avec sa sensation de déséquilibre dans le lit, dans une position où on sait qu'aucune chute n'est possible.

très loin. Au second groupe appartiennent les bourdonnements d'oreilles, les troubles de la vue, les nausées, les vomissements, voire même la syncope et la perte de connaissance... signes d'extension de l'action morbide aux centres voisins de ceux de l'équilibration.

Dans ces caractères secondaires on peut trouver une base de classification symptomatique des vertiges. C'est ainsi que je les ai divisés (1) en trois types répondant à trois degrés différents : le vertige simple, le vertige avec crises épileptiformes, le vertige avec pouls lent (2) permanent et crises syncopales ou épileptiformes.

b. *Les vertiges se comportent différemment, suivant les cas, en face de la mise en activité ou de la mise au repos des voies centripètes d'orientation.*

Il y a des vertiges soulagés par la fermeture des yeux, d'autres que provoque ou exagère cette même occlusion des yeux. De même pour les impressions kinesthésiques : il y a des vertiges atténués par le repos, la tête bien immobilisée et il y en a qui, aggravés par l'immobilité et le décubitus dorsal, sont atténués par la station debout, la marche, les mouvements.

Ceci est une application de la loi clinique suivante : *la mise au repos du sens générateur d'un vertige atténuera ou supprimera ce vertige ; au contraire ce même vertige sera exagéré par la mise en action de ce sens ou par la mise au repos d'un autre sens, dont l'activité fournit aux centres de l'équilibration un moyen de contrôle et de redressement.*

Ainsi le vertige oculaire, dans lequel l'impression génératrice de désorientation vient par la vue sera soulagé par l'occlusion des yeux et renaîtra par leur ouverture. Au contraire, un vertige stomacal ou, d'une manière plus géné-

(1) Du vertige cardiovasculaire ou vertige des artérioscléreux. *Leçons de Clinique médicale*, 1re série, p. 522.

(2) Il vaut mieux dire pouls *rare* (Brissaud).

rale, un vertige à point de départ périphérique non oculaire, sera plutôt soulagé et diminué par l'ouverture des yeux (impressions compensatrices d'orientation) et aggravé par l'occlusion des yeux (suppression de la correction oculaire).

Quand on étudie un vertige en clinique, la loi que je viens d'exposer peut servir à en déterminer le point de départ.

c. *Classification des vertiges suivant le siège de l'altération initiale génératrice.*

L'altération des centres automatiques de l'équilibration est nécessaire à la production du vertige et par suite constante dans tous les cas; mais il y a des cas dans lesquels, en même temps que l'altération centrale, une altération périphérique intervient aussi dans la provocation du vertige. Dès lors, on peut conserver l'ancienne et classique division des vertiges en *vertiges centraux* (qui ne dépendent que d'une altération centrale) et *vertiges périphériques* (dans lesquels il y a à la fois une altération centrale et une altération périphérique).

On comprend du reste que dans ce dernier groupe l'altération centrale sera en général bien moins accusée que dans le premier groupe, puisque la cause périphérique vient collaborer avec elle et que le vertige est alors la résultante d'une double altération génératrice.

α. *Vertiges périphériques* (1).

1° *Vertiges kinesthésiques.*

On peut réunir d'abord sous le nom de vertiges *rotatoires* les vertiges de l'escarpolette, des montagnes russes, de la valse, du mal de mer.

La vue peut intervenir dans leur production. Mais la

(1) Voir, pour tout ce paragraphe : la thèse citée de WEILL; *le vertige*, de PIERRE BONNIER et l'article de DEJERINE, dans le *Traité de Pathologie générale de Bouchard.*

kinesthésie joue le principal rôle pathogénique, puisque, comme dit DEJERINE, « pendant l'occlusion des yeux, le mouvement illusoire de notre corps est beaucoup plus intense que pendant leur ouverture ». L'immobilité au contraire soulage ces vertiges kinesthésiques.

Quand le vertige rotatoire est un vertige oculaire, l'occlusion des yeux le soulage.

Le vertige *locomoteur* est dû à la prolongation et au maintien de certaines attitudes fatigantes, les bras étendus par exemple comme les derviches.

Je crois que le signe de ROMBERG est aussi un vertige (1) périphérique d'origine kinesthésique. C'est une sensation de désorientation et de déséquilibre produite par l'occlusion des yeux.

Le tabétique, ayant ses cordons postérieurs malades, marche avec son cerveau, se servant de ses yeux « comme de béquilles (2) » ; et, quand son orientation oculaire lui manque brusquement (3), il éprouve cette sensation de désorientation, avec angoisse et terreur (4) dans bien des cas, qui ressemble complètement au vertige. C'est donc bien un vertige kinesthésique (5).

C'est aussi un vertige périphérique quoique les cordons

(1) Vertige des ataxiques (signe de Romberg) *Leçons de Clinique médicale*, 2e série, p. 96 et 312.

(2) ALTHAUS, *Maladies de la moelle épinière*, traduction française, 1885, p. 224.

(3) Le tabétique qui devient *progressivement* aveugle ne présente pas le Romberg comme le tabétique ordinaire qui ferme *brusquement* les yeux.

(4) JACCOUD (*Traité de Pathologie interne*, 1883, 7e édition, p. 651), VAN LAIR (*Manuel de Pathologie interne*, 1890, p. 180), AXENFELD. (article Ataxie locomotrice *in Dictionnaire encyclopédique des sciences médicales*, 1867, p. 67) ont bien noté dans le Romberg, le « sentiment profond de terreur », le « grand sentiment d'anxiété » « quelque « chose de moral et la crainte de tomber ».

(5) MANNINI (*Gazzetta degli Ospedali e delle Cliniche*, 1903, p. 1286, *Revue neurologique*, 1904, p. 235), a adopté mon interprétation du Romberg, au moins pour un certain nombre de cas.

postérieurs soient habituellement considérés comme faisant partie des centres (moelle). Car les seuls centres à considérer ici sont ceux de l'équilibration et par rapport à ceux-là, les cordons postérieurs de la moelle sont périphériques (1).

2° *Vertiges labyrinthiques.*

Ce sont les plus classiques. Les causes en sont multiples. PIERRE BONNINR indique cinquante-quatre lésions pouvant entraîner le vertige labyrinthique (2).

Le vertige de MENIERE et en général le vertige auriculaire peuvent se présenter sous forme de paroxysmes plus ou moins violents, séparés les uns des autres par un état de santé parfait et une orientation normale, et sous forme d'état vertigineux (CHARCOT), sorte d'état de mal, accidenté de paroxysmes, mais ne permettant jamais au sujet un état d'orientation absolument normal.

Dans ce dernier cas, dit DEJERINE, « la marche est presque impossible, le malade rase les murs, s'y cramponne, n'osant traverser une rue ; son état mental s'altère, il devient neurasthénique... » La désorientation automatique est alors complète et a gagné le centre O.

Le vertige *galvanique* est engendré par l'application des deux électrodes d'un courant galvanique sur les apophyses mastoïdes. A la fermeture du courant, les objets se déplacent du pôle négatif au pôle positif ; à l'ouverture, le mouvement illusoire change de direction (DEJERINE). D'après BECHTEREW, le sens du vertige serait renversé chez certains individus.

(1) Les tabétiques peuvent avoir aussi d'autres vertiges (bulbaire, labyrinthique, oculaire...) qu'il ne faut pas confondre avec le Romberg.

(2) Inondation hémorrhagique du labyrinthe (MENIERE, 1861), commotion labyrinthique, fractures du rocher, inflammation de l'oreille interne, lésion de l'oreille moyenne ou externe...

3° *Vertiges visuels.*

Il y a le vertige sensoriel ou *optique* et le vertige kinesthésique ou *oculomoteur.* Le plus souvent les deux ordres de causes se superposent en clinique. Ces vertiges sont engendrés d'une manière générale, par tout ce qui trouble un peu brutalement l'orientation visuelle, toujours chez des personnes à centres d'équilibration faibles.

Exemples: la paralysie unilatérale d'un oculomoteur, le nystagmus, l'asthénopie musculaire, l'abaissement de la cataracte (TROUSSEAU et MIGNIEN), le simple mouvement des yeux en haut (ABADIE), l'impression brusque d'une lumière vive (PURKINJE), le faux jour produit par des vitraux bleus (GUENEAU DE MUSSY), une tapisserie à losanges (DARWIN) (1).

4° *Autres vertiges périphériques.*

Vertige *olfactif* : certains parfums, expositions de parfumerie, odeurs des foules.

Vertige *tactile* : action brusque du froid ou du chaud, chatouillement, contact de certaines étoffes, passage du peigne dans les cheveux; impressions tactiles de la muqueuse nasale: recherches au stylet, ablation de polypes... ; de même, dans le reste du domaine du trijumeau (dents, bouche) et dans celui du glossopharyngien.

Vertige du *pneumogastrique* : vertige *laryngé* (accès de toux, irritation de l'épiglotte, coqueluche (2) ; vertige *stomacal* bien moins fréquent qu'au dire de LA METTRIE (PIERRE BONNIER), mais existant (dyspepsies, dilatation d'estomac); vertige *hépatique* (coliques hépatiques) ; vertige *intestinal* (parasites, coliques).

Vertige *cortical* : périphérique malgré les apparences, puisque l'écorce ne fait pas partie des centres automatiques de l'équilibration, vrais centres du vertige : neurasthé-

(1) Ne pas confondre le vertige à point de départ oculaire et le vertige à aura oculaire.

(2) L'ictus laryngé (CHARCOT) est plutôt du vertige central à aura laryngé.

niques, surmenés, paralytiques généraux, psychiques. Pierre Bonnier parle de sujets qui peuvent se donner le vertige par le seul effet de leur imagination et en quelque sorte à volonté. J'en connais aussi des exemples pouvant conduire le sujet jusqu'à la nausée ou au vomissement. Lucas Championnière (1) a guéri un vertige cortical en trépanant en arrière de la bosse pariétale gauche. D'après Dejerine, Hitzig a trouvé le vertige 7 fois sur 11 (soit 63 0/0) dans les tumeurs du lobe frontal et seulement 5 fois sur 14 (soit 35 0/0) dans les tumeurs d'autres sièges.

β Vertiges centraux.

1° *Cervelet et pédoncules cérébelleux.*

Le vertige fait partie intégrante du syndrome cérébelleux ; il peut même le constituer à lui tout seul ou à peu près (2). La région cérébelleuse est certainement un des sièges les plus fréquents des lésions génératrices du vertige.

Bernhardt (cité par Weill) trouve le vertige 36 fois sur 211 cas de tumeur intracérébelleuse (32 0/0) ; 8 fois sur 22 (36 0/0) dans les tumeurs du lobe moyen et 28 fois sur 68 (40 0/0) dans les tumeurs des lobes latéraux. Hitzig le constate 11 fois sur 11 cas de tumeurs du cervelet (6 du vermis, 5 des hémisphères).

Pour le pédoncule cérébelleux supérieur, belle observation de Raymond (1875) ; pour le pédoncule cérébelleux inférieur, cas de Curschmann ; pour le pédoncule cérébelleux moyen, cas de Friedberg, Belhomme et Romberg.

Le vertige est bien un symptôme de la lésion cérébelleuse même (Londe (3), Claude et Josué) (4) et pas nécessairement un symptôme de compression des organes voisins par le cervelet augmenté de volume, comme le vou-

(1) Lucas Championnière, *Société de Chirurgie*, 31 mai 1893. Cit. Pierre Bonnier, p. 185.

(2) Voir l'observation XX des *Maladies de l'orientation et de l'équilibre*, p. 42.

(3) Londe, *Hérédoataxie cérébelleuse*, 1895, p 90.

(4) Claude et Josué, *Société anatomique*, 1897, p. 547.

lait NOTHNAGEL. DIEULAFOY (1) a même appelé le vertige le « syndrome cérébelleux à l'état de pureté ».

2° *Bulbe et protubérance.*

A ce siège appartiennent la plupart des vertiges de la sclérose en plaques (2), du tabes, certains vertiges de la paralysie générale, les vertiges de l'artériosclérose (3) (claudication intermittente du bulbe par ischémie et insuffisance fonctionnelle intermittente), ceux des bradycardies et de la maladie de STOKES ADAMS, qui peut bien être d'origine myocardique (HUCHARD) (4) mais est le plus souvent un syndrome bulboprotubérantiel (BRISSAUD) (5) J'ai cité deux cas de vertige bulbaire dans la sclérose latérale amyotrophique et dans le chlorobrightisme (6).

3° *Centres labyrinthiques.*

La plupart des vertiges labyrinthiques sont *centraux* : maladie de Menière, certains vertiges de tabétiques (très bien étudiés par PIERRE BONNIER (7) : tabès labyrinthique).

Les vertiges (bulboprotubérantiels ou labyrinthiques, autres que le Romberg) des tabétiques ont été observés par MARIE et WALTON (8) dans les deux tiers des cas. PIERRET et FÉRÉ et DEMARS ont décrit des formes de ce vertige simulant complètement le Menière (9).

(1) DIEULAFOY, *Presse médicale*, 27 juin 1900.

(2) Naturellement les plaques cérébelleuses peuvent aussi entraîner des vertiges.

(3) *Leçons de Clinique médicale*, 1re série, p. 522.

(4) HUCHARD, *Traité clinique des Maladies du cœur et de l'aorte*, 1899, t. I, p. 409.

(5) BRISSAUD, *Leçons sur les Maladies nerveuses*, 1899, t. II, p. 340 et 352.

(6) Observations XVIII et XIX des *Maladies de l'orientation et de l'équilibre*, p. 38 et 40.

(7) PIERRE BONNIER, *Nouvelle Iconographie de la Salpêtrière*, 1894, t. VII, p. 336 et 1899, t. XII, p. 131. Voir aussi COLLET, *Les Troubles auditifs du tabès*, thèse de Lyon, 1894.

(8) MARIE et WALTON, *Revue de Médecine*, 1883, Voir aussi PIERRET, *Ibidem*, 1877 et FÉRÉ et DEMARS, *Ibidem*, 1881.

(9) Je n'ai rien dit du *Vertige paralysant* ou *Maladie de* GERLIER

IV

Déséquilibre par akinésie ou hypokinésie. — 1. Abasies par akinésie. *a*) Abasies paralytiques ; *b*) paralysies nocturnes ou par occlusion des yeux. — 2. Astasies par akinésie. Hypotonies partielles. *a*) Tabès ; *b*) autres maladies. — 3. Effondrements.

Sous le nom d'*astasie abasie*, Charcot et Blocq (1) ont décrit, en 1888, le trouble de la fonction d'équilibre dans la marche (abasie) et dans la station debout (astasie). Ces deux éléments peuvent être dissociés (2). De plus, il faut, dans chaque cas, distinguer la qualité du trouble générateur de l'astasie ou de l'abasie (3). De là, le plan adopté pour ce paragraphe et ceux qui suivent.

1. *Abasies par akinésie.*

a. Abasie paralytique.

Ce symptôme a été exceptionnellement observé dans les lésions organiques, notamment par Cenas (4) (méningite alcoolique avec ostéome de la faux comprimant le lobule paracentral droit) et par Mongour (5) (tumeur du cervelet, tubercule occupant la partie inférieure du vermis médian).

Le plus souvent, c'est un symptôme d'hystérie ou tout au moins de névrose. J'ai déjà parlé (p. 122) de la basophobie ou abasie phobique qu'on observe chez certains

(*Archives générales de Médecine*, 1899, t. I, p. 257), parce que ce n'est pas un vertige ; c'est une maladie, le *kubisagari*.

(1) Blocq, *Archives de Neurologie*, 1888, n°s 43 et 44.

(2) Voir l'observation XVII *des Maladies de l'orientation et de l'équilibre* p. 35.

(3) Voir mes leçons sur un cas d'hystérie mâle avec astasie abasie, *Leçons de Clinique médicale*, 1re série, p. 131.

(4) Cenas, *Loire médicale* 1895 (*Revue neurologique*, 1895, p. 299).

(5) Mongour, *Société d'anatomie*, 29 octobre 1894.

hémiplégiques. Les tabétiques, eux aussi, peuvent présenter de ces associations névroso-organiques.

Expérimentalement, LUCIANI (1), après lésion du cervelet chez le singe, a signalé un état très analogue qu'il a appelé « asthénie, atonie et astasie ». Dans les lésions du cervelet et des centres automatiques de l'équilibration, s'il n'y a pas de paralysie de la motricité volontaire (LABORDE, FERRIER, VULPIAN, LONDE), il y a du moins trouble de l'équilibre par déficit ou akinésie.

b. *Paralysies nocturnes ou par occlusion des yeux.*

Ce symptôme, d'abord étudié par DUCHENNE (2), s'observe chez les malades dont l'orientation kinesthésique est profondément troublée. LASÈGUE (3) et plus tard BINET (4), PICK (5), PITRES (6), l'ont bien étudié et analysé.

Les sujets, dans ces cas, ne peuvent mouvoir leurs membres que quand ils les regardent et les voient. Quand ils sont surpris par l'obscurité, que leur attention est détournée, qu'on leur fait fermer les yeux, le mouvement s'arrête net, quelque effort que fassent les sujets.

Kinanesthésiques, ils sont désorientés quand ils ne s'orientent pas avec la vue. Différents des tabétiques, ils ne continuent pas le mouvement avec incoordination, ils s'arrêtent : il y a vraiment *abasie par occlusion des yeux.* Dans le Romberg les voies d'orientation sont seules altérées (cordons postérieurs) et les centres de l'équilibration restés sains continuent le mouvenent, avec erreurs et hésitations,

(1) LUCIANI, cit. LONDE, *loco cit.*, p. 128.

(2) DUCHENNE, *De l'électrisation localisée*, p. 784, observations CLVI et suivantes.

(3) LASÈGUE, *Archives générales de Médecine*, 1864 et *Etudes médicales* t. I, p. 25.

(4) BINET, *Les Altérations de la personnalité*, 1892.

(5) PICK, *Zeitschrift fur Psychologie und Physiologie der Sinnes organe*, 1893 (Cit. HENRI).

(6) PITRES, *Leçons cliniques sur l'hystérie et l'hypnotisme*, 1891, t. I, p. 109.

mais le continuent. Chez les sujets à paralysie nocturne les centres sont, eux aussi, altérés et cette désorientation brusque par l'occlusion des yeux achève de les troubler et le sujet s'immobilise.

2. *Astasies par akinésie. Hypotonies partielles.*

L'astasie akinétique pure s'observe surtout dans l'hystérie (1) ; mais cet *équilibre du vélocipède* peut aussi être produit par certaines paralysies (2). Dans ces cas le sujet n'est équilibré que quand il marche.

Se développant au repos, ces troubles portent en général sur le *tonus* et ainsi leur étude se confond avec celle des *hypotonies*. J'entends l'hypotonie *partielle*, non absolue. Car l'hypotonie générale et absolue est la résolution musculaire de tout le corps, dans le coma par exemple.

Pour apprécier cette hypotonie, on cherche à apprécier la résistance de ces membres aux mouvements communiqués, le sujet ne faisant aucune résistance volontaire. Dans l'hypotonie, la limite de ces déplacements recule, dans des proportions souvent considérables ; il n'y a plus que les ligaments articulaires qui résistent et on arrive dans certains cas à pouvoir faire prendre aux membres les positions les plus acrobatiques.

a. C'est d'abord et surtout dans le *tabès* qu'on a étudié cette hypotonie.

LOCKART CLARKE (3) (1869), prévoyant cette hypotonie, en faisait la base de sa théorie de l'ataxie. DEBOVE (4) (1880)

(1) Observation XVII des *Maladies de l'orientation et de l'équilibre* p. 35.

(2) Un cas de pseudotabès postinfectieux : paralysie symétrique postérysipélateuse du tibial antérieur. *Leçons de Clinique médicale*, 2e série, p. 245.

(3) LOCKART CLARKE, *British medical Journal*, 1869, p. 344, cit. HAMMOND, *Traité des Maladies du Système nerveux*, édition française de LABADIE LAGRAVE, 1879, p. 705.

(4) DEBOVE et BOUDET DE PARIS, *Société de Biologie*, 14 février 1880 et *Archives de Neurologie*, t. I, p. 39.

constate chez les tabétiques, non pas la diminution générale du tonus (Tschiriew) mais l'hypotonie partielle et disséminée. Frenkel (1) (1896) réétudie et développe la question.

Il montre avec Maurice Faure, à la Salpêtrière, des tabétiques pouvant présenter « sans effort et sans fatigue des attitudes ou bien irréalisables ou bien rares et difficiles chez un individu normal », telles que le grand écart, la flexion complète sur le bassin de la cuisse et de la jambe étendue, l'abduction de la cuisse jusqu'à faire toucher le genou sur le lit.

Ce serait même là un bon signe de la période préataxique du tabès (2).

Sureau (3) (1898) trouve cette hypotonie chez les 34 tabétiques du service de Pierre Marie.

Le symptôme est d'ailleurs facilité ou accru par la laxité articulaire (Leclerc) (4) et par la diminution ou la suppression de la sensation de fatigue (et en général des sensations musculaires intrinsèques).

Babinski (5) a indiqué un autre moyen de montrer l'astasie akinétique des tabétiques ; c'est de les placer dans la position obstétricale ou gynécologique : les tabétiques ne peuvent pas du tout rester ainsi couchés sur le dos, les cuisses fléchies et écartées et les jambes fléchies.

(1) Frenkel, *Neurologisches Centralblatt*, 1896, p. 355. — Frenkel et Maurice Fauré, *Nouvelle Iconographie de la Salpêtrière*, 1896, p. 189 Debove et Achard (*Manuel de diagnostic médical*, t. II, p. 387), citent aussi un travail de Putnam, in *British medical and surgical Journal*, août 1895.

(2) Frenkel, *Presse médicale*, 1898, p. 29 (*Revue neurologique*, 1898, p. 805).

(3) Sureau, *De l'hypotonie musculaire dans le tabès, sa fréquence*, thèse de Paris, 1898 (*Revue neurologique*, 1898, p. 805).

(4) Leclerc, *thèse de Paris*, 1898. Cit. Debove et Achard, *loco cit.*, p. 388

(5) Babinski, Société de Neurologie, 15 mai 1902, *Revue neurologique*, 1902, p. 470.

b. Autres maladies.

Babinski (1) (1896) a montré cette hypotonie dans l'hémiplégie cérébrale (2) ; Sureau et Pierre Marie dans la maladie de Friedreich ; Féré et Lance (3) dans la paralysie générale, mais d'une façon inconstante.

D'après Bonhoefer (4), la diminution du tonus musculaire est régulière dans la chorée (5). Féré (6) a signalé, à la suite des attaques d'épilepsie, de l'hypotonie et les entorses qui peuvent en être la conséquence ; et Dejerine (7), l'a observée dans les affections cérébelleuses, notamment dans le membre inférieur (hyperextension de la jambe sur la cuisse, abduction excessive des cuisses) et, avec Egger, dans deux cas de vertige labyrinthique.

Au même paragraphe on pourrait enfin rattacher les *effondrements* observés chez les tabétiques, dans la sclérose en plaques, les maladies du cervelet... Ce sont des déséquilibres brusques par akinésie, soit au repos, soit dans les mouvements.

V

Déséquilibre par hyperkinésie. — 1. Déséquilibre avec déplacement du corps ou des membres : entraînements, mouvements de rotation, giration, propulsion, procursivité .. *a*) Etude expérimentale ; *b*) Étude clinique ; *c*) continuation automatique des actes. — 2. Déséquilibre sans déplacement notable du

(1) Babinski, *Société de Biologie*, 9 mai 1896.

(2) J'ai discuté plus haut (p. 177) l'objection qu'on a voulu tirer de cette observation contre la théorie classique de la contracture.

(3) Féré et Lance, Société de Biologie, octobre, 1898 (*Revue neurologique*, 1899, p. 229.

(4) Bonhoefer, *Monatsschrift fur Psychiatrie und Neurologie*, 1898, p. 239 (*Revue neurologique*, 1899, p. 336).

(5) Je reviendrai sur cette question au paragraphe des chorées.

(6) Féré, *Revue de Chirurgie*, n° 1 (*Jahresbericht fur Neurologie*, t. I, p. 854 et 873).

(7) Dejerine, *loco cit.*, p. 753.

corps ou des membres. Hypertonies. *a*) Raideur de la paralysie agitante ; *b*) raideur cataleptique ; *c*) maladie de Thomsen et claudication intermittente ; *d*) contracture.

1. *Déséquilibre avec déplacement du corps ou des membres. a. Etude expérimentale.*

Ces symptômes ont été spécialement notés après les lésions du cervelet (FLOURENS, FERRIER) ou des pédoncules cérébelleux (MAGENDIE, FLOURENS), après l'altération des canaux semicirculaires (FLOURENS, LABORDE, VULPIAN, CYON, BROWN SEQUARD, BECHTEREW, THOMAS).

Déjà POURFOUR DU PETIT (1), après l'incision d'un pédoncule cérébelleux moyen chez le chien, avait vu cet animal tourner comme une boule autour de son axe longitudinal: mouvement de *roulement*. Dans le mouvement en *rayon de roue*, l'animal tourne autour de son train postérieur servant d'axe ou autour d'un axe fictif situé sur le prolongement postérieur de l'axe du corps, la tête étant toujours à la circonférence et parcourant le chemin le plus étendu. Dans les mouvements de manège, l'animal tourne comme autour d'une piste.

MAGENDIE a signalé la *déviation des yeux* dans ces expériences. On a noté ausi le *nystagmus*.

LONGET a vu des mouvements de rotation chez un pigeon dont la vue d'un côté avait été brusquement détruite.

FLOURENS et VULPIAN ont vu, après la section des canaux semicirculaires chez le pigeon : du roulement (canal horizontal), une culbute en arrière (canal vertical inférieur), une culbute en avant (canal vertical supérieur). Mêmes symptômes (VULPIAN) chez un coq dont l'oreille interne était restée lésée après un combat.

THOMAS a confirmé ces expériences après destructions plus ou moins étendues du cervelet. Après la section unilatérale de la racine labyrinthique il a vu des mouvements de

(1) Voir VULPIAN, *Leçons sur la Physiologie générale et comparée du Système nerveux*, 1864, p. 583.

rotation en cercle (mouvement de manège) et en rayon de roue. Après la section bilatérale de la racine labyrinthique, EWALD, THOMAS ont observé des oscillations et des entraînements jusqu'à chute de l'animal. Après destruction du labyrinthe et du cervelet, LANGE observe des mouvements de rotation de la tête et des culbutes. Après destruction de la huitième paire gauche et de l'hémisphère cérébelleux droit, THOMAS : mouvements de rotation comme l'aiguille d'une boussole (l'axe au milieu du corps).

b. *Etude clinique.*

L'astasieabasie par hyperkinésie s'observe dans l'*hystérie*.

Dans la *paralysie agitante* le sujet marche penché en avant, en danger de tomber sur la face ; il est comme poussé en avant, finit par prendre le pas de course (PARKINSON), court après son centre de gravité (TROUSSEAU). En dehors de cette *festination*, il y a des *propulsions* en avant, de la *rétropulsion* ou de la *latéropulsion*. Chez certains Parkinsoniens DEBOVE (1) et NEUMANN (2) ont noté des *latéropulsions oculaires*.

Dans l'*épilepsie procursive* le sujet fait des courses folles en avant, droit devant lui, ou circulairement, autour d'un arbre. Dans d'autres formes, il fera des actes plus ou moins compliqués, tiendra des propos grossiers, fera des gestes obscènes. MAIRET (3) décrit trois types : l'épilepsie procursive proprement dite, dans laquelle la procursion constitue pour ainsi dire toute l'attaque, l'épilepsie avec aura procursive (BOURNEVILLE et BRICON) et l'épilepsie avec procursion postparoxystique.

Ceci conduit aux crises *d'automatisme ambulatoire* (hyperkinésie polygonale paroxystique) (4) pouvant durer des

(1) DEBOVE, Société médicale des hôpitaux, 1878, *Progrès médical*, 1878, p. 7.

(2) NEUMANN, *Progrès médical*, 1879, p. 32.

(3) MAIRET, *Revue de Médecine*, 1889, n° 2, 7 et 8 (et non thèse de Lille, comme dit le *Traité de Médecine*).

(4) *Leçons de Clinique médicale*, 3e série, p. 122.

jours et des semaines, ne laissant aucun souvenir et pendant lesquelles le sujet fait des actes très compliqués et se réveille parfois à plusieurs kilomètres de son point de départ (la distance de Paris à Brest dans un fait de CHARCOT) ; mais la pathogénie de ces cas est complexe.

Les *lésions* trouvées dans l'épilepsie procursive nous intéressent.

MAIRET a trouvé des lésions dans 4 ou 5 observations (dont une personnelle) avec autopsie : le siège principal et nécessaire semble en être le cervelet, seul atteint dans un cas de DUGUET.

Dans certains cas de *tabès* (rarement) on a noté des propulsions ou des rétropulsions irrésistibles. PIERRET (1) a noté de la rétropulsion dans un cas d'atrophie musculaire progressive (avec autopsie) : en plus de la lésion habituelle des cornes antérieures il y avait des traces manifestes d'inflammation diffuse de la névroglie, tant dans les cordons latéraux que dans les zones radiculaires antérieures.

CURSCHMANN (2) a observé une tuberculeuse qui, toujours couchée sur le côté droit, tournait de gauche à droite quand on la mettait sur le dos : foyer de ramollissement à droite dans le faisceau commun que forment à leur origine les pédoncules cérébelleux antérieur et postérieur.

MESCHEDE (3) a publié un cas d'astasie par hyperkinésie (que MAIRET ne considère pas comme une épilepsie procursive) : sclérose avec atrophie de l'hémisphère droit du cervelet ; dureté cartilagineuse du corps rhomboïdal du cervelet, induration des deux olives (4).

(1) PIERRET, *Revue mensuelle de Médecine et de Chirurgie*, 1877, p. 413.

(2) CURSCHMANN, *Deutsches Archiv fur klinische Medicin*, t. XII (*Revue des Sciences médicales*, 1874, t. III, p. 116).

(3) MESCHEDE, *Virchow's Archiv.*, 1880 (*Archives de Neurologie*, t. I, p. 471).

(4) Voir aussi les observations IX et XVI des *Maladies de l'orientation et de l'équilibre*, p. 24 et 33.

J'indique ici les cas de *déviation conjuguée de la tête et des yeux* d'ordre *irritatif* ou *convulsif*, que, dès le début, Vulpian et Prevost rapprochèrent des mouvements d'entraînement et de rotation des animaux et que j'étudierai dans le chapitre IV.

Il faut citer aussi les entraînements qui manifestent parfois les lésions labyrinthiques et, d'une manière générale, accompagnent certains vertiges graves : latéropulsion, toujours du même côté, dans le Ménière ; parfois le sujet est jeté à terre, s'il n'est pas à temps à s'accroupir préventivement. Pierre Bonnier note, dans certains vertiges, de « la propulsion parkinsonienne, du tournoiement, des impulsions en tous sens ».

c. Continuation automatique des actes.

Certains désorientés kinanesthésiques, les yeux ouverts, se servent convenablement de leurs membres. Mais si, pendant un acte volontairement commencé et régulièrement exécuté, on leur fait brusquement fermer les yeux, ils continuent automatiquement et inconsciemment, pendant un temps plus ou moins long, l'acte commencé.

C'est une hyperkinésie automatique, un entraînement inconscient au repos, à la suite d'un acte.

2. *Déséquilibre sans déplacement notable du corps ou des membres. Hypertonie.*

a. De la *raideur* dans la *maladie de Parkinson* dérivent beaucoup de symptômes très importants : l'attitude spéciale de la tête, déjà décrite par Parkinson, fortement inclinée en avant et fixée dans cette posture ; l'attitude *soudée* générale décrite par Charcot ; le *masque* parkinsonien (Hirt) rigide, sans vivacité ni actualité dans l'expression ; la rigidité musculaire entraînant des *déformations* persistantes. Le plus souvent les réflexes tendineux sont exagérés.

b. Dans la *catalepsie*, la raideur hypertonique est paroxystique. La crise immobilise le sujet dans la position où elle le saisit. Les muscles se laissent alors tirer comme de la cire molle : on imprime aux membres et aux segments de membres la posture qu'on veut. Il y a à la fois exagération du tonus et disparition de la sensation de fatigue (désagrégation et inertie du polygone).

Ce syndrome cataleptique a été observé dans certaines lésions corticales, quand le sujet a les yeux fermés.

J'en ai publié en 1880 deux belles observations avec autopsie (1). D'autres auteurs en ont publié.

Au même groupe se rattachent les attitudes cataleptoïdes ou les catalepsies observées dans certaines infections ou intoxications à localisation encéphalique (sans lésion démontrée à l'autopsie). Tels les faits de Brissaud (2) et Lamy dans l'urémie, de Dupré et Rabé (3) dans le mal de Bright, la colibacillose et la pneumococcie (4).

Expérimentalement on a aussi déterminé par des intoxications, chez les animaux, des états cataleptiformes localisés à certains groupes musculaires. Ainsi Spina (5) injecte un centimètre cube de teinture d'opium fraîche dans l'abdomen d'un rat non lié : en passant doucement à plusieurs reprises la main sur sa queue, on peut provoquer dans les muscles caudaux un état cataleptiforme. L'excitation des nerfs sensitifs produit la contraction et la raideur.

c. *Maladie de Thomsen et claudication intermittente.*

Thomsen (6) a décrit (1876) un syndrome curieux, dont

(1) Observations X et XI des *Maladies de l'orientation et de l'équilibre*, p. 26 et 27.

(2) Brissaud, *Semaine médicale*, 1893, p. 125.

(3) Dupré et Rabé, *Presse médicale*, 1898, p. 45 (*Revue neurologique*, 1898, p. 252).

(4) Comparer les rigidités avec hypertonie notées par Marinesco (*Semaine médicale*, 1903, p. 328) après la destruction opératoire d'une partie de l'écorce périrolandique.

(5) Spina, *Mémoires de l'Acadamie tchèque*, 1893, p. 36 (*Revue neurologique*, 1894, p. 196).

(6) Thomsen, *Archiv fur Psychiatrie und Nervenkrankheiten*, 1876,

il était lui-même atteint, caractérisé par un spasme musculaire survenant au début des mouvements volontaires (1).

Quand le sujet, atteint de cette affection, commence un mouvement, pour monter un escalier par exemple, fermer la main, monter à cheval... il voit survenir dans ses muscles une sorte de rigidité tétanique, une contraction permanente, une hyperkinésie qui dure quelques secondes (5 à 30), les muscles étant alors durs au toucher. Puis quand les « membres se sont échauffés », cette rigidité disparaît et le mouvement s'exécute normalement.

Un malade de BENEDIKT avait une telle raideur au début de ses mouvements volontaires qu'il était forcé de prier quelqu'un de lutter avec lui pour lui assouplir les membres.

Les muscles, souvent hypertrophiés (2), présentent ce qu'ERB appelle la réaction myotonique : hyperexcitabilité notable à toutes les excitations, mécanique (marteau), électrique ; tonisme de DELEAGE. De ce fait vient le nom de *myotonia congenita* donné par ERB à cette maladie.

EULENBURG (3) a décrit sous le nom de *paramyotonie* (4) *congénitale* un état analogue à la maladie de THOMSEN, mais dans lequel il n'y a pas de réaction myotonique et la raideur est suivie d'une parésie plus ou moins longue.

La *claudication intermittente* (5), d'abord observée en médecine vétérinaire (BOULEY 1831), a été étudiée en clinique humaine par CHARCOT (*Société de Biologie*, 1858).

C'est l'inverse de la maladie de THOMSEN. Le début de l'acte

p. 702. — Voir : KORNHOLD, *La Maladie de Thomsen*, thèse de Paris, 1897, n° 475. DEJERINE, *loco cit.*, p. 719.

(1) Maladie à lésion inconnue, mais appartenant à la famille névropathique.

(2) Je reviendrai sur cette hypertrophie dans le chapitre VI.

(3) EULENBURG, *Neurologisches Centralblatt*, 1884, p. 385; 1886, p. 265.

(4) *Paramyotonie* et non *paramyoclonie* comme une faute d'impression le fait dire à DEJERINE (*loco cit.*, p. 720).

(5) Voir : DUTIL et LAMY, *Archives de Médecine expérimentale*, 1893, t. V, p. 102 et 114 ; BOURGEOIS, *Contribution à l'étude de la claudication intermittente par oblitération artérielle*, thèse de Paris, 1897, n° 62.

est normal. Puis après un certain temps (2 à 15 ou 20 minutes) le sujet éprouve de la douleur dans la jambe avec engourdissement des extrémités, fourmillements plus ou moins pénibles, sensations de froid ou de brûlure. La douleur s'accroît, finit par devenir intolérable. Le sujet ralentit forcément la marche, il traîne la jambe. Enfin il est obligé de s'arrêter et de s'asseoir. Les muscles sont alors durs et saillants.

Après un repos de 2 ou 3 minutes, tout rentre dans l'ordre et le malade peut recommencer à marcher.

La cause de ce syndrome est l'artérite, l'insuffisance circulatoire dans les muscles. C'est une pseudocontracture par ischémie. C'est un déséquilibre d'origine périphérique *musculaire* et non nerveux : il ne figure donc ici que pour le diagnostic différentiel.

d. La *contracture* qui est le degré le plus élevé de l'hyperkinésie déséquilibrante a déjà été étudiée (p. 177).

VI

Déséquilibre par parakinésie. Troubles (cinétiques) de la contraction volontaire par des mouvements irréguliers. Ataxies. 1. Névroses. — 2 Lésions organiques : *a*) des nerfs périphériques et des racines postérieures ; *b*) des cordons postérieurs ; *c*) du faisceau cérébelleux ascendant ; *d*) du cervelet ; *e*) du labyrinthe ; *f*) de la protubérance ; *g*) de la capsule interne et de la région optostriée ; *h*) du centre ovale et de l'écorce.

Les *ataxies* sont des *parakinésies irrégulières dans les mouvements*.

1. *Névroses*.

Dans *l'hystérie* on observe surtout *l'abasie ataxique* ou par incoordination. Les mouvements irréguliers qui troublent ou empêchent la marche peuvent affecter des formes particulières comme le piétinement avec trépidation (forme trépidante), ou la forme saltatoire de Brissaud, ou la forme de bonds et de sauts.

Dans la *neurasthénie*, l'ataxie se rapprocherait davantage de l'incoordination cérébelleuse (Dejerine).

La *chorée* peut aussi entraîner des mouvements anormaux qui troublent la marche. Mais elle appartient surtout au paragraphe suivant des parakinésies au repos.

2. *Lésions organiques.*

La lésion génératrice de l'ataxie peut, comme la lésion génératrice de la kinanesthésie, siéger à tous les étages de l'appareil d'orientation et d'équilibre (fig. 11).

a. Nerfs périphériques et racines (partie extrarachidienne du protoneurone sensitif et du neurone moteur inférieur).

α. Expérimentalement, « van Deen, Longet, Claude Bernard, Brown Sequard ont sectionné les racines postérieures correspondant aux membres inférieurs chez la grenouille : après la section, les mouvements étaient irréguliers et incoordonnés ; si la section portait sur toutes les racines, on assistait à un véritable état ataxique du membre. La même expérience répétée sur le singe par Mott et par Sherrington a donné des résultats identiques (1) ».

β. Cliniquement l'ataxie d'origine périphérique est discutée (2). Elle paraît cependant exister, mais est rare.

Jaccoud (3) en a publié un cas, consécutif à la diphtérie : la guérison indiqua la nature névritique du processus. Dreschfeld (4) a de même publié un cas de névrite alcoolique avec ataxie ; encore sans autopsie.

Plus démonstratifs sont les faits de *nervotabès périphérique* de Dejerine.

(1) Dejerine. *loco cit.*, p. 623.
(2) Voir Babinski, *Traité de Médecine*, t. VI, p. 731.
(3) Jaccoud, *Traité des Paraplégies*, 1864. Observation XV (Citat. Babinski).
(4) Dreschfeld, citat. Babinski, p. 732.

Westphal, Pierret, Dejerine avaient d'abord montré la fréquence des altérations névritiques dans le tabès classique. Plus tard Dejerine a montré des cas dans lesquels tout le tabès est constitué par les seules névrites.

Ce tabès périphérique se différencie (1) du tabès médullaire classique par : la rapidité de son évolution (quelques semaines à quelques mois), l'absence du signe d'Argyll Robertson et de troubles sphinctériens, la douleur à la pression des troncs nerveux et des masses musculaires, l'amyotrophie, la topographie périphérique des troubles sensitifs (tandis que dans le tabès classique on observe plutôt la topographie radiculaire) (2).

Les *ataxies arsenicales* de Dana (3) sont aussi des ataxies (pseudotabès) par névrites sans myélite. On a aussi signalé l'ataxie dans les intoxications saturnine, cuprique, nicotinique (4).

Dejerine et Sottas ont également décrit (1893) une névrite interstitielle hypertrophique « qui ressemble par plus d'un symptôme à l'ataxie héréditaire de Friedreich » et qui notamment se traduit par de l'incoordination. Il y a dans ces cas lésion des nerfs et des racines, mais aussi lésion consécutive des cordons postérieurs. Ce sont donc des termes de transition avec le groupe suivant.

b. Cordons postérieurs.

C'est la lésion génératrice classique de l'ataxie dans le tabès, que Duchenne caractérisait dès le début par « l'abolition progressive de la coordination des mouvements et une paralysie apparente, contrastant avec l'intégrité de la force musculaire ».

(1) Dejerine, *loco cit.*, p. 636.

(2) Voir, sur les névrites radiculaires transverses du tabès : Nageotte, Société de Biologie, 1900, p. 354 et 357. *Revue neurologique*, 1900, p. 1095.

(3) Dana, *Brain*, 1887. Voir : Raymond, *Clinique des Maladies du Système nerveux*, t. II, p. 226.

(4) Dejerine, *loco cit.*, p. 636.

α. Quoique la dégénération gélatiniforme des cordons postérieurs ait été anatomiquement signalée par Hutin (1827), *l'anatomie pathologique* du tabès ne commence qu'avec Bourdon et Luys (1860), peu de temps après la magistrale étude de Duchenne (1) (1858).

Dans la lésion de l'ensemble des cordons postérieurs Charcot et Pierret (1871) ont précisé et localisé l'altération à la partie externe de ces cordons (zonès radiculaires postérieures). Puis la lésion des racines postérieures a paru plus constante (Leyden, Vulpian) ; puis on a placé le point de départ dans les ganglions (Pierre Marie 1892) et on a fait du tabès une maladie du protoneurone sensitif (Brissaud (2) 1895).

La lésion principale et constante serait dans les fibres *exogènes* : bandelette externe de Charcot et Pierret d'abord, puis zone d'entrée des racines postérieures de Philippe (zone de Lissauer et zone cornuradiculaire de Pierre Marie) ; plus tard, cordons de Goll. Les fibres *endogènes* seraient atteintes dans une deuxième étape (Philippe) et peuvent rester intactes (Pierre Marie, Strumpell). Dans la substance grise, la lésion des cellules de la colonne de Clarke est douteuse ou inconstante ; très fréquente au contraire l'altération des fibrilles nerveuses de la même région (collatérales fournies par les fibres radiculaires postérieures). La lésion des racines postérieures est très fréquente, mais non constante. Dans les ganglions, l'intégrité serait la règle (3).

Adoptant la conception de Brissaud, on peut dire que *le siège primitif, essentiel, de la lésion dans le tabès est la*

(1) Duchenne, *Archives générales de Médecine*, 1858, 1859.

(2) De Massary, *Le Tabès dorsal, dégénérescence du protoneurone centripète.* Thèse de Paris, 1896. Voir aussi pour tout ce paragraphe : Philippe, *Le Tabes dorsalis*, 1897 et Gerest, thèse citée, 1898.

(3) Voir, sur ce point important : Gerest, *loco cit.*, p. 235. Je ne parle pas des dégénérescences consécutives, descendantes, puis ascendantes, dans les fibres endogènes. Voir Jules-Soury, *Archives de Neurologie*, 1901, t. XI, p. 1.

partie intramédullaire du protoneurone sensitif. Comme le tabès spasmodique, c'est *une maladie des prolongements intramédullaires d'un neurone extramédullaire.*

β. Symptomatiquement (1), à côté de l'ataxie, exagérée par l'occlusion des yeux (ROMBERG), il y a les douleurs fulgurantes (membres et viscères), les anesthésies et paresthésies, l'abolition des réflexes rotuliens (WESTPHAL) et achilléens (BABINSKI) (2), l'abolition ou la diminution du tonus (FRENKEL), l'ataxie du tonus (3), les troubles vésicaux, les troubles trophiques...

γ. Les mêmes cordons postérieurs peuvent être altérés dans d'autres maladies (4), non limitées à cette région : la paralysie générale (5) (BAILLARGER) (6), la sclérose en plaques (7), la syringomyélie (8), la méningite spinale chronique (VULPIAN, DEJERINE), l'ergotisme (9) (TUCZEK), la pellagre (10), la lèpre (11), les tumeurs intracraniennes (12),

(1) Voir le Mémoire cité de DUCHENNE et CHARCOT, *Œuvres complètes*, t. I. Leçons II, III et IV ; t. II. Leçons II et IV.

(2) BABINSKI, *Société médicale des Hôpitaux*, 21 octobre 1898.

(3) Les mouvements involontaires au repos chez les tabétiques. Ataxie du tonus. *Leçons de Clinique médicale*, 1896, 2e série, p 271.

(4) Voir les Rapports de BRUCE, DANA et HOMEN, au Congrès de Paris de 1900, Section de Neurologie sur les *lésions non tabétiques des cordons postérieurs de la moelle.*

(5) Voir : RABAUD, *Contribution à l'étude des lésions spinales postérieures dans la paralysie générale,* thèse de Paris, 1898, et le Rapport cité de HOMEN.

(6) BAILLARGER, *Annales médicopsychologiques*, 1862, t. VII.

(7) Voir CHARCOT, *Œuvres complètes*, t. VI. Leçons VI, VII et VIII. RAYMOND, *Leçons sur les Maladies du Système nerveux*, 1897, t. II, p. 550. Observations de ERB, OPPENHEIM, GAUCHER et CLAUDE.

(8) RAYMOND, *Leçons sur les Maladies du Système nerveux*, 1897, t. II, p. 510, Observations de JOFFROY et ACHARD, HOMEN, OPPENHEIM, SCHUPPEL, SCHLESINGER.

(9) Voir : PIERRE MARIE, *Traité de Médecine*, 1894, t. VI, p. 314. On peut rapprocher ma Note sur les dangers du seigle ergoté dans l'ataxie locomotrice. *Progrès médical*, 17 mars 1884.

(10) Voir PIERRE MARIE, *Ibidem*, p. 319.

(11) JEANSELME et MARIE, *Revue neurologique*, 1898, p. 751.

(12) Rapports cités de BRUCE et de HOMEN.

l'anémie grave (Lichtheim, Minnich, les états cachectiques infectieux ou toxiques (1), le diabète (Bouchard), la maladie d'Addison (2).

Dans tous ces cas la symptomatologie des cordons postérieurs et spécialement l'ataxie, se retrouvent au milieu du tableau général de ces maladies.

c. *Faisceau cérébelleux ascendant.*

Dans l'ataxie héréditaire que l'on appelle *maladie de* Friedreich depuis la thèse (1882) de mon collègue Brousse, alors mon interne, la lésion paraît surtout localisée (3) aux cordons postérieurs d'une part, au faisceau cérébelleux ascendant ou direct et à la colonne de Clarke de l'autre, c'est-à-dire aux voies médullaires centripètes entières de l'orientation.

Cliniquement, il y a abolition des réflexes rotuliens et incoordination motrice comme dans le tabès, quelques mouvements d'impulsion latérale et déviation de l'axe de la marche sans Romberg : démarche tabetocérébelleuse (Charcot).

L'absence de Romberg caractérise les ataxies par lésion des neurones cérébelleux.

Les neurones cérébelleux servant à l'orientation oculaire, l'occlusion des yeux ne peut pas aggraver la situation dans ces cas. La maladie de Friedreich prouve que ce fonctionnement des neurones cérébelleux est troublé par la lésion des seuls prolongements protoplasmatiques médullaires de ces neurones.

(1) Rapports cités de Bruce, de Dana et de Homen au Congrès de Paris 1900.

(2) Voir Dejerine, *loco cit.*, p. 637.

(3) Voir Pierre Marie, *Leçons sur les Maladies de la moelle*, 1892, p. 381 et *Traité de Médecine*, 1894, t. VI, p. 434 ; Gerest, thèse citée 1898 ; Vincelet, *Etude sur l'Anatomie pathologique de la Maladie de Friedreich*, thèse de Paris 1900 et deux leçons de Raymond, *Clinique des Maladies du Système nerveux*, 1898, t. III, p. 329 et 346.

d. Cervelet.

α. Expérimentalement (1), FLOURENS (2) (1824) détruit le cervelet couche par couche chez un pigeon et observe : manque d'assurance dans les mouvements, puis incoordination motrice vraie. Le pigeon trébuche en avant, en arrière ou par côté suivant la localisation de la lésion, si elle est partielle.

LUCIANI (3) (1891), dans l'étude de cette ataxie cérébelleuse, insiste sur l'hypotonie et la faiblesse musculaire concomitantes. GATTA (4) (1900) observe, dans la destruction complète du cervelet, des phénomènes évidents d'ataxie, d'asthénie et d'atonie. THOMAS (1897) résume très complètement tous les travaux physiologiques, donne des expériences personnelles et décrit très bien la démarche des animaux dont le cervelet a été plus ou moins complètement détruit.

β. Cliniquement, DUCHENNE a bien décrit la démarche des cérébelleux sans séparer assez le vertige et l'ataxie (DEJERINE). Voici la description de THOMAS (5).

Déjà au repos, dans la station debout, les membres inférieurs sont écartés ; le tronc et la tête oscillent. Dans la marche, « les oscillations de la tête et du tronc augmentent, le malade ne marche pas suivant une ligne droite vers le but, mais suivant une ligne brisée, il festonne. Le corps se porte trop d'un côté ou de l'autre ; on dit que le malade chancelle, titube. Les jambes sont écartées comme dans la station debout, la progression se fait surtout à petits pas. Le malade ne lance les jambes ni ne talonne ; mais elles sont soulevées brusquement au-dessus du sol et retombent

(1) Voir, pour ce paragraphe : HÉDON, *Précis de Physiologie*, 2e édition, p. 517.

(2) Voir l'œuvre de FLOURENS dans la thèse citée de THOMAS, p. 6.

(3) Voir l'œuvre de LUCIANI dans la même thèse, p. 25.

(4) GATTA, *Riforma medica*, 1900, p. 363 (*Revue neurologique*, 1900, p. 1079).

(5) THOMAS, *loco cit.*, p. 161.

de même. Les oscillations sont quelquefois d'assez grande amplitude pour déterminer les chutes fréquentes ». En somme, « le syndrome cérébelleux se caractérise surtout par des troubles de l'équilibration (1) et des mouvements contrastant avec l'intégralité apparente de la force musculaire et de la sensibilité ».

Le vrai caractère différentiel de cette ataxie cérébelleuse est l'absence d'anesthésie et de Romberg.

L'absence d'anesthésie s'explique par l'intégrité de la voie sensitivocorticale.

Quant à l'absence de Romberg, absence que Lussana et Luciani ont notée chez les animaux, cela vient (comme je l'ai déjà dit au paragraphe précédent) de ce que les sensations visuelles d'orientation sont altérées ou détruites toutes les fois que les neurones cérébelleux sont atteints. Dès lors, dans ce cas, le sujet ne s'oriente pas mieux les yeux ouverts que les yeux fermés et par suite pas plus mal les yeux fermés que les yeux ouverts : l'occlusion des yeux n'a aucune influence sur son équilibre. Une des caractéristiques du syndrome cérébelleux est d'ailleurs le contraste entre l'incoordination motrice et la persistance de la kinesthésie des membres.

Le tableau clinique est le même dans les diverses lésions destructives du cervelet : atrophie et sclérose, hérédoataxie cérébelleuse de Pierre Marie et de Londe et autres types cliniques déjà énumérés.

γ. A ce groupe doit être rattachée l'*asynergie cérébelleuse* que Babinski (2) a décrite comme « pathognomonique d'une perturbation dans les fonctions cérébelleuses ».

Quand le malade cherche à marcher, la partie supérieure

(1) Voir plus loin, au paragraphe (VII) des *chorées*, les idées de Bonhœfer sur le faisceau cérébellocérébral de l'ataxie.

(2) Babinski, *Société de Neurologie*, 9 novembre 1899 et 7 février 1901.

du corps ne suit pas le mouvement du membre inférieur et reste en arrière. Il marche la jambe raide sans fléchir le genou et en tapant du pied. On fait étendre le malade par terre, on lui fait fléchir la cuisse et la jambe ; puis on lui dit de remettre le membre inférieur par terre : au lieu d'avoir un mouvement synergique d'ensemble, il présente des actes successifs à la cuisse et à la jambe ; il étend d'abord la jambe, puis étend en bloc la cuisse et la jambe étendues, en barre, l'une sur l'autre (1).

e. Labyrinthe.

« Les affections de l'oreille interne produisent quelquefois des troubles de la marche et de l'équilibre, qui ressemblent jusqu'à un certain point aux désordres de l'ataxie cérébelleuse : ce sont des oscillations de la tête et du corps, de la titubation, l'élargissement de la base de sustentation, de l'instabilité (2). »

L'ataxie labyrinthique diffère de l'ataxie cérébelleuse en ce qu'elle est exagérée par l'occlusion des yeux (signe de Romberg) : les impressions visuelles d'orientation ne sont pas troublées et corrigent les impressions troublées du labyrinthe. Elle diffère de l'ataxie des cordons postérieurs par l'absence des troubles de sensibilité et la persistance des réflexes rotuliens.

Le tableau suivant résume ces divers éléments de diagnostic différentiel des ataxies.

(1) BABINSKI a aussi décrit comme cérébelleux un type de se mettre sur son séant en fléchissant les membres inférieurs en totalité, la jambe restant étendue sur la cuisse. Nous avons essayé de démontrer, avec J. CALMETTE (Société de Neurologie, 5 décembre 1901, *Revue neurologique*, 1901, p. 1207) que ce type de flexion du tronc n'est en rien pathognomonique du cervelet.

(2) DEJERINE, *loco cit.*, p. 643.

TABLEAU XV. — ATAXIES

ATAXIE	Exagérée par l'occlusion des yeux (signe de ROMBERG) : intégrité de l'orientation visuelle et des neurones cérébelleux.	Non exagérée par l'occlusion des yeux (pas de ROMBERG) : altération de l'orientation visuelle et des neurones cérébelleux.
Avec troubles sensitifs et abolition des réflexes rotuliens (signe de WESTPHAL): altération de l'orientation kinesthésique générale et sensitive.	Lésion des cordons postérieurs : ataxie tabétique.	Lésion des cordons postérieurs et du faisceau cérébelleux ascendant : ataxie de FRIEDREICH.
Sans troubles sensitifs ni abolition des réflexes rotuliens (pas de signe de WESTPHAL) : intégrité de l'orientation kinesthésique générale et sensitive.	Lésion du labyrinthe : ataxie labyrinthique.	Lésion destructive du cervelet : ataxie cérébelleuse.

f. Protubérance (1).

NOTHNAGEL a insisté sur la fréquence des ataxies protubérantielles. « Il s'agit d'une ataxie simple des membres, associée à des troubles du sens musculaire, de la sensibilité de localisation ; parfois elle se combine avec l'ataxie cérébelleuse. »

EWALD, PETRINA, LADAME, ROSENTHAL ont noté de la titubation dans les lésions de la protubérance (2). LONG (3) a

(1) DEJERINE, *loco cit.*, p. 644.

(2) Observations prises dans le *Traité de diagnostic des maladies de l'encéphale* de NOTHNAGEL et citées par WEILL, *loco cit.*, p. 54.

(3) LONG, *Archives de Physiologie*, octobre 1898 et thèse citée. Observation XLII, p. 164.

publié (1898) un cas remarquable d'incoordination dans les mouvements de la main et de la jambe gauches par tumeur bulboprotubérantielle prédominant à droite.

g. Capsule interne et région optostriée.

J'ai publié (1) (1880) un exemple d'hémiataxie posthémiplégique par lésion constatée de la région optostriée.

Déjà Bouchut (2) (1879) avait noté le défaut absolu de coordination dans un cas de tubercules des couches optiques. Galvagni (1880) observe de l'hémiataxie dans un cas de ramollissement circonscrit au centre de la couche optique avec plaque jaune à la face supérieure du cervelet. Senator (1881) donne un nouveau cas d'hémiataxie avec lésion capsulolenticulaire et Bassi, la même année, un cas d'hémiataxie gauche sans Romberg avec foyer hémorragique dans le noyau lenticulaire droit, une des parois touchant la capsule interne. Leyden (1882) : hémiataxie bilatérale ; ramollissement dans le corps strié gauche et trois petits foyers au milieu de la substance propre de la protubérance. Ricoux : deux faits d'hémiataxie avec Romberg ; lésion du corps strié. Demange : mouvements ataxiformes des quatre membres sans Romberg ; lésion bilatérale symétrique dans les corps optostriés. Oppenheim (1889) : hémiataxie avec Romberg ; lésion capsulothalamique. Masing (1894) : hémiataxie ; lésion capsulolenticulaire. Claparède (1897) : hémiataxie avec Romberg ; lésion de la couronne rayonnante et de la couche optique.

Voilà un groupe de faits (tous avec autopsie) bien suffisant pour établir l'existence de l'ataxie par lésion capsulostriée : ce sont en général des ataxies posthémiplégiques. Quand il y a le signe de Romberg, les fibres kinesthésiques

(1) D'une variété non décrite de phénomène posthémiplégique (forme hémiataxique) *Progrès médical*, 1880, p. 927. Observation XIII des *Maladies de l'orientation et de l'équilibre*, p. 29.

(2) Voir, pour tous les faits suivants : Claparède, thèse citée, Genève, 1897.

oculaires sont épargnées par la lésion ; elles sont atteintes s'il n'y a pas de Romberg.

h. Centre ovale et écorce.

J'ai rapporté (1) deux exemples (avec autopsie) de ce groupe d'ataxie corticale.

On peut en rapprocher : un fait de BRUNS (2) (tumeur du lobe frontal en dehors de la zone motrice) ; un de BURZIO (3) (gliome des deux lobes frontaux) ; un de WETTER (gliome comprimant les circonvolutions pariétales et pénétrant jusqu'à la couronne rayonnante) et un de DEMANGE (4) (foyer cortical très étendu).

Tous ces faits prouvent qu'avec l'intégrité de la région optostriée l'ataxie peut se produire par lésion corticale (5) ou immédiatement souscorticale. Ce n'est plus une ataxie posthémiplégique, c'est vraiment une ataxie cérébrale, cette lésion étant peut-être le plus souvent un peu voisine de la zone motrice ou *incomplètement* destructrice de la zone motrice (6).

VII

Déséquilibre par parakinésie (suite). Troubles (statiques) du tonus par des mouvements irréguliers. Chorées, 1. Névroses ; chorée de Sydenham, autres chorées, myoclonies. 2. Lésions organiques : *a*) ataxie du tonus ; *b*) chorées cérébrales.

On appelle *chorées* les *parakinésies irrégulières au repos.*

(1) Observations X et XI (observation XII sans autopsie) des *Maladies de l'orientation et de l'équilibre*, p. 26, 27 et 28.

(2) BRUNS, citat. DEJERINE, *loco cit.*, p. 645.

(3) BURZIO, *Annali di freniatria e sciencie affini*, 1900, t. X, p. 280 (*Revue neurologique*, 1901, p. 96).

(4) WETTER (1878) et DEMANGE (1882), citat. CLAPARÈDE.

(5) Comparer les troubles moteurs par *mouvements associés multiples*, observés par MARINESCO (*Semaine médicale*, 1903, p 328) après la destruction opératoire d'une partie de l'écorce périrolandique.

(6) Voir aussi LENAZ, *Deutsches Zeitschrift fur Nervenheilkunde*, 1901, t. XIX, p. 151.

1. *Névroses.*

C'est d'abord la *chorée de* Sydenham, névrose spéciale, bien connue et classique (1).

Puis c'est la *chorée rythmée* étudiée par Charcot et rattachée par lui à l'*hystérie* ; au lieu des gesticulations illogiques et contradictoires, ce sont des mouvements plus ou moins complexes, toujours cadencés et rythmés. L'hystérie peut du reste se manifester aussi par la chorée non rythmée (astasie choréique).

La *chorée chronique*, héréditaire ou de l'adulte (Huntington 1872) est une maladie à part, se terminant le plus souvent dans la démence et paraît, au moins à la fin, liée à de l'encéphalite corticale et à de l'atrophie cérébrale (Paviot et Launois). Peut-être faut-il rattacher à cette maladie certaines formes débutant à la naissance (Gilbert Ballet). C'est un syndrome destiné à sortir des névroses.

L'*athétose* (Hammond 1871) est une chorée des extrémités à mouvements lents et forcés. Plus brusques au contraire (vraies secousses) sont les mouvements dans les *chorées électriques* (Bergeron, Dubini, 1846) dont on peut rapprocher la *chorée fibrillaire* de Morvan (sorte de réduction de la chorée de Bergeron).

Dans le *paramyoclonus multiple* (2) (Friedreich, 1881) la lésion ne paraît pas encore bien établie : secousses cloniques, singulières, souvent symétriques, ordinairement non rythmées, isolées ou agglomérées en crises. A côté des *myoclonies*, Biancone (3) décrit, « sous le nom de *myokimie*, après Kny, Schultze, Bastianelli, Hoffman, Bernhardt, un trouble caractérisé par des contractions clo-

(1) Il faut en rapprocher la *chorée des femmes enceintes.*

(2) Voir ce point : Raymond, *Clinique des Maladies du Système nerveux*, 1896, t. I (faits de Farges, myélite et de Morvan, affection cérébrospinale) ; Leopold Levi, *Bulletin de la Société anatomique*, 1895, p. 323 (biopsie du muscle) ; Leopold Levi et Follet, Société de Neurologie, *Revue neurologique*, 1900, p. 1115.

(3) Biancone, *Rivista sperimentale di freniatria e di medic. legale*, t. XXIV.

niques, fasciculaires, généralisées à tout le corps et à la face (1) ».

Les *tics* et la *maladie des tics* (GILLES DE LA TOURETTE, 1885) conduisent aux *spasmes fonctionnels* (2) et à la *chorée variable* des dégénérés de BRISSAUD...

2. *Lésions organiques.*

a. J'ai appelé (3) *ataxie du tonus* les mouvements involontaires au repos de certains tabétiques, étudiés d'abord par FRIEDREICH (1876). J'en ai donné trois nouveaux exemples (4). Chez le troisième de ces malades le symptôme était à un tel degré qu'on pouvait le qualifier de *chorée médullaire.*

Dans les chorées médullaires on pourrait rapprocher certaines chorées congénitales ou de la première enfance, liées à la maladie de LITTLE et les chorées liées à la maladie de FRIEDREICH (comme à l'ataxie cérébelleuse).

b. Les chorées *cérébrales* sont les chorées *hémiplégiques* (præ ou posthémiplégiques), bien étudiées d'abord par WEIR MITCHELL (1874), puis par CHARCOT et RAYMOND (5).

(1) JOANNY ROUX, *Diagnostic et Traitement des maladies nerveuses,* 1901, p. 63, note.

(2) Tic du colporteur ; spasme polygonal postprofessionnel, *Nouvelle Iconographie de la Salpêtrière,* 1897, p. 217, et *Leçons de Clinique médicale,* 3e série, p. 386.

(3) Des mouvements involontaires au repos chez les tabétiques ; ataxie du tonus. *Leçons de Clinique médicale,* 2e série, p. 271. — Dans son livre déjà cité (p. 55) JOANNY ROUX dit : « Cette ataxie du tonus suppose des variations brusques et alors qu'est-ce qui la séparera de la contraction ? » Ce sont bien des contractions ; mais au lieu de troubler les mouvements, elles troublent le repos c'est-à-dire le tonus. D'où l'expression « ataxie du tonus. »

(4) Observations II, IV et V des *Maladies de l'orientation et de l'équilibre,* p. 8, 12 et 14. Voir aussi la thèse d'IVAN OGGNIANOFF, Montpellier, 1902, n° 2. BOUCHAUD (*Journal de Neurologie,* 1903, p. 83) a étudié ces mouvements au repos dans la sclérose en plaques.

(5) Voir ce que j'ai déjà dit sur ces chorées posthémiplégiques p. 189.

J'ai publié (1) un cas d'hémichorée præhémiplégique avec lésion du noyau lenticulaire et de la capsule interne, confirmant trois faits antérieurs consignés dans la thèse de RAYMOND.

On a abandonné, comme trop étroites, la théorie de CHARCOT localisant cette lésion dans un faisceau spécial de la capsule interne, en avant et en dehors du faisceau sensitif, et la théorie de HAMMOND, GOWERS et NOTHNAGEL la localisant à la partie postérieure de la couche optique.

Les classiques admettent plutôt aujourd'hui avec KAHLER et PICK (1879) que la lésion doit irriter le faisceau pyramidal sur un point quelconque de son trajet, du cortex à sa terminaison. C'est l'opinion qu'adoptent encore DEJERINE (2) et PERIETZEANU (3) (pour l'hémiathétose).

BONHOEFER (4) a montré la fréquence des lésions dans la région des noyaux rouges et des pédoncules cérébelleux supérieurs. Il rappelle les observations de GOWERS, WENZEL, KIRCHHOFF, HUPPERT, HAMMARBERG, DUGUET qui ont vu des mouvements choréiformes dans les lésions du cervelet et conclut qu'il faut chercher la lésion de l'hémichorée dans une voie cérébropète qui passe par le cervelet, le pédoncule cérébelleux supérieur et le noyau rouge pour aller à l'écorce, voie « dont la fonction consiste à transporter aux circonvolutions motrices les impulsions des régions inférieures sous-cutanées qui sont nécessaires pour la coordination des mouvements volontaires ».

On rapprochera cette description de notre figure 11.

(1) Hémichorée præhémiplégique ; hémianesthésie. Foyer hémorrhagique dans le noyau lenticulaire et la capsule interne du côté opposé *Gazette hebdomadaire de Médecine et de Chirurgie*, 1879, p. 120. Observation XIV des *Maladies de l'orientation et de l'équilibre*, p. 30.

(2) DEJERINE, *loco cit.*, p. 492.

(3) JEAN PERIETZEANU, *Contribution à l'étude anatomopathologique et clinique de l'hémiathétose*, thèse de Paris, 1900, n° 609 (*Revue neurologique*. 1901, p. 96).

(4) BONHOEFER, *Monatsschrift für Psychiatrie und Neurologie*, 1897 (*Revue neurologique*, 1897, p. 18).

L'irritation de ce faisceau produirait la chorée, son déficit entraînerait l'ataxie.

Plus récemment, BONHOEFER (1) a donné comme nouvelle preuve de sa théorie l'hypotonie et l'absence des réflexes rotuliens (2) dans certains cas où l'on observe de la chorée. On peut en rapprocher aussi les idées de VAN GEHUCHTEN sur le noyau rouge.

TOUCHE (3) a de la tendance à se rallier à la théorie de BONHOEFER et de MURATOW (4) qui place les lésions de ces cas sur le trajet du faisceau coordinateur qui unit l'écorce cérébelleuse et l'écorce périrolandique en « empruntant la voie du pédoncule cérébelleux supérieur, du noyau rouge, de la couche optique, du genou de la capsule interne, du segment antérieur de celle-ci, de la partie antérieure du noyau lenticulaire et probablement aussi de la partie du noyau caudé avoisinant le segment antérieur de la capsule interne ». C'est bien toute la partie encéphalique de notre appareil d'orientation et d'équilibre (5).

BOINET (6) rapporte un cas inédit de BRISSAUD d'hémichorée rythmée d'origine corticale chez un paralytique général. Il en rapproche des faits analogues de SAGE (7) et LÉON MONGIN (8) et ceux observés par BOUCARUT (9) et par lui-même (10) dans la méningite tuberculeuse...

(1) BONHOEFER, *Monatsschrift für Psychiatrie und Neurologie*, 1898, p. 239 (*Revue neurologique*, 1899, p. 336).

(2) Comparer ODDO, *Revue de Médecine*, janvier et février 1901.

(3) TOUCHE, *Archives générales de Médecine*, 1900, t. III, p. 288.

(4) Voir aussi MURATOW, *Monatsschrift für Psychiatrie und Neurologie*, 1899, t. V, p. 180 (*Revue neurologique*, 1900, p. 837).

(5) Les observations, avec autopsie de TOUCHE se rapportent au cervelet (observation IX), au noyau rouge (observation V), à la région capsulaire optostriée (observation I, II, III, VI, VII, VIII et X), à la couronne rayonnante (observation V).

(6) BOINET, *Archives générales de Médecine*, 1900, t. III, p. 41.

(7) SAGE, *Contribution à l'étude des mouvements choréiformes chez les paralytiques généraux*, thèse de Lyon, 1884, n° 221.

(8) LÉON MONGIN, *Etude anatomique et physiologique sur l'hémichorée symptomatique*, thèse de Paris, 1887, n° 11.

(9) BOUCARUT, *Nouveau Montpellier médical*, 1898, p. 685.

(10) BOINET, Congrès des Neurologistes, Marseille, 1899.

En résumé, dans les chorées symptomatiques (1), la lésion siège, soit dans la moelle, soit dans l'encéphale, en divers points de l'appareil d'orientation et d'équilibre. Les chorées constituent donc au premier chef un symptôme de ce grand appareil.

Ces faits pourront servir plus tard à faciliter l'étude de la pathogénie des chorées névroses.

VIII

Déséquilibre par parakinésie (suite). Troubles (cinétiques) de la contraction volontaire par des tremblements. Tremblements intentionnels. 1. Sclérose en plaques. 2. Mouvements posthémiplégiques ; 3. Expérimentation.

1. Le type de ce *tremblement intentionnel* a été décrit par Charcot dans la *sclérose en plaques*.

Nul au repos, il naît au moment des actes, s'accentue par la continuation ou la répétition de l'acte, prend une amplitude croissante (jusqu'à 30 et 40 centimètres, dit Dejerine) avec une rapidité moyenne de 6 à 7 oscillations par seconde (vitesse moyenne).

Classiquement ce tremblement est massif et part de la racine des membres (Pierre Marie, Dejerine). J'ai observé un cas (2) qui prouve qu'il peut aussi être segmentaire et périphérique.

Charcot attribuait ce tremblement à la persistance du cylindre axe que l'on constate habituellement au milieu des plaques de sclérose : la transmission des impressions volontaires serait ainsi gênée, comme saccadée, à travers la

(1) Voir encore Hudovernig, *Archiv für Psychiatrie und Nervenkrankheiten*, 1903 et Stier, *Ibidem*, 1903, sur l'anatomie pathologique de la chorée de Sydenham et de la chorée d'Huntington.

(2) Un cas de tremblement segmentaire dans la sclérose en plaques, Xe congrès des neurologistes, Marseille, 1899, *Revue neurologique*, 1899, p. 271 et *Leçons de Clinique médicale*, 4e série, p. 124.

plaque, et de là naîtrait le tremblement. PIERRE MARIE a comparé le cylindre axe dépouillé de sa myéline à un fil électrique dépouillé de son enveloppe isolante et ainsi il se produit des « fuites de courants » qui physiologiquement se traduisent par le tremblement.

2. J'ai déjà dit que ce même type de tremblement s'observe dans les *mouvements posthémiplégiques* (p. 189).

Dans le cas de DEMANGE il y avait lésion symétrique des noyaux lenticulaires. STEPHAN (1) attribue ce tremblement intentionnel à une « lésion des centres coordinateurs ; c'est pourquoi une lésion du faisceau pyramidal sur un point quelconque (KAHLER et PICK) n'est pas suffisante pour que ce trouble ait lieu ; mais il faut une irritation du faisceau pyramidal dans la capsule interne, dans le voisinage de la couche optique, qui renferme ces centres coordinateurs ».

Ce même tremblement intentionnel a été aussi observé (2) dans les tumeurs du cerveau (BALL et KRISHABER) et dans les tumeurs du pédoncule cérébral (MENDEL, CHARCOT).

3. *Expérimentalement,* LUCIANI (3) a constaté, dans les bras d'un singe opéré du cervelet, un véritable tremblement intentionnel, que FERRIER avait d'ailleurs déjà signalé et qu'il avait comparé au tremblement de la sclérose en plaques.

Donc, cette *contraction déséquilibrée,* qu'on admette des contractures (DEBOVE et BOUDET) ou qu'on admette plutôt une décomposition de la contraction en ses éléments constitutifs (FERNET) est un déséquilibre dans la contraction volontaire et a un siège analogue à celui des chorées (BONHOEFER) (voir la figure 11).

(1) STEPHAN, de Zaandam, thèse de Leyde (1884) et *Revue de Médecine,* 1887, p. 204.

(2) DEJERINE, *loco cit.,* p. 678.

(3) LUCIANI, citat. LONDE, *loco cit.,* p. 129.

IX

Déséquilibre par parakinésie (fin). Troubles (statiques) du tonus par des tremblements. Tremblements au repos. 1. Paralysie agitante. 2. Mouvements posthémiplégiques. 3. Siège des lésions.

1. Le tremblement de la *paralysie agitante* se produit au repos et s'arrête dans les mouvements volontaires, au moins dans les phases de début de la maladie. Il prend des formes variées et simule des mouvements volontaires, indéfiniment répétés : roule des pilules, file de la laine, roule un crayon, émiette du pain. Ce tremblement est lent (4 à 5 oscillations par seconde) et présente, outre la régularité de tous les tremblements, un certain degré de coordination dans les mouvements exécutés.

Ce symptôme, rapproché de tous les autres déjà décrits (attitude soudée, hypertonie, propulsions, entraînements) prouve que la maladie de Parkinson est bien une maladie de l'appareil nerveux de l'équilibration. Ce qui n'est pas en contradiction avec l'hypothèse émise par Vires (1) à la fin d'une discussion serrée de la physiologie pathologique de cette maladie : le syndrome parkinsonien est le résultat de la lésion des neurones automatiques, c'est-à-dire des neurones pontobulbaires et cérébelleux.

2. J'ai déjà indiqué (p. 189) le tremblement au repos dans les mouvements posthémiplégiques.

Peu après mon fait de 1878, je trouvai dans le livre de Nothnagel (2) un fait analogue de Leyden (3) avec autopsie : tremblement au repos du bras droit, de 3 à 4 oscilla-

(1) Vires, *Leçons de Clinique médicale*, 1900.

(2) Nothnagel, *Topische Diagnostik der Gehirnkrankheiten*, p. 223.

(3) Leyden, *Virchow's Archiv*, t. XXIX.

tions par seconde ; sarcome occupant toute la couche optique gauche. Aujourd'hui la chose est classique (1).

3. On peut réunir dans un même paragraphe les faits anatomocliniques de paralysie agitante primitive et de paralysie agitante secondaire pour essayer de poser, sinon de résoudre la question encore obscure du siège de la lésion génératrice du tremblement au repos (2).

a. Moelle. LEBERT, COHN trouvent des foyers diffus ; CHARCOT et JOFFROY (trois cas) de la myélite épendymaire avec oblitération du canal ; CAYLEY et MURCHISSON, CHARCOT et JOFFROY (trois cas), DEMANGE, de la myélite périépendymaire et de la colonne de CLARKE ; DUBIEF (1887), GAUTHIER, BORGHERINI, KOLLER encore des lésions médullaires périépendymaires ou latérales.

BALLET et FAURE (3) : oblitération du canal central, sclérose artérielle et périartérielle ; cellules antérieures ratatinées, pigmentées, avec des ruptures de prolongements protoplasmatiques en grand nombre.

b. Encéphale. MARSHAL HALL trouve une sclérose du pont de Varole et des tubercules quadrijumeaux ; COHN : une atrophie cérébrale ; ROSENTHAL : un ramollissement du pont et de la moelle allongée ; LEYDEN : de la couche optique et du pont ; CHVOSTEK : de l'encéphalite et de la sclérose de la corne d'AMMON ; TEISSIER (1888) : une lésion de la zone bulboprotubérantielle ; BLOCQ et MARINESCO : une tumeur du pédoncule...

BENEDICT a décrit un cas de tremblement au repos et syndrome de WEBER (4) avec lésion bulboprotubérantielle : syndrome de BENEDICT.

(1) Voir les travaux déjà cités de DEMANGE, RICOUX, BIDON, STEPHAN ..

(2) Voir, pour la bibliographie des faits suivants, la 4e édition de notre *Traité pratique des Maladies du système nerveux* (avec RAUZIER), t. II, p 654.

(3) BALLET et FAURE, Société médicale des hôpitaux, 1898, *Revue neurologique*, 1898, p. 94.

(4) Voir, au chapitre IV, les paralysies alternes oculomotrices.

On peut rapprocher de ces faits l'opinion de BRISSAUD qui localise la lésion dans le locus niger de SOEMMERING.

c. Moelle et *encéphale.* PARKINSON déjà avait signalé l'augmentation de volume et l'induration du pont, du bulbe et de la moelle cervicale. STOFFELLA et OPPOLZER ont vu l'atrophie du cerveau, une lésion de la couche optique, du pont et du bulbe, une myélite lombaire ; SKODA, MESCHEDE : des lésions éparses.

DANA (1) (1893) réunit 48 cas avec autopsie et conclut qu'il y a d'abord lésion de la substance grise des parties centrales et antérieures de la moelle avec dégénération des grandes cellules motrices, puis sclérose des cordons latéraux, quelquefois avec leptoméningite annulaire. La lésion peut envahir certains noyaux bulbaires, la protubérance et même l'écorce cérébrale, surtout au niveau du lobule paracentral.

Enfin SASS (2) ayant trouvé de la névrite interstitielle chronique, admet la possibilité d'une origine périphérique.

En somme, de tout cela, il paraît difficile de tirer une conclusion précise et définitive (3).

Il y a cependant deux régions sur lesquelles l'attention doit être tout particulièrement attirée dans l'autopsie de ces cas : c'est d'une part la région de la myélite périépendymaire (avec oblitération du canal central) et de l'autre les centres automatiques bulboprotubérantiels et la région capsulothalamique.

Il faut ajouter que LUCIANI a comparé au tremblement de la paralysie agitante ce qu'il a observé sous le nom d'astasie chez les animaux opérés du cervelet : c'est encore un centre automatique de l'équilibration.

(1) DANA, *New-York medical Journal*, 1893, p. 629 (*Revue neurologique*, 1893, p. 442).

(2) SASS, *San Petersburg medicinische Wochenschrift*, 1891 (*Semaine médicale*, 1891, p. 256).

(3) Voir la thèse de GILLI. Paris, 1900, nº 509.

CHAPITRE III

L'APPAREIL NERVEUX CENTRAL DU LANGAGE

A. — Anatomie et physiologie cliniques de l'appareil nerveux central du langage

I. — *Préambule physiologique.* Langage volontaire et langage automatique. Schéma du langage.

II. — *Centres supérieurs (mental et automatiques spéciaux).* 1. Centre supérieur mental O. 2. Centres automatiques spéciaux: *a*) centre moteur M du langage parlé; *b*) centre moteur E du langage écrit; *c*) centre visuel V des mots; *d*) centre auditif A des mots; *e*) l'insula de Reil. 3 Centres généraux.

III. — *Voies efférentes et afférentes.* 1. Voies efférentes. 2. Voies afférentes.

IV. — *Résumé général.*

B. Séméiologie et diagnostic du siège des lésions de l'appareil nerveux central du langage

I. *Aphasies et paraphasies.* 1. Variétés cliniques d'aphasie. *a*) aphasies polygonales: α) aphasie motrice; β) agraphie; γ) cécité verbale; δ) surdité verbale; *b*) aphasies souspolygonales; *c*) aphasies suspolygonales; *d*) aphasies transpolygonales. 2. Les paraphasies. 3. Rapports de l'amnésie et des aphasies. 4. Suppléance des centres altérés ou détruits.

II. — *Anarthries et dysarthries.* 1. Lésions bulbaires. 2. Lésions protubérantielles. 3. Lésions cérébelleuses. 4. Lésions pédonculaires. 5. Lésions capsulaires. 6. Lésions corticales.

A. — ANATOMIE ET PHYSIOLOGIE CLINIQUES DE L'APPAREIL NERVEUX CENTRAL DU LANGAGE

I

Préambule physiologique. Langage volontaire et langage automatique. Schéma du langage.

Le langage étant une fonction propre à l'homme (du moins au degré de perfectionnement que nous envisageons), sa physiologie et son anatomie vivante ne peuvent être déterminées que par la clinique.

Cette physiologie peut être synthétisée en quelques mots avec un schéma (fig. 14) calqué sur le schéma général des centres automatiques supérieurs (fig. 1).

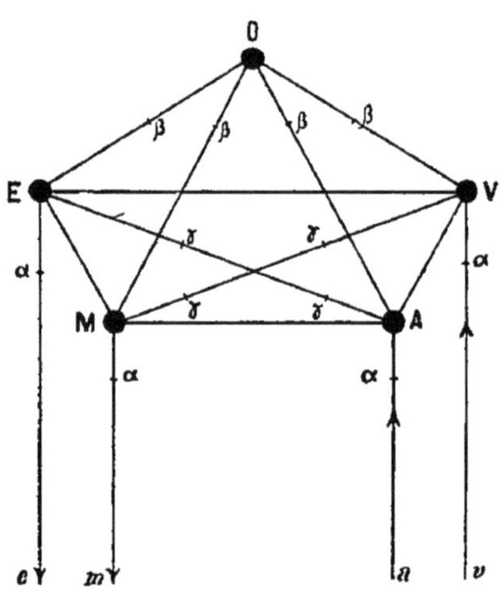

Fig. 14. — Schéma du langage.

Le langage est la faculté que possède l'homme d'exprimer sa pensée par des signes (parole, écriture, mimique) : *facultas signatrix* de Kant, faculté symbolique de Finkelburg. Voici sur le schéma (fig. 14) un exemple complet de conversation.

Un mot ou une phrase (venu de l'extérieur) pénètre par l'oreille *a*, arrive par *a*A au centre auditif A des symboles ou centre des symboles auditifs, où s'entassent et restent les images auditives des mots, des airs, de la musique. De là, par AO, l'impression va dans le centre de l'idéation O (1);

(1) C'est le centre I du schéma de Brissaud.

là, l'impression auditive est devenue idée ; là est la mémoire des idées. Là, en O, le sujet conçoit l'idée de la réponse à faire à la question posée ; il élabore sa réponse et l'envoie, par OM, en M, centre des images motrices des mots, des symboles parlés. De M, l'impression centrifuge va, par M*m*, à la bouche *m*, où se fait l'expression, l'articulation du mot.

Si le sujet parle spontanément, sans être interrogé, O actionne directement M et *m*.

Si l'impression auditive doit actionner l'écriture, si on doit répondre par écrit à une question posée oralement, elle suit la même voie centripète *a*AO, de O, va par OE, en E, centre des images motrices graphiques (ou des symboles écrits) ; puis, de E, le mot objectivé va, par E*e*, en *e* à la main droite qui trace les caractères voulus.

Si le sujet écrit spontanément, O actionne directement E et *e*.

Le même raisonnement se ferait pour l'expression mimique (par gestes) dont je n'ai pas voulu compliquer le schéma.

L'impression excitatrice centripète peut se faire par la vue, au lieu de se faire par l'oreille (lecture, dessin, musique écrite). Elle va alors de l'œil *v*, par *v*V, au centre visuel des symboles V ; de V, elle passe par VO, en O, provoque l'idée et va produire la réponse écrite en E*e* ou parlée en M*m*.

Dans tous les cas précédents intervient le centre O, c'est-à-dire le psychisme conscient et volontaire. Il y a aussi un langage automatique, pour lequel O n'est pas compris dans le circuit.

Ainsi, si le sujet répète ce qu'on lui dit, sans être obligé de comprendre et d'élaborer une idée personnelle (écholalie, langage de perroquet), le circuit est *a*A M*m* ; s'il écrit sous la dictée, le circuit est *a*A E*e* ; s'il lit à haute voix, le circuit est *v*VM*m* (O ne sera dans le circuit que si on fait attention à ce qu'on lit, si on ne lit pas automatiquement);

s'il copie une page écrite (sans chercher à comprendre), le circuit est *v*VE*e*.

Le langage automatique et le langage volontaire sont tellement indépendants qu'on peut les mettre en jeu simultanément, mais distinctement : ainsi, on cause en copiant, en dessinant ; on joue de la musique écrite en parlant d'autre chose.

Cette indépendance des deux langages apparaît aussi dans l'éducation et dans leur développement successif. L'enfant n'a d'abord que ses centres automatiques (ou à peu près) : il répète les mots qu'il entend sans les comprendre ; il meuble ainsi son centre A et son centre M d'images auditives et d'images motrices des mots. Puis, il communique peu à peu à O qui se développe à son tour, fait de plus en plus intervenir O dans son langage et finit par parler spontanément pour son compte ; il intervient alors par son psychisme personnel dans les réponses (1).

De même, quand il apprend à lire et à écrire, il lit tout haut par *v*VM*m* ou copie par *v*VE*e*, puis écrit sous la dictée *a*AE*e* ou récite ce qu'on lui apprend oralement *a*AM*m*. Puis il fait graduellement intervenir O davantage et alors comprend ce qu'il dit, ce qu'il écrit ou ce qu'il récite.

Plus tard encore, O forme et développe l'activité psychique inférieure qui devient, à elle seule, capable de beaucoup de choses. C'est ainsi qu'on arrive non seulement à lire ou à écrire, mais à jouer du piano ou à dessiner automatiquement, sans l'intervention de O.

Cette indépendance des centres automatiques et des centres volontaires du langage est encore démontrée soit par des états physiologiques comme la distraction, le sommeil et les rêves, soit par des états extraphysiologiques

(1) MARTIN W. BARR (*The Journal of nervous and mental Disease*, 1898, *Revue neurologique*, 1898, p. 365) a publié l'histoire d'un idiot de 22 ans qui avait l'intelligence d'un enfant de 5 ans et qui s'était arrêté à l'écholalie comme développement du langage.

(hypnotisme, écriture automatique des médiums (1), soit par des états pathologiques : tout ce que je dirai plus loin des aphasies est à la fois une application et une démonstration de ces manières de voir.

Il faut également se rappeler que chacun de ces centres polygonaux, représenté par un point, est en réalité fort complexe. Ainsi, en A, il faut distinguer les mots, la musique, les diverses langues ; en V, les mots écrits, imprimés, le dessin, la peinture, la musique écrite ; en M, les mots parlés, diverses langues, le chant, l'intonation (2) ; en E, les mots à écrire, le dessin, la musique à écrire...

De plus, chaque sujet a un *tempérament polygonal* différent et ces divers centres sont plus ou moins développés et ont plus ou moins d'importance, suivant que le sujet est auditif, visuel, moteur ou graphique.

Dejerine n'admet pas les tempéraments différents et cherche à « établir l'intime union et la subordination des centres, suivant un ordre toujours le même chez tous les individus et créé par l'éducation (3) ». Il est bon en effet de corriger la notion de Charcot, un peu trop absolue, par cette idée de la solidarité des centres chez tout le monde. Mais il me paraît rester vrai qu'en fait (de naissance ou par éducation) les centres prédominants ne sont pas les mêmes chez chacun.

Il faut remarquer aussi (Pitres) que l'éducation développe des connexions spéciales entre les centres polygonaux. « Ce sont celles qui se forment par les associations mnémotechniques et qui déterminent, dans la récitation, la numération et le chant, des entraînements tout à fait imprévus de la parole. »

(1) Voir le *Spiritisme devant la science*, 1903, 2e édition.

(2) Voir Brissaud, *Leçons sur les Maladies nerveuses*, 1895, t. I, p. 521.

(3) Dejerine, *loco cit.*, p. 394 et 425.

II

Centres supérieurs : mental et automatiques spéciaux. 1. Centre supérieur mental O. — 2. Centres automatiques spéciaux: *a*) centre moteur M du langage parlé ; *b*) centre moteur E du langage écrit ; *c*) centre visuel V des mots ; *d*) centre auditif A des mots ; *e*) l'insula de Reil. — 3. Centres généraux.

1. J'ai déjà dit (p. 42) que le *centre supérieur mental O* est démontré physiologiquement, mais que son siège anatomique est encore inconnu. Nous le plaçons hypothétiquement dans l'écorce des circonvolutions préfrontales.

2. *Centres automatiques spéciaux.*

a. Gall et Bouillaud ont montré que le *centre moteur M du langage parlé* est dans les lobes antérieurs du cerveau ; Dax (1) a établi qu'il siège dans l'hémisphère gauche et

(1) En 1836, le Dr Marc Dax de Sommières lit au Congrès de Montpellier un opuscule intitulé : *Lésions de la moitié gauche de l'encéphale coïncidant avec l'oubli des signes de la pensée.* Ce mémoire, basé sur 40 observations et dont une copie a été trouvée par Raymond Caizergues (*Montpellier médical*, 1879, t. XLII, p. 178) dans les papiers de son grand-père, le professeur, mort en 1850, conclut « non que toutes les maladies de l'hémisphère gauche doivent altérer la mémoire verbale, mais que, lorsque cette mémoire est altérée par une maladie du cerveau, il faut chercher la cause dans l'hémisphère gauche et l'y chercher encore si les deux hémisphères sont malades ensemble ». Le *24 mars 1863* (et non 1865, comme le portent certaines bibliographies) le Dr Dax fils présenta à l'Académie de médecine un mémoire (qu'on trouvera dans le *Montpellier médical*, 1877) sous ce titre : *Observations tendant à prouver la coïncidence constante des dérangements de la parole avec une lésion de l'hémisphère gauche du cerveau.* A ce moment, Broca avait publié deux mémoires dans les *Bulletins de la Société anatomique*, en 1861 (p. 330 et 398 du tome VI, et non du tome IV, comme disent plusieurs bibliographies), dans lesquels *il ne parle pas du tout* de la localisation *à gauche* du centre de la parole. C'est seulement le *2 avril 1863* (huit jours après la réception officielle du mémoire de Dax à l'Académie de médecine) que Broca, citant à la *Société d'Anthropologie* huit faits d'aphasie ajoute : « Et, chose remarquable, chez tous ces malades la lésion existait du côté gauche. *Je n'ose tirer de là une conclusion* et j'attends de nouveaux

Broca a démontré qu'il est plus exactement dans le pied de la 3e circonvolution frontale (fig. 3), qui est restée la circonvolution de Broca.

b. D'après Exner, Charcot et la plupart des auteurs, le *centre moteur E du langage écrit* siège sur le pied de la 2e frontale gauche.

J'exposerai et discuterai plus loin (B. I. 1. a. β) les objections faites à cette manière de voir, notamment par Wernicke, Dejerine, etc...

c. Kussmaul a bien étudié la cécité verbale (1) (1877) et Charcot a localisé (1883) le siège de la lésion correspondante, et par suite le *centre visuel V des mots* dans le lobule pariétal supérieur, avec ou sans participation du pli courbe.

d. La surdité verbale, décrite par Wernicke (1874), a été baptisée par Kussmaul (1876). Seppilli en place la lésion et par suite le *centre auditif A des mots* dans les 1re et 2e circonvolutions temporales gauches et Ballet plus spécialement dans la 1re temporale.

Brissaud (2) place ce siège dans la partie moyenne de cette circonvolution, tout en reconnaissant que les faits de d'Heilly et Chantemesse et de Chauffard le placent plutôt à la partie postérieure et un fait de Piétrina et Claus à la partie antérieure de cette même circonvolution (3).

faits. » Cette phrase me paraît être une réponse péremptoire à ceux qui veulent que Broca ait découvert la localisation *à gauche* avant Dax. La part légitime de Broca dans cet historique est assez grande et assez glorieuse pour n'avoir pas besoin d'empiéter sur celle, bien plus modeste, mais positive, de Dax.

(1) Je reviendrai plus loin sur la distinction à faire entre la cécité verbale et la cécité psychique.

(2) Brissaud, *Traité de Médecine*, 1894, t. VI, p. 108.

(3) On remarquera le rapprochement géographique du centre auditif verbal et du centre auditif général (voir plus loin chapitre V). Certains auteurs ont même soutenu qu'ils ne font qu'un. (Voir notamment Dejerine et Sérieux, *Société de Biologie*, 18 décembre 1897).

En somme, le polygone est formé par la zone du langage (1) : le pied de la 2e frontale E, le pied de la 3e frontale M, le pli courbe V et la première temporale A, *à gauche* (2). Ces divers centres sont reliés entre eux (fibres courtes d'association et fibres plus longues du faisceau longitudinal supérieur ou arqué) (fig. 15).

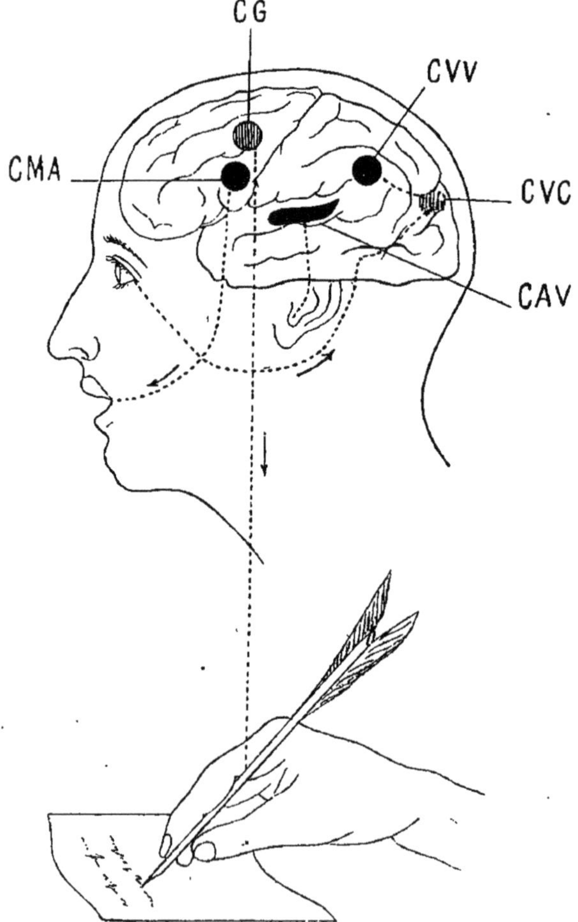

Fig. 15. — Schema du langage parlé et écrit.

(1) Les lettres de la figure ne correspondent pas à celles du texte et du polygone.

(2) On trouvera dans la thèse de LE FORT (Paris, 1903, n° 267, *Revue neurologique*, 1903, p. 885) les faits d'aphasie par lésion du

e. L'*insula de Reil* a d'abord été rattaché au centre de Broca, comme centre moteur du langage. Pour Flechsig, ce centre (centre d'association moyen) serait « le centre qui réunit, en un seul tout, toutes les régions corticales, sensitives et motrices, dont l'intégrité est indispensable à la conservation du langage articulé, et principalement les impressions auditives avec les images motrices des lèvres, de la langue, du voile du palais, du larynx (1) ».

C'est aussi dans l'insula qu'Otuszewski (2) localise l'automatisme du langage.

3. En tous cas, avec ou sans ce passage de synthèse par ce centre de ralliement, les excitations qui arrivent de l'extérieur à ces centres spéciaux et celles qui partent de ces centres spéciaux pour gagner la périphérie passent aussi par les *centres généraux* : neurones corticaux de la face, de la langue et du larynx (pour la parole), du membre supérieur (pour l'écriture), de la vision ou de l'ouïe (impressions centripètes (fig. 16).

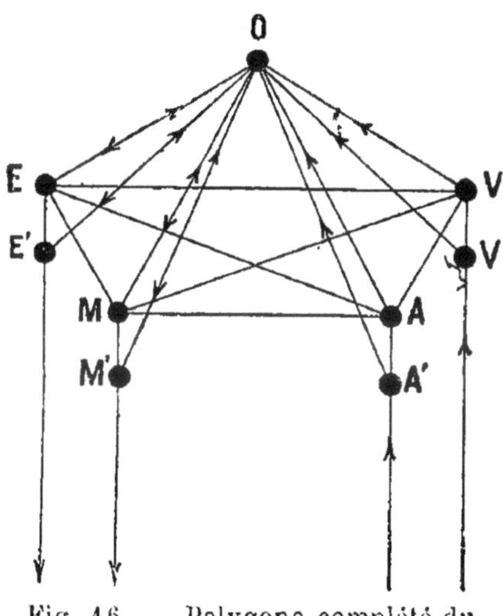

Fig. 16. — Polygone complété du langage.

Nous connaissons déjà la position de la plupart de ces centres. Quant au centre cortical du larynx, Garel le place

cerveau *droit* (région symétrique de la zone classique), faits de Dejerine, Joffroy, Preobrajenski, Moltchanoff, chez des *droitiers*, qu'il faut probablement considérer comme des gauchers guéris par l'éducation de leur gaucherie congénitale.

(1) Van Gehuchten, Traité cité, p. 699.

(2) Otuszewski, *Neurologisches Centralblatt*, 1898, p. 163.

« sur le pied de la 3e frontale, au voisinage du sillon qui sépare cette région du pied de la partie inférieure de la frontale ascendante. » KRAUSE (1) a trouvé le centre de l'adduction glottique, chez le chien, à la partie inférieure de la frontale ascendante, sur sa jonction avec la 3e frontale. SEMON et HORSLEY (2) sont arrivés au même résultat sur le macaque. DEJERINE (3) a publié deux belles autopsies de lésion des faisceaux blancs qui partent de ce centre. ONODI (4) (1894) a ajouté, chez le chien, un autre centre vocal, plus bas, profondément situé entre les tubercules quadrijumeaux antérieurs et les postérieurs.

La plupart des physiologistes (5) admettent une action bilatérale de ces centres sur les muscles du larynx, d'autres cependant admettent une action unilatérale croisée. La clinique seule peut trancher la question chez l'homme (6).

III

Voies efférentes et voies afférentes. 1. Voies efférentes. 2. Voies afférentes.

1. Les *voies efférentes* commencent à ces neurones corticaux d'exécution et traversent le centre ovale.

PITRES (1877) a montré le rôle du faisceau pédiculofrontal inférieur gauche et BRISSAUD (1879) le rôle de la capsule interne (partie motrice).

(1) KRAUSE, citat. CASTEX et BARBIER, *Traité de Médecine et de Thérapeutique de Brouardel et Gilbert*, 1900, t. VII, p. 190.

(2) SEMON et HORSLEY, *Philosophical transactions*, 1890, t. LVIII, p. 187. Citat. DEJERINE.

(3) DÉJERINE, *Société de Biologie*, 1891, p. 155.

(4) ONODI, citat. CASTEX et BARBIER, *loco cit.*, p. 190.

(5) Voir JULES SOURY, *loco cit.*

(6) Voir plus loin (même chapitre, B. II. 6) ce que nous disons des paralysies laryngées par lésion cérébrale bilatérale et unilatérale.

Dide et Weill (1) ont observé un cas qui semble prouver que les fibres laryngées infracorticales passent dans la capsule interne au niveau du genou, à la partie antérieure du bras postérieur. Semon et Horsley les avaient déjà localisées, chez le singe dans le bras postérieur de la capsule interne (2).

Les noyaux gris de la base et les noyaux bulbaires constituent ensuite un centre important de relais, où l'articulation du mot se coordonne.

Pour Bernheim (3), le pied de la 3e frontale ne serait pas un centre, mais un lieu de passage de fibres transmettant la parole interne cérébrale à la parole articulée bulbaire. L'articulation des mots se ferait ainsi par les noyaux bulbaires ayant acquis une éducation fonctionnelle spéciale et serait indépendante du cerveau, comme les autres actes moteurs complexes coordonnés par l'habitude, comme la marche, la musique, l'écriture, la préhension.

Il y a de l'exagération à déposséder ainsi complètement le centre de Broca et à ne voir que des fibres de transmission dans les divers centres polygonaux. Mais il est certain que les centres mésocéphaliques ont un rôle considérable dans l'articulation même du mot.

De là, les voies motrices arrivent aux noyaux du facial, du spinal et de l'hypoglosse, aux cellules grises antérieures de la moelle ; et ensuite aux nerfs moteurs des lèvres, du voile du palais (4) de la langue et du larynx (pour le langage parlé), du membre supérieur droit (pour le langage écrit).

(1) Dide et Weill, *Presse médicale*, 12 juillet 1899.

(2) D'après Pitres, les lésions de la capsule interne entraînent plutôt de la dysarthrie que de l'aphasie. Voir Jean Abadie, *Revue neurologique*, 1898, p. 471.

(3) Bernheim, Rapport au Congrès de Lyon, 1894, *Revue médicale de l'Est*, 1898, p. 210.

(4) D'après Lermoyez (*Presse médicale*, 1898, p. 241) le nerf du voile du palais ne serait pas tant le facial que le vagospinal (comme pour le larynx).

Nous connaissons le trajet de ces fibres déjà rencontrées, sauf pour le spinal.

Le neurone inférieur du spinal est à la partie inférieure du noyau ambigu (1). Ses prolongements vont de dedans en dehors et d'arrière en avant, sortent du bulbe par le sillon collatéral et du crâne par le trou déchiré postérieur, s'accolent (branche interne) au pneumogastrique et vont par le laryngé inférieur ou récurrent, aux muscles intrinsèques du larynx (sauf le cricothyroïdien) (2).

2. Les *voies afférentes* vont de la périphérie aux centres corticaux de la vision (scissure calcarine) et de l'ouïe (scissure parallèle) ; nous les étudierons aux chapitres IV et V.

De là, passant ou non par l'insula, les impressions centripètes vont aux centres visuels et auditifs des mots, décrits plus haut.

IV

Résumé général.

Ce résumé est tout entier contenu dans le tableau XVI de la page 300.

Dans ce tableau j'ai numéroté les centres successifs dans le sens que suit l'impression nerveuse ; cette impression part de la périphérie (à droite et en bas du tableau), arrive aux centres inférieurs de réception (I), puis aux centres mésocéphaliques (II), aux centres corticaux généraux (III), au centre (?) d'association de l'insula (IV), aux centres spéciaux du polygone (V), au centre mental O (VI) ; puis re-

(1) Petite colonne verticale de substance grise, en pleine formation réticulaire, allant de la partie supérieure de l'entrecroisement sensitif au niveau de l'extrémité supérieure de l'olive (TESTUT).

(2) Nous verrons (chapitre VI) que si, comme je le dis ici, le *spinal* est le nerf *vocal* du larynx, le *pneumogastrique* en est le nerf *respiratoire*.

Tableau XVI. — L'appareil nerveux central du langage : développement de la figure 16.

VOIES EFFÉRENTES. ↓ — VOIES AFFÉRENTES. ↑

<table>
<tr><td colspan="4">VI. Centre mental O : Région préfrontale ? VI</td></tr>
<tr><td colspan="4">VII. Centres corticaux automatiques : polygone V</td></tr>
<tr><td>Centre du langage écrit E : pied de la 2e frontale gauche.</td><td>Centre du langage parlé M : pied de la 3e frontale gauche.</td><td>Centre auditif des mots A : 1re temporale.</td><td>Centre visuel des mots V : pli courbe.</td></tr>
<tr><td colspan="4">VIII. Centre cortical d'association : insula ? IV.</td></tr>
<tr><td colspan="4">IX. Centres corticaux généraux. III.</td></tr>
<tr><td colspan="2">Écorce de la partie inférieure de la région périrolandique.</td><td>Écorce de la partie moyenne de la scissure parallèle et de ses lèvres.</td><td>Écorce de la scissure calcarine et de ses lèvres.</td></tr>
<tr><td>Centre du membre supérieur.</td><td>Centres du facial, du spinal et de l'hypoglosse.</td><td>Centre auditif général.</td><td>Centre visuel général.</td></tr>
<tr><td colspan="2">Centre ovale, capsule interne.</td><td rowspan="2">Ruban de Reil.</td><td rowspan="2">Nerfs hémioptiques.</td></tr>
<tr><td>Faisceau pyramidal.</td><td>Faisceau géniculé.</td></tr>
<tr><td colspan="4">X. Centres mésocéphaliques. II.</td></tr>
<tr><td colspan="2">XI. Centres inférieurs d'émission.</td><td colspan="2">Centres inférieurs de réception. I.</td></tr>
<tr><td>Cellules grises antérieures de la moelle.</td><td>Noyaux du facial, du spinal et de l'hypoglosse.</td><td>Ganglion spinal.</td><td>Cellules ganglionnaires de la 2e couche rétinienne.</td></tr>
<tr><td>Nerfs moteurs des membres supérieurs.</td><td>Nerfs moteurs des lèvres, du voile du palais, de la langue et du larynx.</td><td>Nerf labyrinthique.</td><td>Première couche de la rétine.</td></tr>
</table>

descend encore par les centres spéciaux du polygone (VII), le centre d'association de l'insula (VIII), les centres corticaux généraux (IX), les centres mésocéphaliques (X) et enfin les centres inférieurs d'émission (XI).

B. — SEMÉIOLOGIE ET DIAGNOSTIC DU SIÈGE DES LÉSIONS DE L'APPAREIL NERVEUX CENTRAL DU LANGAGE

Pour le clinicien, l'appareil nerveux du langage est constitué par trois grands étages de centres : 1° le centre O de l'idéation, de la conscience et de la volonté ; 2° le polygone cortical des centres de la formation des mots et des signes (1) ; 3° les centres automatiques, basilaires et mésocéphaliques, de l'articulation des mots et de l'expression des signes (2).

Les troubles du centre O sont purement psychiques et *mentaux :* c'est le mutisme de l'aliéné. Je n'ai pas à m'en occuper ici.

Les troubles du polygone et de ses voies de relation soit avec le centre O soit avec les centres inférieurs de l'articulation, entraînent les *aphasies et paraphasies.*

Les troubles des centres automatiques de l'articulation et de leurs connexions supérieures et inférieures entraînent les *anarthries et dysarthries* (3).

I

Aphasies et paraphasies. — 1. Variétés cliniques d'aphasie. *a)* **Aphasies polygonales :** α) **Aphasie motrice,** β) **Agraphie,**

(1) C'est l'analogue du polygone du psychisme inférieur (automatisme psychologique) fig. 1

(2) Analogues des centres automatiques de l'orientation et de l'équilibre.

(3) Ladame (Rapport au Congrès de Paris, 1900, sur l'aphasie motrice pure) insiste sur la nécessité de distinguer les aphasies (lésion des neurones d'association) et les anarthries (lésion des neurones de projection). Voir aussi Déjerine, *loco cit.*, p. 391.

γ) Cécité verbale, δ) Surdité verbale. — b) Aphasies souspolygonales. — c) Aphasies suspolygonales. — d) Aphasies transpolygonales. — 2. Les paraphasies. — 3. Rapports de l'amnésie et des paraphasies. — 4. Suppléance des centres du langage altérés ou détruits.

Le groupe des aphasies (1) comprend les troubles de la faculté proprement dite du langage : faculté d'exprimer notre pensée par des signes. L'idéation d'un côté, la fonction d'articulation des mots de l'autre sont suffisamment conservées pour que le langage soit possible ; mais il y a impossibilité ou difficulté pour passer soit de l'idée au signe, soit du signe à l'idée, le langage comprenant la parole, l'écriture et les gestes (mimique) (2).

1. *Variétés cliniques d'aphasie* (3).

Le tableau XVII de la page 303 résume ces variétés ; les lettres mises à côté de chaque type clinique correspondent

(1) Toutes les idées développées dans mes diverses publications sur l'aphasie, depuis mon premier travail de 1873, procèdent de la doctrine développée par CHARCOT.

(2) DÉJERINE (*loco cit.*, p. 395) fait remarquer avec raison que les troubles de la mimique « ne se rencontrent que dans des cas d'aphasie de nature très complexe, par le fait même qu'elles s'accompagnent d'un déficit, en géneral très marqué de l'intelligence ».

(3) Voir mes leçons sur les diverses variétés cliniques d'aphasie (1896). *Leçons de clinique médicale*, 3e série, p. 77. PITRES a donné (*Revue de Médecine,* 1899), la classification suivante, qui est entièrement basée sur le même principe que la mienne :

I. Aphasies nucléaires : motrices (aphemie, agraphie) et sensorielles (cécité et surdité verbales). — [Ce sont mes aphasies polygonales].

II. Aphasies d'association : 1. Psychonucléaires [Ce sont mes aphasies suspolygonales]. 2. Internucléaires [Ce sont mes aphasies transpolygonales].

Voir aussi le travail très bienveillant et confirmatif de CROCQ (*Journal de Neurologie*). Enfin dans son *Traité de Physiologie* déjà cité (1902, p. 702 à 705) MORAT reproduit tous mes schémas de l'aphasie, qu'il déclare « un des plus propres à représenter concrètement les différentes questions qui sont débattues à propos de l'analyse du langage à son état normal ou troublé ».

TABLEAU XVII. — VARIÉTÉS CLINIQUES D'APHASIE.

	MOTRICES (Aphasies d'expression de DÉJERINE)		SENSORIELLES (Aphasies de compréhension de DÉJERINE)	
	Parole	Ecriture	Visuelles	Auditives
I. Aphasies par lésion des centres *polygonaux*. (Aphasies nucléaires de PITRES).	1. Aphasie motrice ordinaire M (Aphémie de CHARCOT) Aphasie motrice de DÉJERINE.	2. Agraphie E	3. Cécité verbale V	4. Surdité verbale A
II. Aphasies par lésion *souspolygonale*. (Aphasies souscorticales ou pures de DÉJERINE).	5. Souscorticale motrice Mm Motrice souscorticale ou pure de DÉJERINE.	6. Souscorticale graphique Ee	7. Souscorticale visuelle vV Cécité verbale pure de DÉJERINE	8. Souscorticale auditive Aa Surdité verbale pure de DÉJERINE, surdité verbale souscorticale de LICHTHEIM.
III. Aphasies par lésion *suspolygonale* : idéopolygonales. (Aphasies psychonucléaires de PITRES, aphasies transcorticales des Allemands).	9. Idéomotrice OM	10. Idéographique OE	11. Idéovisuelle VO Cécité psychique, alexie souscorticale de WERNICKE.	12. Idéoauditive AO
IV. Aphasies par lésion *transpolygonale*. (Aphasies internucléaires de PITRES.)	Sensoriomotrices	Parole	13. Optomotrice VM, aphasie optique de FREUD.	15. Acousticomotrice AM
		Ecriture	14. Optographique VE	16. Acousticographique AE
	17. Motomotrice ME		18. Sensoriosensorielle AV	

au siège de la lésion sur le schema de la figure 14 (voir les figures 17 à 20).

Pour classer un malade donné dans un quelconque de ces types cliniques, *pour analyser cliniquement une aphasie*, il faut étudier les huit points suivants (GILBERT BALLET) (1).

On doit rechercher : 1° si le sujet comprend les mots parlés ; dans ce cas, intégrité de *a*AO (fig. 21) ; 2° s'il comprend les mots lus : intégrité de *v*VO (fig. 22) ; 3° s'il peut parler volontairement : intégrité de OM*m* (fig. 23) ; 4° s'il peut écrire volontairement : intégrité de OE*e* (fig. 24) ; 5° s'il peut répéter les paroles : intégrité de *a*AM*m* (fig. 25) ; 6° s'il peut lire tout haut : intégrité de *v*VM*m* (fig. 26) ; 7° s'il peut écrire sous la dictée : intégrité de *a*AE*e* (fig. 27) ; 8° s'il peut copier un texte : intégrité de *v*VE*e* (fig. 28).

En inscrivant sur un schema analogue à ceux-ci les voies conservées et les voies altérées, on arrive le plus souvent à classer son aphasique dans un des types dont je vais maintenant indiquer les signes cliniques respectifs.

a. Aphasies polygonales, nucléaires de PITRES : lésion d'un des centres polygonaux M, E, A ou V.

α. Aphasie motrice ordinaire, aphémie de CHARCOT : lésion du pied de la 3e frontale (BROCA) à gauche (DAX) : M (fig. 17).

Si elle est pure et complète, le sujet comprend les mots parlés (*a*AO) et lus (*v*VO), ne parle pas volontairement (OM*m*), ne répète pas les mots entendus (*a*AM*m*) et lus (*v*VM*m*), écrit sous la dictée (*a*AE*e*) ou en copiant (*v*VE*e*).

Si l'aphasie est incomplète (lésion partielle de M), les variétés sont nombreuses : certains mots manquent et pas d'autres, il ne reste que des jurons ou des mots quelcon-

(1) Voir JEAN CHARCOT, article Aphasie, *Manuel de Médecine*, 1894, t. IV, p. 647.

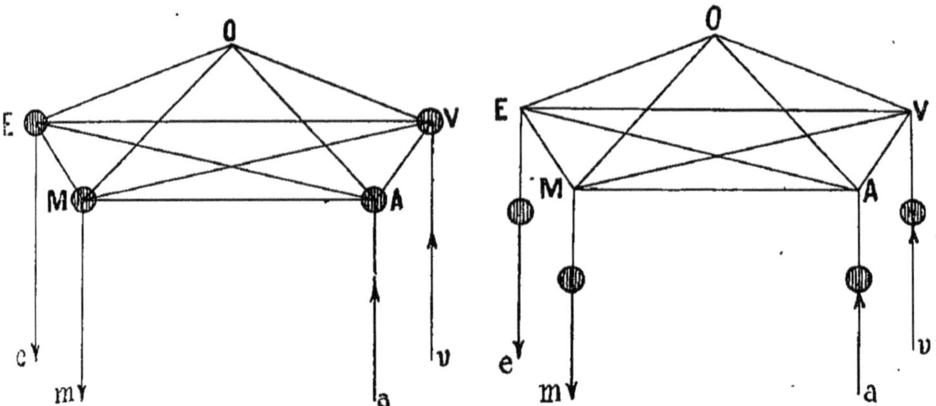

Fig. 17. — Aphasies polygonales.

Fig. 18. — Aphasies souspolygonales.

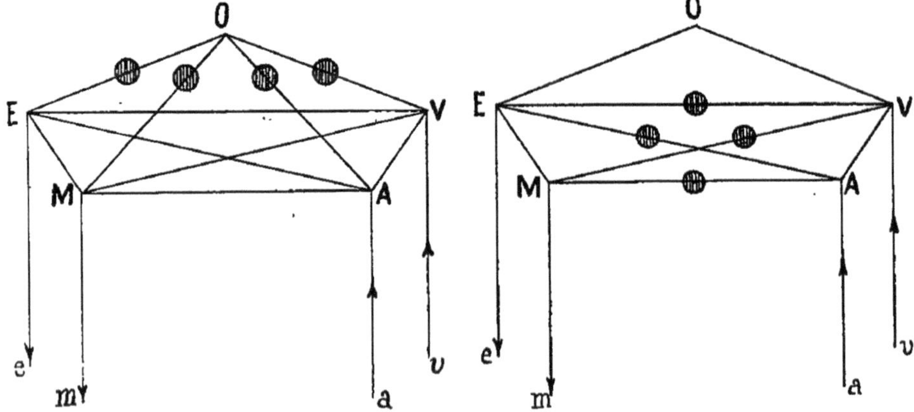

Fig. 19. — Aphasies suspolygonales.

Fig. 20. — Aphasies transpolygonales.

CLASSIFICATION GÉNÉRALE DES APHASIES

I. Aphasies polygonales	motrices	Aphasie motrice.	M
		Agraphie.	E
	sensorielles	Cécité verbale. .	V
		Surdité verbale .	A
II. Aphasies souspolygonales	motrices	Parole	M*m*
		Ecriture.	E*e*
	sensorielles	Vue	V*v*
		Ouïe.	A*a*
III. Aphasies suspolygonales	idéomotrices . . .	Parole	OM
		Ecriture	OE
	idéosensorielles . .	Vue	VO
		Ouïe.	AO
IV. Aphasies transpolygonales	parole.	Vue.	VM
		Ouïe	AM
	écriture	Vue	VE
		Ouïe	AE

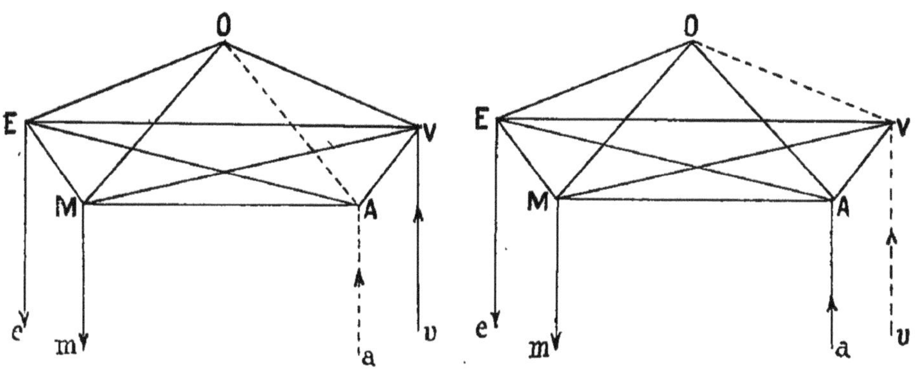

Fig. 21.

Fig. 22.

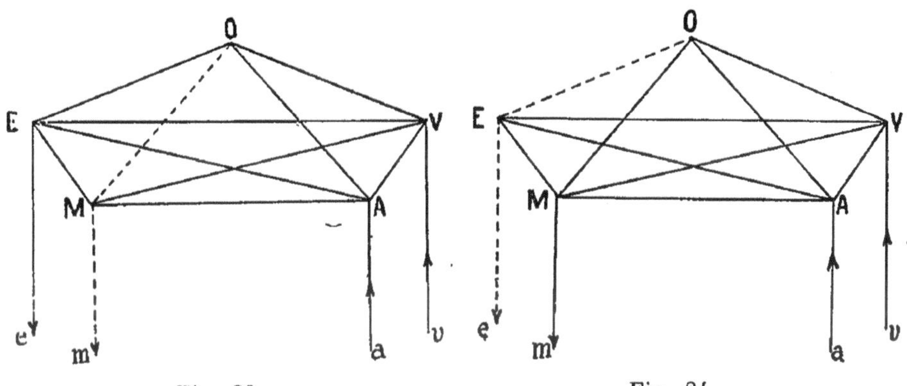

Fig. 23.

Fig. 24.

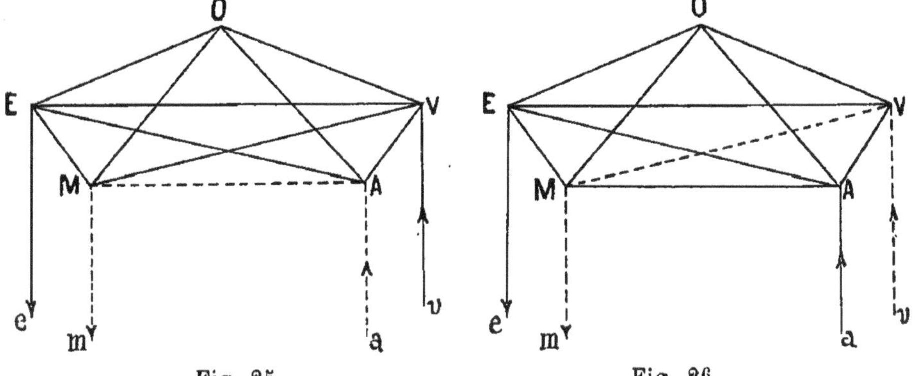

Fig. 25.

Fig. 26.

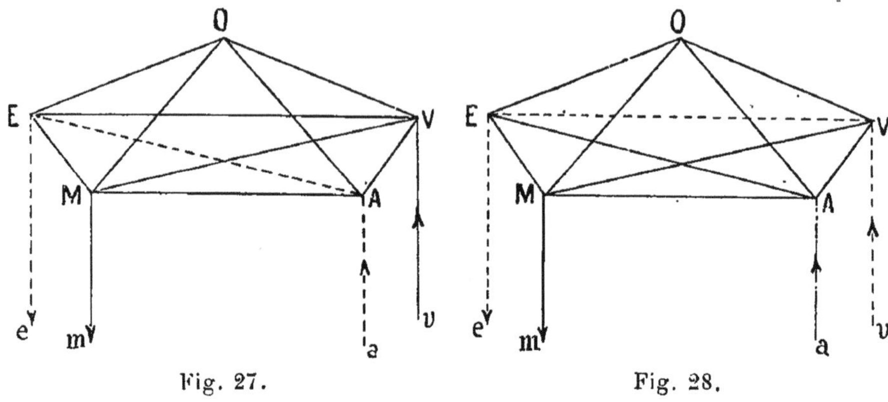

Fig. 27. Fig. 28.

ÉLÉMENTS A DÉTERMINER DANS L'ANALYSE D'UNE APHASIE.

21.	Compréhension des mots parlés	*a*AO
22.	Compréhension des mots lus	*v*VO
23	Parole articulée volontaire	OM*m*
24.	Ecriture volontaire	OE*e*
25.	Parole répétée	*a*AM*m*
26.	Parole d'après la lecture	*v*VM*m*
27.	Ecriture sous la dictée	*a*AE*e*
28.	Ecriture d'après un texte lu	*v*VE*e*

ques (1) ou des syllabes sans signification ; on parle nègre, le polyglotte ne conserve qu'une langue (2) ; le chant ou la musique en général peuvent être intéressés (amusie : KNOBLAUCH 1888 ; BLOCQ 1894) ou épargnés (3) ; on conserve ou non la faculté de moduler l'intonation (BRISSAUD) et de garder ainsi le langage des animaux.

Les voies qui relient le polygone à O étant dans les deux sens, le sujet peut s'apercevoir de l'incorrection de

(1) Une de mes malades (*Montpellier médical*, 1884) se mit à ne parler que latin, avec des mots de son paroissien.

(2) Voir PITRES, *Revue de Médecine*, 1895, p. 873.

(3) Un de mes malades (*Montpellier médical*, 1878) chantait les deux premiers vers de la Marseillaise et ne pouvait dire volontairement que « pardi et bougre ». Voir, sur les *amusies* et leurs localisations : PROBST, *Archiv fur Psychiatrie und Nervenkrankheiten*, 1899 (*Revue neurologique*, 1900, p. 322).

son langage et s'en impatienter (1) ; ou bien la lésion peut l'empêcher de s'en rendre compte.

β. *Agraphie* : lésion du pied de la 2e frontale gauche (EXNER, CHARCOT) : E (fig. 17).

Ceci est encore discuté. WERNICKE soutient que l'écriture se réduit à la copie des images optiques des lettres et des mots : et DEJERINE n'admet pas un centre moteur du langage écrit ; pour lui, quand il y a agraphie, il y a toujours lésion du centre visuel des mots ou des fibres, qui mettent en relation le centre visuel des mots V avec le centre de BROCA M (2). Récemment encore il a conclu ainsi une nouvelle étude de la question (3) : « en résumé, l'observation clinique, l'anatomie pathologique et la psychologie montrent qu'il n'existe pas un centre graphique spécialisé et autonome, qui jouerait pour l'écriture le rôle que joue la circonvolution de BROCA pour le langage articulé ».

Il semble cependant qu'on doive admettre l'existence de faits d'agraphie pure sans cécité verbale et sans aphasie motrice et de faits de cécité verbale et d'aphasie motrice sans agraphie.

Ainsi le sourd-muet dont j'ai publié l'histoire (4) présentait de l'agraphie sans cécité verbale. PITRES a pu-

(1) Voir mon cas de 1873 (*Montpellier médical*) et ma malade de 1896 (Leçons citées, p. 94).

(2) Voir aussi : PIERRE MARIE, *Presse médicale*, 1897, p. 397 et MIRALLIÉ, *L'Aphasie sensorielle*, thèse de Paris, 1896.

(3) DÉJERINE, *loco cit.*, p. 432 et 455. Voir aussi DÉJERINE et ANDRÉ THOMAS, Société de Neurologie, 2 juin 1904, *Revue neurologique*, 1904, p. 655.

(4) *Leçons de Clinique médicale*, 3e série, p. 118. Ce malade est d'ailleurs de ceux qui donnent raison à BRISSAUD quand il a écrit (*Presse médicale*, 1898, p. 25) que les sourds-muets ne parlent pas par signes, mais écrivent par signes. Je concluais en effet mon observation (*Progrès médical*, 1896, p. 281) en disant : « le centre du langage par la main se rapproche beaucoup au point de vue physiologique du centre de l'écriture ».

blié plusieurs faits prouvant cette indépendance (1). Brissaud (2) admet aussi l'existence d'un centre graphique moteur autonome qui, une fois constitué, n'est plus régi par celui de la mémoire visuelle, opère pour son compte, obéit uniquement et immédiatement à l'incitation de la pensée ; il cite un fait remarquable à l'appui (3). Magalhaes Lemos (4) a publié un cas d'aphasie motrice pure sans agraphie, avec lésion circonscrite du centre de Broca et, dans son Rapport déjà cité, Ladame conclut aussi à l'existence de l'aphasie motrice sans agraphie.

Donc, quoique l'union soit très intime entre le centre de l'écriture d'une part et les centres de la vision verbale et de la parole de l'autre, on doit admettre l'indépendance de ce centre et la possibilité de sa lésion isolée en clinique.

Dans ce type d'aphasie, le sujet comprend les mots parlés (*a* A O) et lus (*v* V O), parle volontairement (O M *m*), n'écrit pas volontairement (O E *e*), répète les mots entendus (*a* A M *m*) ou lus (*v* V M *m*), n'écrit ni sous la dictée (*a* A E *e*) ni en copiant (*v* V E *e*).

Si la lésion est partielle, il y a des variétés analogues à celles de l'aphasie motrice. Le tableau graphique (fig. 29 à 40) de mon aphasique de 1873 montre des mots sautés, des lettres qui manquent, des substitutions de mots et de lettres, traduit l'intoxication par certains mots ou certaines lettres et montre la marche de la reconstitution dans la guérison. Les sujets peuvent aussi apprendre à écrire avec leur main gauche (cerveau droit) : dans ce cas, l'écriture instinctive est *en miroir*. L'écriture spéculaire (de droite à gauche)

(1) Pitres, Rapport au Congrès de Lyon, 1894.

(2) Brissaud, *Leçons sur les Maladies nerveuses*, 1895, t. I, p. 532.

(3) Dejerine récuse les faits sans autopsie. J'admettrais l'objection s'il s'agissait de déterminer le centre anatomique de l'écriture. Mais, pour prouver l'indépendance du centre graphique, les faits cliniques bien observés ont une valeur, même sans autopsie.

(4) Magalhaes Lemos, Congrès de Paris, 1900, *Revue neurologique*, 1900, p. 744.

serait l'écriture normale de la main gauche dans les races, comme la nôtre, dont l'écriture est centrifuge (BUCHWALD 1878, CARL VOGT) (1).

Du reste, comme la parole, l'écriture est multiple : le pouvoir de dessiner, de copier une figure de géométrie, de copier même des lettres d'imprimerie... peut se trouver dissocié et plus ou moins conservé dans l'agraphie partielle.

γ. *Cécité verbale* (2) (KUSSMAUL 1877) : lésion (CHARCOT 1883) dans le lobule pariétal supérieur, avec ou sans participation du pli courbe. DEJERINE (1881) et VIALET (3) ont publié divers faits plaçant la lésion de la cécité verbale dans le pli courbe gauche. BRISSAUD (4) en a publié un avec lésion de la région calcarinienne sans lésion de l'écorce pariétale (5).

Dans le cas complet et pur, le sujet comprend les mots parlés (*a*AO), mais non les mots lus (*v*VO) ; il parle (OM*m*) et écrit (OE*e*) volontairement (6), comme s'il avait les yeux fermés, sans se relire et se contrôler. Certains (par rééducation) lisent ce qu'ils écrivent, par évocation des images

(1) Voir, sur l'écriture en miroir, les communications de GILBERT BALLET et de SOLLIER au Congrès de Paris, 1900, *Revue neurologique*, 1900, p 717 et 718.

(2) DEJERINE, comme WERNICKE, n'admet qu'une aphasie sensorielle par lésion des centres polygonaux et il ne sépare la cécité verbale de la surdité verbale que dans les aphasies souspolygonales. A mon sens cependant, alors même que, comme le veut DEJERINE, (*loco cit.*, p. 405) ce ne seraient là que des « reliquats » d'aphasie sensorielle complète, la cécité verbale et la surdité verbale doivent être maintenues comme types cliniques d'aphasie polygonale dans une classification générale, analytique et schématique, qui, comme celle-ci, veut être un cadre clinique complet.

(3) VIALET, *Les Centres cérébraux de la vision*, 1893.

(4) BRISSAUD, Congrès de Paris, 1900. *Revue neurologique*, 1900, p. 757.

(5) Nous verrons plus loin que ce cas appartient plus vraisemblablement aux aphasies sensorielles souspolygonales (cécité verbale pure de DEJERINE).

(6) Dans les aphasies sensorielles, la parole volontaire est souvent troublée (paraphasie, jargonaphasie) à cause de l'influence que A et V exercent sur M dans le fonctionnement normal du langage (DEJERINE, *loco cit.*, p. 407).

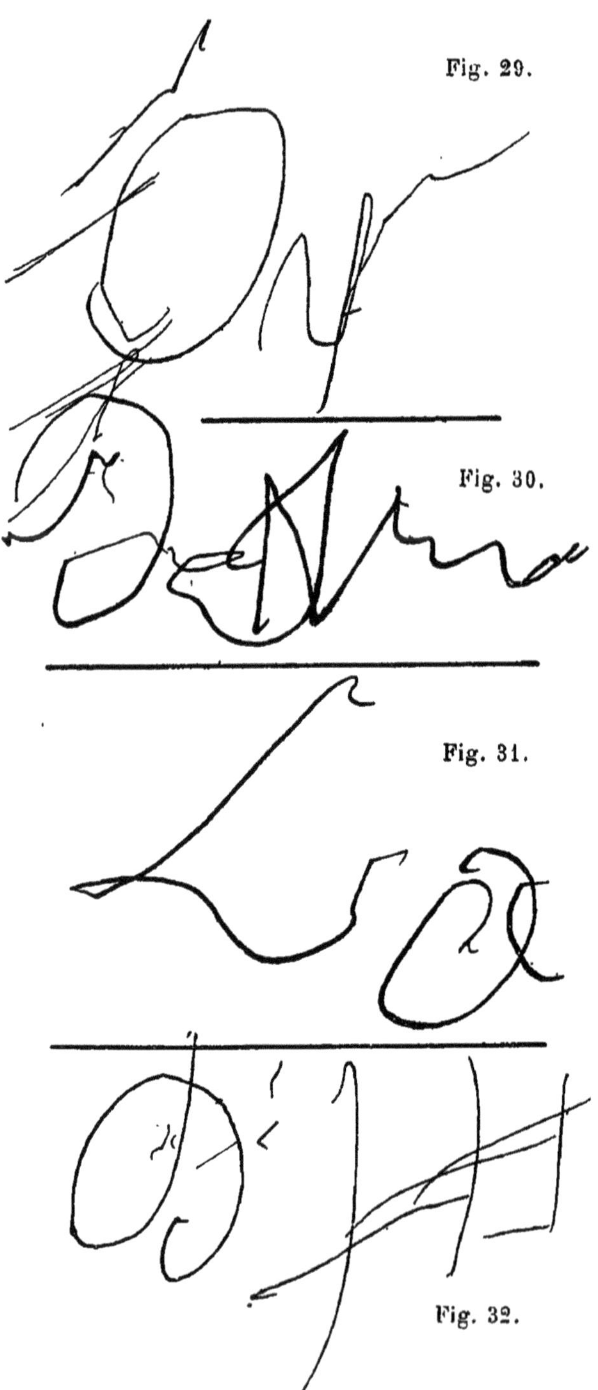

Fig. 29.

Fig. 30.

Fig. 31.

Fig. 32.

Fig. 33.

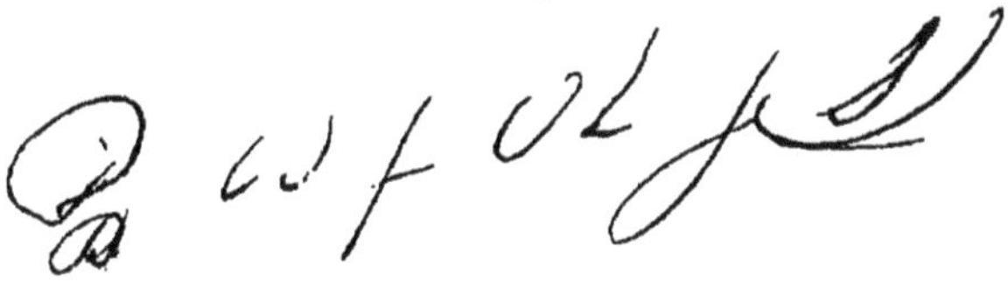

Fig. 34.

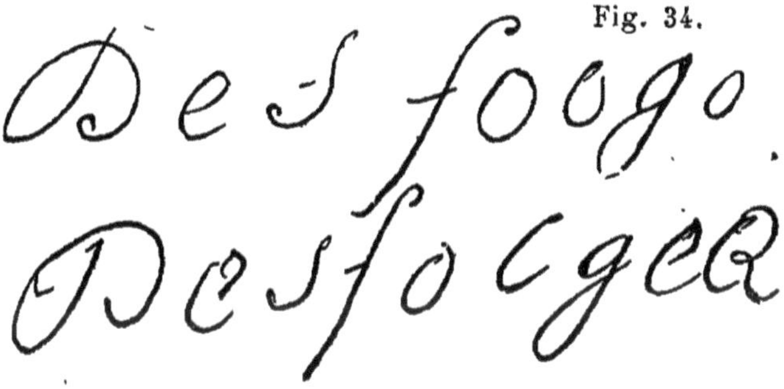

Fig. 35.

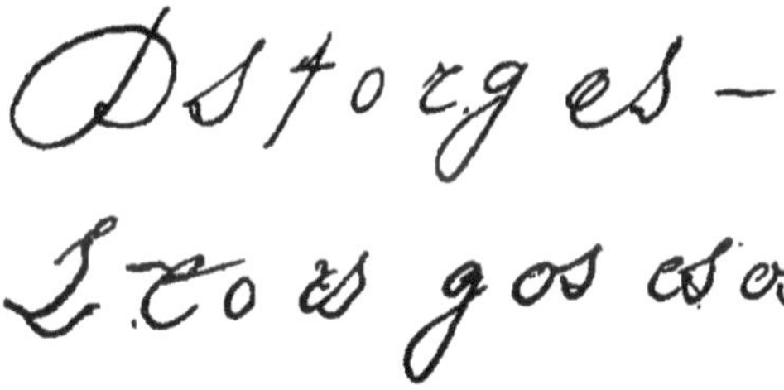

Fig. 36.

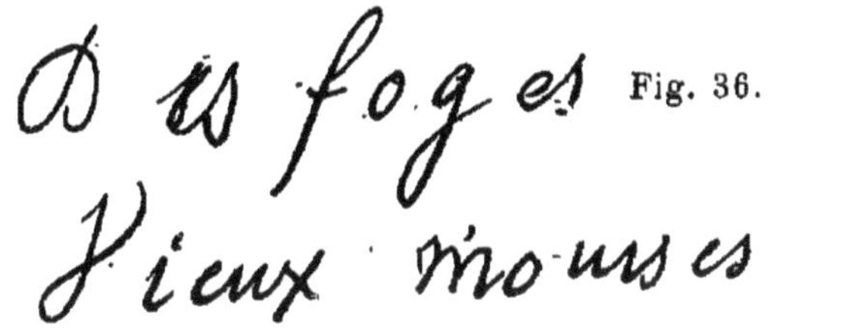

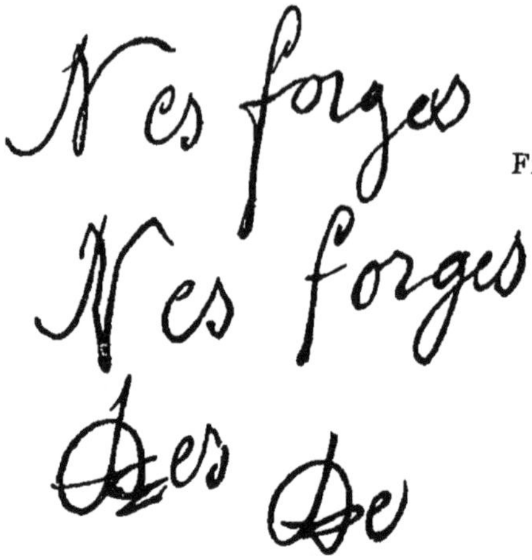

Nes forges
Nes forges
~~Des~~ ~~De~~

Fig. 37.

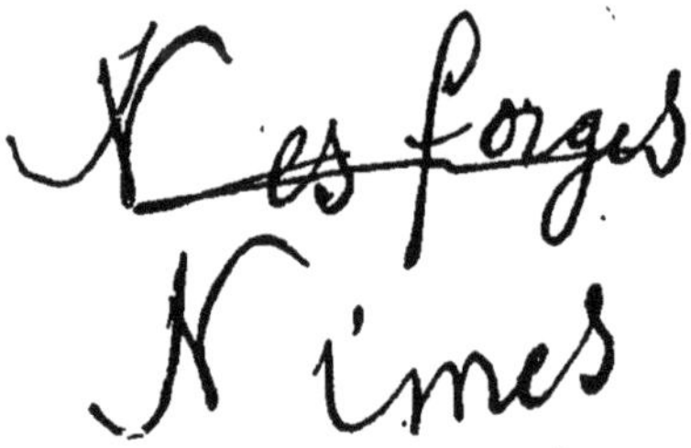

~~Nes forges~~
Nimes

Fig. 38.

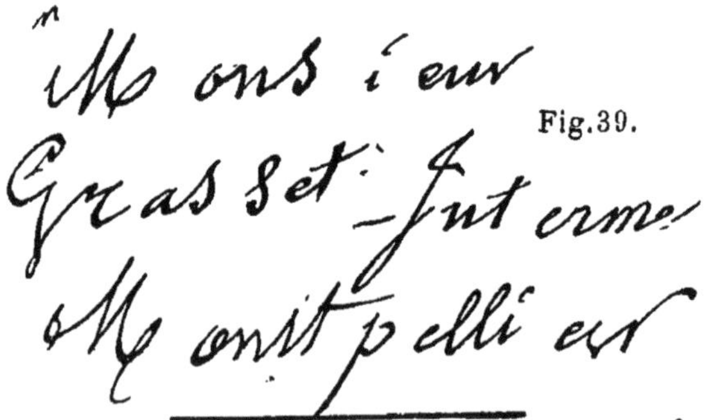

Mons i eur
Gras set Int erne
M onit pelli er

Fig. 39.

Des forgès Jules
84 ans

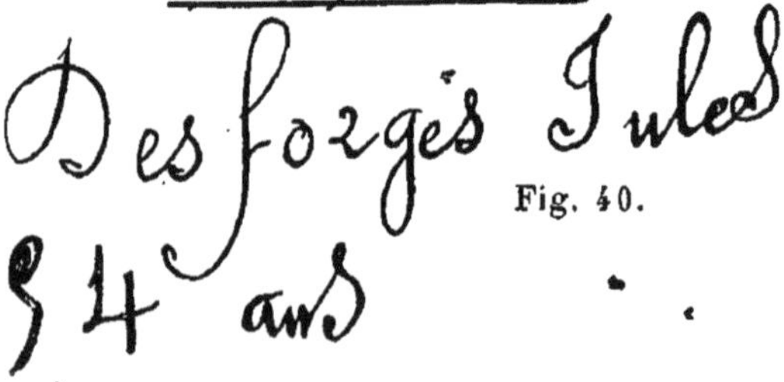

Fig. 40.

EXPLICATION DES FIGURES 29 à 40.

Fig. 29. — Deuxième jour de la maladie.

17 novembre soir. – Le malade fait des efforts impuissants pour écrire son nom : *Desforges*. A peine reconnait-on quelques linéaments du *D* et peut-être de l'*f*.

Fig. 30. — Troisième jour.

18 novembre matin. — Le *D* est mieux esquissé qu'hier; l'*e* qui est à la suite est assez bien formé, et on reconnait plus loin un essai presque réussi de l'*r*.

Fig. 31. — Troisième jour.

18 novembre soir. — Efforts à peu près infructueux n'exprimant aucun progrès sur le matin.

Fig. 32. — Quatrième jour.

19 novembre matin. — Le *D* est parfaitement dessiné et conforme à ceux qu'il fait habituellement. L'*f* est également bien reconnaissable.

Fig. 33. — Quatrième jour.

19 novembre soir. — Toutes les lettres sont esquissées : il y a une série de traits assez incomplets, mais appartenant tous aux lettres qu'il voulait exprimer.

Fig. 34. — Cinquième jour.

20 novembre matin. – A la suite de trois épistaxis survenues dans la nuit, progrès incontestables : toutes les lettres sont parfaitement formées. Seulement il n'écrit pas toujours la lettre qu'il faudrait; il substitue notamment un *o* à une *r* ou à un *e*, etc.

Fig. 35. — Cinquième jour.

20 novembre soir. — Le dessin des lettres est à peu près complètement revenu, mais il est loin d'exprimer, en écrivant, l'idée qu'il voudrait énoncer. Il a eu la prétention d'écrire, « il y a trois jours » en écrivant : *L tors gos os os*.

Fig. 36. — Sixième jour.

21 novembre matin. — Il essaie d'écrire qu'il va mieux et écrit *vieux mouis is*. Il écrit ensuite qu'il a mal à la tête. Les lettres sont couramment écrites.

Fig. 37. — Sixième jour.

21 novembre soir. — On lui demande quelle ville il habitait avant Montpellier : il veut écrire *Nimes*. Il commence l'*N*, mais retombe involontairement dans son nom, qu'il réécrit à tout bout de champ. A la troisième et à la quatrième fois, il s'aperçoit de son erreur, efface lui-même et y renonce pour ce jour-là.

Fig. 38. — Septième jour.

22 novembre matin. — Même phénomène qu'hier. Il commence *Nimes* et achève *Desforges*. Mais il s'aperçoit qu'il se trompe, efface lui-même, et, concentrant mieux tous ses efforts, il parvient enfin à écrire *Nimes*.

Fig. 39. — Dixième jour.

Le rétablissement est complet ; il écrit ce qu'il veut, et comme il veut, d'une écriture courante. (Si les lettres sont espacées, c'est que le malade est atteint de presbytie assez accusée et n'a pas de lunettes à sa disposition).

Fig. 40. — Vingt-septième jour.

12 décembre matin. — Le malade sort entièrement guéri.

graphiques en E. De plus, le sujet répète les paroles entendues (*a*AM*m*), ne répond pas à une question écrite (*v*VM*m*), écrit sous la dictée (*a*AE*e*), mais ne copie pas (*v*VE*e*).

Souvent il y a en même temps de l'hémianopsie latérale droite homonyme (1).

Si la cécité verbale est partielle, le trouble est dissocié plus ou moins bizarrement : chiffres, heure à la montre, cartes à jouer, monnaie à compter, lettres écrites ou lettres imprimées, syllabes, mots, dessin... donnent lieu à des réactions diverses suivant les cas. Un de mes malades de 1884 lisait les caractères imprimés et pas l'écriture. Mon malade de 1878 trouvait la date sur un almanach, en comptant les pages (pour les mois) et puis les lignes jusqu'au jour qu'il voulait désigner.

Au même groupe appartient la dyslexie de BRUNS (1887) : la lecture, facile d'abord, devient impossible après quelques mots ; après un repos, le sujet peut recommencer à lire. C'est une claudication intermittente du pli courbe (PICK) par ischémie fonctionnelle du centre visuel (SOMMER) (2).

δ. *Surdité verbale* (WERNICKE, 1874 ; KUSSMAUL, 1876) : lésion des 1re et 2e temporales gauches (SEPPILLI) ou plus spécialement de la 1re temporale (GILBERT BALLET), soit dans sa partie moyenne (BRISSAUD), soit dans sa partie postérieure (d'HEILLY et CHANTEMESSE, CHAUFFARD), soit dans sa partie antérieure (PIETRINA et CLAUS). DEJERINE accepte le centre de WERNICKE : partie postérieure des 1re et 2e temporales gauches.

Chez un de mes malades de 1884, il y avait aphasie motrice et surdité verbale ; mon collègue DUBREUIL trépana au niveau des temporales : la surdité verbale disparut et

(1) Je reprendrai plus loin (chapitre IV, § 1, B. II, 3) cette question des rapports de l'hémianopsie et de la cécité verbale.

(2) DEJERINE, *loco cit.*, p. 407.

l'aphasie motrice persista. Le centre auditif verbal est très rapproché du centre auditif général (1). Seulement le premier n'est qu'à gauche, tandis que le second est bilatéral.

Dans ces cas, le sujet ne comprend pas les mots parlés (*a*AO), il comprend les mots lus (*v*VO), parle (OM*m*) et écrit (OE*e*) volontairement, ne répète pas ce qu'on dit (*a*AM*m*), lit tout haut (*v*VM*m*), n'écrit pas sous la dictée (*a*AE*e*), copie un texte écrit (*v*VE*e*).

La surdité verbale incomplète peut se limiter à certains mots, certaines voyelles ou consonnes, certaines syllabes, à une seule langue chez un polyglotte, la musique (*amusie* (2) KNOBLAUCH, 1888 ; BLOCQ, 1894). Si le sujet est un auditif, la lecture et l'écriture pourront être influencées (3).

BRISSAUD admet trois degrés au symptôme : 1° le sujet entend le bruit, sans savoir qu'on lui parle ; 2° il sait qu'on lui parle, mais ne sait pas la langue qu'on lui parle ; 3° il reconnaît la langue, mais ne la comprend pas.

Le réveil du centre auditif se fait (BASTIAN) : 1° par l'excitation sensorielle droite ; 2° par l'excitation (associée) venant d'un autre centre ; 3° par la volonté.

Dans le fonctionnement polygonal du langage, les centres peuvent avoir des actions frénatrices mutuelles (HUGHLINGS JACKSON) ; le centre auditif A a une action directrice sur le centre moteur du langage M (WERNICKE, BROADBENT) et spécialement une action frénatrice (PICK) (4). Aussi, quand la surdité verbale survient brusquement, certains malades présentent-ils de la « logorrhée ». PICK écarte la théorie de l'excitation et fait de cette logorrhée

(1) Voir DEJERINE et SÉRIEUX, *Société de biologie*, 18 décembre 1897.

(2) Il y a autant de types d'amusie que de types d'aphasie (DEJERINE, *loco cit.*, p. 415).

(3) Voir encore : SÉRIEUX, *Revue de Médecine*, 1893 ; SÉRIEUX et DEJERINE, *Société de Biologie*, décembre 1897 ; SERIEUX et FARNARIER, Société de Neurologie, 1900, *Revue neurologique*, 1900, p. 152 et 270 ; TOUCHE, *Archives générales de Médecine*, 1899, t. II, p. 641.

(4) PICK, Rapport au Congrès de Paris, 1900.

une « conséquence de la perte d'une fonction d'arrêt directrice dévolue au centre auditif ».

Cette idée est clinique, mais ne doit pas être prise dans un sens trop étroit. Il faut dire, avec Dejerine (1), que l'ensemble des centres sensoriels a une action frénatrice sur le langage : dans son type d'aphasie sensorielle avec lésion du gyrus supramarginalis, du pli courbe et de la 1re temporale, les images du langage sont conservées, mais privées du contrôle sensoriel ; le malade est un verbeux et peut avoir de la *jargonaphasie* (création de mots de toutes pièces, syllabes sans suite) (2).

b. Aphasies souspolygonales, souscorticales ou pures de Dejerine : lésion des faisceaux du centre ovale, immédiatement sousjacents aux centres polygonaux (Pitres 1877).

Il faut avoir soin de les distinguer des lésions capsulaires qui entraînent de la dysarthrie et du bredouillement (3). Beaucoup plus difficile est la distinction clinique entre chacune de ces aphasies souspolygonales et l'aphasie polygonale correspondante.

Lichtheim et Dejerine ont cherché à les caractériser cliniquement par l'expérience suivante (déjà faite par Proust) : le sujet atteint, par exemple, d'aphasie souscorticale motrice pour la parole (en M*m*) ne peut pas exprimer les mots comme l'aphasique moteur proprement dit (en M) ; mais il a conservé les images motrices et il peut, dès lors, indiquer d'une façon quelconque, par un certain nombre de serrements de mains MK*k* (Lichtheim) ou par un cer-

(1) Mirallié, *loco cit.*, p. 102.

(2) Merkens (*Deusche Zeitschrift fur Chirurgie*, 1901, *Revue neurologique*, 1902, p. 455) a vu dans 25 cas d'abcès otogène du lobe temporal gauche une aphasie motrice plus ou moins complète, parfois pure, parfois associée à de la cécité ou à de la surdité verbale ; sept eurent de l'agraphie.

(3) L'aphasie souscorticale de Pitres est en réalité une dysarthrie capsulaire et non une aphasie. Voir aussi Fraenkel et Onuf, *Deutsches Zeitschrift fur Nervenheilkunde*, 1899, t. XV, p. 312.

tain nombre d'efforts d'expiration (DEJERINE), combien de syllabes, c'est-à-dire combien de parties articulées renferme un mot donné.

A cette manière de voir on a objecté que, pour réussir l'expérience, le sujet n'a besoin que de ses images auditives, visuelles ou graphiques, à défaut des images motrices. Il n'y a donc pas de signe distinctif absolu entre les lésions des centres polygonaux et celles de leurs prolongements : cela se comprend, puisqu'il s'agit toujours des mêmes neurones.

Seulement les lésions souspolygonales étant plus éloignées des centres corticaux supérieurs que les lésions polygonales laissent en général l'intelligence et le langage intérieur beaucoup plus intacts.

Dans la cécité verbale souspolygonale (pure de DEJERINE 1892 ; WYLLIE et REDLICH), la lésion porte sur les fibres qui unissent le centre des images visuelles du langage (pli courbe) au centre de la vision générale (DEJERINE). C'est probablement à ce type qu'appartient le cas de BRISSAUD (1900) cité plus haut.

Pour la surdité verbale souspolygonale (souscorticale de LICHTHEIM 1884), DEJERINE (1) cite et discute six observations dues à LICHTHEIM, PICK (1892), SÉRIEUX et DEJERINE (1893), ZIEHL (1896), PICK (1898) et LIEPMANN (1898) : lésion du centre auditif commun (circonvolutions temporales des deux côtés) et des fibres qui l'unissent au centre temporal de l'audition des mots à gauche.

c. *Aphasies suspolygonales*, caractérisées par l'intégrité du polygone et par suite la persistance de l'entier langage automatique avec disparition d'une des fonctions idéomotrices ou idéosensorielles ; psychonucléaires de PITRES, transcorticales de PICK (2).

(1) DEJERINE, *loco cit.*, p. 414. Surdité verbale pure.
(2) PICK, *Archiv fur Psychiatrie und Nervenkrankheiten*, 1899 (*Revue neurologique*, 1900, p. 323).

La célèbre autoobservation de LORDAT (1) (1843) appartient à ce groupe.

BRISSAUD (2) parle de ces aphasies quand il dit que, dans cette variété, « le déficit intéresse non pas les fibres de projection de la 3e frontale, mais certaines fibres qui réunissent le champ de BROCA à des régions de l'écorce où l'on place provisoirement et hypothétiquement le centre de l'idéation ».

Dans l'aphasie *idéomotrice*, la parole volontaire (OM) est seule supprimée ; tout le reste est conservé, même la parole automatique. Ces malades ne pouvant pas parler volontairement, peuvent chanter, réciter des prières, proférer des jurons, répondre par écrit aux questions écrites ou orales ($aAMm$, $vVMm$). BROWN SEQUARD a cité un aphasique à l'état de veille qui parlait dans le sommeil chloroformique : il parlait quand son polygone émancipé de O, présidait seul à la fonction du langage.

De même dans l'aphasie *idéographique*, tout est conservé (même l'écriture automatique), sauf l'écriture OEe.

L'aphasie *idéovisuelle* est la *cécité psychique* et l'alexie souscorticale de WERNICKE : le malade lit à haute voix v V M m, mais sans comprendre ce qu'il lit V O, à la façon du distrait (BRISSAUD).

De même pour l'audition dans l'aphasie *idéoauditive* (3).

Le siège du centre O étant inconnu, le siège des altérations de ce groupe d'aphasie est également inconnu encore.

d. Aphasies transpolygonales, internucléaires de PITRES : lésion sur les fibres d'association qui unissent entre eux les divers centres polygonaux.

(1) J'ai réédité, presque en entier, ce curieux Mémoire de LORDAT (1843) dans le *Montpellier médical* (1884).

(2) BRISSAUD, *Leçons sur les Maladies nerveuses*, 1895, t. I, p. 535.

(3) Comme exemple d'aphasie idéoauditive, voir TOUCHE, *loco cit.*, observation III, p. 657.

Dans ce groupe qui est l'opposé (ou plutôt le complémentaire) du précédent, le langage volontaire O M *m* est conservé et le langage automatique plus ou moins compromis : toutes les aphasies de ce type sont *sensoriomotrices*.

Dans les *visuelles*, tout est possible, sauf la lecture à haute voix *v* V M *m* ou la copie d'un texte lu *v* V E *e*.

A ce groupe *optomoteur* appartient l'*aphasie optique* de Freund (1889) : le sujet ne peut pas prononcer le nom d'un objet qu'il voit, mais bien d'un objet qu'il touche ou flaire : « l'image visuelle de l'objet est incapable de réveiller l'image motrice d'articulation correspondante ; au contraire, les mémoires tactile, olfactive, gustative, réveillent facilement cette image (1). » C'est la lésion sur V M.

Dans les aphasies *auditives*, *auditivomotrices*, la seule chose impossible est ou la parole en écho (*a* A M *m*), répétition des mots dits, ou l'écriture sous la dictée (*a* A E *e*).

Dans ces types, plus que dans tout autre, le tempérament du sujet influera sur la gravité du trouble symptomatique. Suivant que le sujet est un auditif, un visuel, un moteur ou un graphique, la perte des connexions d'un centre donné avec les autres entraînera des conséquences plus ou moins importantes.

On conçoit aussi dans ce même groupe la possibilité de l'interruption des connexions entre les divers centres moteurs K M E (*aphasies motomotrices*) ou entre les divers centres sensitifs A V T (*aphasies sensoriosensorielles*).

Ainsi, dans l'audition colorée, il y a des relations spéciales entre A et V ; chez un sujet de cet ordre, une lésion entre A et V entraînerait des symptômes spéciaux. De même, un graphique (sujet qui pense mieux la plume à la main) éprouverait de vrais désastres fonctionnels d'une lésion entre E et M.

Le *siège* de l'altération dans ces cas est difficile à indiquer.

On doit cependant rappeler que pour Flechsig l'insula

(1) Dejerine, *loco cit.*, p. 407.

de REIL (centre d'association moyen) serait « le centre qui réunit en un seul tout, toutes les régions corticales, sensitives et motrices, dont l'intégrité est indispensable à la conservation du langage articulé et principalement les impressions auditives avec les images motrices des lèvres, de la langue, du voile du palais, du larynx (1) ». C'est aussi dans l'insula qu'OTUSZEWSKI (2) localise l'automatisme du langage.

Cliniquement la question est controversée (3). Les anciens faits de MEYNERT (1868), LEPINE (1875), CLOZEL DE BOYER (1879) PERDRIER (1882) n'avaient pas convaincu BERNARD (1885) et CHARCOT, qui, avec PITRES, maintenait le lobule de l'insula dans la zone latente. LICHTHEIM (1884), MARIE (1883), DEJERINE (1885), PASCAL (1890) ont publié ou réuni des faits plus démonstratifs (4).

Il va sans dire que les divers types d'aphasie décrits ci-dessus sont schématisés et artificiellement simples. Habituellement, en clinique, les cas sont plus complexes. Il y a des associations diverses de ces différents types. Il y a même des aphasies totales par lésion de la zone entière du langage. Mais l'étude que nous venons de faire permettra d'analyser chaque cas, de déterminer les éléments qu'il présente et par suite de diagnostiquer le siège de la lésion génératrice.

C'est ainsi que, dans son travail déjà cité, CROCQ montre qu'un de ses malades ne répond à aucun des types décrits par DEJERINE et MIRALLIÉ, tandis « que les schémas de l'écorce de CHARCOT expliquent bien ce cas d'aphasie complexe » ; et les schémas de l'école de CHARCOT sont ceux de BRIS-

(1) VAN GEHUCHTEN, *loco cit.*, 2e édition, p. 699 et 3e édition, t. II, p. 313.

(2) OTUSZEWSKI, *Neurologisches Centralblatt*, 1898, p. 163.

(3) Voir notre *Traité* (avec RAUZIER), t. I, p. 174.

(4) Voir aussi DUFOUR, *Thèse de Nancy*, 1884 et PAUL RAYMOND, *Gazette des hôpitaux*, juin 1890.

SAUD et les miens, qu'il déclare « beaucoup plus compréhensibles et beaucoup plus simples ».

2. *Les paraphasies* (1).

Créé par ARMAND DE FLEURY (1865), ce mot a été bien défini pas KUSSMAUL (1884) : « ce trouble de la parole dans lequel les idées ne répondent plus à leurs images vocales, si bien qu'au lieu de mots conformes au sens surgissent des mots d'un sens contraire, complètement étrangers ou incompréhensibles ». PITRES (1899) a légitimement étendu le mot aux diverses formes du langage. C'est la *paralalie* de LORDAT, la *jargonaphasie* (2) de certains auteurs. Au fond c'est *l'ataxie du langage* comme l'aphasie en est la paralysie.

Signalé depuis longtemps (3), ce trouble a été bien analysé par PITRES qui étudie séparément la *paraphémie*, la *paralexie*, la *paragraphie* et leurs rapports mutuels.

Comme théorie, je laisse celle de LORDAT et de CHARLTON BASTIAN qui ne voit là qu'un trouble de la mémoire des mots (nous étudierons plus loin le rôle de l'amnésie dans les aphasies) et celle de KUSSMAUL qui admet un défaut d'attention (il y a une analogie vraie entre le paraphasique et le distrait qui fait des lapsus ; mais ce n'est qu'une analogie).

WERNICKE a surtout montré le trouble des communications transpolygonales, mais en insistant trop sur le rôle du centre A (4). LICHTHEIM a bien vu, avec le trouble trans-

(1) Voir PITRES, *Revue de Médecine*, 1899, p. 337.

(2) Il vaut mieux réserver le mot de *jargonaphasie* à ces cas particuliers de paraphasies dans lesquels le sujet dit des syllabes sans suite et des mots qu'il forge ou même une sorte de grognement inintelligible.

(3) PITRES fait remonter son historique (très complet) à CRICHTON (1798).

(4) On trouvera, notamment dans le travail cité de TOUCHE, des faits de paraphasie sans surdité verbale.

polygonal (qu'il rapporte à l'insula) le trouble suspolygonal idéoauditif.

Pitres, qui discute ces théories, a très bien montré que, dans les paraphasies, il y a deux éléments : 1° surtout un trouble suspolygonal idéomoteur (idéophonétique et idéographique) ; 2° d'une manière moins constante, un trouble des associations intrapolygonales. La paraphasie devient ainsi (c'est une conclusion clinique importante) un symptôme des aphasies du 3e et du 4e groupes, aphasies suspolygonales (psychonucléaires de Pitres) et aphasies transpolygonales (1) (internucléaires de Pitres). « Elle ne fait pas partie, dit Pitres (p. 550), des aphasies nucléaires (2) » (aphasies polygonales du premier groupe) et des aphasies souscorticales (souspolygonales du deuxième groupe) qui ressemblent beaucoup aux premières.

Les deux groupes de paraphasie se distingueront l'un de l'autre par les signes habituels du groupe. Dans les paraphasies suspolygonales, il y aura intégrité du langage automatique et dans les paraphasies transpolygonales il pourra y avoir de la logorrhée (jargonaphasie, verbosité) par la suspension de l'action frénatrice (dont j'ai parlé plus haut) des centres sensoriels sur les centres moteurs du langage.

3. *Rapports de l'amnésie et des aphasies.*

Avec tous les auteurs de l'époque, Proust notamment, je posais la question en 1878. L'amnésie et l'aphasie, disais-je alors (3) « sont deux états qu'il ne faut ni séparer absolument ni confondre d'une manière complète. Il y a deux espèces distinctes d'amnésie : la perte de mémoire peut porter sur les idées ou sur les mots. L'amnésie des

(1) On en trouvera des exemples dans le travail cité de Touche, notamment son observation I (*loco cit.*, p. 656).

(2) Ainsi formulée, la proposition est trop absolue, car l'aphasie sensorielle polygonale (nucléaire) peut, comme je l'ai dit plus haut, s'accompagner d'un certain degré de paraphasie.

(3) *Leçons sur les Maladies du système nerveux*, 1878, t. I, p. 172.

idées ou des images est un trouble de l'idéation... n'a rien à voir avec l'aphasie vraie. L'amnésie des mots au contraire rentre dans l'aphasie ; elle en est le degré inférieur... L'aphasique incomplet répète les mots quand on les lui dit, mais il ne peut pas les trouver spontanément : c'est de l'amnésie. L'aphasique complet ne peut même pas répéter ce qu'on lui dit... Je ne puis pas admettre que l'amnésie soit une forme à part du trouble de la parole, comme le voudrait Proust ». L' « amnésie verbale... forme le degré inférieur » de l'aphasie.

C'est là l'idée classique. Charcot (1883), Gilbert Ballet (1886) la développent : l'amnésie répond à un affaiblissement, à un effacement partiel des centres du langage. Dejerine soutient une opinion analogue en dissociant les amnésies verbales entre les divers centres sensoriels. Pitres (1) objecte à ces théories que l'amnésique ne peut pas évoquer volontairement un mot, mais qu'il le dit si on le lui souffle. Donc, les centres ne sont pas atteints eux-mêmes ; c'est plutôt la communication (suspolygonale) entre les centres psychiques supérieurs et les centres du langage.

Déjà Guido Banti faisait de l'aphasie amnésique un trouble idéoauditif (suspolygonal en O A) : l'idée était juste, mais trop imprégnée du rôle exagéré que Wernicke fait jouer au centre auditif.

Pitres a repris largement toute la question, a appliqué les travaux récents sur la mémoire (2) et a conclu que l'aphasie amnésique est une variété particulière du groupe psychonucléaire (troisième groupe suspolygonal ou idéopolygonal). La lésion correspondant à ce type d'aphasie siégerait dans le lobule pariétal inférieur (3).

La question me paraît un peu plus complexe. Avec Pitres

(1) Pitres, *Progrès médical*, 1898, p. 321.

(2) Voir notamment : Ribot, *Les Maladies de la mémoire*. Sollier, *Les Troubles de la mémoire*, 1892.

(3) Voir aussi : Trenel, *Nouvelle Iconographie de la Salpêtrière*, 1899, p. 433.

et la plupart des philosophes, je distingue la mémoire de *fixation* et la mémoire de *recollection*.

1° « La mémoire de *fixation* correspond à l'ensemble des actes par lesquels les impressions sensitives pénétrant dans le cerveau y laissent une trace de leur passage, un résidu, une image, quelque chose enfin qui est susceptible de renaître ultérieurement et de représenter à l'esprit, sous la forme de souvenirs, les sensations antérieurement perçues. Elle comprend deux stades, dont le premier est la *pénétration* de l'image dans la substance nerveuse et le second sa *rétention* ou sa *conservation* (1) ». Ceci est une fonction polygonale (2). Chacun des centres polygonaux A V M E est le siège d'une mémoire : A des mots entendus, V des mots lus, M des mots à dire, E des mots à écrire.

2° « La mémoire de *recollection* comprend les actes par lesquels l'image, antérieurement emmagasinée dans le cerveau, émerge, à un moment donné, des profondeurs de l'inconscient et se présente au moi. Son phénomène essentiel est la *reviviscence* de l'image. Mais la reviviscence ne constitue pas toute la recollection ; elle est habituellement précédée par l'*évocation* et suivie par la *reconnaissance* » (PITRES). Ceci est une fonction suspolygonale : c'est O qui évoque les images polygonales, les reconnaît dans sa mémoire psychique supérieure et fait revivre l'idée correspondante. Mais à côté de cette évocation consciente en O, il peut aussi y avoir une évocation automatique, qui est alors une fonction purement intrapolygonale : une impression en V ou en A peut évoquer automatiquement la mémoire verbale en M ou en E ; c'est une évocation inconsciente sans reconnaissance.

De cette analyse il résulte que certainement les troubles

(1) PITRES, Travail cité du *Progrès médical*, p. 369.

(2) En O est la mémoire des idées, mais pas la mémoire des mots vus, lus, écrits ou parlés, puisque le langage automatique reste possible sans l'intervention de O : quand on lit à haute voix, l'image visuelle évoque la mémoire du mot à dire.

suspolygonaux, sur les trajets idéosensoriels ou idéomoteurs, peuvent être le point de départ de l'aphasie amnésique. Je veux bien que ce soit même là la cause la plus fréquente de l'aphasie amnésique ; mais il me semble difficile d'admettre, avec PITRES, que c'est la seule. Les troubles des centres polygonaux et les troubles dans les communications transpolygonales peuvent bien aussi entraîner de l'amnésie verbale.

Sans doute, comme l'a dit PITRES, chez beaucoup d'aphasiques amnésiques le langage automatique est conservé : trouble suspolygonal. Mais je ne crois pas qu'il soit conservé chez tous les amnésiques.

Chez certains amnésiques, la vue d'un mot écrit ne suffit pas à le leur faire dire ; dans ce cas, le centre M a sa mémoire affaiblie ou ses communications V M troublées : aphasie polygonale (nucléaire) ou transpolygonale (internucléaire) et non suspolygonale (psychonucléaire). J'insiste sur cette idée que, pour prouver l'intégrité du polygone, il ne suffit pas que le sujet répète les mots qu'on lui dit ; il faut que tout son langage automatique soit intact. Or, je ne crois pas qu'il en soit ainsi toujours (1).

J'accepte donc la formule de PITRES avec ces réserves : l'aphasie amnésique est *le plus souvent* d'origine suspolygonale ou psychonucléaire ; dans ce cas, tout le langage automatique est conservé. Dans d'autres cas, l'aphasie amnésique peut être due à une altération des centres polygonaux ou des communications intrapolygonales ; elle s'accompagne alors des autres symptômes de ces groupes d'aphasie. Ces réserves suffisent pour qu'on ne puisse pas faire, avec PITRES, de l'aphasie amnésique une variété à part, univoque (2).

(1) Ainsi, chez une malade de PITRES, il suffisait d'écrire les premières lettres du mot pour qu'elle le dit. Cependant, un jour qu'on lui présentait un atlas de géographie, elle ne trouvait pas le mot « géographie ».

(2) C'est aussi la conclusion de DEJERINE (*loco cit.*, p. 417) : « la

Pitres reconnaît lui-même, avec son grand sens clinique, chez certains aphasiques, la perte de la mémoire de fixation ; ils ne peuvent pas apprendre des mots nouveaux ; ils relisent plusieurs fois la même page, ne retenant pas assez les lignes qu'ils viennent de lire pour pouvoir utilement tourner la page (*apexie* verbale, défaut de fixation, Pitres). C'est là dans certains cas un trouble de fonction nucléaire ou polygonale (1) et non de fonction suspolygonale. Pitres reconnaît que le symptôme peut se présenter dans des variétés d'aphasie autres que les psychonucléaires (2) ; c'est cependant bien de l'amnésie verbale.

De même, Pitres a montré que certains aphasiques présentent de l'apexie verbale auditive. Comme Lordat, qui l'avait remarqué sur lui-même, ils ne peuvent pas suivre une conversation parce qu'ils ne peuvent pas fixer suffisamment dans leur mémoire les mots entendus des phrases précédentes ou du commencement de la phrase. Et cependant certains de ces malades peuvent répéter immédiatement des mots, comme le mot diméthyloxyquinidine que répétait un malade de Raymond (3). Donc, l'épreuve de la répétition du mot ne suffit pas à établir l'intégrité de l'automatisme polygonal. Car cette mémoire de fixation qui est ici atteinte a bien son siège dans les centres polygonaux de l'automatisme.

clinique et l'anatomie pathologique montrent que l'aphasie amnésique de Pitres n'existe pas en tant que forme spéciale d'aphasie et qu'elle n'est qu'une variété atténuée d'aphasie motrice ou sensorielle avec lesquelles elle se confond. »

(1) C'est O qui lit et suit l'enchaînement des idées; mais il se sert des images de mots accumulés dans le centre V du polygone Donc l'apexie verbale peut très bien, au moins dans certains cas, être un trouble polygonal.

(2) Pour Pitres (*loco cit.*, p. 402), cette amnésie de fixation, « peu étudiée jusqu'à présent », « ne correspond pas à une forme spéciale d'aphasie, mais s'observe souvent, à titre de symptôme accessoire, chez beaucoup d'aphasiques de toutes les variétés ».

(3) Voir les notes 2 et 3 de la page 66 du travail cité de Pitres dans le *Progrès médical*.

Donc, s'il y a une aphasie amnésique suspolygonale ou psychonucléaire et si c'est la principale et la plus fréquente, on ne peut pas dire que ce soit la seule. Il y a des amnésies verbales de fixation qui forcent à admettre de nouveau, malgré les objections de certains auteurs (1), les amnésies partielles, les effacements partiels des images verbales admis par CHARCOT et la diminution de la faculté mnésique dans les centres nucléaires polygonaux eux-mêmes.

4. *Suppléance des centres du langage altérés ou détruits.*

Une aphasie peut guérir sans que la lésion disparaisse (2). Dans ce cas, il y a eu suppléance, soit par la région similaire du côté opposé, soit par les parties voisines du même hémisphère. C'est la base du *traitement physiologique* (3) des aphasies : le rôle du médecin consiste à aider et à hâter la formation de ces suppléances, et cela en entraînant et en éduquant les parties saines.

Ainsi pour le premier et le deuxième groupes (aphasies polygonales et souspolygonales), on réapprendra à parler par l'ouïe, la vue, la mimique et l'écriture dans la lésion de M ; en le faisant écrire (sous la dictée ou en copiant) avec les images auditives ou visuelles dans la lésion de E ; dans la lésion de V, on lui réapprendra à lire, en se servant surtout de A, mais aussi de M et de E ; enfin, dans la lésion de A, on le rééduquera, comme un sourd-muet avec des images visuelles, etc.

Dans les aphasies suspolygonales du troisième groupe, on a à sa disposition tout le langage automatique du sujet pour lui réapprendre à faire intervenir sa conscience et sa volonté : on tâchera de lui apprendre peu à peu à ne plus être un perroquet ou un écho.

(1) Voir notamment SOLLIER, *Le Problème de la mémoire,* 1900, p. 24.

(2) Voir, par exemple, le fait de DUFOUR avec autopsie, Société anatomique, 1896, *Revue neurologique*, 1896, p. 634.

(3) Voir mon traitement de l'aphasie in *Traité de thérapeutique appliquée d'Albert Robin,* 1898, fascicule XIV, p. 179.

Au contraire, dans les aphasies transpolygonales du quatrième groupe, c'est le langage automatique qu'on habituera le sujet à retrouver, en utilisant ses directions volontaires et conscientes restées intactes.

II

Anarthries et dysarthries. — 1. Lésions bulbaires. — 2. Lésions protubérantielles. — 3. Lésions cérébelleuses. — 4. Lésions pédonculaires. — 5. Lésions capsulaires. — 6. Lésions corticales.

Les idées étant pensées en O et réalisées en mots en M du polygone, on les articule pour les exprimer à l'extérieur. Le groupe des troubles de l'articulation (anarthries et dysarthries) est bien moins important que celui des aphasies parce qu'il correspond à la lésion des voies centrifuges du langage et qu'il constitue en somme un trouble de motricité ordinaire.

L'appareil central de l'articulation des mots s'étend depuis l'écorce (opercule rolandique : centres de la langue, des lèvres et du larynx) jusqu'aux noyaux bulbaires de l'hypoglosse, du facial, et du spinal.

Pour commencer par les cas les plus nets et les mieux séparés des aphasies, nous irons de bas en haut dans la revue du siège des lésions.

1. *Lésions bulbaires.*

Le type de ce groupe est la paralysie labioglossolaryngée de Duchenne, poliencéphalite inférieure chronique : lésion destructive progressive chronique des noyaux bulbaires (origine réelle) du facial, du spinal et de l'hypoglosse.

La paralysie de la langue empêche de prononcer les consonnes palatines ou dentales (r, l, s, g, k, d, t, sont prononcées comme ch) et les voyelles e et i ; la langue est embarrassée et la parole épaisse. La paralysie du voile du palais rend la voix nasillarde et empêche de prononcer b, f qui deviennent m, v (à moins qu'on ne pince le nez du sujet). La paralysie de l'orbiculaire des lèvres empêche de prononcer o et u et les labiales p, b, m, n, k, c, t. Quand les trois paralysies sont superposées, les malades ne peuvent plus dire que a ou poussent un grognement inintelligible. L'aphonie peut s'y joindre par la paralysie des muscles intrinsèques du larynx.

Le même syndrome s'observe quand l'altération des mêmes noyaux fait partie d'une maladie plus étendue, comme l'atrophie musculaire progressive, la sclérose latérale amyotrophique, la sclérose en plaques.

On observe encore, mais moins aisément, des troubles analogues dans la paralysie bulbaire aiguë (Leyden) ou poliencéphalite aiguë, dans l'hémorrhagie, le ramollissement, la compression et les tumeurs du bulbe.

Dans la paralysie bulbospinale asthénique de Erb (1), « la voix est nasonnée et même nasillarde, traînante. Lorsqu'on fait causer le malade, les premières paroles sont généralement intelligibles, mais les suivantes sont bredouillées et confuses, la voyelle *a* est celle qui généralement est le mieux prononcée. Par suite de la propagation du processus aux muscles laryngés, la voix est faible, enrouée, gutturale ; on peut noter de l'aphonie complète ; la parole peut être entrecoupée par de fréquentes aspirations traduisant l'insuffisance d'occlusion de la glotte (2) ».

2. *Lésions protubérantielles.*

Raymond et Artaud (3) citent trois cas de ramollissement *protubérantiel* avec troubles de la parole : dysarthrie et paralysie de la langue, dans un ensemble clinique rappelant « jusqu'à un certain point celui de la paralysie glos-

(1) Voir plus haut, p.177.
(2) Victor Ballet, *loco cit.*, p. 36.
(3) Raymond et Artaud, *Archives de Neurologie*, 1884, p. 300.

solabiée ». Les lésions occupaient, dans la protubérance, la partie postérieure et interne des pyramides motrices.

MARKOWSKI (1), reprenant l'ensemble de la question des troubles de la parole dans les lésions protubérantielles, conclut : 1° un foyer unilatéral gauche de ramollissement n'entraîne pas de trouble de la parole, même s'il atteint la totalité du faisceau pyramidal ; 2° quand le faisceau pyramidal gauche est détruit dans le pont, il suffit, pour produire l'anarthrie, d'un foyer droit détruisant la partie médiane dorsale du faisceau pyramidal droit ; 3° donc, les conducteurs moteurs de la parole passent dans les deux côtés de la protubérance ; 4° les troubles de la parole sont surtout produits par les lésions protubérantielles siégeant dans la partie médiane et dorsale de la voix pyramidale.

SERGIO SERGI (2) décrit une voie motrice secondaire, voie pyramidale du lemniscus (3), qui, à la hauteur de la protubérance, passe par le lemniscus et se termine soit dans les noyaux moteurs des nerfs craniens soit dans les noyaux moteurs des nerfs spinaux (faisceau surtout direct). Par la lésion du lemniscus principal dans le pont, on peut obtenir la destruction isolée de cette voie pyramidale du lemniscus ; ce qui détermine une hémiparésie homolatérale à la lésion et la dysarthrie, sans aucun trouble de la sensibilité.

3. *Lésions cérébelleuses.*

C'est probablement par l'intermédiaire des noyaux du mésocéphale que se produisent les troubles de la parole d'origine *cérébelleuse* : « ils consistent en une certaine scan-

(1) MARKOWSKI, *Archiv fur Psychiatrie und Nervenkrankheiten*, 1892, t. XXIII, p. 367.

(2) SERGIO SERGI, *Rivista di Patologia nervosa e mentale*, 1903, t. VIII, p. 154 (*Revue neurologique*, 1903, p. 886).

(3) Lemniscus : ruban de Reil : mince lamelle blanche qui sort du sillon entre les pédoncules cérébelleux supérieur et moyen et pénètre dans les éminences postérieures des tubercules quadrijumeaux (VAN GEHUCHTEN).

sion de la parole, les syllabes sont séparées les unes des autres et leur émission est brusque ; on a signalé aussi le nasonnement (ARNDT) ou la parole traînante (MENZEL) (1) ». C'est de l'incoordination du langage, sorte de paraarthrie, par défaut d'équilibre dans les contractions musculaires nécessaires à l'expression du langage (2).

Dans l'heredoataxie cérébelleuse (3), les troubles de la parole sont presque constants et souvent relativement précoces. « La parole est irrégulière, c'est-à-dire que, lente d'une façon générale, elle se précipite par moments en faisant, pour ainsi dire, explosion ; d'où la dénomination de parole explosive... Bien qu'il y ait difficulté de l'articulation pour certaines lettres en particulier, labiales, palatines (SANGER BROWN), les mots polysyllabiques, dont la prononciation est la plus pénible, ne sont pas mutilés.. L'émission des mots est saccadée, mais il n'y a pas de scansion proprement dite comme dans la sclérose en plaques. Quand on demande aux malades ce qui les empêche de parler comme tout le monde, certains disent que leur langue ne veut pas tourner dans leur bouche. MENZEL a observé des mouvements d'abaissement exagéré de la mâchoire et des mouvements de mastication au moment où le malade allait parler. La voix... est généralement sourde, gutturale et monotone, quelquefois au point que le malade ne peut plus chanter... »

Au même groupe appartiennent les dysarthries de la maladie de FRIEDREICH (lésion des neurones cérébelleux inférieurs (4). « C'est un symptôme constant et précoce... La parole est lente, pâteuse, inégale (dans une même phrase le malade dit certains mots plus vite que d'autres). La prononciation est parfois indistincte. Le trouble de la parole

(1) THOMAS, thèse citée, p. 152.

(2) Sur l'anarthrie dans le syndrome cérébelleux, voir : SERGIO PANSINI, *Riforma medica*, 1901 (*Revue neurologique*, 1902, p. 570).

(3) Voir LONDE, *loco cit.*, p. 87.

(4) Voir plus haut, p. 272.

ressemble à celui de la sclérose en plaques, mais la scansion des mots est moindre ou n'existe pas ; de plus, la voix est, par moments, enrouée, bitonale. Pierre Marie écrit : cette parole ressemble à la démarche cérébelleuse ; car elle est, comme celle-ci, pesante, incertaine et titubante (1).

4. *Lésions pédonculaires* (2).

Les troubles de la parole, rares dans les lésions *pédonculaires* ne se produisent que dans les altérations du pédoncule gauche (?).

D'Astros en reconnaît deux catégories : 1° « dans une première forme, la plus ordinaire..., il s'agit d'abord de lenteur de la parole, puis de bégaiement ou mieux de balbutiement ; la parole peut devenir inintelligible ; l'anéantissement de la parole, l'anarthrie absolue peut être constituée (faits de Mayor et de Leyden) » ; 2° dans la seconde forme, moins bien définie, il y aurait incoordination de la parole et d'Astros localiserait plutôt la lésion de ces cas dans les voies sensitives du pédoncule. L'observation personnelle qu'il cite est remarquable ; mais les lésions en sont un peu complexes pour permettre une conclusion ferme et définitive.

5. *Lésions capsulaires.*

C'est dans la paralysie pseudobulbaire (Lepine 1877) par lésion bilatérale du cerveau (3) qu'on observe surtout les troubles dysarthriques de la parole par lésions capsulaires (corps strié et capsule interne motrice).

Dans ces cas, « la dysarthrie consiste principalement en une lenteur qui traduit l'effort, un calcul pénible, une

(1) Vincelet, *loco cit.*, p. 23.

(2) Voir d'Astros, *Revue de Médecine*, 1894, p. 1.

(3) Voir : Raymond et Artaud, *loco cit*, p. 152 ; Galavielle, *thèse de Montpellier*, 1893 ; Halipré, *Thèse de Paris*, 1894 ; Raymond, *Clinique des Maladies du Système nerveux*, 1896, t. I, p. 436 ; Brissaud, *Leçons sur les Maladies nerveuses*, 1899, t. II, p. 295.

sorte d'épellation des lettres ou de scansion des syllabes. Certains mots sont plus facilement prononcés, d'autres ont grand'peine à sortir et alors font explosion, pour employer une comparaison classique... La voix est sourde, souvent nasillarde (ce qui tient à une paralysie au moins partielle, du voile palatin) et surtout monotone (1) ».

Le trouble peut aller jusqu'à l'anarthrie absolue, comme c'était le cas chez notre malade dont l'observation (avec autopsie) a servi de point de départ à la thèse de Galavielle (2).

Parfois une lésion unilatérale peut entraîner une symptomatologie analogue (observations de Ross, Drummond, Kirchhoff, Nothnagel) (3). Halipré et Brissaud (4) ont proposé, pour expliquer la chose, des schémas d'après lesquels chaque noyau lenticulaire (5) communiquerait, directement ou par le corps calleux, avec l'écorce cérébrale des deux côtés.

Du reste, le fait doit être considéré comme exceptionnel et en général, la lésion capsulaire unilatérale ne donne pas lieu à de grands troubles dans la parole, même quand la langue participe à l'hémiplégie, le centre cortical de l'articulation des mots étant bilatéral ; ce qui le différencie du centre cortical du langage, physiologiquement situé à gauche.

(1) Brissaud, *loco cit.*, p. 306.

(2) Galavielle, *loco cit.*, p. 16. Dans cette même thèse on trouvera (p. 80) une description complète de ces troubles dysarthriques et plus loin (p. 97) la discussion de leur physiologie pathologique et spécialement du rôle du larynx dans la phonation et l'articulation (p. 100).

(3) Dans sa thèse déjà citée, Lefort (1903) étudie la dysarthrie par lésion souscorticale de l'hémisphère droit. Son observation personnelle est un cas de paralysie pseudobulbaire par lésion unilatérale.

(4) Brissaud, *loco cit.*, p. 331.

(5) Voir pour la dysarthrie par lésion lenticulaire Giovanni Mingazzini, *Rivista sperimentale di Freniatria e medicina legale di alienat. ment*, 1902 (*Revue neurologique*, 1903, p. 559).

C'est dans le même groupe des dysarthries capsulaires qu'il faut placer les aphasies souscorticales de PITRES : « On a décrit, dit-il (1), sous le nom d'aphasie souscorticale (2), un syndrome clinique différent de l'aphasie motrice vulgaire par la conservation intégrale de la notion idéale et de l'image phonétique motrice des mots et par un trouble de l'articulation ayant pour effet de rendre la parole bredouillée, indistincte, parfois même tout à fait inintelligible... Les cas cliniques présentent la symptomatologie attribuée à l'aphasie souscorticale... coïncidant avec des lésions de la partie moyenne de la capsule interne ou tout au moins de la région capsulaire. Aucune observation ne démontre que les lésions centreovalaires, siégeant dans la portion élargie du cône de substance blanche sous-jacent à la circonvolution de Broca, puissent déterminer le syndrome aphasie souscorticale, même quand la lésion épargne complètement la substance grise. Les lésions de ce genre donnent lieu à l'aphasie motrice vulgaire, corticale (3). Au point de vue nosographique, l'aphasie dite souscorticale *dont les symptômes positifs sont, en somme, uniquement représentés par des troubles dysarthriques ou anarthriques* (4), doit être détachée du groupe des aphasies vraies pour être rapprochée de celui des paralysies pseudobulbaires... Cela provient vraisemblablement de ce que les centres spécialisés du langage n'ont pas de fibres propres les reliant directement aux centres d'exécution bulbomédullaire. Ils empruntent, pour leurs communications avec la périphérie, le concours des centres moteurs et sensitifs communs, lesquels, étant seuls représentés dans la capsule interne par

(1) PITRES, Rapport cité au Congrès de Lyon, 1894.

(2) J'ai dit plus haut (aphasies souspolygonales p. 317) ce qu'il faut entendre par aphasies souscorticales. J'estime, avec DEJERINE, qu'il ne faut pas confondre l'aphasie souscorticale (mon 5e type) avec la dysarthrie capsulaire.

(3) Mon aphasie souspolygonale.

(4) C'est moi qui souligne.

des fibres de projection directe, sont seuls atteints par les lésions de la région capsulaire. »

C'est dire qu'il n'y a pas plus d'aphasie capsulaire qu'il n'y a (quoi qu'on en ait dit) (1) d'aphasie pédonculaire ou d'aphasie protubérantielle (2).

6. *Lésions corticales.*

Le centre M du polygone (fig. 14) est en réalité composé de deux centres : le centre des images motrices des mots (M de la figure 16) et le centre d'articulation, centre cortical de la langue, des lèvres et du larynx (M' de la figure 16). Ces deux centres sont très rapprochés, mais non identiques.

En 1884, RAYMOND et ARTAUD (3) ont cité six faits « nous ne dirons pas de glossoplégie corticale, mais de troubles divers de motilité de la langue par lésion des circonvolutions » (faits de HITZIG, CHARCOT et BALL, VERNEUIL, DUGONT, BALLY, ROSENTHAL et FERRIER). De ces observations (de valeur très inégale), RAYMOND et ARTAUD concluent que, dans le pied de la frontale ascendante, seraient le centre cortical de l'hypoglosse (bilatéral) et aussi le centre du facial inférieur et du masticateur.

En 1893, GALAVIELLE (4) ajoute des cas de lésions exclusivement corticales (ou avec les faisceaux blancs souscorticaux) dus à GAREL et DOR, MAGNUS et BECKER. Et alors aux centres de la langue et des lèvres se joint le centre cortical du larynx, dont j'ai déjà parlé (5).

Comme l'a montré BRISSAUD (6), la région de ces centres est, dans chaque hémisphère, celle de l'opercule d'ARNOLD c'est-à-dire de la lèvre supérieure de la scissure de SYLVIUS.

(1) Voir RAYMOND et ARTAUD, *loco cit.*, p. 300.

(2) Voir sur ce même point la leçon de BRISSAUD sur l'aphasie d'articulation et l'aphasie d'intonation. *Leçons sur les Maladies nerveuses*, 1895, t. I, p. 521.

(3) RAYMOND et ARTAUD, *loco cit.*, p. 147.

(4) GALAVIELLE, *loco cit.*, tableau de la p. 77.

(5) Voir plus haut, p. 296.

(6) BRISSAUD, *Leçons sur les Maladies nerveuses*, 1899, t. II, p. 316.

Chaque hémisphère exerçant son action sur les deux moitiés de la langue, du pharynx et du larynx, quand la lésion de l'opercule est unilatérale, le trouble symptomatique sera léger ou s'atténuera rapidement (même si la lésion est profonde). Mais si la lésion est bilatérale, nous aurons une paralysie glossolabiée corticale de symptomatologie analogue à celle de la glossolabiée capsulaire (1) (pseudobulbaire).

Il y a cependant aussi des paralysies du larynx dans l'hémiplégie cérébrale (2) (lésion unilatérale). Les deux faits les plus importants, historiquement, sont celui de LEWIN (3) et celui de GAREL (4). LUBET BARBON cite encore ceux de GIBB, BRYSON DELAVAN (1885) et conclut (p. 38) : « Quel que soit l'endroit où on localise le centre cortical de la phonation, il n'en est pas moins vrai qu'il existe des paralysies vocales avec des hémiplégies d'origine cérébrale... Dans ces cas, la paralysie étant limitée d'un seul côté, les troubles phonétiques sont peu considérables, ils se traduisent par de la raucité des sons et de la dysphonie, tous phénomènes qui passent souvent inaperçus à côté des symptômes plus alarmants et surtout de l'aphasie qui peut les accompagner. Mais ils peuvent persister pendant longtemps, survivre même à l'hémiplégie, comme le montre l'observation de BRYSON DELAVAN. »

J'ai publié (5) un cas de paralysie centrale du laryngé supérieur dans une hémiplégie, paralysie laryngée contemporaine de l'ictus et se traduisant par la voix eunucoïde.

(1) JAMES STEWART (*American Medicine*, 21 décembre 1901, *Revue neurologique*, 1902, p. 455) a extrait un gliome souscortical du bas de la frontale gauche ascendante : le symptôme principal fut, non l'aphasie, mais la dysarthrie avec ataxie graphique.

(2) Voir, pour ce paragraphe : LUBET BARBON, *Etude sur les paralysies des muscles du larynx*, thèse de Paris, 1887, n° 294.

(3) LEWIN, *Berliner klinisches Wochenschrift*, 1875.

(4) GAREL, *Annales des Maladies du larynx*, juin 1886.

(5) Un cas de voix eunucoïde datant de l'ictus dans l'hémiplégie cérébrale : paralysie centrale du cricothyroïdien, *Congrès de Bruxelles*, 1903, *Revue neurologique*, 1903, p. 873.

Dans ce groupe des dysarthries d'origine corticale il faut placer un certain nombre des troubles de la parole, si caractéristiques, de la paralysie générale. Je ne parle pas des troubles intellectuels de la parole, mais des troubles vraiment d'articulation Tels le tremblement de la parole, le bégaiement, le bredouillement. C'est le balbutiement de l'homme ivre ou de l'homme en colère : les syllabes empiètent les unes sur les autres et se fondent en un bredouillement d'autant plus incompréhensible que la phrase à prononcer renferme des *l* et des *r* en plus grande abondance. On observe alors (CHARCOT) la multiplication des *l* et la redondance des *r* ou l'impossibilité de dire plusieurs fois de suite et un peu vite : ministre plénipotentiaire ou trente-troisième régiment d'artillerie. C'est là un symptôme indépendant de l'état intellectuel : on peut l'observer au début avec une intelligence à peu près normale.

Enfin OPPENHEIM (1) a insisté, à propos des tumeurs du lobe frontal, sur la *bradyphasie* : trouble de dissociation entre le langage et la phonation, dans lequel le malade remue les lèvres et chuchote au début de la conversation et n'arrive à émettre un son vocal qu'au bout d'un certain temps ; le synchronisme fonctionnel qui existe entre l'articulation et la phonation semble troublé ; il s'agirait là, pour l'auteur, d'une variété d'aphasie laryngée. Il faut y voir une dysarthrie ou une paraarthrie par dissociation.

(1) OPPENHEIM, *Die Geschwhülste des Gehirns*, 1902 (*Revue neurologique*, 1903, p. 909).

CHAPITRE IV

L'APPAREIL NERVEUX CENTRAL DE LA VISION

§ I. Appareil nerveux de la vision.

A. — Anatomie et physiologie cliniques

I. — *Voies sensorielles optiques.* — 1. Rétine. 2. Nerf optique. et chiasma. 3. Nerf hémioptique. 4. Centre cortical de la vision.
II. — *Voies sensitives générales.*

B. — Seméiologie de l'appareil nerveux de la vision

I. — *Amblyopie.* 1. Amblyopie directe par lésion du nerf optique. 2. Amblyopie croisée capsulaire.
II. — *Hémianopsie.* 1 Variétés cliniques de l'hémianopsie. 2. Siège anatomique des lésions. 2. Rapports de l'hémianopsie et de la cécité verbale. 4. Cécité corticale et cécité psychique.

§ II. Appareil nerveux de la direction du regard.

A. — Anatomie et physiologie cliniques.

I. — *Appareil sensoriomoteur de direction du regard.* 1. Nerfs directeurs latéraux, à droite et à gauche : *a*) hémioculomoteurs dextrogyre et levogyre ; *b*) céphalogyres. 2. Nerfs directeurs en haut et en bas : suspiciens et despiciens.
II. — *Appareil sensitivomoteur de direction du regard.*

B. — Seméiologie

I. — *Toubles de l'appareil nerveux de direction latérale* (*hémioculomoteurs dextrogyre et levogyre*).

1. Déviation conjuguée des yeux et de la tête, convulsive et paralytique (avec paralysie du tonus) : hémisphères et bulbe. *Appendice a)* Déviation, en sens opposé, de la tête et des yeux; *b)* rapports de l'hémianopsie et de la déviation oculaire ; *c)* objections à cette conception de la déviation conjuguée. 2. Paralysies conjuguées (homolatérales) des deux yeux sans déviation statique (intégrité du tonus); centres supranucléaires. 3. Nystagmus horizontal. 4. Paralysies nucléaires et périphériques des oculomoteurs. 5. Paralysies compliquées des hémioculomoteurs (ou des oculomoteurs) et d'autres nerfs crâniens : paralysies alternes.

II. *Troubles de l'appareil nerveux de direction verticale (n. suspiciens et despiciens).* Paralysies et convulsions. Tics d'élévation et d'abaissement. Nystagmus vertical.

§ III. Appareil nerveux de protection de l'œil.

Anatomie et physiologie cliniques et séméiologie des nerfs d'ouverture et de fermeture des yeux

I. — *Trajet cérébral et paralysies cérébrales des nerfs de protection de l'œil.* 1. Centre cortical du nerf d'ouverture. 2. Centre cortical du nerf de fermeture. 3. Trajet ultérieur de ces nerfs. 4. Voies sensitivomotrices des paupières.

II. — *Etude des mouvements (réflexes, automatiques et volontaires) des paupières pour le diagnostic de siège des lésions.* 1. Réflexes palpébraux : *a)* sensoriels; *b)* sensitifs. 2. Mouvements automatiques ; occlusion des yeux dans le sommeil. 3. Mouvements volontaires bilatéraux et unilatéraux.

§ IV. Appareil nerveux de l'accommodation (pupille et convergence).

A. — Anatomie et physiologie cliniques

I. — *Appareil nerveux* : 1. de la pupille ; 2. de l'accommodation ; 3. de la convergence.

II. *Réflexes de la pupille.* 1. Réflexes périphériques (ciliaires). 2. Réflexes non visuels (médullaires). 3. Réflexes visuels ou lumineux (basilaires). 4. Réflexes de l'accommodation ou supérieurs (corticaux).

B. — Séméiologie de la pupille et de la convergence

I. — *Troubles dans la forme de la pupille.* 1. Myosis et mydriase. 2. Inégalité pupillaire. 3. Déformation pupillaire.

II. — *Troubles dans les réflexes pupillaires.* 1. Troubles des réflexes non visuels (médullaires). 2. Troubles des réflexes périphériques (ciliaires). 3. Troubles des réflexes visuels ou lumineux (basilaires). 4. Troubles des réflexes supérieurs ou d'accommodation (corticaux). 5. Dissociation des réflexes : signe d'Argyll Robertson. 5. Réaction paradoxale de la pupille.

III. — *Troubles de la convergence.*

§ V. Paralysies complexes, ophtalmoplégie.

§ VI. Résumé général du chapitre et diagnostic général du siège des lésions.

1. Résumé anatomophysiologique : *a*) appareil sensoriomoteur. α) voies centripètes ; β) centres ; γ) voies centrifuges ; *b*) appareil sensitivomoteur ; *c*) conclusions. 2. Résumé clinique et seméiologique.

Au lieu d'étudier (comme dans les chapitres précédents) d'abord l'anatomie et la physiologie cliniques, puis la séméiologie de l'entier appareil nerveux de la vision, je crois mieux de séparer l'appareil nerveux de la vision, l'appareil nerveux de direction du regard et l'appareil nerveux de protection de l'œil et d'accommodation, étudiant successivement dans chacun de ces grands paragraphes l'anatomie et la physiologie cliniques d'abord, la séméiologie ensuite. Enfin dans un dernier paragraphe, je reprendrai l'ensemble de l'appareil nerveux de la vision au double point de vue anatomoclinique et séméiologique (1).

(1) Voir, pour tout ce chapitre, mes leçons sur la séméiologie clinique de la vision (voies nerveuses intracrâniennes), *Leçons de Clinique médicale*, 1898, 3e série, p. 419.

§ I. — APPAREIL NERVEUX DE LA VISION

A. — ANATOMIE ET PHYSIOLOGIE CLINIQUES

I

Voies sensorielles optiques. 1. Rétine. — 2. Nerf optique et chiasma. — 3. Nerf hémioptique. — Centre cortical de la vision.

1. On décrit (1) à la *rétine* trois couches successives de neurones : 1° la couche des cellules visuelles (ancienne couche granuleuse externe) ; les prolongements protoplasmatiques en seraient formés par les cônes et les bâtonnets; les prolongements cylindraxiles s'intriquent par leurs arborisations terminales avec les arborisations des prolongements protoplasmatiques de la couche suivante : cette zone d'enchevêtrement répond à l'ancienne couche moléculaire externe : 2° la couche des cellules bipolaires (ancienne couche granuleuse interne) : les prolongements cellulifuges vont entremêler leurs arborisations finales avec celles des prolongements cellulipètes de la troisième couche et forment ainsi l'ancienne couche moléculaire interne ; 3° la couche des cellules ganglionnaires (ancienne couche ganglionnaire), dont les prolongements cylindraxiles forment la couche des fibres nerveuses et constituent les fibres du nerf optique.

Ces trois groupes de neurones visuels correspondraient de la manière suivante aux groupes de neurones de sensibilité générale décrits plus haut (p. 67) : la première couche n'appartient pas aux neurones centraux et correspond aux éléments de réception que contiennent la peau et les mu-

(1) Voir les traités de VAN GEHUCHTEN, TESTUT... et la thèse de VIALET, *Les Centres cérébraux de la vision et l'appareil nerveux visuel intracérébral*, Paris, 1893. Voir aussi : BRISSAUD, *Annales d'oculistique*, novembre 1893 ; JULES SOURY, *Revue philosophique*, 1895, Janvier, février et décembre; 1896, février et mars et ouvrage cité.

queuses ; la deuxième couche constitue le protoneurone sensoriel et correspond aux ganglions spinaux ; la troisième couche forme le premier neurone de relais, l'analogue de la substance grise bulbomédullaire (1).

Le *nerf optique* (2) ainsi formé par les prolongements cylindraxiles des neurones de la troisième couche, traverse la choroïde et la sclérotique, puis la cavité orbitaire d'avant en arrière et de dehors en dedans et pénètre dans le crâne par le trou optique.

Les nerfs optiques forment alors le *chiasma* qui repose sur la gouttière du sphénoïde.

Sur la constitution de ce chiasma, on a abandonné l'hypothèse de l'accolement des deux nerfs optiques (hypothèse de GALIEN qui était restée celle de VESALE, VICQ d'AZIR, MECKEL...) et l'hypothèse de l'entrecroisement total (antérieure à GALIEN). On admet la *semidécussation* « formulée à l'état d'hypothèse par NEWTON pour expliquer la vision simple avec les deux yeux ; elle prend corps avec VATER et HEINICKE, est soutenue par les physiologistes MULLER et LONGET, par l'anatomiste HANNEWER, enfin par l'ophtalmologiste de GRAEFE, qui apporte à son actif ses beaux travaux sur l'hémiopie » (VIALET).

Les recherches récentes, notamment sur les dégénérescences, ont mis la chose hors de doute (spécialement depuis VAN GUDDEN) : dans le chiasma, il y a de chaque côté un faisceau externe direct et un faisceau interne croisé (fig. 41).

Divers auteurs (MICHEL, KÖLLIKER, PICK) ont cependant renouvelé la théorie de l'entrecroisement total (3). Mais les faits d'hémianopsie corticale (dont je parlerai plus loin)

(1) On trouvera plus loin, au chapitre V, un tableau qui résume les parties respectivement correspondantes des cinq grands appareils sensoriels.

(2) Le nerf optique n'a que cinq centimètres de longueur : trois pour la portion orbitaire, un pour la portion intracanaliculaire (canal optique) et un pour la portion intracrânienne (VIALET).

(3) VAN GEHUCHTEN, *Traité* cité, 3e édit., p. 254.

rendent bien difficile cette conception *chez l'homme*. Il

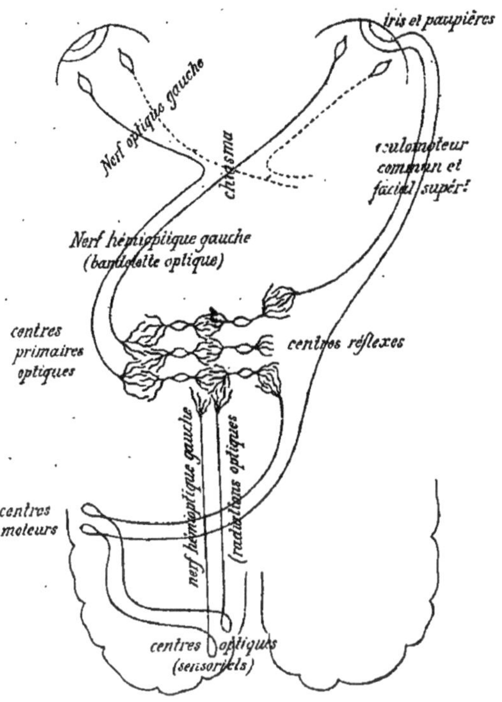

Fig. 41. — Trajet du nerf hémioptique. Réflexes iridiens et palpébraux.

faudrait supposer, avec VAN GEHUCHTEN, un deuxième entrecroisement partiel; ce qui est bien compliqué et serait passible des objections qu'on a faites (SEGUIN) à mon ancien schéma des voies optiques, imaginé pour sauver l'amblyopie unilatérale croisée capsulaire et aujourd'hui abandonné (1).

(1) Voir encore, sur cette question de la semidécussation au chiasma : TELATNIK, *Conférences de la Clinique neuropsychiatrique de Saint-Pétersbourg*, 21 octobre 1896 et *Revue russe de Psychiatrie*, 1897, n° 9 (*Revue neurologique*, 1897, p. 61 et 1898, p. 66) ; BECHTEREW, *Revue russe de Psychiatrie*, 1897, n° 10 (*Revue neurologique*, 1898, p. 33) et *Neurologisches Centralblatt*, 1898, p. 199 (travail complet) ; WIETING, *Von Graefe's Archiv fur Ophtalmologie*, 1898, t. XLV, p. 75 (*Revue neurologique*, 1898, p. 635) ; MORIZ PROBST, *Monatsschrift für Psychiatrie und Neurologie*, 1900, p. 165 (*Revue neurologique*, 1902, p. 135).

Il y a aussi, en plus, un faisceau papillomaculaire spécial pour la vision centrale, qui « déjà entrevu par Leber, en 1869, a été démontré anatomiquement par Samelsohn en 1882 et, après lui, par de nombreux ophtalmologistes, parmi lesquels nous citerons Vossius, Bunge, Utho et Thomsen (1) », et sur lequel nous reviendrons, plus loin, à l'étude clinique, à propos de son centre.

3. Des angles postérieurs du chiasma partent les *bandelettes optiques* qui sont toujours formées par les prolongements des neurones de la troisième couche rétinienne, groupés maintenant tout différemment : chaque bandelette étant formée par les fibres des deux hémirétines du même côté.

Ainsi se forme ce que l'on peut appeler le *nerf hémioptique*, c'est-à-dire un nerf qui contient les fibres de la moitié homonyme des deux rétines.

Ce nerf hémioptique (bandelette optique) croise la face inférieure du pédoncule cérébral, le contourne de bas en haut et arrive au côté postéroexterne de la couche optique. Là, il devient la *branche externe* (2) de la bandelette optique qui se termine dans le corps genouillé externe, le pulvinar (3) et le tubercule quadrijumeau antérieur : c'est un deuxième groupe de neurones de relais (4).

(1) Testut, *Traité* cité, p. 429.

(2) La *branche interne* de la bandelette optique est la continuation de la commissure de Gudden (commissure postérieure du chiasma), va dans le tubercule quadrijumeau postérieur et ne contient pas de fibres optiques.

(3) « Le pulvinar est cette partie toute postérieure de la couche optique qui proémine en arrière, en recouvrant les corps genouillés » (Testut, *Traité* cité, p. 435.

(4) Voir, sur le rôle de la couche optique dans la fonction visuelle, les expériences de Sellier et Verger, *Société de Biologie*, 1903, p. 485 (*Revue neurologique,* 1903, p. 695). Voir aussi sur les centres optiques primaires (tubercule quadrijumeau antérieur, pulvinar, corps genouillé externe) étudiés après l'énucléation ou l'atrophie du globe oculaire : Gallemaerts, *Académie de Médecine de Belgique*, 1903 (*Revue neurologique*, 1904, p. 22).

Les prolongements de ces neurones de relais (1), joints peut-être (Gudden) à des fibres longues qui évitent ces neurones intermédiaires, forment la suite du nerf hémi-optique (*radiations optiques* de Gratiolet, faisceau optique intracérébral, pédoncule postérieur de la couche optique) qui va se terminer dans l'écorce cérébrale.

4. *Centre cortical de la vision.*

Ferrier qui a tant fait pour l'étude physiologique des localisations cérébrales a d'abord lancé, sur cette question, les expérimentateurs sur une fausse voie, comme Charcot a égaré les cliniciens. Il a placé le centre visuel d'abord au pli courbe. Puis, avec Yeo, il l'étend au lobe occipital, continuant à dire que la lésion du pli courbe fait l'amblyopie croisée, tandis que la lésion du lobe occipital fait l'hémianopsie. La première partie de cette proposition est complètement abandonnée : la destruction du pli courbe ne fait pas l'amblyopie croisée (pas plus qu'aucun autre point de l'écorce). Mais il est vrai de dire que le centre visuel est dans le lobe occipital et que la lésion de ce centre fait l'hémianopsie homonyme.

C'est Munk qui a établi cette dernière proposition, aujourd'hui classique.

Von Monakow (2) applique à la question la méthode féconde de l'étude des dégénérescences consécutives à l'énucléation d'un œil ou à la destruction de diverses parties des voies optiques. Il place le centre de la vision dans le territoire de la scissure calcarine (fig. 4, p. 45) et dans les deux circonvolutions adjacentes (cunéus et lobe lingual). Plus tard, il étend cette sphère visuelle à la face externe jusqu'au pli courbe.

Henschen limite le centre visuel cortical à la seule scissure calcarine.

(1) Voir, sur ces fibres thalamocorticales, Probst, *Archiv für Psychiatrie und Nervenkrankheiten*, 1901 (*Revue neurologique*, 1902, p. 136).
(2) Voir Vialet, *thèse* citée, 1893.

Il est plus étendu pour VIALET : région de la face interne, limitée, en avant par la scissure perpendiculaire interne, en haut par le bord supérieur de l'hémisphère, en bas par le bord inférieur de la 3e occipitale, en arrière par le lobe occipital. BRISSAUD admet aussi une zone plus étendue.

En somme, le centre de la zone visuelle corticale semble être la scissure calcarine, comme la scissure de ROLANDO est le centre sensitivomoteur général (1). Cette zone corticale visuelle (2) comprend l'écorce de cette scissure et ses lèvres (3) : le cuneus (O_4) et le lobe lingual (O_5).

Je renvoie (pour ne pas la scinder) au paragraphe clinique l'étude du centre maculaire et de la subdivision du centre cortical en secteurs.

La destruction, pathologique (4) ou expérimentale de ce centre entraîne l'hémianopsie homonyme, c'est-à-dire la perte de la vue dans la moitié correspondante des deux rétines. Or, ce qui fait l'unité et l'existence individuelle d'un nerf, c'est l'unité et l'individualité de son centre. On voit que nulle part, dans aucun des points de l'hémisphère, il n'y a un centre pour le nerf optique gauche ; nulle part dans un hémisphère, on ne trouve réunies les fibres d'une rétine entière, mais dans chaque hémisphère sont réunies, en un centre bien défini, les fibres des moitiés homonymes des deux rétines.

C est ce qui m'a fait dire (5) que les *nerfs optiques n'exis-*

(1) Les scissures qui, pour l'anatomiste, séparent les lobes, paraissent être de vrais centres pour le physiologiste et le clinicien ; les lobes n'ayant aucune individualité fonctionnelle.

(2) Chez l'animal, le centre cortical de la vision peut, après destruction, être suppléé par le centre du côté opposé, la destruction de ce dernier aggrave ou fait reparaître le trouble visuel atténué ou disparu (LUCIANI-HITZIG, *Neurologisches Centralblatt*, 1902, p. 434).

(3) C'est la conclusion de GALLEMAERTS (Académie Royale de médecine de Belgique, 1902, *Revue neurologique*, 1902, p. 1028) après l'examen de 5 cerveaux de sujets atteints d'atrophie optique unilatérale à la suite d'énucléation ou d'atrophie du globe oculaire.

(4) Voir, plus loin, le paragragraphe consacré à l'hémianopsie.

(5) Le chiasma oculomoteur (semidécussation de l'oculomoteur

tent pas comme unités physiologiques et cliniques ; seule la nécessité d'entrer dans le même orbite rappproche dans le même trou optique des fibres des deux nerfs hémioptiques (et même des fibres centrifuges) en un seul tronc que l'on appelle improprement nerf optique. *Il existe* uniquement *deux nerfs hémioptiques* (1), dont le trajet est schématiquement représenté sur la figure 41 (p. 344).

On peut dire que la *distribution* du centre visuel est *segmentaire* comme celle des autres centres corticaux déjà étudiés (p. 89). Seulement chaque segment (droit, gauche) est formé de deux parties disjointes : une moitié (droite, gauche) de chacune des deux rétines.

L'hémisphère droit voit ainsi, par l'hémioptique droit et avec les deux yeux, les objets placés dans la moitié gauche du champ visuel ; et l'hémisphère gauche voit, par l'hémioptique gauche et avec les deux yeux, les objets placés dans la moitié droite du champ visuel.

C'est l'application à la vision de cette loi générale que chaque hémisphère préside aux fonctions de la moitié opposée du corps. Seulement, pour les yeux, la ligne médiane du corps se bifurque et passe au milieu des deux globes oculaires et *chaque hémisphère voit, avec les deux yeux, du côté opposé comme il sent du côté opposé et meut le côté opposé.*

Ce centre visuel cortical (neurone supérieur ou central

commun), *Revue neurologique*, 1897, p. 321 et *Leçons de Clinique médicale*, 3e série, p. 502.

(1) D'éminents physiologistes ont donné leur adhésion à cette manière de voir. HEDON (*Précis de Physiologie*, cité, p. 573 et 574) : « en somme, on comprend que, pour ce qui concerne les centres nerveux... au point de vue sensoriel, il existe deux nerfs hémioptiques » et MORAT (*Traité* cité, p. 612) : « il existe un nerf hémioptique droit qui est en connexion avec les hémirétines droites et un nerf hémioptique gauche qui est en connexion avec les hémirétines gauches ». PIERRE BONNIER rappelle dans son dernier livre (*Le Sens des attitudes*, 1904, p. 74) que, dès 1893, il a énoncé cette manière de voir qui, dit-il, « est aujourd'hui généralement acceptée ».

du nerf hémioptique) a d'ailleurs son indépendance vasculaire.

L'artère occipitale, et plus spécialement son troisième rameau, est l'artère de la sphère visuelle corticale (VON MONAKOW). Or, cette artère occipitale vient de la cérébrale postérieure, laquelle vient, par le tronc basilaire, des artères vertébrales, branches de la sousclavière.

C'est une origine vasculaire toute différente de celle des cérébrales antérieure et moyenne, qui viennent de la carotide interne et qui sont les artères des lobes antérieur et moyen (régions psychique et psychomotrice), l'hexagone de WILLIS établissant d'ailleurs des communications entre ces diverses sources artérielles.

II

Voies sensitives générales

La sensibilité générale de l'œil est tributaire du trijumeau dont on connaît le trajet.

Premier neurone : ganglion de GASSER ; deuxième neurone (premier de relais) : noyaux de la protubérance. De là, les fibres vont dans le pédoncule, rejoignent les autres fibres sensitives de la moitié opposée du corps et pénètrent dans la capsule interne pour aboutir finalement à la zone périrolandique : troisième neurone central.

Nous utiliserons plus loin ces données, soit pour interpréter l'amblyopie capsulaire de certains malades, soit pour expliquer certains réflexes palpébraux.

B. SEMEIOLOGIE DE L'APPAREIL NERVEUX DE LA VISION

I

Amblyopie. 1. Amblyopie directe par lésion du nerf optique.— 2. Amblyopie croisée capsulaire (?).

1. L'*amblyopie unilatérale directe* est le symptôme de la lésion d'un nerf optique (1) : rétrécissement, concentrique ou irrégulier, du champ visuel ; diminution de l'acuité visuelle jusqu'à l'amaurose ; dyschromatopsie, achromatopsie ; scotome central avec zone amblyope autour ; phénomènes entoptiques (2)... L'examen du fond de l'œil est particulièrement instructif dans ces cas.

Une lésion au niveau même du chiasma peut produire une *hémianopsie hétéronyme* (3) : la moitié interne ou nasale de la rétine est anesthésiée des deux côtés ; c'est l'*hémianopsie temporale ou externe* : c'est la moitié externe du champ visuel qui est supprimée des deux côtés (4). En réalité, c'est une *hemiamblyopie bilatérale* (5).

On a signalé ce symptôme dans l'*acromégalie* (6) dont la

(1) Par ce que nous avons dit plus haut de l'anatomie des voies optiques, on voit que, malgré son nom, le nerf optique appartient bien déjà aux centres nerveux et par suite à notre sujet

(2) Voir, pour tout cela, les traités spéciaux d'ophtalmologie, notamment celui de Truc, et aussi Mayet, *Traité de diagnostic médical et de séméiologie*. 1898, t. II, p. 75.

(3) Hémianopsie droite de l'œil droit et hémianopsie gauche de l'œil gauche.

(4) On qualifie chaque hémianopsie par le côté du champ visuel qui est supprimé. Ainsi hémianopsie *droite* veut dire suppression de la moitié *droite* du champ visuel et par suite anesthésie de l'hémirétine *gauche*.

(5) Très rarement et par une double lésion de l'angle externe du chiasma des deux côtés, il peut y avoir *hémianopsie nasale bilatérale* (Dejerine, *loco cit.*, p. 1160).

(6) Voir notamment Souza Leite, *De l'acromégalie, maladie de Marie*, thèse de Paris, 1890.

lésion serait habituellement dans le corps pituitaire (1). Il existe notamment des cas de SCHULTZE (2), BOLTZ (3) et PACKARD (4), MONTEVERDI et TORRACHI (5)...

Ce même symptôme a été observé et étudié par OPPENHEIM (6) (méningite syphilitique de la base), SPANBOCK et STEINHAUS (7) (diabète insipide), DARIEX (8) (méningite chronique de la base ou tumeur intracrânienne), GABRIELIDES (9) (tabes)...

2. *L'amblyopie unilatérale croisée* a fait partie du syndrome des lésions de la capsule interne. Pour la comprendre avec la semidécussation du chiasma (10), il faut des hypothèses compliquées que j'avais exprimées autrefois dans un schema (11), mais qu'il me paraît falloir abandonner.

(1) Voir le chapitre VI.

(2) SCHULTZE, observation XVII de la thèse de SOUZA LEITE sur *l'acromégalie*, 1890.

(3) BOLTZ, *Deutsches medicinische Wochenschrift*, 1892, p. 635 (Cit., RAUZIER, *Traité* cité, t. II, p. 230).

(4) PACKARD, *The american Journal of the medical Sciences*, 1892, p. 660.

(5) MONTEVERDI et TORRACHI, *Rivista sperimentale di freniatria*, 1897 (*Revue neurologique*, 1898, p. 111).

(6) OPPENHEIM, *Berliner klinisches Wochenschrift*, 1887, Citat. RAUZIER, *Traité* cité, t II, p 952.

(7) SPANBOCK et STEINHAUS, *Neurologisches Centralblatt*, 1897, p. 491.

(8) DARIEX, Congrès d'ophtalmologie, Paris, 1898 (*Revue neurologique*, 1899, p. 285).

(9) GABRIELIDES, *Archives d'ophtalmologie*, 1898 (*Revue neurologique*, 1898, p. 647).

(10) Que nous avons vu plus haut être admise par la plupart des auteurs malgré les objections faites.

(11) *Montpellier médical*, 1883, t. L, p. 159. On m'a beaucoup reproché (SEGUIN, *Archives de Neurologie*, 1886, t. XI, p. 176) le double entrecroisement (en boucle) du nerf optique dans ce schéma. Mais il y a d'autres schémas analogues (LANDOUZY, *Progrès médical* et *Société anatomique*, 1879 pour la déviation conjuguée ; BRISSAUD, *Leçons sur les Maladies nerveuses*, 1895, p. 555, pour les voies intra-médullaires de la sensibilité, etc.) avec des doubles entrecroisements, que d'ailleurs la notion des neurones successifs rend plus acceptables. La vérité est qu'on ne pouvait pas admettre le schéma de CHARCOT, sans le compléter par le mien (voir LAGRANGE, *Précis*

Il est probable que dans beaucoup des cas décrits comme capsulaires organiques il y avait de l'hystérie.

Si quelques faits ultérieurs, bien observés et suivis d'autopsie complète, résistaient à cette interprétation, on pourrait reprendre la théorie de LANNEGRACE (1) que BECHTEREW (2) a défendue ensuite et d'après laquelle l'amblyopie dans ces cas ne serait pas un symptôme direct de la lésion des voies optiques en un point quelconque de leur trajet intrahémisphérique, mais une conséquence de la lésion du trijumeau, exerçant indirectement son action sur le nerf optique lui-même. En fait, il y a un rapport constant (FÉRÉ) entre l'amblyopie et l'anesthésie oculaire du même côté. L'amblyopie serait alors le résultat d'un trouble trophique de la rétine concomitant du trouble sensitif (LANNEGRACE) ou le résultat de l'irrigation insuffisante de la rétine par spasme artériel (3) (BECHTEREW).

En tous cas, il reste acquis pour la clinique que *l'amblyopie unilatérale n'est le symptôme direct de la lésion d'aucun point spécial des voies optiques au delà du chiasma.*

II

Hémianopsie. 1. Variétés cliniques de l'hémianopsie. — 2. Siège anatomique des lésions. — 3. Rapports de l'hémianopsie et de la cécité verbale. — 4. Cécité corticale et cécité psychique.

1. *Variétés cliniques de l'hémianopsie.*

L'hémianopsie homonyme bilatérale est le symptôme de

d'ophtalmologie, 1897, p. 462). Mais, en fait, les observations récentes obligent à abandonner l'un et l'autre.

(1) LANNEGRACE, *Archives de Médecine expérimentale*, 1889, p. 87. *Travaux de Physiologie*, Montpellier, 1895, p. 509.

(2) BECHTEREW, *Neurologisches Centralblatt*, 1894, t. XIII, p. 252 et 297. — Voir aussi JULES SOURY, *loco cit.*, p. 1433.

(3) TOUCHE (Société de Neurologie, 15 mai 1902, *Revue neurologique*, 1902, p. 483) a publié deux cas, l'un de rétrécissement concentrique du champ visuel, l'autre de cécité avec conservation de la vision centrale qu'il attribue à la compression des sympathiques.

la lésion unilatérale des voies optiques depuis le chiasma jusqu'au centre cortical de la scissure calcarine.

On désigne sous ce nom la disparition de la vue dans les deux hémirétines homonymes (droites ou gauches) On appelle hémianopsie droite la disparition de la vue dans la moitié droite du champ visuel et par conséquent dans les deux hémirétines gauches ; et réciproquement pour l'hémianopsie gauche.

D'après cela, on constate (fig. 41) que *l'hémisphère gauche tient sous sa dépendance la moitié droite du champ visuel* et l'hémisphère droit, la moitié gauche du champ visuel.

Le plus souvent, le sujet conserve en plus la vision centrale de près, par la persistance des impressions maculaires. Nous retrouverons cette question dans l'étude de la cécité corticale et verrons les conclusions que la clinique impose sur les centres du faisceau maculaire.

L'hémianopsie peut ne porter que sur les couleurs (*hémiachromatopsie*). Ainsi un malade de Gaudenzi (1) avait conservé dans la moitié achromatopsique une sensibilité particulière renseignant vaguement sur la quantité de lumière émise par les objets éclairés et sur leur forme.

Pour expliquer ces faits, Wilbrand « avait émis l'hypothèse qu'il existe des centres séparés pour les couleurs, la lumière et les formes » et Edridge Green (2) admet, dans les lobes occipitaux, deux groupes de cellules bien distincts, l'un affecté à la perception colorée, l'autre à la simple sensation lumineuse. « Bull, Dahms, Henschen et Vialet se sont élevés contre cette hypothèse » et les faits comme

— Voir aussi sur les rapports du sympathique et de l'amblyopie : Harry Pearce, *Philadelphia medical Journal*, 1901, p. 1143 (*Revue neurologique*, 1902, p. 501).

(1) Gaudenzi, *Reale Academia di medicina di Torino*, juin 1899 (*Revue neurologique*, 1899, p. 737).

(2) Edridge Green, *The Journal of mental science*, octobre 1901. Citat. Marchand.

celui de MARCHAND (1) s'accordent mieux avec l'opinion de VIALET (2) « que les troubles dans la perception des couleurs résultent de lésions d'intensité différente plutôt que d'une localisation du processus pathologique sur telle ou telle fibre ou tel ou tel centre ».

HENSCHEN admet aussi que le centre cortical de la vision doit être divisé (dans chaque hémisphère) en deux moitiés correspondant l'une à la moitié supérieure, l'autre à la moitié inférieure des hémirétines correspondantes. De là, la possibilité des *hémianopsies partielles* (en quadrant) dont nous allons démontrer l'existence dans le paragraphe suivant.

2. *Siège anatomique des lésions.*

L'étude anatomique du siège des lésions dans l'hémianopsie peut s'appuyer aujourd'hui sur un nombre suffisant de faits avec autopsie.

Pour le *centre cortical*, nous avons d'abord les trois cas, en quelque sorte historiques, de HUN (3) (1887), HENSCHEN-NORDENSON (4) et DEJERINE-VIALET (5). On peut y ajouter deux faits de KUSTERMANN (6), deux de TOUCHE (7), un de PIERRE MARIE et CROUZON (8), deux de PIERRE MARIE et FERRAND (9), un de GOIMET (10), un d'HENRI BERNARD (11),

(1) MARCHAND, *Nouvelle Iconographie de la Salpêtrière*, 1903, t. XVI, p. 100.

(2) VIALET, *loco cit.*, p. 331.

(3) HUN, observation XLVIII de VIALET, p. 163.

(4) HENSCHEN-NORDENSON, observation LXXXV de VIALET, p. 210.

(5) DEJERINE-VIALET, p. 224 de la thèse de VIALET.

(6) KUSTERMANN, *Monatsschrift für Psychiatrie und Neurologie*, 1893, p. 335 (*Revue neurologique*, 1898, p. 648).

(7) TOUCHE, *Archives générales de Médecine*, 1899, p. 700.

(8) PIERRE MARIE et CROUZON, Société de Neurologie, 11 janvier 1900, *Revue neurologique*, 1900, p. 63.

(9) PIERRE MARIE et FERRAND, Société de Neurologie, 3 mai 1900 et 10 janvier 1901 *Revue neurologique*, 1900, p. 431 et 1901, p. 63. Dans ces mémoires, les auteurs signalent, en plus, les rapports entre les tubercules mamillaires et le centre de la vision.

(10) GOIMET, *Société de Médecine* de Lyon, 1899 (*Revue neurologique*, 1900, p. 558).

(11) HENRI BERNARD, *Société anatomique de Paris*, 1900, p. 190 (*Revue neurologique*, 1900, p. 1033).

deux de JONKOWSKY (1), un de TOUCHE et CRUCHAUDEAU (2), un de PIERRE MARIE et GEORGES GUILLAIN (3).

A ces faits positifs on ne peut pas objecter les faits négatifs (comme celui de TOUCHE) (4) dans lesquels une lésion bilatérale des zones visuelles corticales est une trouvaille d'autopsie, n'ayant pas entraîné la cécité. Ce sont très probablement des cas à suppléance.

Pour les *radiations optiques*, j'ai cité un fait personnel (5) et en ai rapproché cinq autres : un de CHAUFFARD (6), deux de VON MONAKOW (7) et deux de DEJERINE (8).

Enfin JOFFROY (9) a publié un fait sans autopsie, dans lequel les symptômes concomitants permettent d'admettre une lésion d'une bandelette optique, très près du chiasma.

On a voulu préciser davantage et subdiviser le centre cortical de la vision en plusieurs segments correspondant aux diverses parties de la rétine.

MUNK, le premier, a admis une sorte de projection de la rétine sur l'écorce cérébrale : le faisceau croisé s'épanouissant à la face interne et le faisceau direct à la face externe.

(1) JONKOWSKY, *Nouvelle Iconographie de la Salpêtrière*, 1901, t. XIV, p. 1. Voir encore, sur ce sujet du centre cortical de la vision et de sa séméiologie : CRISPOLTI, *La clinica mod.*, 1900, p. 233 (*Revue neurologique*, 1900, p. 1034) et BERGER, *Archiv für Psychiatrie und Nervenkrankheiten*, 1900, t. XXXIII (*Revue neurologique*, 1901, p. 187).

(2) TOUCHE et CRUCHAUDEAU, Société de Neurologie, 9 janvier 1902, *Revue neurologique*, 1902, p. 64.

(3) PIERRE MARIE et GEORGES GUILLAIN, Société de Neurologie, 13 mars 1902, *Revue neurologique*, 1902, p. 281.

(4) TOUCHE, *Société anatomique de Paris*, 1901 (*Revue neurologique* 1902, p. 1155).

(5) Leçons citées sur la séméiologie de la vision, p. 423.

(6) CHAUFFARD, *Revue de Médecine*, 1888, p. 131.

(7) VON MONAKOW, observations CXXV, p. 202 et CXXXVII, p. 213 de VIALET.

(8) DEJERINE, observations IV et V de VIALET.

(9) JOFFROY, *Nouvelle Iconographie de la Salpêtrière*, 1898, t. XI, p. 1.

Henschen (1) a décrit 4 cas d'hémianopsie en secteur (*quadrant*) dont un avec autopsie, qui confirment son idée que la rétine se projette sur le centre de la vision. « Une lésion de la portion dorsale des voies optiques dans le corps genouillé externe, en arrière de ce ganglion ou dans l'écorce de la scissure calcarine, produit une hémianopsie en quadrant en bas et une lésion ventrale de ces mêmes organes produit l'hémianopsie dans le quadrant supérieur. »

Dans ce groupe des hémianopsies partielles il faut citer les cas suivants : 1° Hun (2) : l'hémianopsie n'occupait que le quart inférieur du champ visuel des deux côtés et la lésion occupait la moitié inférieure du cuneus jusqu'à la scissure calcarine, c'est-à-dire la lèvre supérieure de cette scissure ; 2° Wilbrand (3) : hémianopsie surtout limitée au quart supérieur du champ visuel ; ramollissement occupant le lobe fusiforme et la moitié postérieure du cuneus, c'est-à-dire à peu près la lèvre inférieure de la scissure calcarine ; 3° de Lapersonne et Grand (4) : hémianopsie horizontale inférieure (sans autopsie), hémianopsie partielle double, à la suite d'un traumatisme, attribuée à un épanchement sanguin fusant de haut en bas, formant foyer non loin de la scissure perpendiculaire interne, en détruisant l'écorce du cuneus ; 4° Köster (5) : autre cas d'hémianopsie horizontale inférieure.

J'ai moi-même observé avec mes confrères Bosc, Villard et Vires une jeune fille (envoyée par mon confrère Ferlin de Valence) qui présentait des crises terribles de migraine ophtalmique depuis de longues années et qui conservait constamment une hémianopsie en quadrant, très curieuse,

(1) Henschen, Congrès de Moscou, 1897, *Revue neurologique*, 1897, p. 619 et Congrès de Paris, 1900, *Revue neurologique*, 1900, p. 186.

(2) Hun, observation déjà citée.

(3) Wilbrand, observation LVI de Vialet.

(4) De Lapersonne et Grand, *Presse médicale*, 1897, p. 162 (*Revue neurologique*, 1897, p. 222).

(5) Köster, *Revue neurologique*, 1900, p. 191.

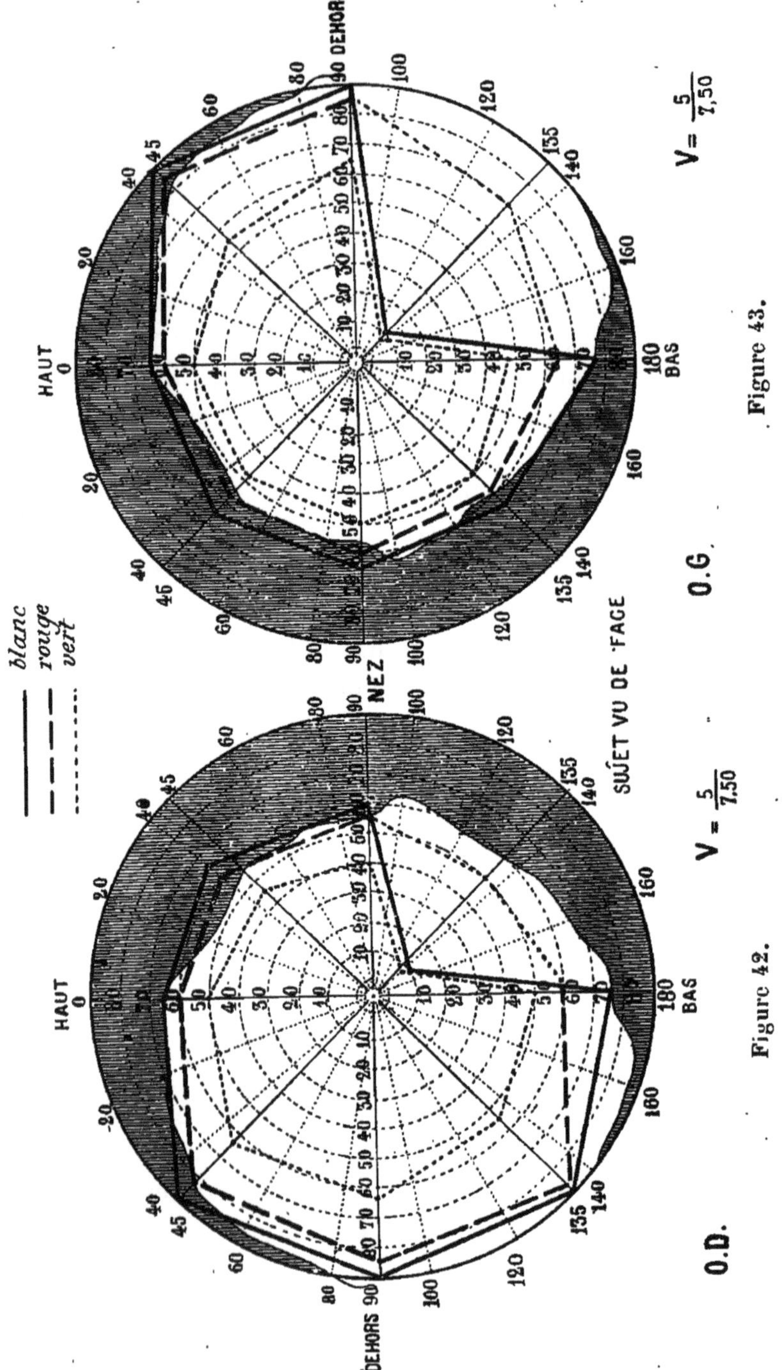

Figure 42.

Figure 43.

Dans le quadrant inféro-interne à droite et inféro-externe à gauche, j'ai indiqué en pointillés la ligne du champ visuel du rouge ; parce que, dans cette partie, le rouge bien que perçu sans erreur par la malade était vu avec beaucoup de difficultés et avec une teinte BEAUCOUP PLUS PALE que dans les autres parties du champ visuel. Dans ces mêmes quadrants la cécité pour le blanc et le vert était absolue. La seule altération oculaire dehors que j'aie constatée chez la malade, était un certain degré d'hippus, c'est-à-dire de contraction spasmodique de la pupille. Le fond des yeux m'a paru absolument normal. Le champ visuel a été repris le 11 mai 1903 ; il était absolument semblable à celui que j'ai reproduit. Dr VILLARD.

que VILLARD a très bien délimitée à plusieurs reprises (1) (fig. 42 et 43.)

3. *Rapports de l'hémianopsie et de la cécité verbale.*

J'ai attiré l'attention, en 1873 (2), sur la coïncidence de l'hémianopsie et de l'aphasie et suis revenu sur la question, en 1878 (3), citant alors des observations analogues de GALEZOWSKI et de HUGUENIN.

BELLOUARD et GILLE (1880), FÉRÉ (1882) en publient de nombreux exemples. STOEBER (4) (1883) relate l'opinion plus ancienne (1874) de SCHOEN. Puis WERNICKE prouve que c'est avec la cécité verbale que l'hémianopsie coïncide. CHARCOT et son élève BERNARD admettent la coïncidence que BRISSAUD et JEAN CHARCOT inscrivent dans les classiques.

Dans ces derniers temps, DEJERINE a publié des cas avec autopsie dans lesquels la lésion atteignait les deux centres de l'aphasie et de la vision (observations IV et V de VIALET). Mais le même auteur a également observé un cas (observation III de VIALET) dans lequel le centre de la vision était seul atteint. Le centre du langage était intact et l'aphasie devait être attribuée à l'altération du faisceau longitudinal inférieur qui unit le centre visuel au centre du langage (5) (fig. 44).

En somme, la *rétine corticale* (scissure calcarine et ses

(1) Voir encore : BEEVOR et JAMES COLLIER, *Brain*, 1904, t. CVI, p. 153.

(2) Observation d'aphasie complète suivie de guérison. *Montpellier médical*, 1873, t. XXX, p. 93.

(3) Aphasie avec hémiplégie droite et hémianesthésie; des troubles de sensibilité (générale ou spéciale) dans l'aphasie. *Ibidem*, 1878, t. XL, p. 414 et *Localisations dans les maladies cérébrales*, 3e édit., 1880, p. 269.

(4) STOEBER, Citat. BERNARD, *De l'aphasie et de ses diverses formes*, thèse de Paris, 1885, p. 133.

(5) Voir aussi BARD, *Semaine médicale*, 1902, p. 145 (*Revue neurologique*, 1902, p. 1031), et RAYMOND, *Clinique* citée, t. VI, p. 475.

lèvres) est un *carrefour optique cortical*. De là, les impressions visuelles rayonnent dans divers sens : vers la face

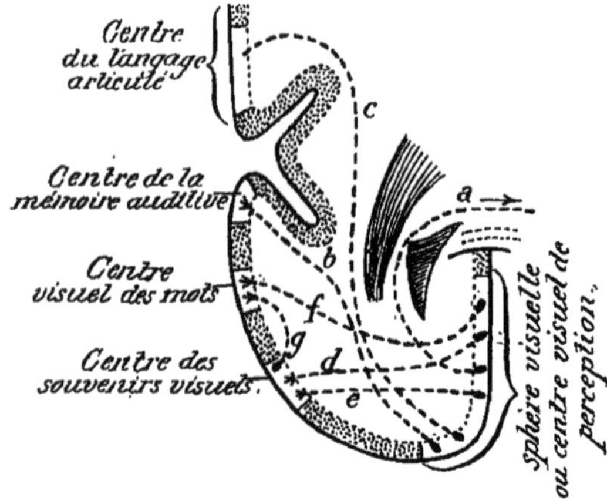

Fig. 44. — Schéma des fibres d'association du centre visuel cortical (d'après TESTUT).

externe du lobe occipital pour l'emmagasinement des souvenirs visuels, vers le centre visuel de l'autre hémisphère pour assurer la vue binoculaire volontaire, vers les divers centres de l'aphasie soit sensorielle soit motrice... vers les divers centres du polygone et vers le centre O (1).

4. *Cécité corticale et cécité psychique.*

a. La *cécité corticale* (double hémianopsie) se produit quand il y a destruction bilatérale des centres corticaux de la vision.

Je renvoie à la fin de ce chapitre (§ VI, 2) les éléments du diagnostic différentiel de cette cécité basé sur l'analyse des réflexes palpébraux et pupillaires.

La vision centrale peut persister dans la cécité corticale qui alors n'est pas absolue. Tels sont les cas de DEYL (2) et

(1) Voir plus loin, dans le même chapitre (§ II, B. I, 1, Appendice b) les rapports de l'hémianopsie et de la déviation oculaire.

(2) DEYL, *Société des médecins tchèques de Prague*, 22 novembre 1897 (*Revue neurologique*, 1898, p. 89).

de Marchand (1). Ces faits sont à l'appui de l'opinion des auteurs qui admettent pour le faisceau maculaire un centre différent de celui des hémioptiques.

Pour von Monakow, la macula ne se projette pas dans l'écorce, mais dans les centres optiques primaires. Henschen (2) au contraire place le champ visuel périphérique à l'extrémité postérieure de la scissure calcarine et sa partie centrale à son extrémité antérieure.

Pour Flechsig, les fibres de la macula viendraient, par le corps genouillé externe, se terminer exclusivement dans les parois de la scissure calcarine, tandis que les autres fibres viendraient, par la couche optique et les tubercules quadrijumeaux supérieurs, dans l'écorce cérébrale voisine de cette scissure (van Gehuchten).

Mais il faut se rappeler aussi que dans certains cas (tel celui de Kustermann) (3) la destruction du centre cortical a supprimé même la vision centrale (4), que dans les divers cas observés avec conservation « (Foerster, Henschen, Laqueur et Schmidt, les localisations de ces soi disants centres maculaires ne concordent pas » et qu'enfin « on ne connaît cliniquement aucun cas de perte de la vision centrale avec intégrité des limites périphériques du champ visuel consécutif à une lésion corticale. »

On peut dès lors conclure, avec Dejerine (5) : « la dissociation des fibres maculaires dans la bandelette, leur dispersion dans tout le corps genouillé externe, leurs contacts à ce niveau avec des cellules d'origine des radiations optiques beaucoup plus nombreuses que les fibres maculaires

(1) Marchand, *loco cit.*, p. 105.

(2) Henschen, Congrès de Paris, 1900. *Revue neurologique*, 1900, p. 186.

(3) Kustermann, *Monatsschrift fur Psychiatrie und Neurologie*, 1897, p. 335 (*Revue neurologique*, 1898, p. 648).

(4) La cécité était absolue dans le cas de Touche (Société de Neurologie, 13 mars 1902, *Revue neurologique*, 1902, p. 269) avec destruction des radiations thalamiques dans la région pariétale.

(5) Dejerine, *loco cit.*, p. 1167.

elles-mêmes, l'épanouissement des radiations optiques dans toute la face interne du lobe occipital, en un mot toutes les dispositions anatomiques connues (von Monakow, Vialet, Bernheimer) paraissent indiquer que la macula rétinienne entre en relations avec toute l'aire visuelle corticale et non pas seulement avec un point limité (1). »

b. *Cécité psychique.*

A propos des désorientations par lésion corticale supérieure (p. 240) j'ai distingué l'astéréognosie et l'asymbolie tactile et, dans les agnosies, distingué l'agnosie primaire (par trouble de l'identification primaire) et l'agnosie secondaire ou asymbolie (par trouble de l'identification secondaire).

En appliquant ces idées à la vision, on comprend immédiatement la cécité psychique qui est l'agnosie visuelle secondaire ou asymbolie visuelle. « L'individu a conservé la perception visuelle brute, mais est incapable d'en interpréter la signification ; il a perdu ses images visuelles commémoratives (2) ».

L'orientation est alors profondément troublée, les malades perdent leur sens topographique.

« Notre vieil atlas tactile de l'espace est peu à peu envahi et recouvert par les signes de l'espace visuel ; il en résulte que, quand nous perdons la mémoire visuelle des lieux, ce qui subsiste des éléments tactiles, articulaires ou musculaires de nos représentations de ce genre a subi trop profondément les effets de l'atrophie d'inactivité pour nous être d'un grand secours dans les premiers temps qui suivent la cécité (Jules Soury) (3). L'orientation, qui primitivement tient au domaine tactile, devient graduellement et presque exclusivement visuelle (Nodet) (4). Les malades peuvent

(1) Voir aussi, sur ce point : Raymond, *Clinique* citée, t. VI, p. 470.
(2) Dejerine, *loco cit.*, p. 168.
(3) Jules Soury, *loco cit.*, t. II, p. 1487.
(4) Nodet, thèse citée 1899.

donner le nom d'un objet placé dans le champ visuel correspondant à la vision centrale, mais ne peuvent se représenter la place occupée par cet objet dans l'espace. Leurs sensations tactiles actuelles ou les images de leurs sensations tactiles antérieures sont insuffisantes pour suppléer les sensations visuelles » (MARCHAND) (1).

§ II. APPAREIL NERVEUX DE DIRECTION DU REGARD

A. ANATOMIE ET PHYSIOLOGIE CLINIQUES

Les mouvements du globe oculaire et des paupières repondent, suivant les cas, à des excitations sensorielles ou à des excitations sensitives générales ; il y a par suite deux centres distincts d'innervation, les centres sensoriomoteurs et les centres sensitivomoteurs. J'ai déjà développé, à propos du facial (p. 86) cette idée, très clinique, qui permet de concilier des opinions d'apparence contradictoire et qui a été donnée par JOANNY ROUX dans son travail cité de 1899.

I

Appareil sensoriomoteur de direction du regard. — 1. Nerfs directeurs latéraux, à droite et à gauche : *a*) hémioculomoteurs dextrogyre et levogyre ; *b*) céphalogyres. — 2. Nerfs directeurs en haut et en bas : suspiciens et despiciens.

1. Les *nerfs directeurs latéraux* du regard, à droite et à gauche, comprennent les *oculogyres* et les *céphalogyres.*

a. Hémioculomoteurs dextrogyre et levogyre.

L'anatomie descriptive assigne aux oculomoteurs trois sources d'innervation : l'oculomoteur commun (III paire)

(1) MARCHAND, *loco cit.*, p. 106. Voir, en outre, sur ce sujet : CLAPARÈDE, *Année psychologique*, t. VI, p. 74; PAULY, *Lyon médical*, 1898, t. LXXXVIII, p. 364 et mes *Maladies de l'orientation et de l'équilibre*, p. 155.

qui innerve les droits supérieur, inférieur et interne et le petit oblique, le pathétique (IV paire) qui innerve le grand oblique et l'oculomoteur externe (VI paire) qui innerve le droit externe. Mais ce ne sont pas là des nerfs vrais, des unités nerveuses, pour le physiologiste et le clinicien qui doivent substituer la notion du nerf cortical à la notion du nerf périphérique.

Rien ne prouve en effet l'existence d'un centre cortical pour chacun de ces nerfs. Nous contractons au contraire toujours ensemble le droit interne d'un œil et le droit externe de l'autre, ou simultanément les deux droits supérieurs ou les deux droits inférieurs... Donc, comme pour les nerfs articulomoteurs (1), la physiologie fait prévoir que les vrais nerfs corticaux, à unité fonctionnelle, sont des hémioculomoteurs, l'un levogyre, l'autre dextrogyre.

Si la physiologie fait prévoir l'exactitude de cette conception, la clinique en établit et en démontre véritablement l'existence. C'est l'étude anatomoclinique de la déviation conjuguée de la tête et des yeux qui a établi cette démonstration (2).

Vulpian et Prévost posent la règle que, dans la déviation conjuguée, le malade regarde sa lésion quand elle est hémisphérique, tandis qu'il peut regarder du côté opposé si la lésion est mésocéphalique. Landouzy ajoute l'idée féconde que le symptôme peut, suivant les cas, être d'ordre convulsif ou d'ordre paralytique ; d'où un sens différent de déviation dans chacun de ces cas. Landouzy et moi posons alors la règle : dans les lésions des hémisphères, s'il y a déviation conjuguée, le malade regarde l'hémisphère lésé quand il y a paralysie et ses membres convulsés quand il y a convulsion ; et nous essayons d'établir que la région corticale dont la lésion entraîne la déviation conjuguée est vers le pli

(1) Voir plus haut, p. 90.

(2) Voir l'historique, la bibliographie et le détail de la question de la déviation conjuguée dans ce même paragraphe B. I, 1.

courbe ; opinion encore discutée mais admise par beaucoup d'auteurs (1), au moins pour le centre sensoriomoteur (le centre sensitivomoteur étant périrolandique).

En tous cas, alors même que cette localisation corticale du centre sensoriomoteur de direction latérale du regard devrait être modifiée, il reste une chose absolument et définitivement démontrée (2) : c'est qu'il y a dans l'écorce une zone dont la destruction fait la déviation des yeux du côté opposé ; donc il y a dans l'écorce un centre qui innerve le droit interne du même côté et le droit externe du côté opposé (3).

Donc, si nous continuons à admettre que c'est le centre cortical qui fait l'unité d'un nerf, il faut admettre un nerf hémioculomoteur ou rotateur des globes oculaires (dextrogyre ou levogyre) qui, à la périphérie, aboutit au droit externe d'un côté et au droit interne (4) de l'autre (fig. 45).

La conception de ce nerf hémioculomoteur oblige d'admettre qu'il subit une semidécussation comme le nerf hémioptique. Comme chaque nerf venu d'un seul hémisphère envoie des rameaux aux deux globes oculaires, il faut que la branche destinée au droit externe s'entrecroise, tandis que la branche destinée au droit interne ne s'entrecroise pas (fig. 44). C'est bien le nerf du droit externe (et non celui du droit interne) qui est croisé, puisque, dans les lésions des hémisphères, le malade regarde l'hémisphère lésé quand

(1) Voir, plus loin, toutes les preuves cliniques (B. I, 1).

(2) Le chiasma oculomoteur (semidécussation de l'oculomoteur commun), *Revue neurologique*, 1897, t. V, p. 321 et *Leçons de Clinique médicale*, 3e série, p. 502.

(3) C'est aussi au chapitre clinique (B. I, 1, 2 et 5) que nous tâcherons de préciser le trajet des oculogyres entre leurs centres corticaux et leurs noyaux supranucléaires et nucléaires.

(4) Le nerf périphérique qu'on appelle oculomoteur commun a d'ailleurs d'autres sources d'innervation que le centre des hémioculomoteurs. La chose est prouvée, même pour le filet particulier du droit interne, notamment par les troubles de la convergence et par les troubles de la pupille que nous étudierons plus loin (§ III, B.).

il y a paralysie et ses membres convulsés quand il y a irritation.

Donc, dans chaque hémisphère, il y a un centre de rotation oculaire vers le côté opposé : le dextrogyre venant de l'hémisphère gauche et le lévogyre de l'hémisphère droit. Chacun des hémioculomoteurs (comme chacun des hémioptiques) a donc une distribution segmentaire : il agit sur le segment droit ou sur le segment gauche des deux yeux.

Ces nerfs forment les rênes dont parlait FOVILLE, réunies dans la main du cocher pour diriger deux chevaux. Seulement je place le cocher dans l'écorce au lieu de le mettre dans le bulbe, ce qui supprime bien des objections faites à la conception de FOVILLE.

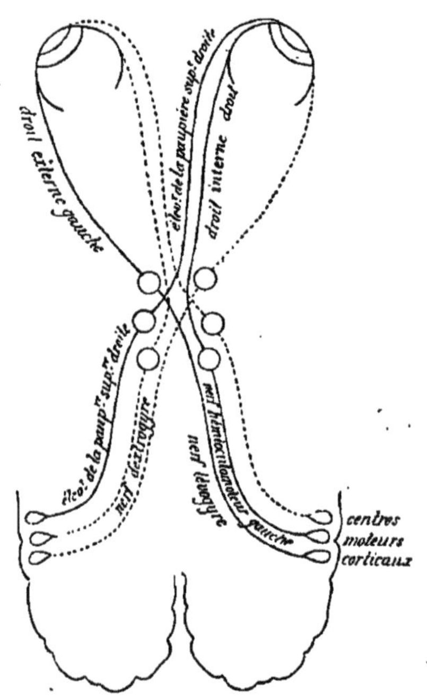

Fig. 45. — Trajet des nerfs hémioculomoteurs (lévogyre et dextrogyre) et de l'élévateur de la paupière.

Les paralysies du dextrogyre et du levogyre (paralysies oculaires associées) dont nous ferons l'étude plus loin (B. I. 2) obligent à compliquer le schema de la fig. 45 et à le remplacer par celui de la figure 46.

Dans l'écorce du lobe pariétal droit est le neurone supérieur A de l'hémioculomoteur levogyre. Après avoir traversé le centre ovale, la région capsulaire et le pédoncule, ce nerf hémioculomoteur traverse la ligne médiane et rencontre son neurone mésocéphalique ou inférieur B. Là, l'hémioculomoteur se dissocie, envoie ses fibres aux noyaux mésocéphaliques (origine réelle) de l'oculomoteur externe et de l'oculomoteur commun C. De ces neurones partent le nerf du droit externe du même côté (gauche) et le nerf du droit interne du côté opposé (droit).

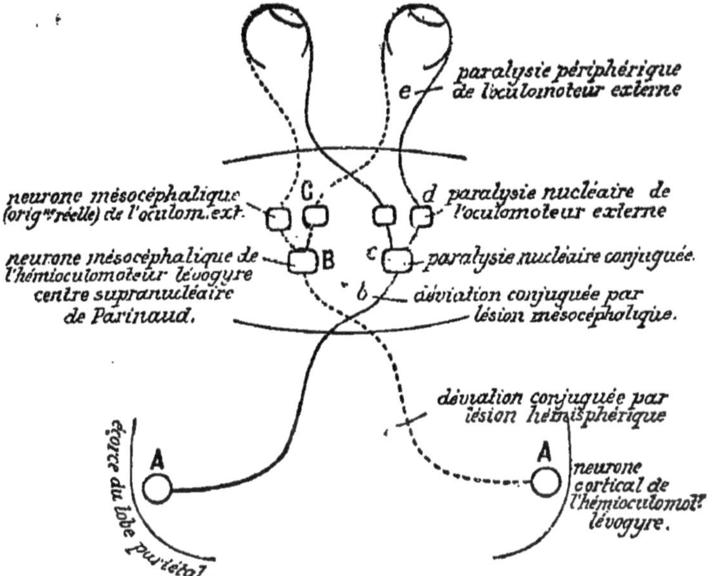

Fig. 46. — Schéma des paralysies oculaires.

Les neurones mésocéphaliques du dextrogyre et du levogyre ou neurones de latéralité constituent ce que Parinaud appelle les *centres supranucléaires*, distincts des *centres nucléaires* (dits origine réelle des nerfs).

On remarquera (fig. 45 et 46) que le nerf du droit interne parti d'un côté revient du même côté après une incursion en boucle dans le côté opposé. Cela n'a rien de surprenant, étant donné qu'il y a là une succession de neurones : 1er neurone cortical (à droite) ; 2e neurone supranucléaire croisé (à gauche), 3e neurone nucléaire direct (à gauche) par rapport au précédent, à prolongements périphériques (1) directs ou croisés.

(1) Voir, plus loin, ce que nous disons de cette question après les céphalogyres.

Comme celle des hémioptiques, cette conception des hémioculomoteurs dextrogyre et levogyre a été adoptée par HEDON et par MORAT.

HEDON (1) reproduit mon schéma et ajoute : « En somme, on comprend que, pour ce qui concerne les centres nerveux, il existe deux nerfs hémioculomoteurs, un levogyre et un dextrogyre. »

MORAT (2) : « il existe dans le cerveau, de chaque côté un nerf hémioculomoteur qui, se partageant à la périphérie entre les deux globes oculaires, les porte simultanément à droite (nerf dextrogyre) et simultanément à gauche (nerf levogyre) (GRASSET). Le nerf dextrogyre naît dans l'hémisphère gauche et le nerf levogyre dans l'hémisphère droit ».

Récemment MIRALLIÉ et DESCLAUX (3) ont trouvé des objections à cette conception dans d'intéressantes observations qu'ils ont faites chez les hémiplégiques : à l'aide d'un procédé ingénieux ils ont démontré que tous les muscles oculaires sont affaiblis du côté de l'hémiplégie ; ce qui, concluent-ils, ne confirme pas ma théorie des nerfs dextrogyre et levogyre et prouve que « chaque hémisphère procède à l'innervation de tous les muscles des deux globes oculaires avec une prédominance marquée pour l'œil du côté opposé ».

Ces faits très intéressants prouvent qu'en effet, en dehors des oculogyres, il y a une action individuelle des centres sur chaque muscle. Je l'admets très bien et l'ai déjà dit pour le droit interne, puisque nous pouvons faire converger nos yeux. Mais cela n'empêche pas que l'innervation physiologique principale reste le nerf dextrogyre et le nerf levogyre : nos mouvements physiologiques et les faits cliniques (que nous allons étudier) de déviation conjuguée et de paralysie associée le mettent hors de doute.

(1) HEDON, *Précis* cité, p. 573.

(2) MORAT, *Traité* cité, p. 612.

(3) MIRALLIÉ et DESCLAUX, *Société de Neurologie*, 4 juin 1903, *Revue neurologique*, 1903, p. 649.

Mirallié et Desclaux ajoutent qu'ils n'ont rencontré chez aucun hémiplégique la formule « paralysie d'un levogyre ou d'un dextrogyre ». Certainement ces nerfs ne sont pas habituellement atteints dans l'hémiplégie ordinaire. Mais il y a des cas où ces nerfs sont atteints (Mirallié et Desclaux en ont certainement rencontré) : ce sont les cas dans lesquels il y a de la déviation conjuguée ou une paralysie associée.

Dans une récente communication à la *Société de Neurologie*, Brissaud et Pechin (1) ont répondu à cette objection de Mirallié et Desclaux et décrit, sous le nom d'*hémiplégie oculaire*, notre paralysie du dextrogyre ou du levogyre (2).

b. *Céphalogyres.*

Tout ce que je viens de dire des hémioculomoteurs oculogyres peut se dire des *nerfs rotateurs de la tête.*

Deux ordres de muscles sont susceptibles de faire tourner la tête : 1° un groupe (splénius, grand et petit droits postérieurs, grand oblique) la fait tourner de son côté : 2° un groupe (sternocléidomastoïdien et trapèze) la fait tourner du côté opposé.

Ces muscles ont une double source d'innervation : le spinal et les nerfs cervicaux.

Tous les neurones inférieurs de ces nerfs sont dans les cornes antérieures de la substance grise de la moelle (3).

Pour le spinal, les prolongements cylindraxiles de ces neurones sortent des cordons latéraux, un peu en avant des

(1) Brissaud et Pechin, Société de Neurologie, 2 juin 1904, *Revue neurologique*, 1904, p. 638.

(2) Wilson (Société de Neurologie, 7 janvier 1904, *Revue neurologique*, 1904, p. 99) a entrepris chez Pierre Marie le contrôle des recherches de Mirallié et Desclaux et n'a pas obtenu les mêmes résultats. Voir la réponse de Mirallié, Société de Neurologie, 3 mars 1904, *Revue neurologique*, 1904, p. 331.

(3) Le noyau ambigu, que nous verrons être aussi un noyau du spinal, paraît envoyer plutôt ses prolongements à la branche interne (larynx, cœur).

racines postérieures des trois ou quatre premières paires cervicales, pénètrent dans le crâne en contournant le bord latéral du trou occipital, en ressortent par le trou déchiré postérieur et se terminent (branche externe) dans le sternocléidomastoïdien et le trapèze.

Dans les nerfs cervicaux, il y a les branches postérieures sousoccipitales (des deux premiers nerfs cervicaux) et les branches profondes du plexus cervical (branches antérieures des quatre premiers nerfs cervicaux) : ces nerfs vont aux grand et petit droits antérieur et postérieur de la tête, grand et petit obliques, grand et petit complexus, splenius, droit latéral, sternocléidomastoïdien et trapèze.

En se basant sur les mouvements normaux de rotation de la tête à droite ou à gauche et sur la déviation de la tête observée (comme la déviation des yeux) dans certains cas de lésion corticale ou souscorticale (hémisphérique), il faut admettre un nerf rotateur de la tête (dextrogyre et levogyre) qui a son centre dans l'écorce (lobule pariétal inférieur) et envoie son innervation aux muscles par des fibres croisées des nerfs cervicaux et des fibres directes du spinal.

Donc, ce nerf rotateur de la tête subit une semidécussation comme le nerf hémioculomoteur et le nerf hémioptique. Le spinal, ayant des fibres croisées, subit donc aussi une semidécussation.

Cette semidécussation du spinal est encore démontrée par les faits de tic ou de convulsion clonique portant simultanément sur le sternocléidomastoïdien d'un côté et sur le trapèze de l'autre (1). J'en ai publié une observation curieuse (2) et en ai rapproché une autre de Charcot (3).

(1) C'est du reste là un groupement musculaire que l'on met facilement en action physiologiquement (pour soulever et regarder son épaule).

(2) Tic du colporteur (spasme polygonal postprofessionnel). *Nouvelle Iconographie de la Salpêtrière*, 1897, t. X, p. 21) et *Leçons de Clinique médicale*, 3e série, p. 387.

(3) Charcot, observation VII de la thèse de Gautiez, *Contribution à l'étude des spasmes du cou*, Paris, 1884, n° 95.

Comme aux hémioculomoteurs, il faut appliquer aux céphalogyres le schéma de la figure 46 ; c'est-à-dire que chaque céphalogyre traverse en entier la ligne médiane et ne se divise qu'ensuite vers les divers muscles de son domaine.

Comme pour l'hémioculomoteur, cela fait un trajet assez compliqué : c'est l'incursion en boucle dans le côté opposé que Landouzy a admise pour le spinal en 1878.

Autrefois Seguin (1) m'a amèrement reproché une boucle de ce genre dans mon schéma de l'amblyopie et de l'hémianopsie (2) que j'ai abandonné aujourd'hui (3). D'autres auteurs acceptent actuellement des trajets semblables : Landouzy (4) pour le spinal, Brissaud (5) pour les voies sensitives intramédullaires ; Morat (6) montre très bien que ce double croisement n'a rien d'exceptionnel ; « les résultats de l'expérience indiquent même, dit-il, qu'il doit être fréquent ».

Seulement il faut bien remarquer que ce ne sont pas les prolongements des mêmes neurones qui s'entrecroisent plusieurs fois (7) : le neurone cortical envoie ses fibres au neurone mésocéphalique croisé (supranucléaire) ; celui-ci aux neurones nucléaires (origine réelle) directs et ceux-ci aux muscles directs ou croisés.

Comme pour les hémioptiques, on peut dire, pour les oculogyres et pour les céphalogyres, qu'ils sont à distribution segmentaire, chaque segment étant constitué respectivement par la moitié homonyme de la tête et des deux

(1) Seguin, *Archives de Neurologie*, 1886, t. XI, p. 176.
(2) *Montpellier médical*, 1883, t. L, p. 159.
(3) Voir plus haut, p. 351.
(4) Landouzy, *Progrès médical*, 1879.
(5) Brissaud, *loco cit.*, 1895, p. 555.
(6) Morat, *loco cit*, p. 613.
(7) « Ce qui serait exceptionnel, ce serait seulement que le *même neurone* subît le double entrecroisement sur sa longueur. On n'en connaît pas d'exemple et, dans le cas des nerfs moteurs de l'œil, il y a une étape de substance grise entre les deux changements inverses de la direction donnée à l'excitation » (Morat).

yeux : *pour chacun d'eux, comme pour tous les nerfs moteurs, le centre cortical a une action croisée et le centre bulbaire une action directe sur la moitié homonyme des deux globes oculaires de la tête.*

2. *Nerfs directeurs du regard en haut et en bas : nerfs suspiciens et despiciens.*

A première vue, le fait physiologique d'élever ou d'abaisser simultanément les deux yeux n'apparaît pas ici paradoxal comme dans la déviation latérale des yeux ou la rotation de la tête, parce qu'on fait agir ensemble deux nerfs sortis de la même paire, le filet du droit supérieur ou du droit inférieur de l'oculomoteur commun des deux côtés.

Cependant la conception physiologique est obligée de modifier et de compléter la conception anatomique. Avec ces filets nerveux des deux côtés il faut faire un nerf d'élévation (*suspiciens*) et un nerf d'abaissement (*despiciens*) des deux yeux : nerfs dont l'unité et l'individualité physiologiques sont bien nettes, puisqu'il nous est impossible d'élever ou d'abaisser un seul œil.

La chose avait frappé PARINAUD (1) : « les physiologistes ont regardé comme plus naturelle l'association des mouvements qui relèvent les muscles innervés par un même nerf dans les deux yeux. La difficulté au fond est la même : ces mouvements supposent entre les noyaux de la III paire, qui intervient surtout dans ce cas, des connexions analogues à celles qui unissent des nerfs d'origine différente. »

Jusque dans ces derniers temps on n'a cherché et compris (comme pour les oculogyres latéraux) qu'une origine mésocéphalique à cette solidarité étroite des deux nerfs élévateurs et abaisseurs. On comprend aujourd'hui (comme pour les oculogyres latéraux) que déjà les centres corticaux

(1) PARINAUD, Mémoire cité de 1883, p. 148.

sont intimement unis. Dans un travail récent, dont nous reparlerons à la clinique (page 397), PARINAUD, qui en 1883 n'envisageait que le mésocéphale, parle des relations corticales et de la nécessité d'admettre une unité corticale, notamment pour expliquer la paralysie des mouvements associés, avec conservation des réflexes même élevés.

Il faut ajouter cependant qu'on ne connaît encore ces nerfs directeurs en hauteur du regard que par leur action physiologique et leurs troubles pathologiques ; pour leurs voies anatomiques, on ne peut raisonner que par analogie avec les hémioculomoteurs latéraux.

Il doit exister dans le lobe pariétal inférieur et aussi dans la région périrolandique (1) un centre bilatéral pour chacun de ces nerfs (voir la figure 47), chaque centre agissant soit sur le segment supérieur (droit supérieur et petit oblique), soit sur le segment inférieur (droit inférieur et grand oblique) (2) des deux globes oculaires.

II

Appareil sensitivomoteur de direction du regard.

Tout ce que je viens de dire s'applique à ce que l'on peut appeler les mouvements par provocation sensorielle : sollicité par la lumière, par la *vue* d'un objet, le sujet tourne la tête et les yeux pour le *regarder*.

On conçoit que ces mêmes mouvements puissent être provoqués par des excitations sensitives générales : sollicité

(1) Voir plus loin (même paragraphe B. II) les expériences de MOTT et de SCHÆFER sur ce centre, et, au Résumé anatomique (même chapitre, §§ VI. I. c) la manière de voir de VON BECHTEREW.

(2) Celui-ci innervé par la IV paire.

par un *contact*, le sujet tourne la tête et les yeux vers l'objet qui l'a touché. Dans ce cas, on peut prévoir que, si le centre moteur visuel est rapproché du centre visuel sensoriel (lobe pariétal inférieur et région calcarine), le centre sensitivo-moteur sera rapproché du centre sensitif général (région périrolandique) (fig. 47).

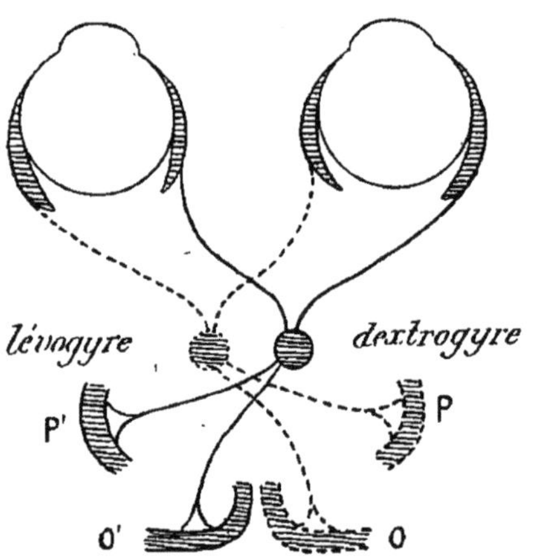

Fig. 47. — Nerfs et centres hémioculomoteurs : double centre cortical d'après MORAT.
P P' : écorce frontopariétale (zone tactile).
O O' : écorce occipitale (zone visuelle).

Et, en effet, il y a tout un groupe de faits, que nous retrouverons plus loin (même paragraphe B. I. 1), soit expérimentaux soit cliniques, dans lesquels le centre de la déviation conjuguée de la tête et des yeux paraît avoir été sur le pied de la deuxième frontale.

De ce centre, les fibres motrices vont aux noyaux bulbaires des nerfs hémioculomoteurs et des nerfs rotateurs de la tête, qui reçoivent ainsi leur innervation d'une double source corticale : rétrorolandique (sensorielle) et périrolandique (sensitive générale).

B. SÉMÉIOLOGIE DE L'APPAREIL NERVEUX DE DIRECTION DU REGARD

I

Troubles de l'appareil nerveux de direction latérale (hémioculomoteurs dextrogyre et levogyre). — 1. Déviation conjuguée des yeux et de la tête, convulsive et paralytique (avec paralysie du tonus) : hémisphère et bulbe. — Appendice : *a*) déviation, en sens opposé, de la tête et des yeux ; *b*) rapports de l'hémianopsie et de la déviation oculaire ; *c*) objections à cette conception de la déviation conjuguée. — 2. Paralysies conjuguées (homolatérales) des deux yeux sans déviation statique (intégrité du tonus) : centres supranucléaires. — 3. Nystagmus horizontal. — 4. Paralysies nucléaires et périphériques des oculomoteurs. — 5. Paralysies compliquées des hémioculomoteurs (ou des oculomoteurs) et d'autres nerfs crâniens : paralysies alternes.

1. *Déviation conjuguée des yeux et de la tête.*

Ce symptôme est le signe d'une lésion portant sur l'hémioculomoteur, dans les régions *a* et *b* du schéma (fig. 46, p. 366), soit dans l'hémisphère, soit dans le mésocéphale avant le neurone mésocéphalique B.

L'attention est attirée sur ce symptôme, en 1868, par Prevost dans une thèse (1) historique, faite sous l'inspiration de Vulpian. Ces auteurs rapprochent ce phénomène des entraînements et roulements chez les animaux et posent la règle que le malade regarde sa lésion quand elle est hémisphérique, tandis qu'il peut regarder du côté opposé si la lésion est mésocéphalique.

On publie bientôt un certain nombre d'exceptions à cette

(1) Prevost, *De la déviation conjuguée des yeux et de la rotation de la tête dans certains cas d'hémiplégie*, thèse de Paris, 1868. Voir aussi le mémoire du même auteur dans le volume jubilaire de la Société de Biologie, 1899.

loi clinique. LANDOUZY (1) notamment montre que, sur 33 cas, il y en a 10 d'exceptionnels. Alors il pose l'idée féconde que la déviation conjuguée peut, suivant les cas, être d'ordre convulsif ou d'ordre paralytique et qu'il faut distinguer, pour le sens de cette déviation, les lésions irritatives et les lésions destructives. Seulement dans ce premier travail il pose la règle que, dans les lésions hémisphériques, le malade regarde sa lésion quand il y a convulsion et le côté opposé quand il y a paralysie. C'est le contraire qu'il fallait dire.

En 1879, nous avons établi, LANDOUZY et moi, indépendamment l'un de l'autre (2), la règle clinique qui est aujourd'hui classique et généralement adoptée : *dans les lésions des hémisphères, s'il y a déviation conjuguée, le malade regarde l'hémisphère lésé quand il y a paralysie et ses membres convulsés quand il y a convulsion* (3).

(1) LANDOUZY, *Contribution à l'étude des convulsions et des paralysies liées aux méningoencéphalites frontopariétales*, thèse de Paris, 1876.

(2) Le mémoire de LANDOUZY a été communiqué à la *Société anatomique* de Paris, le 18 avril 1879 et publié dans le *Progrès médical* en septembre. Le mien a été communiqué à l'*Académie de Montpellier* le 5 mai 1879 et publié dans le *Montpellier médical* en juin de la même année (on le trouvera reproduit dans mes *Localisations dans les maladies cérébrales*, 3e édit., p. 215).

(3) PREVOST qui avait d'abord, avec VULPIAN, assimilé tous les cas de déviation conjuguée aux mouvements d'entraînement et de déplacement expérimentalement observés chez les animaux (1868) admet aujourd'hui (1899) la distinction entre les déviations conjuguées d'ordre paralytique et les déviations d'ordre convulsif. Voici en effet les deux premières conclusions de son dernier travail (déjà cité) : « 1° j'ai pu confirmer expérimentalement l'opinion émise par LANDOUZY et par GRASSET et montrer qu'une déviation conjuguée des yeux avec rotation de la tête, produite par une lésion des hémisphères ou de la région cérébelleuse, se transforme en une déviation en sens inverse quand, au moyen d'une excitation électrique, on transforme une influence paralysante en une excitation des mêmes parties. — 2° Les mouvements conjugués des yeux se font, comme je l'avais dit dans ma thèse, du côté de la lésion, si cette lésion occupe un des hémisphères ; le plus souvent du côté opposé si elle siège dans le cervelet ou ses dépendances. Le sens est inverse

Dans ces mêmes mémoires nous avons essayé, l'un et l'autre, d'établir que le centre de la déviation conjuguée est dans le *lobule pariétal inférieur*. Je disais : « quand la déviation conjuguée doit être attribuée à une lésion corticale, l'altération siège le plus souvent dans les circonvolutions qui coiffent le fond de la scissure de SYLVIUS et le pli courbe » ; et LANDOUZY : sur le pied du lobule pariétal inférieur, droit et gauche, sur cette partie qui amorce le lobule pariétal au pied de la circonvolution pariétale ascendante (région du lobule pariétal inférieur, intermédiaire aux scissures parallèle et sylvienne).

CHARCOT et PITRES (1) ne considèrent pas ces conclusions comme « suffisamment justifiées ». Mais PICOT (2), qui a soumis la question à une consciencieuse revision, admet « que, le plus souvent, quand ces lésions existent, elles siègent au niveau du pli courbe ou dans son voisinage, sur le lobe pariétal inférieur, sur la partie postérieure des première et deuxième circonvolutions temporales ».

HENSCHEN (3) pense que « le centre de la déviation conjuguée des yeux se trouve en réalité dans le lobule pariétal inférieur, tout près du lobule du pli courbe ».

WERNICKE (4) rapporte une observation intéressante, quoi-

(LANDOUZY, GRASSET) en cas de lésions provoquant une excitation et non une paralysie de ces mêmes régions. »

On trouvera des conclusions cliniques identiques aux nôtres dans les ouvrages de PICOT (*Clinique médicale*, 1892, 2e série, p. 162), MAYET (*Traité de diagnostic médical et de séméiologie*, 1898, t. II, p. 38), LANDOUZY et JAYLE (*Glossaire médical*, 1902, p. 251), ACHARD (Article Apoplexie et Coma *Traité de médecine et de thérapeutique de Brouardel et Gilbert*, 1901, t. VIII, p. 382), SAULIEU et DUBOIS (*Conférences pour l'internat des hôpitaux de Paris*, 1901, fascicule VIII, p. 373), COLLET (*Précis de Pathologie interne*, 1903, 3e édit , t. I, p. 167)...

(1) CHARCOT et PITRES, *Revue mensuelle de Médecine et de Chirurgie*, 1877, 1878 et 1879 et *Les Centres moteurs corticaux chez l'homme*. Bibliothèque Charcot Debove, 1895.

(2) PICOT, *Leçons de Clinique médicale*, 1892, t. II.

(3) HENSCHEN, citat. CHARCOT et PITRES, *loco cit.*, p. 140.

(4) WERNICKE, *Archiv für Psychiatrie und Nervenkrankheiten*, 1889, t. XX, p. 243.

que un peu complexe, et développe les raisons pour lesquelles il a pu, à cause de la déviation conjuguée, diagnostiquer une lésion du lobe pariétal que l'autopsie a confirmée. Il rapproche de mon mémoire et de celui de LANDOUZY les expériences de FERRIER et de MUNK.

Pour FERRIER, le pli courbe est une des régions dont l'excitation entraîne la déviation des yeux du côté opposé. MUNK extirpe le lobule pariétal inférieur et voit survenir une altération de la motilité oculaire et en partie aussi de la sensibilité de l'œil : dès lors, il place en cette région un centre pour la protection et les mouvements de l'œil (1).

WERNICKE conclut ainsi son mémoire : 1° la déviation conjuguée des yeux, survenant comme symptôme direct d'une lésion en foyer, est toujours en rapport avec une lésion du lobule pariétal inférieur ou des faisceaux de fibres émanant de ce lobule ; 2° réciproquement les lésions du lobule pariétal inférieur entraînent toujours la déviation conjuguée des yeux, au moins d'une façon transitoire ; 3° les lésions bilatérales symétriques des lobules pariétaux inférieurs paraissent engendrer une forme d'ophtalmoplégie totale qui mériterait le nom d'ophtalmoplégie pseudo-nucléaire.

PERSONALI (2) a observé un malade atteint de crises jacksoniennes de la tête et des yeux. Il localise la lésion « à l'écorce ou près de l'écorce du lobule pariétal inférieur droit avec noyau principal dans le pli courbe, possibilité d'une extension à la zone psychomotrice ». Trois interventions chirurgicales, guidées par ce diagnostic, améliorent considérablement la situation. L'auteur conclut que « la

(1) D'après PILTZ (*Neurologisches Centralblatt*, 1902, p. 482), MANN aurait différencié, chez le lapin, dans un centre situé sur le lobe pariétal, des centres spéciaux pour les mouvements en haut, en bas, en dehors et en dedans, ainsi que pour les mouvements de rotation des yeux (*Revue neurologique*, 1903, p. 144).

(2) PERSONALI, *Riforma medica*, juin 1899 (*Gazette hebdomadaire de Médecine et de Chirurgie*, 1899, p. 826).

partie déclive du pli courbe représente un prolongement de la zone visuelle ; la partie haute, arquée, est un centre oculomoteur ».

Certains physiologistes (SCHAEFER, UNVERRICHT, DANILLO, MUNK, 1888-1890) ont bien montré que l'excitation électrique du lobe occipital lui-même entraîne la déviation des yeux du côté opposé. Mais il faut se rappeler que l'écorce occipitale est reliée à la fois aux noyaux gris de la base et aux centres corticaux pariétaux ; on comprend dès lors très bien la propagation possible de l'excitation du lobe occipital au lobe pariétal ou à ses fibres. JOANNY ROUX (1) fait un raisonnement analogue, mais avec des conclusions inverses, quand il place le centre oculomoteur (sensoriomoteur) à la face interne et inférieure du lobe occipital (comme le centre sensoriel) : les lésions du pli courbe agiraient par l'intermédiaire des fibres sousjacentes provenant de la face interne du lobe occipital.

FLECHSIG (2) a fait aussi des objections à notre manière de voir et croit plutôt à une action à distance qu'à un centre vrai dans le lobe pariétal. Mais il suffit que le principe anatomoclinique reste de la coïncidence entre la déviation conjuguée et la lésion du lobule du pariétal inférieur.

De tout cela il me semble qu'on peut encore conclure que le centre de la déviation conjuguée est dans l'étage inférieur du lobe pariétal : lobule pariétal inférieur et pli courbe. C'est là qu'il est figuré sur les planches murales classiques de STRUMPELL et JAKOB (3) et dans l'enseignement de SAULIEU et DUBOIS (4).

(1) JOANNY ROUX, Travail cité des *Archives de Neurologie*, 1899.

(2) FLECHSIG, Voir : JULES SOURY, *loco cit.*, p. 952.

(3) Sur le schema du cerveau de chien publié, d'après FERRIER, par LAMY (article Epilepsie corticale, *Dictionnaire de Physiologie de Charles Richet*, 1901, t. V, p. 473) le centre 13 de déviation des yeux du côté opposé est figuré sur la 2e circonvolution longitudinale bien en arrière du sillon crucial et des centres des membres, au-dessus du gyrus suprasylvien : c'est bien la région de notre pli courbe.

(4) SAULIEU et DUBOIS, *loco cit.*, p. 346.

Ferrier place au pied de la deuxième frontale une seconde zone dont l'excitation produit aussi la déviation conjuguée. Nous en avons fait le centre sensitivomoteur des hémioculomoteurs (1) (la zone rétrorolandique en étant le centre sensoriomoteur).

Pick, Schæffer et Mott, Beevor et Horsley (2) et plus récemment Herver (3) ont fait à ce point de vue des expériences importantes. Touche (4) a publié trois faits cliniques dans le même sens et Bechterew (5) conclut aussi à la partie postérieure de la 2ᵉ frontale (6).

Au-dessous des centres que nous venons de décrire, les fibres oculogyres passent dans le centre ovale.

Un certain nombre d'observations montrent la déviation conjuguée dans les lésions de la seule substance blanche, mais sans préciser beaucoup. J'en ai cité (1878) de Dussaussay, de Charcot et Pitres, de Prevost, de Berdinel et Delotte, de Beurmann.

Dans un cas de Prevost, la substance blanche du centre ovale était atteinte en dehors du corps strié, la lésion occupant presque la totalité du lobe pariétal.

On admet que probablement en effet ces nerfs ne passent pas par la capsule interne. Touche (7) a publié un fait qui

(1) Voir plus haut, p. 373.

(2) Jules Soury, *loco cit.*, p. 953. Voir aussi Joanny Roux, *loco cit*, p. 182.

(3) Herver (ou Guerver), travail russe analysé in *Revue neurologique*, 1901, p. 11 et 349.

(4) Touche, Société de Neurologie, 13 mars 1902, *Revue neurologique*, 1902, p. 269.

(5) Bechterew, *Les Voies de conduction du cerveau et de la moelle* Traduction française de Bonne, 1900, p. 664.

(6) Je laisse de côté les faits exceptionnels comme celui de Heitz et Beuder (Société de Neurologie, 2 juin 1901, *Revue neurologique*. 1901, p. 614) dans lequel il s'agit de phénomènes d'épilepsie jacksonienne, pouvant être produits à distance par une lésion.

(7) Touche, *Revue neurologique*, 1902, p. 269.

confirme la chose : hémorrhagie de la capsule externe qui avait évidé la deuxième pariétale.

D'Astros (1) a conclu d'une étude très consciencieuse que, dans le pédoncule, l'hémioculomoteur ne passe pas par les faisceaux de l'étage inférieur (faisceau pyramidal, etc.), mais est compris dans les faisceaux de l'étage supérieur (faisceaux de la calotte). Et il cite à l'appui deux faits : un de Prevost et un de Poumeau, dans lesquels une lésion de la couche optique ayant atteint la couche supérieure du pédoncule entraînait une paralysie croisée du rotateur des yeux.

Au-dessous de cette région, les hémioculomoteurs s'entrecroisent en un point que nous étudierons plus loin à propos des paralysies alternes (même paragraphe, 5).

A partir de ce point, quand la lésion siège en un point comme *b* (fig. 46, p. 366) le sens de la déviation conjuguée change et la loi clinique posée plus haut pour les lésions hémisphériques doit être renversée.

Les faits à l'appui de ces propositions sont aujourd'hui trop nombreux et trop concordants pour qu'il soit útile de les citer ici (2).

Pour résumer tout cela sous une forme facile à retenir, j'engage, dans les cas de déviation conjuguée, pour faire le diagnostic du côté de la lésion, à raisonner sur l'oculomoteur externe comme on raisonne sur le facial : s'il y a excitation (par une lésion hémisphérique) l'oculomoteur externe opposé se contracte et par conséquent le sujet regarde le côté opposé à celui de la lésion ; s'il y a paralysie, l'oculomoteur externe opposé est paralysé et par conséquent le sujet regarde sa lésion ; et inversement si la lésion porte sur le même nerf déjà entrecroisé.

(1) D'Astros, *Revue de Médecine*, 1894, p. 152.

(2) Voir Picot, *loco cit.*, p. 156 et Jules Soury, *loco cit.*, p. 949.

Appendice. — a. Déviation, en sens opposé, de la tête et des yeux.

J'ai récemment (1) attiré l'attention sur ce symptôme caractérisé par ce fait que chez le même sujet les yeux sont déviés d'un côté et la tête de l'autre.

Chez mon malade (hémorrhagie de la région capsulothalamique) il y avait d'abord déviation persistante *à droite* : paralysie du levogyre oculaire (hémiplégie et hémianopsie gauches) ; le malade pouvait volontairement ramener ses yeux de droite à gauche jusqu'à la ligne médiane, qu'il lui était impossible de dépasser. En même temps, la tête était tournée *à gauche* (le symptôme complet a duré les six derniers jours de la vie) : il ne pouvait pas ramener volontairement la tête de gauche à droite, même jusqu'à la ligne médiane ; la tête était fixée à gauche comme par un torticolis, disait le malade, et quand j'essayais de la ramener moi-même vers la ligne médiane, par des mouvements communiqués, je provoquais de la douleur. *Il y avait donc contracture du levogyre céphalique en même temps que paralysie du levogyre oculaire.*

Ce symptôme semble rare. Je n'ai trouvé qu'un cas de la thèse de Prévost (2), cité par Picot (3) qui dit plus loin : « on a pu voir la rotation céphalique se faire d'un côté, tandis que la déviation oculaire se faisait du côté opposé ». Dans cette observation, il y avait du côté gauche, dans l'étage moyen de la protubérance, près de la face inférieure un petit ramollissement.

Une fois l'attention attirée, peut-être les observations se multiplieront-elles (4) de ce symptôme qui est caractérisé

(1) De la déviation en sens opposé de la tête et des yeux. Paralysie d'un oculogyre et contracture du céphalogyre homonyme, *Semaine médicale*, 1904, p. 153.

(2) Prévost, *loco cit.*, observation LII, p. 69.

(3) Picot, *loco cit.*, p. 220.

(4) Dès la séance suivante de la Société de Neurologie (7 juillet 1904) Roussy et Gauckler ont présenté un cas absolument semblable avec autopsie (*Revue neurologique*, 1904, p. 763).

par les deux faits suivants : 1° c'est une déviation *en sens opposé* de la tête et des yeux, alors que jusqu'ici on a toujours étudié la déviation *conjuguée* de la tête et des yeux ; 2° c'est une *paralysie* d'un oculogyre avec *contracture* du céphalogyre homonyme ; c'est un *symptôme convulsivoparalytique,* alors que jusqu'ici on a exclusivement étudié les déviations entièrement paralytiques et les déviations entièrement irritatives.

Les faits de déviation *dissociée* des yeux seuls ou de la tête seule prouvent déjà que les voies nerveuses céphalogyres et les voies nerveuses oculogyres sont distinctes les unes des autres, quoique très voisines. Les faits de déviation en sens opposé confirment la chose et ajoutent cette notion qu'une même lésion peut détruire un groupe de voies nerveuses (les voies oculogyres par exemple) et irriter l'autre groupe (les voies céphalogyres). Ainsi, chez mon malade, l'hémorrhagie capsulothalamique avait détruit le levogyre oculaire et irrité le levogyre céphalique.

b. Rapports de l'hémianopsie et de la déviation oculaire.

Le malade dont je viens de parler avait de l'hémianopsie en même temps que sa déviation oculaire. C'est là une association dont on a, dans des travaux récents, démontré la fréquence et d'où on a déduit une théorie sensorielle de la déviation oculaire.

L'historique de la question est court.

Bard (1) cite Revilliod comme ayant observé cliniquement la chose, mais sans rien publier.

La première description vraie de cette association symptomatique est due à Joanny Roux (2). Cette forme (la déviation conjuguée de la tête et des yeux associée à l'hémianopsie latérale) « n'est pas, dit-il, décrite isolément dans les traités classiques ; cependant on peut dire que dans l'hé-

(1) Bard, *Semaine médicale*, 13 janvier et 4 mai 1904.
(2) Joanny Roux, *Archives de Neurologie*, 1899, p. 184.

mianopsie latérale homonyme, elle ne manque à peu près jamais... Son explication psychologique est très simple : le regard est attiré du côté du champ visuel sain... la déviation conjuguée des yeux associée à l'hémianopsie est sous la dépendance des lésions du centre postérieur sensoriomoteur ou de ses fibres de projection centripètes et centrifuges ».

Les mêmes idées sont exposées dans la thèse d'Alamagny (1) en 1903. Dufour (2) cite ensuite de courtes mentions de M. et Mme Dejerine (3) et de Pierre Marie (4).

Enfin arrive le travail cité de Bard qui fixe nettement l'attention sur cette loi clinique de l'association fréquente de l'hémianopsie et de la déviation conjuguée et développe la théorie sensorielle de la déviation oculaire.

Seulement Bard substitue à tout autre ce nouvel élément pathogénique de la déviation et il n'admet pas la paralysie de l'oculogyre. J'ai essayé (5) de démontrer que c'est là une erreur : la paralysie de l'oculogyre est nécessaire pour expliquer que le sujet ne puisse pas volontairement amener ses yeux au delà de la ligne médiane. L'hémianopsie peut expliquer une attitude *habituelle, au repos*, des yeux du côté qui voit ; mais ne peut pas produire et expliquer une attitude *forcée* que la volonté du sujet est impuissante à vaincre complètement. Pour réaliser cette attitude forcée, il faut, en même temps que l'hémianopsie, une paralysie de l'oculogyre correspondant.

En d'autres termes, dans la déviation conjuguée des

(1) Alamagny, *Du rôle moteur du centre visuel cortical*, Lyon, 1903, n° 147.

(2) Dufour, Société de Neurologie, 3 mars 1904, *Revue neurologique*, 1904, p. 333.

(3) M. et Mme Déjerine, *Anatomie des centres nerveux*, 1901, t. II, p. 226.

(4) Pierre Marie, Ramollissement du cerveau, *Traité de Médecine et de Thérapeutique de Brouardel et Gilbert*, 1901, t. VIII, p. 749.

(5) La déviation conjuguée des yeux et l'hémianopsie, Société de Neurologie, 7 juillet 1904, *Revue neurologique*, 1904, p. 645.

yeux, il y a deux éléments à considérer, également essentiels : 1° l'impossibilité pour le malade de regarder d'un côté, de dépasser la ligne médiane : cet élément ne peut dépendre que de la contracture ou de la paralysie d'un oculogyre ; 2° l'attitude habituelle des yeux d'un côté. Cet élément, je l'avais jusqu'à présent toujours attribué soit à la contracture soit (dans les cas de paralysie) à la perte du tonus (1) des muscles innervés par l'oculogyre paralysé et à la prédominance du tonus des muscles innervés par l'autre oculogyre, resté intact et non contrebalancé. Cette cause reste vraie, je crois, dans beaucoup de cas. Mais il ne faut peut-être pas lui attribuer un rôle aussi exclusif et prédominant. On peut admettre que l'hémianopsie intervient, dans un certain nombre de cas, pour produire cette attitude oculaire : le malade ne pouvant pas regarder du côté où il ne voit pas prend l'habitude de regarder du côté où il voit.

Voilà, ce me semble, la vraie portée (encore grande) des idées nouvelles que Bard vient de développer avec beaucoup de talent.

Encore cette théorie sensorielle est-elle difficile à appliquer aux cas dans lesquels la déviation, convulsive d'abord, se fait d'un côté et, paralytique ensuite, change de côté dans une seconde période : l'hémianopsie ne changeant pas de côté.

Dans un cas de cet ordre, Dufour invoque la possibilité d'une *hémihyperopsie* dans la première période, attirant ainsi le regard, puis devenant *hémianopsie* et alors le repoussant. Cette hypothèse, difficile à soutenir, ne peut plus s'appliquer aux cas, comme celui que j'ai décrit plus haut (2), dans lesquels les yeux sont déviés d'un côté et la tête de l'autre, avec une hémianopsie qui ne peut expliquer simultanément les deux sens de la déviation (3).

(1) Voir plus loin, p. 388.
(2) Voir plus haut, p. 381.
(3) Dans leur communication citée plus haut, Roussy et Gauckler

c. *Objections à notre conception de la déviation conjuguée.* Dans le même travail dont je viens de parler, BARD combat longuement la conception (développée ci-dessus) des hémioculomoteurs oculogyres et de la déviation conjuguée par paralysie des oculogyres et des céphalogyres.

Il combat d'abord l'unité des déviations conjuguées, qui est l'idée fondamentale de la conception adoptée ici depuis les premiers travaux de LANDOUZY. Il n'admet « aucun rapport pathogénique » entre les divers types que je rapproche dans la séméiologie d'un même appareil nerveux. La formule uniciste (celle de LANDOUZY et la mienne) « est née, dit-il, du rapprochement superficiel de faits essentiellement distincts ».

Les faits sont distincts : ceci est très juste, puisque dans un cas il y a convulsion et dans un autre paralysie. Mais doit-on qualifier de superficiels ces rapprochements de choses en apparence dissemblables ! Est-il donc superficiel de rapprocher les convulsions BRAVAIS-JACKSON et l'hémiplégie ? Ce sont là des troubles du même appareil nerveux, les uns par excès, les autres par défaut. Il est plus superficiel, je crois, de séparer que de rapprocher les déviations conjuguées par convulsion et les déviations conjuguées par paralysie.

Les cas bien observés par tous les auteurs (et dont j'ai déjà parlé) de transformation d'une forme dans une autre, de la forme convulsive dans la forme paralytique, avec changement de sens bien entendu, sont bien une preuve que le rapprochement des deux ordres de symptôme n'est pas tellement superficiel. De même, pour les faits dans lesquels il y a déviation en sens opposé de la tête et des yeux, symptôme convulsivoparalytique.

La paralysie d'un oculogyre, continue BARD, serait une

font aussi remarquer qu'on ne peut pas appliquer la théorie sensorielle de BARD à ces faits de déviation, en sens opposé, de la tête et des yeux.

« espèce bien singulière » de monoplégie. Car, « les autres monoplégies de la région rolandique ont un caractère régional, tandis que celle-ci va choisir les muscles qu'elle frappe dans des régions aussi éloignées l'une de l'autre que l'orbite, la nuque et les parties latérales du cou ».

Je ne veux pas répondre que c'est un fait et qu'un fait n'est jamais bizarre, quand il est assez souvent observé pour n'être pas exceptionnel. Mais je dirai que ce fait ne s'écarte nullement de tout ce que l'on observe dans les hémiplégies partielles. La distribution des troubles d'origine cérébrale, nous l'avons vu plus haut (1), est segmentaire (c'est ce qu'exprime Bard en disant qu'elle est régionale). Pour la motilité oculaire, il en est de même ; seulement le segment oculaire droit n'est pas l'œil droit, c'est la moitié droite des deux yeux ; et alors le centre cortical de l'hémisphère gauche fait tourner les deux yeux à droite et la paralysie de ce centre ou des faisceaux qui en partent se traduit par l'impossibilité de tourner les deux yeux à droite (2).

La réponse est la même quand Bard objecte encore le « peu de vraisemblance de l'existence, dans la sphère des centres volontaires, d'un centre spécial pour la seule association des mouvements fonctionnels de latéralité de la tête et des yeux ». Vraisemblable ou non, ce centre existe ; et il est impossible de souscrire à cette autre phrase de Bard : « à vrai dire, malgré le consentement unanime actuel, rien ne prouve l'existence réelle d'un centre psychomoteur d'association des mouvements de latéralité des yeux et de rotation de la tête ». J'enregistre « consentement unanime actuel » et rappelle toutes les preuves cliniques données plus haut de l'existence de ce centre.

Et ce n'est pas là un centre accidentel, adventice, comme

(1) Voir plus haut, p. 89.

(2) Voir plus haut, p. 386, l'adhésion que Brissaud et Péchin ont récemment donnée à cette conception de la paralysie du dextrogyre ou du levogyre (hémiplégie oculaire).

il y en a beaucoup d'autres, groupant accidentellement des muscles qui sont, à d'autres moments, groupés tout différemment. C'est un centre bien plus fixe que tous les autres puisqu'il est si facile de tourner les deux yeux à droite ou à gauche, si difficile de les faire converger et si impossible de les faire diverger, latéralement ou en hauteur. Quand un groupement de neurones est si habituel dans la vie normale, on peut bien dire qu'il fait un appareil spécial et on comprend bien que, quand cet appareil est lésé, la fonction soit troublée de la rotation des deux yeux à droite où à gauche (1).

Enfin Bard conteste la possibilité de la perte du tonus, nécessaire dans ma théorie pour expliquer la déviation dans la paralysie d'un oculogyre. Ceci est même, d'après Bard, l'objection la plus grave à la théorie de la paralysie d'un centre moteur d'association : la perte du tonus est le propre des paralysies périphériques, radiculaires ou nucléaires. Mais dans les paralysies hémisphériques elle n'existe pas et alors sans perte du tonus pas d'attitude vicieuse.

Je peux répondre par les observations de Babinski déjà citées (2) qui montre la diminution du tonus dans l'hémiplégie cérébrale et en fait un signe de distinction avec l'hémiplégie névrosique. Le facial inférieur, dans l'hémiplégie cérébrale, ne donne-t-il pas dans beaucoup de cas une attitude spéciale à une moitié de la face, par prédominance du tonus sain sur le tonus paralysé. Enfin j'ai montré plus haut (3) que les travaux de Bard permettent de diminuer le rôle de la perte du tonus, en attribuant un rôle pathogénique à l'hémianopsie, dans un certain nombre de cas de déviation conjuguée.

(1) D'ailleurs Bard ne conteste pas ma conception des hémioculomoteurs, dont il dit qu'elle est « aussi exacte que suggestive », Seulement il conteste son application à la déviation conjuguée dite paralytique.

(2) Voir plus haut, p. 148.

(3) Voir plus haut, p. 384.

Donc, le mémoire de Bard complète ce que l'on savait de la déviation conjuguée, ajoute à nos connaissances sur la pathogénie de ce symptôme, mais ne détruit en rien la conception exposée ci-dessus des oculogyres et de leur fonctionnement normal et pathologique.

2. *Paralysies conjuguées (homolatérales) des deux yeux sans déviation statique (intégrité du tonus) : centres supranucléaires.*

Quand la lésion siège en *c* (fig. 46) au niveau du neurone mésocéphalique B de l'hémioculomoteur, il y a *paralysie conjuguée*, le plus souvent sans déviation conjuguée.

Ce qui différencie la paralysie conjuguée sans déviation de la déviation conjuguée paralytique, c'est que, dans ce dernier cas, le tonus est paralysé du côté atteint et alors le tonus non compensé des muscles sains provoque la déviation, tandis que, dans le premier cas, le tonus n'est pas paralysé du côté atteint ; ce qui semblerait indiquer que les voies du tonus et les voies de la motricité volontaire se confondent au-dessus du noyau mésocéphalique, tandis qu'elles seraient séparées (et atteintes séparément) au niveau même de ce neurone. En d'autres termes, le tonus et la motricité volontaire auraient des neurones mésocéphaliques distincts.

C'est Parinaud (1) qui a nettement attiré l'attention sur ces paralysies conjuguées. Il rappelle les premières observations de Foville fils (1858) et de Féréol, puis celles de Priestley Schmidt (1876), Quioc (1881) et Garel (1882) ; enfin il cite les siennes propres, parmi lesquelles j'en signalerai deux très nettes de paralysie du dextrogyre (2).

Ces neurones mésocéphaliques du dextrogyre et du lévogyre ou neurones de latéralité constituent ce que Parinaud (3) appelle les *centres supranucléaires*, distincts des

(1) Parinaud, *Archives de Neurologie*, 1883, t. V, p. 145.
(2) Parinaud, *Ibidem*, observations II et III, p. 155.
(3) Parinaud, Société de Neurologie, 7 juin 1900, *Revue neurolo-*

centres nucléaires proprement dits (ceux-ci étant l' « origine réelle » des nerfs périphériques).

Depuis lors, Vastaroni et Cresi (1) rapportent cette paralysie aux tumeurs du quatrième ventricule ; Sachs (2) étudie aussi ce même symptôme, dont Wolff (3), Rudolf Lederer (4), Gilbert Ballet (5) publient des exemples sans autopsie.

Raymond (6) a fait connaître trois autopsies de paralysie conjuguée : 1° lésion circonscrite dans le voisinage des tubercules quadrijumeaux, en pleine protubérance, sans toucher aux noyaux et aux filets d'origine des nerfs oculomoteurs ; 2° plaque de sclérose de la région pédonculoprotubérantielle, ayant pour axe l'aqueduc de Sylvius, englobant les noyaux des III et IV paires sans les détruire (troncs nerveux des oculomoteurs non altérés) ; 3° gros tubercule dans la calotte de la partie supérieure de la protubérance avec intégrité des noyaux des III et VI paires.

Egalement avec autopsie sont les faits de Touche (7) (paralysie du levogyre par ramollissement de la moitié gauche de la protubérance) et de Bruce (8) (tubercule à la partie

gique, 1900, p. 528. — Voir aussi Teillais, *Bulletin de la Société française d'ophtalmologie*, 1899, p. 495.

(1) Vastaroni et Cresi, *Annali di Neurologia* (*Revue neurologique*, 1897, p. 114).

(2) Sachs, *Archiv fur Augenheilkunde*, 1898, p. 9 (*Revue neurologique*, 1898, p. 643).

(3) Wolff, *Archiv fur Ophtalmologie* (*Revue neurologique*, 1898, p. 643).

(4) Rudolf Lederer, *La Clinique ophtalmologique*, 1898 (*Revue neurologique*, 1900, p. 566).

(5) Gilbert Ballet, Société de Neurologie, 15 mai 1902, *Revue neurologique*, 1902, p. 437.

(6) Raymond, *Clinique des Maladies du Système nerveux*, 1903, 6e série, p. 389. Raymond et Cestan, Société de Neurologie, 4 juin 1903, *Revue neurologique*, 1903, p. 644.

(7) Touche, *Société médicale des hôpitaux* (*Revue neurologique*, 1902, p. 270).

(8) Bruce, *Review of Neurology and Psychiatry*, 1903 (*Revue neurologique*, 1903, p. 774).

postérosupérieure de la protubérance, plus à gauche qu'à droite).

Enfin KORNILOW (1) a publié deux nouveaux faits et place ces centres supranucléaires non loin des tubercules quadrijumeaux et très près des noyaux des oculomoteurs.

3. *Nystagmus horizontal.*

Le *nystagmus* (2) est le *tremblement conjugué des yeux.* On a décrit un nystagmus unilatéral (NEUSTÆTTER (3), ALDRICH (4) qui paraît être un nystagmus bilatéral modifié (NEUSTÆTTER) ou être de cause périphérique.

Le *nystagmus horizontal* est le tremblement des oculogyres latéraux. Ce tremblement est ou intentionnel, dans les mouvements (mouvements nystagmiformes de certains auteurs) ou au repos (nystagmus proprement dit).

Quoi qu'on en ait dit, le nystagmus n'est pas le symptôme propre d'une maladie (comme la sclérose en plaques) ou de plusieurs. Comme tous les symptômes nerveux qui sont toujours l'expression d'une fonction troublée, le nystagmus est un symptôme de siège de lésion, siège que la sclérose en plaques, la maladie de FRIEDREICH peuvent réaliser plus souvent que d'autres affections.

Ce siège est d'ailleurs encore mal défini : il paraît comprendre surtout les tubercules quadrijumeaux, les couches optiques, les corps restiformes et le cervelet (5). Il faut y joindre aussi les centres labyrinthiques (6).

(1) KORNILOW, *Deutsches Zeitschrift fur Nervenheilkunde,* 1903, t. XXIII, p. 417.

(2) Voir : MAYET, *loco cit.*, t. II, p. 59 ; DEJERINE, *loco cit.*, p. 1144 ; DEBOVE et ACHARD, *Manuel de diagnostic médical,* 1900, t. II.

(3) NEUSTÆTTER, *Archiv fur Augenheilkunde,* 1898 (*Jahresbericht über Neurologie und Psychiatrie,* 1899, p. 443).

(4) ALDRICH, *American Journal of the medical Sciences,* 1889 (*Jahresbericht uber Neurologie und Psychiatrie,* 1900, p. 348).

(5) Voir le travail cité de THOMAS et le rapport de DURET au Congrès de Chirurgie, 1903 (*Revue neurologique,* 1903, p. 951 et 953).

(6) Voir : PIERRE BONNIER, *Revue neurologique,* 1895, p. 674 ;

4. *Paralysies nucléaires et périphériques des oculomoteurs.* La lésion siégeant en *d* (fig. 46), dans les neurones mésocéphaliques inférieurs C, origine réelle des nerfs périphériques (III et VI paires) entraîne des *paralysies non conjuguées*. Ce sont les paralysies *nucléaires* des oculomoteurs.

Ce groupe de symptômes (qui appartient d'ailleurs plutôt à la périphérie qu'aux centres) est connu et analysé depuis longtemps. Je n'y insiste pas. C'est la symptomatologie partielle ou totale de l'oculomoteur externe et de l'oculomoteur commun.

5. *Paralysies compliquées des hémioculomoteurs (ou des oculomoteurs) et d'autres nerfs crâniens : paralysies alternes.* J'ai déjà parlé (p. 124, et fig. 10, p. 125) des paralysies alternes simples (type MILLARD GUBLER) : paralysie du facial d'un côté, des membres de l'autre.

Dans ce syndrome MILLARD GUBLER il y a des variétés suivant que le facial est seul paralysé du côté opposé aux membres ou que d'autres nerfs crâniens sont également atteints.

Ainsi on voit assez souvent l'oculomoteur externe paralysé du même côté que le facial. J'en ai publié un cas en 1878 avec autopsie (1); RAYMOND (2) et ADAM WIZEL (3) en ont aussi donné des exemples.

Il y a un autre syndrome de paralysie alterne motrice, caractérisé par une hémiplégie vulgaire (face comprise) d'un côté et la paralysie d'un ou plusieurs oculomoteurs de l'autre. C'est le syndrome de GUBLER WEBER (4). La lésion siège alors au niveau du bord supérieur de la protubérance

HERTZFELD, *Neurologisches Centralblatt*, 1900, p. 539 et *Deutsches medicinische Wochenschrift*, 1901 (*Jahresbericht über Neurologie und Psychiatrie*, 1900, p. 251 et 1901, p. 261).

(1) *Montpellier médical*, t. XL, p. 323 et t. XLI, p. 57.

(2) RAYMOND, *Clinique des Maladies du Système nerveux*, t. III, p. 142.

(3) ADAM WIZEL, *Revue neurologique*, 1895, p. 313.

(4) CHARCOT (1881) l'a appelé syndrome de WEBER; mais D'ASTROS (1894) a montré que GUBLER l'avait décrit quatre ans avant WEBER.

ou dans le pédoncule : syndrome protubérantiel supérieur ou pédonculoprotubérantiel (1).

Dans certains cas de ce syndrome, c'est l'oculomoteur externe (2) ou les III et VI paires ensemble (3) qui font l'alternance avec l'hémiplégie des membres.

Dans le type ordinaire, c'est l'oculomoteur commun qui fait l'alternance (4).

A ce dernier type appartient le *syndrome de* Benedikt qui, disent Gilles de la Tourette et Jean Charcot, « n'est autre que le syndrome de Weber auquel s'ajoute du tremblement ». D'Astros a bien montré qu'il y a deux types symptomatiques extrêmes : le Weber ordinaire dans lequel l'hémiplégie et la paralysie oculomotrice sont complètes et totales et la lésion porte sur l'étage inférieur du pédoncule ; le Benedikt dans lequel les paralysies sont incomplètes et peuvent s'accompagner de tremblement et la lésion porte sur l'étage supérieur du pédoncule et n'agit d'abord que par compression et excitation sur les fibres pyramidales.

De ce type Benedikt (1889), dénommé par Charcot,

(1) Sur le syndrome de Gubler Weber, voir les XVIII et XIX leçons de Brissaud (t. I), les faits de Lacour (*Revue neurologique*, 1893, p. 348), Souques et Bonnes (*ibidem*, 1896, p. 666) et les mémoires de d'Astros (*Revue de Médecine*, 1894) et de Lacour (*Revue internationale de médecine et de chirurgie*, 1895). Charcot (*Archives de Neurologie*, 1891), Géraud et Remlinger (*Revue neurologique*, 1897, p. 332) ont décrit ce syndrome dans l'hystérie. Voir aussi sur ce dernier point, la thèse de Mlle Sophie Pouchowsky, Montpellier, 1902, n° 15.

(2) Voir : Graux, *De la paralysie du moteur oculaire externe avec déviation conjuguée*, thèse de Paris, 1878, observation XI, p. 72; Raymond, *Clinique* citée, t. I, p. 367.

(3) Voir Raymond, *Clinique* citée, t. II, p. 680.

(4) Voir le fait de Touche, Société de Neurologie, 18 avril 1901 et 9 janvier 1902. *Revue neurologique*, 1901, p. 417 et 1902, p. 65. Raymond a publié (*Clinique* citée, t. VI, p. 411) un fait de Weber complexe, dans lequel la III paire, primitivement atteinte du côté opposé aux membres, fut ensuite paralysée des deux côtés (autopsie); Lenoble et Aubineau (Société de Neurologie, 5 décembre 1903, *Revue neurologique*, 1904, p. 12) : un cas de paralysie alterne (facial et oculomoteur commun par tubercules pédonculoprotubérantiels).

d'Astros cite des observations d'Archambault (1877), de Henoch et Grawitz (1883), de Mendel (1885), de Ramey (1885), de Bouveret et Chapotot (1892), de Charcot et de Gilles de la Tourette et Jean Charcot (1900), de Raviard et Ausset (1900) et une observation personnelle (1).

J'ai attiré l'attention (1900) sur un nouveau type de paralysie alterne, dans lequel le nerf qui fait la paralysie alterne avec les membres n'est pas un oculomoteur mais un hémioculomoteur dextrogyre ou levogyre. J'ai observé (2) un malade qui avait à gauche une hémiplégie des membres et à droite une paralysie du facial total, de l'hypoglosse et du dextrogyre et j'ai donné à ce syndrome le nom de *type* Foville (3), le premier cas publié me paraissant appartenir à cet auteur (4) (1858).

J'ai réuni neuf cas semblables au mien, publiés par Foville (1858), Broadbent (5) (1872), Hallopeau (6) (1876) Parinaud (7) (1883), Bristowe (8) (1891), Jolly (9) (1894), Raymond (10) (trois cas : 1897, 1898, 1901).

(1) d'Astros et Hawthorn, Société de Neurologie, 17 avril 1902. *Revue neurologique*, 1902, p. 377. Fait nouveau avec autopsie et Bibliographie complète du syndrome de Benedikt.

(2) Un type spécial de paralysie alterne motrice (type Foville) : paralysie des membres d'un côté, du facial total et de l'hémioculomoteur rotateur des yeux de l'autre. Société de Neurologie, 5 juillet 1900. *Revue neurologique*, 1900, p. 586.

(3) Collet accepte ce nom et cette description du *syndrome de* Foville dans son *Précis de Pathologie interne* (1903, 3e édit., p. 118).

(4) Foville, *Société anatomique*, 1858. Citat. Graux, *loco cit.*, observation II.

(5) Broadbent, *Medical Times and Gazette*, 1872, observation VIII de Graux, *loco cit.*, p. 49.

(6) Hallopeau, *Archives de Physiologie*, 1876, observation V de Graux, *loco cit.*, p. 32.

(7). Parinaud, mémoire cité de 1883. Observation I, p. 152.

(8) Bristowe, *Brain*, 1891. Citat. Raymond, *Clinique des Maladies du Système nerveux*, t. II, p. 692.

(9) Jolly, *Neurologisches Centralblatt*, 1894, Citat. Raymond, *ibidem*, p. 674.

(10) Raymond, *Clinique* citée, t. III, p. 167 ; t. IV, p. 64 et t. VI, p. 436.

Certains auteurs ont voulu confondre cette paralysie conjuguée avec la paralysie du seul droit externe et n'ont vu dans la paralysie du droit interne opposé qu'une conséquence secondaire et accessoire de la paralysie du droit externe.

Ainsi RAYMOND (1) professe que, dans ces cas, l'oculomoteur externe seul est paralysé. Quant à l'autre œil (celui dont le droit interne ne fonctionne pas), il « restera immobile, comme s'il était paralysé » ; et l'auteur ajoute : « cette paralysie, vous le comprenez bien maintenant, est purement apparente ».

Je ne vois pas bien pourquoi cette paralysie n'est qu' « apparente ». Il y a paralysie du nerf rotateur entier à droite ou à gauche ; voilà le fait clinique brut. Et ce fait clinique diffère des cas dans lesquels l'oculomoteur externe seul est paralysé d'un côté. Car dans ce dernier cas il y a strabisme et diplopie, tandis que dans le premier cas il n'y a ni l'un ni l'autre, il y a paralysie et déviation conjuguées.

A cette différence symptomatique correspond aussi une différence anatomique, un siège différent de lésion (fig. 45 et 46, p. 365 et 366). Quand l'oculomoteur externe est seul atteint, la lésion siège au-dessous du centre supranucléaire sur les nerfs dissociés ; quand l'hémioculomoteur est paralysé, la lésion siège au niveau ou au-dessus du centre supranucléaire.

Donc, de par la symptomatologie et de par le siège de la lésion, ce type FOVILLE de paralysie alterne a bien une existence distincte. C'est le troisième type de MAYET (2).

Dans tous ces faits (type FOVILLE *du Millard Gubler) le facial et l'hémioculomoteur sont paralysés d'un côté et les membres sont paralysés de l'autre.*

Au même groupe appartiennent des faits à lésion plus restreinte (qui ne sont plus de la paralysie alterne), dans

(1) RAYMOND, *Clinique* citée, t. II, p. 696.
(2) MAYET, *loco cit.*, t. I, p. 726 et 740.

lesquels le facial et l'hémioculomoteur sont paralysés du même côté, les membres restant intacts. Tels ceux de Wernicke (1) (1877), Crohn (2) (1883), Mierzejewsky et Rosenbach (3) (1885).

Ce groupe de faits éclaire l'*entrecroisement* des hémioculomoteurs.

Les faits de Prévost (4) et de Poumeau (5) montrent qu'une lésion de la couche supérieure du pédoncule entraîne une paralysie croisée du rotateur des yeux : l'hémioculomoteur n'a pas encore traversé la ligne médiane. Les faits de type Foville que nous venons d'étudier prouvent que l'hémioculomoteur traverse la ligne médiane, comme le facial, dans la protubérance, bien au-dessus du point où le faisceau pyramidal des membres s'entrecroise.

On peut préciser encore davantage et montrer que l'hémioculomoteur s'entrecroise *avant le facial*. La lésion peut en effet porter sur l'hémioculomoteur déjà entrecroisé et sur le facial et les nerfs des membres non encore entrecroisés. Dans ces cas (symptôme de Gubler Weber) il y a hémiplégie (membres et face) d'un côté et paralysie de l'oculogyre de l'autre : type Foville du Gubler Weber.

J'ai trouvé trois observations établissant la chose ; elles sont dues à Desnos (6) (1873), Fereol (7) (1873) et Rickards (8) (1886).

(1) Wernicke, *Archiv fur Psychiatrie und Nervenkrankheiten*, 1877. Citat. Raymond, *loco cit.*, t. II, p. 692.

(2) Crohn, *Archiv fur Kinderheilkunde*, 1883. Citat. Raymond, *Ibidem*, p. 692.

(3) Mierzejewsky et Rosenbach, *Neurologisches Centralblatt*, 1885, Citat. Raymond, *Ibidem*, p. 694.

(4) Prévost, thèse de Paris, 1866. Citat. d'Astros, *loco cit.*, p. 35.

(5) Poumeau, thèse de Paris, 1866. Citat. d'Astros, *Ibidem*, p. 139.

(6) Desnos, *Société médicale des hôpitaux*, 1873, observation III de Graux, *loco cit.*, p. 20.

(7) Fereol, *Société médicale des hôpitaux*, 1873. Observation IV de Graux, *Ibidem*, p. 29.

(8) Rickards, *British medical Journal*, 1886, Citat. d'Astros, *loco cit.*, p. 18.

Ces entrecroisements successifs de l'hémioculomoteur, du facial et des nerfs des membres sont résumés dans le tableau suivant et la figure 48.

Tableau XVIII.

	PARALYSIES	
	DIRECTES	CROISÉES
1er groupe : syndrome pédonculaire		Hémioculomoteur. Facial. Membres
2e groupe : syndrome protubérantiel supérieur Gubler-Weber	Hémioculomoteur.	Facial. Membres.
3e groupe : syndrome protubérantiel inférieur Millard-Gubler	Hémioculomoteur. facial.	Membres.

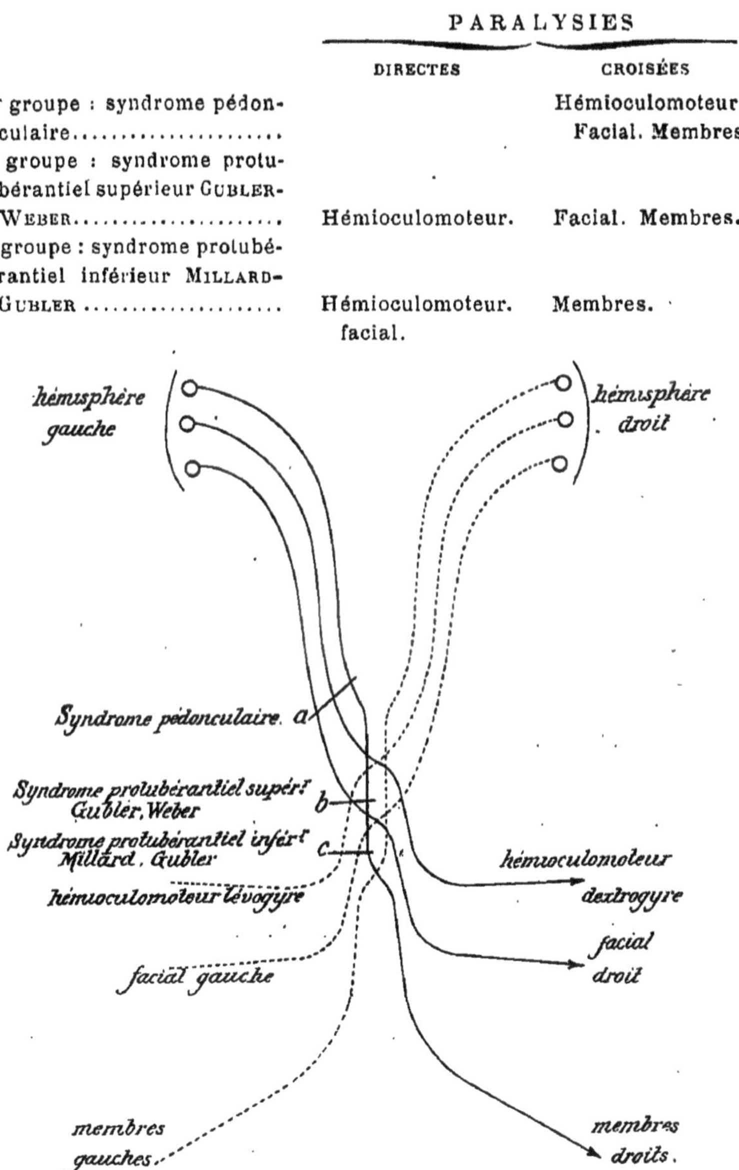

Fig. 48. — Paralysies alternes avec participation de l'hémioculomoteur.

Sur cette figure 48 il est facile de lire : quand la lésion est en *a* (hémisphère jusque dans le pédoncule) les trois paralysies sont croisées ; quand la lésion siège en *b* (partie supérieure de la protubérance) la paralysie de l'oculogyre est directe, les paralysies du facial et des membres sont croisées (type Foville du syndrome Gubler Weber); quand la lésion siège en *c* (partie inférieure de la protubérance) les paralysies de l'oculogyre et du facial sont directes et la paralysie des membres est directe (type Foville du syndrome Millard Gubler); enfin si une lésion pouvait siéger au-dessous de l'entrecroisement des pyramides et atteindre cependant les oculomoteurs et le facial, toutes ces paralysies seraient directes.

Le tableau XIX, de la page 398, résume l'ensemble des paralysies alternes motrices ainsi comprises.

II

Troubles de l'appareil nerveux de direction verticale du regard (nerfs suspiciens et despiciens). Paralysies et convulsions, tics d'élévation et d'abaissement. Nystagmus vertical.

La distinction entre le spasme et la paralysie n'est pas toujours facile en clinique, comme en témoigne l'histoire dont je reparlerai plus loin, de ce malade présenté à la Société de Neurologie par Crouzon comme atteint de « tic d'élévation des deux yeux » et, quelques mois après, par Babinski comme atteint de « paralysie du mouvement associé de l'abaissement des yeux ».

C'est donc ensemble que nous allons essayer d'étudier les *troubles conjugués de l'abaissement et de l'élévation du regard.*

Parinaud, le premier, a, dans le mémoire déjà cité de 1883, nettement attiré l'attention sur les paralysies des mouvements associés des yeux, en haut et en bas. Il cite trois observations, une de PRIESTLEY SCHMIDT (1) : paralysie du despiciens (avec paralysie de la convergence) (2) ; et deux

TABLEAU XIX

PARALYSIES ALTERNES MOTRICES *Caractères communs* : Paralysie des membres d'un côté, d'un ou de plusieurs nerfs crâniens de l'autre. *Siège de la lésion*. Protubérance ou voisinage.			
	PREMIER TYPE	DEUXIÈME TYPE	TROISIÈME TYPE
	Type ordinaire.	Type modifié ou complété.	Type FOVILLE avec participation de l'hémioculomoteur (dextrogyre ou levogyre).
I. SYNDROME GUBLER-WEBER. *Caractères communs :* paralysie des membres et du facial d'un côté, d'un ou de plusieurs oculomoteurs de l'autre. *Siège de la lésion :* partie inférieure de la protubérance.	Paralysie : des membres et du facial d'un côté ; de l'oculomoteur commun (III paire) de l'autre.	Paralysie : des membres et du facial d'un côté ; de la III paire et de la VI paire ou de la seule VI paire, de l'autre.	Paralysie : des membres et du facial d'un côté; d'un hémioculomoteur (dextrogyre ou levogyre) de l'autre.
II. SYNDROME MILLARD-GUBLER. *Caractères communs*. paralysie des membres d'un côté, du facial de l'autre. *Siège de la lésion :* partie inférieure de la protubérance.	Paralysie : des membres d'un côté, du facial, de l'autre.	Paralysie : des membres d'un côté; du facial et de un ou plusieurs nerfs crâniens de l'autre.	Paralysie : des membres d'un côté ; du facial et d'un hémioculomoteur (dextrogyre ou levogyre) de l'autre.

(1) PRIESTLEY SCHMIDT, *Ophtalm. hospital. Reports*, 1876.

(2) C'est avec les symptômes de l'accommodation (§ III, B.) que nous étudierons les troubles de la convergence.

personnels (1) : dans l'un, paralysie du suspiciens (et de la convergence) et dans l'autre, paralysie du suspiciens et du despiciens (avec paralysie de la convergence et conservation des mouvements de latéralité).

Voilà la question clinique nettement posée et le chapitre ouvert.

En 1892 et 1894, SAUVINEAU (2) reprend la question, cite un nouveau fait de paralysie de l'élévation et de l'abaissement, avec intégrité du mouvement latéral, et parle nettement de lésion supranucléaire, lésion au-dessus des noyaux d'origine réelle, dans des centres d'association plus élevés. « Si l'on se rappelle, dit-il, que d'après les expériences d'ADAMÜCK, confirmées par celles de BEAUNIS, les tubercules quadrijumeaux antérieurs contiennent les centres coordinateurs qui président aux mouvements associés des deux yeux, dans l'abaissement, l'élévation, le regard à droite ou à gauche, n'est-on pas tenté... de voir dans la lésion des tubercules quadrijumeaux, dans le cas de THOMSEN, la cause de l'ophtalmoplégie ? » « Les lésions supranucléaires, c'est-à-dire sur les centres coordinateurs (tubercules quadrijumeaux, etc.) produisent des paralysies des mouvements des yeux associés et conjugués ».

En 1899, TEILLAIS (3) cite un nouveau cas analogue et en rapproche les suivants : 1. WERNICKE : paralysie de l'élévation et de l'abaissement ; recroquevillement de la couche optique et des tubercules quadrijumeaux du côté droit, consécutif à un foyer de ramollissement ayant laissé une vieille cicatrice ; 2. HENOCH : paralysie du suspiciens ; production caséeuse dans le tubercule quadrijumeau postérieur gauche ; 3. THOMSEN (1887) : paralysie du suspiciens :

(1) PARINAUD, *loco cit.*, observation V, p. 161 et observation IV, p. 158.

(2) SAUVINEAU, *Pathogénie et diagnostic des ophtalmoplégies*, thèse de Paris, 1892 et *Recueil d'Ophtalmologie*, 1894, t. XVI, p. 592.

(3) TEILLAIS, *Bulletin et Mémoires de la Société française d'ophtalmologie*, 1899, t. XVII, p. 405.

néoplasme gommeux à la base de l'encéphale, à la naissance des nerfs oculomoteurs, entre les corps mamillaires et les pédoncules cérébraux où la tumeur pénétrait ; 4. Parinaud (1892) : paralysie du suspiciens (et des oculogyres latéraux) ; pas d'autopsie ; 5. Nieden : paralysie associée des muscles droits supérieurs et obliques inférieurs ; pas d'autopsie ; 6. Schroeder (1894) : paralysie du despiciens ; pas d'autopsie.

En 1900, Crouzon (1) (interne de Pierre Marie) présente à la Société de Neurologie un malade curieux dont il fait un tic d'élévation des deux yeux. Ce sujet étant entré ensuite à la Pitié, Babinski (2) le présente à son tour à la Société et en fait une paralysie de l'abaisseur. Parinaud se range à cette manière de voir et développe ses idées sur les centres mésocéphaliques supranucléaires. Gilbelt Ballet fait ses réserves sur l'existence d'une lésion organique.

L'année suivante, Pierre Marie (3) ramène encore le malade de Bicêtre, où il est revenu, et en fait de nouveau un spasme névrosique qu'il rattache à l'hystérie. C'est alors que Parinaud soulève, comme très probable, l'hypothèse d'un siège cortical ou souscortical pour l'altération. Il rapproche de ce fait un cas de Bettremieux (Société de Médecine de Lille) et rappelant que Ballet a constaté la conservation des réflexes chez ce malade, il en tire argument pour son diagnostic de siège cortical. Babinski conserve sa première manière de voir et Brissaud, admettant avec Parinaud le siège cortical, ajoute : de là à conclure à la nature hystérique du trouble il n'y a qu'un pas.

Enfin, plus récemment, à Babinski qui demandait des

(1) Crouzon, Société de Neurologie, 11 janvier 1900. *Revue neurologique*, 1900, p. 54.

(2) Babinski, Société de Neurologie, 7 juin 1900. *Revue neurologique*, 1900, p. 525.

(3) Pierre Marie, Société de Neurologie, 18 avril, 1901, *Revue neurologique*, 1901, p. 428.

nouvelles du malade PIERRE MARIE (1) a répondu qu'il semble marcher vers l'aliénation mentale.

Dans un travail déjà cité (pour les paralysies de latéralité), RAYMOND et CESTAN donnent un cas (observation III) de paralysie des mouvements de latéralité, d'élévation et de convergence des globes oculaires, sans strabisme permanent. Quelque temps après, ils ont publié (2) l'autopsie de ce sujet : lésion (sclérose en plaques) pédonculoprotubérantielle trop étendue et diffuse pour servir beaucoup à la localisation que nous cherchons.

Citons encore les faits sans autopsie de POULARD (3) paralysie du despiciens) et de NOGUÈS et SIROL (4) (paralysie du suspiciens).

Depuis 1883, il s'est donc accumulé un nombre de faits cliniques suffisant pour établir l'existence du nerf suspiciens et du nerf despiciens. Mais la documentation anatomo-clinique est très insuffisante. On est donc encore réduit à des hypothèses sur le trajet de ces nerfs.

On doit d'abord supposer que, comme pour les autres oculomoteurs, le centre cortical est double : 1° centre sensoriomoteur vers le pli courbe ou autour (nous verrons dans le § III que là se place le centre de l'élévateur de la paupière supérieure, qui fait partie du suspiciens) ; c'est le centre postérieur que les physiologistes placent dans le lobe occipital (SCHÆFFER, MUNK) (5) ; 2° centre sensitivomoteur dans la région périrolandique, comme tous les autres centres analogues et spécialement celui du facial supérieur. Expé-

(1) PIERRE MARIE, Société de Neurologie, 9 janvier 1902, *Revue neurologique*, 1902, p. 56.

(2) RAYMOND et CESTAN, Société de Neurologie, 9 janvier 1902, *Ibidem*, 1902, p. 52.

(3) POULARD, Société de Neurologie, 7 février 1901, *Revue neurologique*, 1901, p. 158.

(4) NOGUÈS et SIROL, Société de Neurologie, 7 mars 1901, *Ibidem*, 1901, p. 290.

(5) Voir JULES SOURY, *loco cit.*, p. 937.

rimentalement, Mott et Schæffer (1) ont distingué dans cette région : *a*) un territoire moyen dont l'excitation détermine la déviation conjuguée simple ; *b*) un territoire supérieur, dont l'excitation est suivie d'une déviation latérale avec *abaissement des globes oculaires ; c*) un territoire inférieur, dont l'excitation provoque, avec la déviation latérale, une *élévation des globes oculaires.*

De ces centres corticaux A part (fig. 49), dans chaque

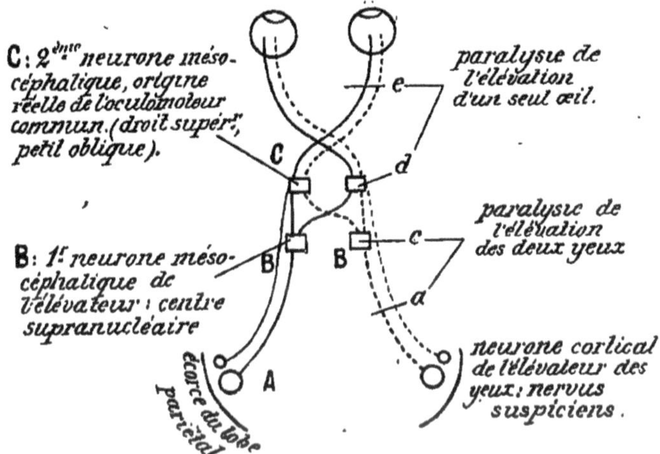

Fig. 49. — Schéma des élévateurs (et des abaisseurs) des deux yeux : nerf suspiciens et nerf despiciens.

hémisphère, un nerf élevateur (suspiciens) des deux yeux et un nerf abaisseur (despiciens) des deux yeux. Chacun de ces nerfs se rend à un centre supranucléaire B, qui préside encore à l'élévation ou à l'abaissement conjugués des deux yeux. Là chaque nerf se subdivise et envoie un filet au noyau du même côté et au noyau du côté opposé du droit supérieur et du petit oblique de la III paire (pour le suspiciens), du droit inférieur et du grand oblique de la III et de la IV paires (pour le despiciens).

Le centre supranucléaire semble être à la partie supérieure

(1) Jules Soury, *loco cit*, p. 938.

(pédonculaire) de la protubérance ou aux tubercules quadrijumeaux. Les centres nucléaires C sont connus et ont été très bien étudiés dans ces derniers temps. C'est l'origine réelle des filets de la III paire destinés au droit supérieur, au droit inférieur et au petit oblique et de la IV paire (pathétique) pour le grand oblique.

Du schéma de la figure 49 nous pouvons déduire la séméiologie.

Une lésion en *a* et en *c* ne produira rien si elle est unilatérale. Une lésion bilatérale produira la paralysie de l'élévation ou de l'abaissement. Cette lésion bilatérale (unique) est facile au centre B (lésion en *c*) : la plupart des cas cités plus haut de paralysie de l'élévation ou de l'abaissement doivent appartenir à ce groupe. Dans l'hémisphère (en *a*) la chose est au contraire plus difficile à réaliser. De là, l'intégrité habituelle de ces mouvements conjugués dans l'hémiplégie ordinaire (1). On pourra au contraire observer la chose dans la paralysie pseudobulbaire, due à deux foyers symétriques (je ne connais pas encore d'exemple clinique, avec autopsie, démontrant cette hypothèse).

Vraisemblablement c'est en agissant ainsi sur les centres des deux hémisphères que l'hystérie détermine le spasme ou la paralysie de l'élévation ou de l'abaissement, comme j'en ai cité des exemples ci-dessus.

Au delà du centre supranucléaire, le nerf et sa symptomatologie s'éparpillent : alors le nerf suspiciens ou despiciens n'existe plus. On aura des paralysies isolées de l'élévateur ou de l'abaisseur d'un seul œil.

(1) Dans sa thèse déjà citée, Desclaux montre que chaque hémisphère a bien une action sur les deux yeux au point de vue de l'abaissement et de l'élevation, mais que cette action est plus marquée sur l'œil opposé puisque dans l'hémiplégie ordinaire il y a le plus souvent affaiblissement plus marqué des droits supérieur et inférieur du côté paralysé : c'est pour exprimer ces faits que j'ai introduit dans mon schéma de la figure 49 des fibres directes qui vont de l'écorce aux centres nucléaires en évitant les centres supranucléaires.

A la fin de ce paragraphe, je mentionne, sans insister (faute de documents anatomocliniques), le *nystagmus vertical* qui est le tremblement (intentionnel ou au repos) des nerfs suspiciens et despiciens.

§ III. — APPAREIL NERVEUX DE PROTECTION DE L'ŒIL

Anatomie et Physiologie cliniques et Séméiologie du nerf d'ouverture et de fermeture des yeux.

La protection du globe oculaire est assurée par les paupières. Les deux muscles antagonistes (élévateur de la paupière supérieure et orbiculaire des paupières) forment un système unique : chaque mouvement de fermeture ou d'ouverture des yeux étant produit par la contraction de l'un et le relâchement actif de l'autre. Cet appareil est donc innervé par un nerf unique, *appareil nerveux de protection de l'œil*, dont l'unité est faite par l'unité de la fonction et du centre cortical.

Cet appareil nerveux de protection est formé de deux nerfs antagonistes : un nerf d'ouverture, filet de la III paire qui va à l'élévateur de la paupière supérieure ; un nerf de fermeture, filet de la VII paire qui va à l'orbiculaire des paupières. Ces deux filets nerveux doivent donc être détachés des paires anatomiques auxquelles ils sont accolés pour constituer ensemble un appareil nerveux distinct et individualisé.

Comme, ici plus encore que dans les autres paragraphes, l'anatomophysiologie est entièrement basée sur la clinique, nous étudierons ensemble l'anatomie et la physiologie cliniques et la séméiologie.

I

Trajet cérébral et paralysies cérébrales des nerfs de protection de l'œil. — 1. Centre cortical du nerf d'ouverture. — 2. Centre cortical du nerf de fermeture. — 3. Trajet ultérieur de ces nerfs. — 4. Voies sensitivomotrices des paupières.

1. *Centre cortical du nerf d'ouverture.*

Un assez grand nombre de travaux concordants (quoique encore discutés) me paraissent placer ce centre dans le pli courbe ou tout au moins dans l'étage inférieur du lobe pariétal (lobule pariétal inférieur et pli courbe) (fig. 3, p. 44).

J'ai publié (1), en 1876, la première observation qui tend à établir ce centre cortical du releveur de la paupière supérieure.

Peu après (1877) LANDOUZY publie dans les *Archives générales de Médecine* un travail important qui met hors de doute l'existence dans l'écorce d'un centre spécial pour le releveur de la paupière et le place aussi dans le lobule pariétal inférieur.

En 1881, CHAUFFARD donne, dans la *Revue de Médecine*, un cas qui est une confirmation remarquable de cette localisation au pli courbe.

En 1886, SURMONT, aujourd'hui professeur à Lille, consacre sa thèse à cette question du centre cérébral de la blépharoptose et rapporte des faits, dont un confirmatif très net, observé chez WANNEBROUCK.

LEMOINE, en 1887, donne, dans la *Revue de Médecine*, une nouvelle observation confirmative et HERTER (2), en 1895, une autre.

(1) Méningite. Paralysie limitée à la paupière supérieure gauche. Lésion à l'extrémité de la scissure parallèle droite. Observation et réflexions. *Progrès médical*, 1876, avril.

(2) HERTER, *Journal of nervous and mental disease*, 1895, t. XX, p. 18, citat. JULES SOURY, *loco cit.*, p. 951.

Cela fait, à ce moment, 6 faits concordants et démonstratifs.

Il faut immédiatement reconnaître que d'autres faits sont, sinon contradictoires, du moins négatifs. Aussi ce centre a-t-il été très discuté.

Dans le livre publié en 1895 (après la mort de Charcot) sur les centres moteurs corticaux chez l'homme, Charcot et Pitres sont cependant moins éloignés de l'admettre que dans leur premier grand mémoire de la *Revue mensuelle de Médecine et de Chirurgie* (1877 à 1879). « Il faut reconnaître, disent-ils, que les observations confirmatives que nous venons de rapporter donnent une certaine vraisemblance à l'opinion de Grasset et Landouzy. A notre avis, la localisation dans le pli courbe d'un centre cortical du rameau palpébral de la III paire ne doit pas être repoussée comme hypothèse inacceptable, mais elle n'est pas encore assez bien démontrée pour qu'on puisse l'admettre sans conteste. »

C'est au pli courbe, ou au lobule du pli courbe, que mon collègue Hedon, dans son *Précis de Physiologie* (fig. 165, E, p. 542 de la 3e édition) place le centre des paupières sur son schéma de la situation probable des centres moteurs et sensoriels.

Brun et Morax (1) sont également arrivés à une conclusion analogue : « un ptosis du côté droit indiquera une lésion siégeant sur l'hémisphère gauche et intéressant la région pariétale ou plus exactement, ainsi que cela semble résulter de l'ensemble des cas publiés, le lobule pariétal inférieur ou gyrus angularis. »

Nous sommes donc en droit de conserver jusqu'à nouvel ordre cette localisation pour le centre *sensoriomoteur* (2) du nerf d'ouverture de l'œil, corps cellulaire du neurone

(1) Brun et Morax, *Traité de Pathologie générale de Bouchard*, 1903, t. VI, p. 233.

(2) Voir, à la page suivante, pour le centre sensitivomoteur.

dont l'altération produit la paralysie cérébrale de l'ouverture oculaire.

2. *Centre cortical du nerf de fermeture.*

Le nerf de fermeture étant un rameau de la VII paire qui arrive à l'orbiculaire, je n'ai qu'à rappeler ce que j'ai dit déjà plus haut (p. 84) du centre cortical du facial supérieur, que nous avons vu être, comme le centre du nerf d'ouverture, dans le lobule pariétal inférieur (centre sensoriomoteur).

3. *Trajet ultérieur de ces nerfs.*

De ces centres corticaux les deux nerfs d'ouverture et de fermeture vont aux noyaux bulbaires (origine réelle des nerfs).

Pour l'élévateur de la paupière, il va au noyau situé du même côté « dans l'étage supérieur du pédoncule cérébral, au-dessous des tubercules quadrijumeaux » et de là au muscle élévateur de la paupière supérieure du côté opposé.

Pour l'orbiculaire, nous connaissons (p. 87) le trajet du facial supérieur depuis le centre cortical par la couronne rayonnante et la région optostriée jusqu'au noyau mésocéphalique du facial.

4. *Voies sensitivomotrices des paupières.*

Nous connaissons les faits qui prouvent que chacun des nerfs étudiés ici a, indépendamment de son centre sensoriomoteur rétrorolandique, un centre sensitivomoteur dans la région périrolandique. A cette innervation appartiennent les réflexes (1) palpébraux d'origine non visuelle, comme les mouvements des paupières pour faire cheminer les larmes (2).

C'est ce centre antérieur qui est lésé dans les cas d'hémiplégie vulgaire avec ptosis, signalés et réunis par MIRALLIÉ.

(1) Voir plus loin p. 409.
(2) Voir, plus loin, même paragraphe II, 1, *b*.

Dans ces cas (plus fréquents qu'on ne le croyait avant les travaux de cet auteur) la fente palpébrale est diminuée du côté paralysé.

Ce qui prouve que si le nerf de fermeture et le nerf d'ouverture appartiennent dans certains cas à l'appareil nerveux *bilatéral* d'élévation et d'abaissement des yeux, il y a aussi de chaque côté un nerf croisé d'ouverture et de fermeture correspondant à un centre *unilatéral* : ce qui explique la possibilité (pour la plupart des personnes) de fermer isolément un œil ou l'autre (fig. 49 de la page 402).

II

Etude des mouvements réflexes, automatiques et volontaires des paupières pour le diagnostic du siège des lésions. — 1. Réflexes palpébraux ; *a*) Sensoriels ; *b*) Sensitifs. — 2. Mouvements automatiques ; occlusion des yeux dans le sommeil. — 3. Mouvements volontaires bilatéraux et unilatéraux.

Les troubles dans l'innervation palpébrale (paralysies et spasmes) répondent à des lésions qui peuvent siéger en un point quelconque de chacun des deux neurones corticaux (rétrorolandiques et périrolandiques) que nous venons d'étudier. Dans l'analyse clinique de ces troubles symptomatiques et pour le diagnostic de siège de la lésion génératrice il faut toujours déterminer avec soin et séparément l'état des mouvements *réflexes*, *automatiques* et *volontaires*. On peut en effet grouper sous ces trois chefs les divers mouvements que présentent les paupières.

1. *Réflexes palpébraux.*

a. Réflexes sensoriels.

Les mouvements réflexes sensoriels sont ceux que les paupières exécutent sous l'influence de la lumière ou à l'approche d'un corps étranger (clignotement, clignement, réflexes d'éblouissement). L'arc réflexe est constitué par le nerf optique comme voie centripète et les nerfs protecteurs de l'œil comme voies centrifuges. Quant aux centres de réflexion, ils siègent au niveau des *centres primaires optiques*, dans les noyaux gris de la base du cerveau, spécialement dans les *tubercules quadrijumeaux.*

En effet, von Monakow a vu les tubercules quadrijumeaux dégénérés en partie avec le pulvinar et le corps genouillé externe après la destruction expérimentale ou clinique des voies visuelles. Il a vu d'autre part la lésion d'un des tubercules quadrijumeaux antérieurs évoluer sans altération essentielle de la vision, mais avec des troubles des mouvements des yeux et de l'innervation des pupilles. De plus, les anatomistes admettent dans les tubercules quadrijumeaux, outre les fibres optiques arrivant de la rétine et les fibres optiques allant à l'écorce, des fibres descendantes qui « se dirigent vers la protubérance et le bulbe, se mêlent aux fibres de la bandelette longitudinale postérieure... et se terminent, toujours par des arborisations libres, dans les noyaux moteurs des nerfs bulboprotubérantiels... Les tubercules quadrijumeaux antérieurs deviennent ainsi le centre ganglionnaire de la voie optique réflexe » (Testut).

Plus récemment, Pavlow (1) a insisté sur les connexions établies par le faisceau tectobulbaire prédorsal entre les fibres de la bandelette optique (par le tubercule quadrijumeau supérieur) et les noyaux des oculomoteurs.

La constatation clinique de la présence ou de l'absence de ces réflexes sensoriels dans un cas donné aura une haute valeur séméiologique pour préciser le siège de la lésion en deçà ou au delà des centres primaires optiques et des tubercules quadrijumeaux.

b. Réflexes palpébraux sensitifs.

L'arc de ces réflexes est beaucoup plus court et plus pé-

(1) Pavlow, *Le Névraxe*, 1900, p. 331.

riphérique que celui des réflexes sensoriels : la voie centrifuge est toujours le nerf d'ouverture et de fermeture (sauf dans le *cornéomandibulaire* (1) qui est un réflexe oculaire, mais pas un réflexe palpébral), la voie centripète est le trijumeau et les centres de réflexion sont les noyaux (neurones inférieurs de réception et d'émission : le ganglion de Gasser et les noyaux bulbaires du facial et de l'oculomoteur commun).

Aussi la disparition de ces réflexes est-elle en général un signe de lésion périphérique. Ainsi dans la paralysie périphérique du facial on constate cette disparition, notamment la suppression du clignement réflexe qui étale physiologiquement les larmes ; de même dans les lésions du trijumeau et du ganglion de Gasser.

Tout le monde connaît le réflexe *cornéen* et l'importance de sa recherche, notamment dans le sommeil chloroformique.

Dans ces derniers temps, on a beaucoup étudié le réflexe *susorbitaire* décrit d'abord par Mac Carthy (2) comme nouveau réflexe dans le domaine de la cinquième et de la septième paires : quand avec le marteau on percute le nerf susorbitaire, on détermine un tremblement fibrillaire de l'orbiculaire des paupières, faisant tout au plus rapprocher les paupières, sans faire fermer les yeux. Si le réflexe est exagéré, la zone à percuter est beaucoup plus étendue. Il a été trouvé supprimé dans les cas de paralysie du facial, de paralysie du trijumeau, dans un cas de section du susorbitaire (pour névralgie)...

(1) Sous ce nom, Frédéric von Sölder (*Neurologisches Centralblatt*, 1902, p. 111), décrit un déplacement du maxillaire inférieur produit par l'excitation de la cornée ; ce mouvement est uniquement transversal et la mâchoire se déplace vers le côté opposé à la cornée excitée ; il se produit en même temps que le réflexe cornéen. Les voies du réflexe sont les branches sensitive et motrice et le noyau moteur du trijumeau. Ce réflexe est physiologique sans être absolument constant.

(2) Mac Carthy, *Ibidem*, 1901, p. 800.

Von Bechterew (1) avait déjà eu l'attention attirée sur ce réflexe qu'il aime mieux appeler réflexe *oculaire*, parce qu'il le détermine en percutant toute la partie frontopariétale du crâne et l'arcade zygomatique. Il en fait un réflexe périostal et décrit du reste une vraie contraction de l'orbiculaire dans ce cas.

Dans le même numéro du *Centralblatt*, Carl Hudovernig (2) refuse au phénomène le caractère d'un réflexe, vu qu'il le détermine par une percussion d'un point quelconque du muscle frontal et surtout qu'il l'a vu persister chez un malade à qui Dollinger avait enlevé le ganglion de Gasser (pour une névralgie). Ce mouvement n'est, pour lui, qu'une extension à l'orbiculaire de l'excitation musculaire mécanique portée sur un point voisin.

La plupart des auteurs n'ont pas adopté cette manière de voir.

Ainsi Sailer (3) a vu dans une paralysie du facial la percussion du susorbitaire déterminer le réflexe du côté opposé, aucune autre excitation ne déterminant la contraction de l'orbiculaire.

Dans un nouveau travail, von Bechterew (4) maintient la nature réflexe du phénomène, seulement avec un point de départ plus étendu que ne le voulait Mac Carthy. Il montre que ce réflexe est diminué ou aboli dans les lésions du trijumeau et dans les paralysies périphériques du facial et non dans les paralysies centrales du facial avec intégrité du facial supérieur.

Pour Hugo Lukacz (5) il s'agit bien aussi d'un réflexe, puisqu'il peut le déterminer par la percussion de régions très diverses du visage, très éloignées du muscle frontal.

(1) Von Bechterew, *Neurologisches Centralblatt*, 1901, p. 930.
(2) Carl Hudovernig, *Ibidem*, 1901, p. 933.
(3) Sailer, *Philadelphia medical Journal*, 1901 (*Revue neurologique*, 1902, p. 457).
(4) Von Bechterew, *Neurologisches Centralblatt*, 1902, p. 107.
(5) Hugo Lukacz, *Ibidem*, 1902, p. 147.

Il le rapproche du phénomène de CHVOSTEK, dans lequel la contraction des orbiculaires des paupières et des lèvres est provoquée par la percussion du point d'émergence du facial et se produit du côté opposé quand il y a paralysie unilatérale complète de la VII paire. De plus, il a constaté, au moment de ce réflexe, que la pupille se contracte, puis se dilate et reste dilatée, phénomène décrit par WESTPHAL et PILTZ dans la fermeture des yeux (parfois normalement d'après WESTPHAL, toujours pathologiquement d'après PILTZ), phénomène que SCHAUTZ croyait à tort dissimulé normalement par la réaction à la lumière, puisque LUKACZ élimine entièrement cette dernière influence. « Peut-être la réapparition du réflexe orbiculaire peut-elle être un bon signe d'amélioration d'une paralysie faciale ; le phénomène pupillaire (1) pourrait peut-être servir à diagnostiquer l'origine périphérique ou centrale d'une paralysie du moteur oculaire commun (2). »

WALKER OVEREND (3) fait aussi de ce symptôme un phénomène réflexe qu'il a décrit dès 1896 et qu'il appelle réflexe *ophtalmique*

Reprenant la question, MAC CARTHY (4) maintient sa première manière de voir, ajoutant que la percussion de l'os malaire ne détermine ce réflexe que dans les cas d'exagération, de même que, dans ces cas, le réflexe rotulien peut être déterminé par la percussion du périoste tibial ou fémoral.

En somme, la recherche de ce réflexe oculaire ou susorbitaire reste un bon moyen à employer en clinique *pour*

(1) Voir plus loin au paragraphe des troubles de l'accommodation, p. 421.

(2) LERI, Analyse du travail précédent, in *Revue neurologique*, 1902, p. 1092.

(3) WALKER OVEREND, *Lancet*, 1902 (*Revue neurologique*, 1902, p. 727).

(4) MAC CARTHY, *Philadelphia medical Journal*, 1902 (*Revue neurologique*, 1902, p. 1093).

déterminer l'intégrité ou l'altération de l'arc réflexe trijumeau facial (1).

2. *Mouvements automatiques : occlusion des yeux dans le sommeil.*

Les mouvements automatiques des paupières qui intéressent le clinicien sont ceux qui amènent l'occlusion des yeux pendant le sommeil. Dans ce cas, il y a diminution du tonus du releveur de la paupière supérieure (puisque, dans la paralysie du facial, l'œil se ferme *un peu* dans le sommeil) (2) ; mais il y a aussi mouvement de contraction de l'orbiculaire (puisque, dans cette même paralysie du facial, l'œil ne se ferme pas complètement dans le sommeil : *lagophtalmie*).

J'ai observé (3) le cas curieux d'un homme qui avait les réflexes de clignement, qui dormait les yeux fermés et qui ne pouvait absolument pas fermer les yeux volontairement (ni ensemble ni isolément). C'était une paralysie pseudobulbaire.

Dans cette maladie (4), le facial supérieur n'est habituellement pas atteint. Je l'ai trouvé atteint dans 4 observations sur 37 : dans ces 4 cas, la lésion siégeait à la partie externe du noyau lenticulaire du corps strié. Mais je n'ai trouvé que trois cas avec autopsie dans lesquels le facial supérieur fut pris pour les mouvements volontaires et pas pour les réflexes et le sommeil.

Dans le premier (MAGNUS) (5), kyste hémorrhagique ayant

(1) Voir encore sur l'état de ces réflexes dans la démence paralytique : VON BECHTEREW, *Neurologisches Centralblatt*, 1903, p. 850.

(2) VASCHIDE et VURPAS, *Revue neurologique*, 1902, p. 899.

(3) *Leçons de Clinique médicale*, 1898, 3ᵉ série, p. 494.

(4) GALAVIELLE, *Des paralysies pseudobulbaires d'origine cérébrale*, thèse de Montpellier, 1893.

(5) MAGNUS, *Muller's Archiv*, 1837, p. 258 (LEPINE, *Revue mensuelle de Médecine et de Chirurgie*, 1877, p. 917. Observation XXVI de GALAVIELLE). Autopsie faite par FRORIEP, publiée par ROMBERG, dans

détruit deux circonvolutions dans l'hémisphère droit, au bord externe, là où le lobe antérieur et le lobe moyen se confondent.

Dans le deuxième (TILING) (1), foyer de ramollissement bilatéral, cortical et un peu souscortical, occupant les deux circonvolutions centrales et le lobule pariétal inférieur.

Dans le troisième (TOURNIER) (2), ramollissement à droite dans la capsule externe et le segment externe du noyau lenticulaire ; à gauche dans une région analogue et tumeur sur le pli de passage du lobule pariétal supérieur avec la pariétale ascendante.

Ces faits, quoique en nombre bien réduit, semblent indiquer que le centre de ces mouvements automatiques est quelque part au-dessus des centres réflexes et au-dessous des centres corticaux volontaires, peut-être dans l'écorce cérébrale. Dans ce dernier cas, ces faits rentreraient dans les exemples de lésion suspolygonale, comme les asymbolies, les aphasies idéomotrices, etc.

3. *Mouvements volontaires, bilatéraux et unilatéraux.*

L'étude des mouvements *volontaires* des paupières est cliniquement moins importante que celle des mouvements réflexes et automatiques parce que leur disparition est un symptôme constant de la paralysie des paupières, quelle que soit la hauteur de la lésion sur le trajet des appareils nerveux d'ouverture et de fermeture.

On doit se rappeler seulement qu'il faut toujours analyser séparément et successivement la motricité palpébrale simultanément dans les deux yeux et isolément dans chaque œil. Pour cela, il faut s'assurer préalablement que le sujet

la 3e édition de son livre, et, en France, par DAVAINE (1852) dans son mémoire sur la paralysie double du facial.

(1) TILING, *Petersburg medicinische Zeitschrift*, 1874, p. 251 (WERNICKE, *Archiv fur Psychiatrie und Nervenkrankheiten*, t. XX, p. 273).

(2) TOURNIER, *Revue de Médecine*, 1898, p. 671.

savait, à l'état normal, fermer à volonté chacun des deux yeux. Tous les sujets ne sont pas à ce point de vue aussi démonstratifs que mon hémiplégique (1) qui, avant d'être malade, jouait beaucoup et clignait alternativement chaque œil pour prévenir son partenaire de son jeu.

Dans la paralysie unilatérale du facial, le sujet ferme un peu l'œil malade quand il cherche à fermer les deux yeux (2). Il y a là surtout une action volontaire directe de relâchement sur le releveur de la paupière supérieure (voir l'expérience de Sherrington plus haut, p. 108).

§ IV. — APPAREIL NERVEUX DE L'ACCOMMODATION (pupille et convergence).

La pupille appartient à la fois à l'appareil de protection et à l'appareil d'accommodation. Pour ne pas en scinder l'étude, nous l'avons réservée pour ce paragraphe ; nous y joindrons l'appareil de la convergence qui appartient plus à l'accommodation qu'à la direction latérale du regard.

A. — ANATOMIE ET PHYSIOLOGIE CLINIQUES

I

Appareil nerveux : 1, de la pupille ; 2, de l'accommodation ; 3, de la convergence.

1. L'*appareil nerveux moteur de la pupille* est formé d'un nerf de fermeture (resserrement) et d'un nerf d'ouverture (dilatation).

Le resserrement est produit par la contraction du sphincter pupillaire. Quant à la dilatation, son mécanisme est beaucoup plus discuté.

(1) *Leçons de Clinique médicale*, 4ᵉ série, p. 619.
(2) Vaschide et Vurpas, *loco cit.*, p. 904.

Avec Henle, Kölliker et d'autres, on avait admis d'abord un muscle dilatateur de la pupille ; puis, avec Grünhagen, on l'a nié : la dilatation était attribuée au relâchement du constricteur. Aujourd'hui avec Gabrielides (1) et Vialleton (2) on admet de nouveau l'existence du muscle dilatateur (3).

L'oculomoteur commun est le nerf de la constriction et le grand sympathique le nerf de la dilatation de la pupille.

Pour certains auteurs (4), le grand sympathique serait le nerf à la fois iridodilatateur et iridoconstricteur, les fibres de l'oculomoteur commun n'étant qu'une des origines (la plus élevée) du système sympathique.

L'oculomoteur commun, dont nous connaissons déjà le trajet intracérébral, envoie à l'iris un filet croisé.

Le grand sympathique cervical contient des fibres iridodilatatrices : la section donne du myosis et l'excitation du bout périphérique fait de la mydriase.

Le centre inférieur (5) en a été placé (6) dans la moelle par Budge (1885) entre la 4e racine cervicale et la 2e dorsale (centre ciliospinal) ; Grünhagen (1884) le place plus haut dans la moelle allongée ; Kocher (1896) fait parcourir toute la moelle cervicale, du haut en bas, par les fibres oculopupillaires.

En tout cas, Mme Dejerine Klumpke (7) a établi que ces

(1) Gabrielides, *Recherches sur l'embryogénie et l'anatomie comparée de l'angle de la chambre antérieure chez le poulet et chez l'homme, Muscle dilatateur de la pupille.* Thèse de Paris, 1895.

(2) Vialleton, *Archives d'Anatomie microscopique*, 1897, p. 374.

(3) Voir, pour toute cette question, l'important travail fait dans le laboratoire de Vialleton, par Edouard Grynfeltt, *Le Muscle dilatateur de la pupille chez les mammifères*, thèse de Montpellier, 1899, n° 40. — Voir aussi, Petella, *Annali di medicina navale*, 1901, p. 42 (*Revue neurologique*, 1902, p. 24).

(4) Morat, *Traité* cité, p. 608.

(5) Voir ce que nous avons déjà dit de ce centre, p.171.

(6) Voir Seeligmuller, *Deutsches Zeitschrift fur Nervenheilkunde*, 1899, p. 159.

(7) Mme Dejerine Klumpke, *Revue de Médecine*, 1885, p. 591.

fibres passent par le rameau communiquant de la 1re dorsale (1) (avec le grand sympathique). François Franck a montré qu'à la base du crâne ces fibres iridodilatatrices abandonnent le grand sympathique et se joignent au trijumeau dans le ganglion de Gasser. De là, elles vont par l'ophtalmique et les filets ciliaires au globe oculaire et au plexus ciliaire.

Alessandro Marina (2) et Anderson (3) ont insisté sur le rôle du ganglion ciliaire ou ophtalmique que ces nerfs rencontrent sur le trajet de l'ophtalmique et qui constitue le centre périphérique de la pupille, souvent atteint par exemple dans le tabes et la paralysie générale. Ce qui explique que certaines lésions de l'oculomoteur commun puissent laisser l'iris intact et que des paralysies complètes et totales des muscles extrinsèques de l'œil laissent intacts les muscles intrinsèques (4).

Un centre plus élevé pour les mouvements pupillaires, très important pour les réflexes visuels ou lumineux, est à la base du cerveau vers les tubercules quadrijumeaux, dans la région dont nous connaissons déjà (à propos des réflexes palpébraux p. 409) les relations avec les centres primaires optiques.

Mendel a montré, chez le chien, le chat et le lapin, que l'ablation de l'iris laisse intacts le nerf optique, le tubercule quadrijumeau antérieur et le corps genouillé externe, mais entraîne constamment l'atrophie de la masse et des cellules constituantes du ganglion de l'habénule (5). C'est

(1) Voir Raymond, *Clinique des Maladies du Système nerveux*, 1896, t. I, p. 225.

(2) Alessandro Marina, *Annali di neurologia*, 1901 et *Gazzetta degli ospedali e delle cliniche*, 1901 (*Revue neurologique*, 1902, p. 29 et 689).

(3) Anderson, *Proceeding of the physiological Society*, 1902 (*Ibidem*, 1903, p. 554).

(4) Voir plus loin au § V ce que nous dirons des ophtalmoplégies externe et interne.

(5) L'étage supérieur de la couche optique comprend trois noyaux d'avant en arrière : le troisième, le plus petit, en forme de massue,

ce ganglion de l'habénule qui serait, à ce niveau, le centre du réflexe oculopupillaire (1). Mais « cette opinion est réfutée, dit DEJERINE (2), par VON MONAKOW et par BERNHEIMER, qui ont prouvé que le ganglion de l'habénule n'avait rien à faire avec les origines de la III paire ». BECHTEREW place ce centre dans la substance grise du troisième ventricule ; la plupart des auteurs le mettent, avec MORAT, dans le tubercule quadrijumeau antérieur.

Enfin il y a un centre moteur cortical de l'iris. FERRIER avait déjà obtenu des modifications dans le diamètre de la pupille par l'excitation de la surface du cerveau chez le singe, le chien, le chat et le lapin.

Dans une série de travaux, échelonnés de 1886 à 1900, BECHTEREW (3) a décrit les centres corticaux de la pupille, d'abord chez le chien et le chat (région répondant à la 2e circonvolution occipitale, à peu près au milieu de la distance qui sépare le bord postérieur du gyrus sigmoïde de la fin du lobe occipital), puis, chez un singe (immédiatement en avant de la partie inféroexterne de la scissure occipitopariétale externe ; et un autre dans le territoire pariétal, immédiatement en avant de la partie supérointerne de la scissure de SYLVIUS dans le domaine du gyrus angulaire).

a une extrémité antérieure effilée qui est l'habénule ou rène ou frein de la glande pinéale et une extrémité postérieure plus grosse, arrondie, qui est le ganglion de l'habénule. Ce ganglion de l'habénule se confond en dedans avec la glande pinéale qui est située au milieu. Cette glande pinéale est elle-même couchée sur le tubercule quadrijumeau antérieur, immédiatement au-dessous du bourrelet ou splenium (extrémité postérieure) du corps calleux.

(1) Dans la couche optique, « l'excitation portée sur la commissure grise du thalamus provoque... la dilatation de la pupille » (MORAT).

(2) DEJERINE, *loco cit.*, p. 1150.

(3) VON BECHTEREW, *Neurologisches Centralblatt*, 1900, t. XIX, p. 386. On trouvera là l'indication de ses publications antérieures. Voir aussi, du même auteur : *Les Voies de conduction du cerveau et de la moëlle*, trad. BONNE, 1900, p. 304.

Piltz (1) est arrivé à des résultats tout à fait analogues chez le lapin : jonction du lobe pariétal et du lobe occipital, près de la ligne médiane.

Ellenberger place ce centre sur le gyrus central antérieur et postérieur et le gyrus suprasylvien antérieur ; et Landois à la partie antérieure des 3e et 4e circonvolutions arciformes (2).

2. *Appareil nerveux de l'accommodation.*

Les mouvements d'accommodation se passent dans le cristallin et ont pour agent le muscle ciliaire. Ce muscle est formé de fibres radiées ou méridiennes et de fibres annulaires ou équatoriales (musclé de Rouget).

Ces deux ordres de fibres auraient une action analogue (3) : dans le relâchement du muscle, « le cristallin est déprimé et aplati au maximum, d'une façon purement mécanique par la tension des fibres de la zonule de Zinn » ; l'œil est alors accommodé pour l'infini ou plutôt pour le *punctum remotum.* Le muscle ciliaire, par ses deux ordres de fibres, en se contractant, relâcherait la zonule et alors le cristallin augmente mécaniquement la convexité de ses courbures et l'œil est ainsi accommodé pour des objets plus rapprochés (Helmholtz) (4).

La contraction de ce muscle ciliaire est actionnée en sens inverse par l'oculomoteur commun et par le sympathique : le premier entraîne la contraction du muscle et fait bomber le cristallin ; le second « produit le relâchement du muscle ciliaire, sans doute en développant une action inhibitoire dans les cellules ganglionnaires du plexus ciliaire, comme l'ont avancé Morat et Doyon ».

(1) Piltz, *Neurologisches Centralblatt*, 1899, p. 875.

(2) Voir Frenkel, *Revue de Médecine*, 1896, p. 516.

(3) Voir Hedon, *Précis de Physiologie*, 1899, 2e édit., p. 591 et 1901 ; 3e édit., p. 607.

(4) Voir, sur les théories de l'accommodation : Uribe Troncoso, *Annales d'Oculistique*, mars 1900 (*Revue neurologique*, 1900, p. 863).

Pour les centres de ces nerfs nous pouvons appliquer ce que nous venons de dire pour les nerfs de la pupille. Notamment pour le centre cortical, BECHTEREW et BIELITSKY (1) ont démontré que les centres d'accommodation et les centres pupillaires se confondent ou sont très rapprochés les uns des autres.

3. *Appareil nerveux de la convergence.*

Les faits physiologiques et pathologiques obligent à admettre que chaque muscle droit interne reçoit, outre un filet de l'oculogyre du même côté, un filet direct propre de l'hémisphère opposé (fig. 50).

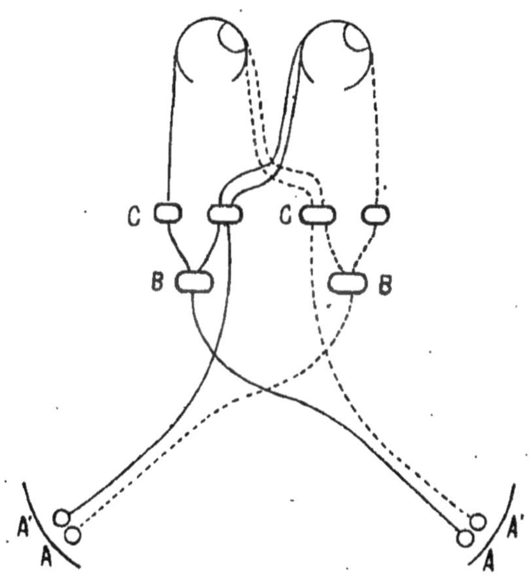

Fig. 50. — Double innervation du droit interne.

Ce dernier nerf part des deux centres corticaux décrits (rétrorolandique et périrolandique). Car on peut regarder une mouche qu'on *sent* sur le bout du nez (centre sensitivo-

(1) VON BECHTEREW, *Moniteur russe neurologique*, 1900, t. VIII, p. 207 (*Revue neurologique*, 1900, p. 941). BIELITSKY, *Revue russe de Psychiatrie*, 1902, p. 571 (*Revue neurologique*, 1903, p. 465).

moteur périrolandique) et on peut regarder un objet qu'on *voit* près de son nez (centre sensoriomoteur rétrorolandique).

De là, ce nerf descend dans le centre ovale, la région capsulaire, le pédoncule ; *évite le centre supranucléaire* B (qui appartient à l'oculogyre, mais aboutit à un *centre supranucléaire propre* (1), à partir duquel l'appareil de la convergence est réellement constitué ; de là, le nerf de la convergence va au centre nucléaire C (origine réelle) et de là aux muscles droits internes, qui sont ainsi innervés chacun par les deux hémisphères et par deux nerfs différents : l'oculogyre et le convergent.

Nous verrons que la clinique met hors de doute la distinction de ces deux nerfs puisqu'ils peuvent être altérés séparément et isolément.

II

Réflexes de la pupille. — 1. Réflexes périphériques (ciliaires). — 2. Réflexes non visuels (médullaires). — 3. Réflexes visuels ou lumineux (basilaires). — 4. Réflexes de l'accommodation ou supérieurs (corticaux).

1. *Réflexes périphériques (ciliaires).*

Nous avons vu que, surtout depuis les travaux de Marina, il faut considérer le ganglion ciliaire ou ophtalmique comme un premier centre périphérique important pour l'innervation pupillaire. C'est donc un premier centre de réflexes.

L'arc de ces réflexes est tout à fait périphérique.

Le ganglion ciliaire ou ophtalmique (2), qui en forme le centre, est situé « sur la face externe du nerf optique, au fond de la cavité orbitaire, dans le voisinage du trou optique ».

(1) Parinaud, mémoire cité des *Archives de Neurologie*, p. 162. Ce centre n'est pas représenté sur la figure 50.

(2) Van Gehuchten, *Traité* cité, t. II, p. 142. Bibliographie complète du rôle du centre ciliaire dans l'innervation pupillaire.

Les voies centripètes et centrifuges du réflexe sont formées par les nerfs ciliaires (branches dites efférentes). Comme ce ganglion ne reçoit rien du nerf optique, van Gehuchten lui conteste la qualité de centre réflexe. Cela prouve que ce n'est pas un centre de réflexe visuel ou lumineux ; mais ce ganglion peut rester un centre périphérique de réflexes non visuels.

Ce même ganglion est relié aux centres plus élevés par ce que l'on appelle les branches afférentes, qui le relient « à la branche inférieure du nerf oculomoteur commun », « à la branche nasale du nerf ophtalmique de Willis » et aux « filets sympathiques provenant du plexus qui entoure la carotide interne dans le sinus caverneux ».

A ce groupe de réflexes périphériques doivent appartenir les réflexes étudiés par von Varady (1), qui se produisent à la suite d'une excitation de la pupille à l'aide du toucher, de la chaleur, du froid ou de l'électricité ; ceux obtenus par Tchirkovsky (2) après la section intracrânienne du nerf optique et probablement aussi le réflexe pupillaire qui accompagne l'occlusion forcée des paupières (3) (Westphal, Piltz, Galassi et Gifford).

2. *Réflexes non visuels* (*médullaires*).

Le type de ces réflexes est l'action exercée sur la pupille par une vive douleur provoquée sur un point quelconque du corps (Schiff). Le centre en est dans la région décrite de la moelle (centre ciliospinal de Budge) ; les voies cellulipètes sont les nerfs sensitifs généraux (rachidiens et crâniens) ; les voies cellulifuges : le sympathique.

3. *Réflexes lumineux ou visuels* (*basilaires*).

Si le réflexe médullaire semble être surtout iridodilatateur,

(1) Von Varady, *Wiener klinische Wochenschrift*, 1902, n° 11 (*Revue neurologique*, 1903, p. 466).

(2) Tchirkovsky, *Moniteur russe neurologique*, 1902, p. 49 (*Ibidem*, 1903, p. 775).

(3) Voir Dejerine, *loco cit.*, p. 1148.

le réflexe lumineux est au contraire iridoconstricteur ou photorégulateur. Ce réflexe, signalé pour la première fois par Herbert Mayo et étudié par Longet « a pour voies centripètes la rétine et le nerf optique, pour lieu de réflexion les tubercules quadrijumeaux antérieurs (1), pour voies de retour sur le muscle constricteur de l'iris des fibres qui, nées dans un des noyaux partiels de l'oculomoteur commun, suivent ce nerf, traversent le ganglion ophtalmique et aboutissent par les nerfs ciliaires au plexus ciliaire et, par lui, à l'iris (2) ».

Maurice Dupont (3) a étudié, chez Joffroy, l'influence des radiations diverses sur le réflexe lumineux et a imaginé un appareil pour mieux étudier, en clinique, ce réflexe par la brusque apparition de la lumière.

Dans l'hémianopsie corticale, le réflexe lumineux peut être aboli dans la moitié du champ visuel : *réaction pupillaire hémianopsique* (Heddaeus, Wernicke). Nous reviendrons (p. 428) sur ce symptôme dont la recherche est difficile et la valeur diagnostique discutable.

4. *Réflexes de l'accommodation ou supérieurs (corticaux).* Quand on accommode près, la pupille se rétrécit et quand on accommode loin, elle s'élargit. Le centre de ce réflexe paraît être dans le centre cortical déjà précisé.

Les modifications pupillaires se produisent aussi si, par la pensée et dans l'obscurité, nous regardons un objet éloigné ou rapproché (4). (Haab, 1886; Piltz, 1899).

De ce même centre cortical partent les dilatations pu-

(1) Nous avons vu plus haut que Mendel localise ce centre dans le ganglion de l'habénule. Von Bechterew le place dans la substance grise du troisième ventricule.

(2) Morat, *loco cit.*, p. 384.

(3) Maurice Dupont, Société de Neurologie, 15 mai 1902, *Revue neurologique*, 1902, p. 481.

(4) Jean Piltz, Société de Neurologie, 5 juillet 1900, *Ibidem*, 1900, p. 593.

pillaires par émotions et impressions psychiques et les dilatations volontaires observées par von Bechterew (1895).

C'est aussi le centre des réflexes idéomoteurs de la pupille étudiés en France par Roubinovitch (1) et à Vienne dans le laboratoire d'Exner : variations des diamètres des pupilles par l'effort cérébral des sujets.

Ces phénomènes persistent chez les sujets devenus aveugles par lésion du fond de l'œil, rétinite pigmentaire (Piltz). Cela prouve que ce ne sont pas, dans ces cas, des réflexes optiques ou généraux, mais bien le résultat d'une

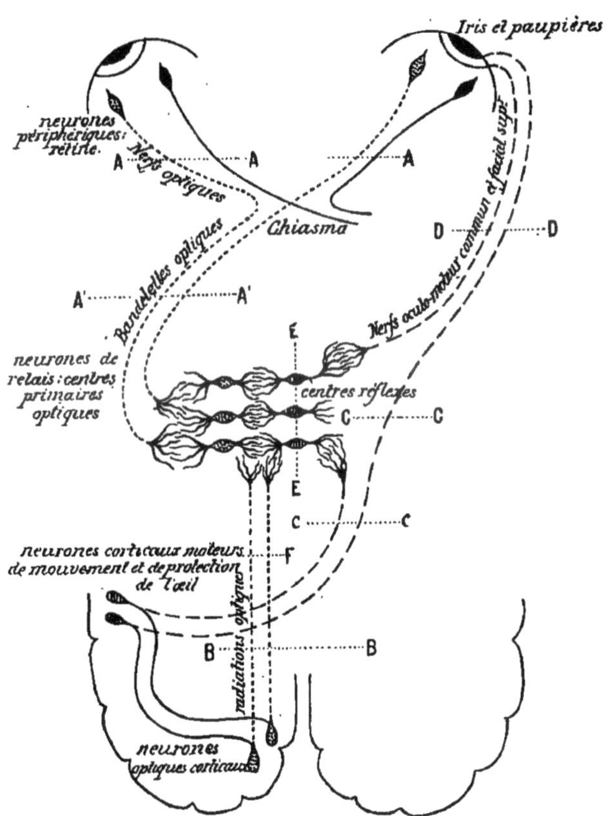

Fig. 51. — Schéma des réflexes iridiens et palpébraux.

(1) Roubinovitch, Congrès de Paris, 1900, *Revue neurologique*, 1900, p. 740.

action directe des centres corticaux (mis en mouvement par le psychisme) sur la pupille.

C'est ce que j'ai représenté par le filet direct de l'écorce à l'iris (comme de l'écorce aux paupières) en évitant les centres de réflexion intermédiaires sur la figure 51 qui résume l'ensemble des réflexes iridiens et palpébraux.

On parle quelquefois de réflexe pupillaire de *convergence* C'est un réflexe d'accommodation simplement. ALESSANDRO MARINA (1) a montré que ce réflexe dit de convergence ne répond pas plus à la contraction du droit interne qu'à celle d'un autre muscle, puisqu'il l'a vu se produire après avoir fixé sur le tendon du droit interne (sectionné) un autre muscle oculaire non innervé par l'oculomoteur commun.

B. — SÉMÉIOLOGIE DE LA PUPILLE ET DE LA CONVERGENCE

I

Troubles dans la forme de la pupille. — 1. Myosis et mydriase. — 2. Inégalité pupillaire. — 3. Déformation pupillaire.

1. *Myosis et mydriase.*

La mydriase (dilatation persistante d'une pupille ou des deux) est produite par la paralysie de la III paire ou par l'excitation du sympathique. On connaît les causes de la paralysie de l'oculomoteur commun (syphilis...). Quant à la mydriase spasmodique « toujours bilatérale, elle s'observe dans le goitre, dans l'hystérie (états cataleptiques) (2) ».

Le myosis (resserrement persistant d'une pupille ou des deux) est produit par la paralysie du grand sympathique ou

(1) ALESSANDRO MARINA, *Annali di neurologia*, 1903 (*Revue neurologique*, 1903, p. 924).

(2) DEBOVE et ACHARD, *Manuel de Diagnostic médical*, 1900, t. II, p. 343.

l'excitation de l'oculomoteur commun (cette dernière cause très rare : méningites) (1). Nous avons déjà étudié (p. 171) le myosis paralytique d'origine médullaire ; on l'observe d'autre part le plus souvent dans le tabès et la paralysie générale, plus rarement dans la sclérose en plaques (2).

Expérimentalement la mydriase est produite par l'atropine et le myosis par l'opium, l'ésérine et la pilocarpine.

2. *Inégalité pupillaire.*

L'inégalité pupillaire est déjà constituée dans les cas (que je viens d'indiquer) de mydriase ou de myosis unilatéral. Mais on réserve plutôt ce mot pour les cas où l'inégalité ne s'accompagne ni de mydriase ni de myosis permanents d'un côté.

Ce symptôme est habituellement considéré comme caractéristique de la paralysie générale. C'est en effet dans cette maladie qu'on l'observe le plus souvent. Mais, pas plus que tous les autres symptômes nerveux, il n'est pas le signe d'une maladie, mais uniquement le signe d'un siège. La syphilis, la tuberculose, l'urémie... peuvent le produire.

3. *Déformation pupillaire.*

Je n'ai pas à parler ici des déformations pupillaires par synéchies (iritis). Mais il y a des déformations pupillaires d'origine nerveuse. JOFFROY et SCHRAMECK (3) ont insisté sur leur importance comme signe prémonitoire, précédant l'Argyll, après que TERSON en a eu signalé la fréquence chez les tabétiques et MARANDON DE MONTYEL chez les tabétiques, les paralytiques généraux et les vésaniques.

(1) MAYET, *Traité de Diagnostic médical et de Séméiologie*, 1898, t II, p. 67.

(2) BABINSKI et NAGEOTTE ont publié un beau cas de myosis unilatéral bulbaire avec autopsie (*Société de Neurologie*, 17 avril 1902 et *Nouvelle Iconographie de la Salpêtrière*, 1902, p 492).

(3) JOFFROY et SCHRAMECK, Société de Neurologie, 13 mars 1902, *Revue neurologique*, 1902, p. 275.

Il est malaisé de décrire, dans ces cas, à la pupille « une forme plutôt qu'une autre ; elle peut en prendre de très variées, toutes celles que l'on peut infliger à une circonférence déformée. La déformation pupillaire peut être très apparente et visible à l'œil nu ou peu marquée et seulement bien visible alors à l'éclairage oblique ».

II

Troubles dans les réflexes pupillaires. 1. Troubles des réflexes périphériques (ciliaires). — 2. Troubles des réflexes non visuels (médullaires). — 3. Troubles des réflexes visuels ou lumineux (basilaires). — 4. Troubles des réflexes supérieurs ou d'accommodation (corticaux). — 5. Dissociation des réflexes : signe d'Argyll Robertson. — 6. Réaction paradoxale de la pupille.

1. *Troubles des réflexes périphériques (ciliaires).*

C'est à ce groupe qu'Alessandro Marina rapporte toutes les réactions pupillaires défectueuses que présentent les tabétiques et certains paralytiques généraux. La chose paraît devoir être plus générale pour les tabétiques que pour les paralytiques généraux chez lesquels les lésions centrales sont habituellement trop étendues et diffuses pour permettre une localisation périphérique aussi étroite d'un symptôme.

Le même auteur a trouvé l'altération du ganglion ciliaire dans un cas de rage avec troubles pupillaires.

Dans son travail (également déjà cité) Anderson a vu des troubles pupillaires après l'extirpation du ganglion ciliaire chez le chat.

Enfin Piltz a signalé dans le tabes et la paralysie générale le renversement du réflexe pupillaire à l'occlusion forcée des paupières, que nous avons classé dans ces réflexes périphériques ciliaires.

2. *Troubles des réflexes non visuels* (*médullaires*).

Ces symptômes ne sont indiqués ici que pour mémoire, leur étude ayant été déjà faite pour le diagnostic en hauteur du siège des lésions de l'appareil sensitivomoteur général (p. 171).

Je rappelle seulement que dans ces cas il n'y a pas les troubles de convergence ou de divergence que nous verrons plus loin (même paragraphe, III) se produire dans les lésions mésocéphaliques et basilaires.

3. *Troubles des réflexes visuels ou lumineux* (*basilaires*).

Se basant sur le siège déjà indiqué plus haut du centre de ces réflexes, WERNICKE a posé la loi clinique suivante : 1° si la voie nerveuse des fibres pupillaires du nerf optique est interrompue derrière les tubercules quadrijumeaux (1), l'arc réflexe allant de la rétine à ces ganglions demeure intact et les pupilles réagissent comme d'ordinaire à l'excitation lumineuse ; 2° si la voie nerveuse est intéressée en avant des tubercules quadrijumeaux, le réflexe lumineux pupillaire fera défaut.

LEYDEN a publié, en 1892, la première observation avec autopsie confirmant cette règle. VIALET en cite d'autres, également démonstratives de BERGER, BOUVERET, VON MONAKOW et MOELI (2).

La recherche des réflexes lumineux est donc un bon moyen, chez un aveugle, de savoir si la lésion est en deçà ou au delà des tubercules quadrijumeaux.

Dans l'hémianopsie, on peut rechercher le réflexe hémiopique (déjà indiqué p. 423) : s'il persiste, la lésion est au delà des tubercules quadrijumeaux vers l'écorce ; s'il a disparu la lésion est en deçà des tubercules quadriju-

(1) C'est-à-dire au delà, entre les tubercules quadrijumeaux et l'écorce.

(2) Observations LXIX (p. 189), LXXI (p. 191), LXXV (p. 202) et LXXVII (p. 204) de la thèse citée de VIALET.

meaux et cependant en arrière du chiasma (WILDBRAND).

4. *Troubles des réflexes supérieurs ou d'accommodation (corticaux).*

Ces troubles ne sont indiqués ici que pour la régularité du plan. Car on ne peut les étudier séparément que dans les cas de dissociation, que nous allons analyser dans le paragraphe 5.

On peut rappeler cependant que le réflexe d'accommodation d'origine psychique ou par représentation mentale (resserrement par la pensée qu'on regarde un objet lumineux et dilatation par la pensée qu'on regarde dans l'obscurité) persiste chez les sujets devenus aveugles par lésion du fond de l'œil, comme la rétinite pigmentaire (PILTZ) (1).

5. *Dissociation des réflexes : signe d'*ARGYLL ROBERTSON.

Le schéma de la figure 51 permet de comprendre que ces réflexes pupillaires puissent être dissociés par une lésion donnée et que cliniquement on puisse observer la conservation des uns et l'abolition des autres, puisque leurs voies sont distinctes.

Le signe d'ARGYLL ROBERTSON est le plus étudié de ces symptômes de dissociation : il consiste dans l'abolition du réflexe lumineux avec conservation du réflexe à l'accommodation (2).

Dans mes leçons de 1897, je faisais remarquer (3) qu'une lésion en A (fig. 51, p. 424) supprime bien le réflexe lumineux sans supprimer le phénomène iridien de l'accommodation. Mais, avec cette lésion en A, les voies visuelles sont atteintes et l'acuité visuelle ne serait pas normale. Or, pour constituer l'Argyll Robertson, il faut bien cette dissocia-

(1) DEJERINE, *loco cit.*, p. 1148.

(2) DEBRAY a récemmement publié (Congrès de Bruxelles, août 1903, *Revue neurologique*, 1903, p. 830) un cas de dissociation inverse : conservation du réflexe lumineux et abolition du réflexe à l'accommodation.

(3) *Leçons de Clinique médicale*, 3e série, p. 477.

tion des réflexes pupillaires; mais il faut qu'en même temps l'acuité visuelle soit conservée.

Deux hypothèses me paraissaient rester possibles : 1° la lésion est en D et tous les réflexes iridiens cérébraux sont supprimés; il resterait seulement l'action du grand sympathique qui vient de la moelle et, d'après les recherches de MORAT et DOYON, jouerait un rôle dans l'accommodation, surtout de loin ; 2° la lésion siégerait en E au centre même de réflexion du réflexe lumineux; d'où conservation de l'acuité visuelle, abolition du réflexe lumineux, conservation de la contraction iridienne de l'accommodation.

Cette dernière hypothèse, qui me paraissait la plus vraisemblable (les lésions des noyaux gris de la base n'ayant rien d'irrationnel dans le tabès) semble aujourd'hui la plus classique.

DEJERINE (1) fait remarquer que l'Argyll peut être observé sans lésion ni du nerf optique ni de l'oculomoteur commun et que par suite « il ne peut être produit que par la rupture des communications qui unissent le nerf optique, le corps genouillé externe et le tubercule quadrijumeau antérieur d'une part, avec le noyau pupillaire (photomoteur) de la III paire d'autre part ». C'est bien la lésion en E (2) (fig. 51, p. 424).

L'Argyll peut être unilatéral: la pupille atteinte reste insensible à la lumière venue directement et à la lumière venue par l'autre œil ; mais l'œil sain réagit à la lumière venue par l'œil malade. BABINSKI (3) a cité un cas contradictoire dans lequel la lumière venue par l'œil sain faisait contracter la pupille des deux côtés. Tous ces faits prouvent, en tous cas, l'indépendance des voies nerveuses pour le réflexe lumineux direct et pour le réflexe lumineux *consen-*

(1) DEJERINE, *loco cit*, p. 1150.

(2) C'est la même explication que donne MORAT (*Traité* cité, p. 611).

(3) BABINSKI, Société de Neurologie, 5 juillet 1900, *Revue neurologique*, 1900, p. 623.

suel, et la clinique a démontré aussi l'indépendance de la réaction pupillaire à la lumière directe et de la réaction sympathique (ou consensuelle), c'est-à-dire du trouble pupillaire dans l'autre œil. Baumeister, Redlich ont publié des cas de cette dissociation.

C'est en se basant sur tout cela que Bechterew (1) schématise ainsi (fig. 52) (2) le trajet intraencéphalique des fibres pupillaires : « les fibres pupillaires que le nerf optique

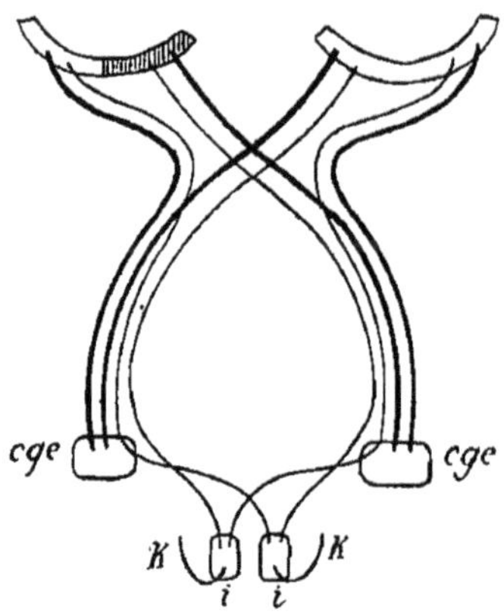

Fig. 52. — Schéma du trajet des fibres pupillaires, d'après Bechterew.
—— Fibres pupillaires ; ▬ fibres visuelles ; *cge*, corps genouillés ; *ii*, centres de l'iris ; KK, voies motrices pupillaires.

conduit au chiasma y subissent un entrecroisement partiel, suivent ensuite la bandelette jusqu'au corps genouillé, puis se dirigent en dedans et, vraisemblablement après un nouvel entrecroisement partiel, se rendent finalement, à travers la partie postérieure du thalamus et la commissure postérieure, à leur centre propre, c'est-à-dire au noyau de l'oculomoteur commun. Ce n'est que de cette façon que l'on peut s'expliquer l'indépendance réciproque, observée en clinique, des deux réactions, directe et sympathique, de

(1) Von Bechterew, *Les Voies de conduction...* p. 307.

(2) Cette figure est extraite du travail de Bechterew paru dans *Deutsches Zeitschrift fur Nervenheilkunde*, 1900, t. XVI, p. 186.

la pupille, c'est-à-dire de la réaction à la lumière agissant sur la rétine du même œil ou sur celle du côté opposé ».

L'Argyll peut subir des variations dans le cours d'une maladie (Erb). Mantoux (1) a vu ce symptôme vraiment intermittent dans un tabès et coïncidant avec des crises gastriques.

Dans les cas où l'étroitesse de la pupille rend difficile la constatation de l'Argyll, on peut, à l'exemple de Cestan et Dupuy Dutemps (2), dilater avec la cocaïne qui détermine une mydriase légère sans cependant modifier l'intensité du réflexe lumineux.

Le signe d'Argyll Robertson est surtout observé dans le *tabès* (et aussi, mais avec moins de fréquence, dans la *paralysie générale*).

Pour Babinski et Charpentier (3) c'est un signe de *syphilis*, alors même qu'il n'y a ni tabès ni paralysie générale.

Cette conclusion a été confirmée par divers auteurs (Koenig, Erb, Harris (4), Cestan et Dupuy Dutemps (5), Souques (6). A la même cause Babinski (7) attribue, au moins dans certains cas, les troubles pupillaires observés dans l'anévrisme de l'aorte. Vaquez (8) a confirmé cette manière de voir.

(1) Mantoux, *Presse médicale*, 1901, p. 349.

(2) Cestan et Dupuy Dutemps, *Archives de Neurologie*, 1900 ; *Gazette des hôpitaux*, 1901 ; Congrès de Grenoble, août 1902. *Revue neurologique*, 1902, p. 817.

(3) Babinski et Charpentier, *Société de dermatologie*, 1899. Charpentier, *thèse de Paris*, 1899. Babinski, *Société médicale des hôpitaux*, 1901 ; Société de Neurologie, 13 mars 1902. *Revue neurologique*, 1902, p. 277.

(4) Citat. Souques.

(5) Cestan et Dupuy Dutemps, mémoires cités plus haut.

(6) Souques, Société de Neurologie, 13 mars 1902. *Revue neurologique*, 1902, p. 247.

(7) Babinski, *Société médicale des hôpitaux*, 14 et 21 novembre 1901 (*Revue neurologique*, 1902, p. 459).

(8) Vaquez, *Société médicale des hôpitaux*, 13 février 1902 (*Ibidem*, 1902, p. 691).

Reste la question de savoir si dans ces cas de syphilis il n'y a pas un tabès fruste que l'Argyll manifeste. Henri Dufour (1) a ainsi trouvé un tabès incipiens chez un sujet qui avait le seul signe d'Argyll Robertson et qui est mort d'une maladie intercurrente.

Cliniquement, on peut conclure que l'Argyll indique *le plus souvent un tabès, parfois une paralysie générale, toujours une syphilis antérieure.*

6. *Réaction paradoxale de la pupille.*

« Ce phénomène rare (2) consiste en ce que la pupille, tout en réagissant normalement à l'accommodation, se dilate, sous l'influence de la lumière, au lieu de se contracter (3). »

C'est un phénomène de dissociation des réflexes inverse de l'Argyll. Le réflexe à l'accommodation est conservé et le réflexe lumineux est, non supprimé, mais renversé, c'est-à-dire que le réflexe lumineux normal est supprimé et remplacé par un réflexe lumineux inverse.

D'après Frenkel (4) c'est bien ainsi que les choses se passeraient et cette réaction n'aurait rien de paradoxal : le réflexe lumineux serait, dans ces cas, réellement supprimé et la pupille se dilaterait « pendant et non du fait de l'éclairage » par suite de « mouvements associés avec les mouvements de divergence, quelquefois à la faveur d'une paralysie des muscles adducteurs de l'œil », ou exceptionnellement à la suite d' « influences psychiques et sensorielles ».

Cestan et Dupuy Dutemps n'ont jamais vu que de faux réflexes paradoxaux relevant du mécanisme suivant : con-

(1) Henri Dufour, Société de Neurologie, 4 décembre 1902, *Revue neurologique*, 1902, p. 1193.

(2) Examinant 200 vieillards et de nombreux adultes et enfants, Cestan et Dupuy Dutemps (communication citée au Congrès de Grenoble) n'ont jamais trouvé un réflexe paradoxal.

(3) Mayet, *Traité* cité, t. II, p. 73.

(4) Frenkel, *Revue de Médecine*, 1896, p. 502. Examen critique de toutes les observations publiées.

traction de l'iris par l'occlusion énergique de la paupière (réflexe de PILTZ étudié plus haut) et dilatation de la pupille au moment de l'ouverture de l'œil. Dans ces cas, le réflexe lumineux serait aboli et remplacé par un réflexe ciliaire.

PILTZ (1) reprenant toute la question sépare le vrai réflexe lumineux paradoxal du réflexe accommodateur paradoxal (rétrécissement des pupilles pour la vision des objets éloignés) et du pseudoréflexe lumineux paradoxal (lésion de l'iris) et distingue trois variétés : dilatation de la pupille par l'éclairage sans rétrécissement préalable (MORSELLI, LEITZ, SILEX), dilatation de la pupille avec rétrécissement immédiatement avant (BECHTEREW) (2), rétrécissement de la pupille par l'obscurité sans dilatation préalable (PILTZ). « La véritable réaction paradoxale à la lumière, indépendante de toute cause d'erreur, n'a été rencontrée que 5 fois, dans 5 affections organiques sérieuses du système nerveux : démence paralytique (MORSELLI), syphilis cérébrale (BECHTEREW), méningite tuberculeuse (LEITZ), affection traumatique grave (SILEX), atrophie syphilitique des nerfs optiques (PILTZ) (3). »

III

Troubles de la convergence.

Nous avons vu plus haut que, parti des deux hémisphères, l'appareil nerveux de la convergence est réellement constitué au niveau des *centres supranucléaires de convergence* (PARINAUD) distincts des centres supranucléaires des oculogyres.

La lésion de ces centres entraîne les troubles isolés de la

(1) PILTZ, *Neurologisches Centralblatt*, 1902, p. 939, 1012 et 1054.

(2) VON BECHTEREW, *Deutsches Zeitschrift für Nervenheilkunde*, 1900, t. XVI, p. 186.

(3) LERI, Analyse du travail de PILTZ, *Revue neurologique*, 1903, p. 775.

convergence. Dans ces centres sont des neurones présidant à la contraction des muscles convergents et au relâchement des muscles divergents : ce qui répond à la faculté que nous avons d'augmenter ou de diminuer progressivement le degré de convergence dans la fixation d'objets plus ou moins éloignés (d'où l'étude de cet appareil et de ses troubles dans le chapitre de l'accommodation). Les altérations de ces neurones entraînent l'impossibilité ou la gêne soit de la convergence soit de la divergence.

Comme exemples *cliniques* de l'individualité distincte de ces centres, je rappellerai les faits de PRIESTLEY SCHMIDT (paralysie de la convergence et du despiciens); PARINAUD (1° paralysie de la convergence et du suspiciens ; 2° paralysie de la convergence, du suspiciens et du despiciens) (1) ; DOR (2) (1° paralysie isolée de la convergence ; 2° paralysie de la divergence) ; RAYMOND et CESTAN (3) (paralysie de la convergence, des oculogyres latéraux et du suspiciens)...

Dans tous ces faits l'isolement du symptôme de convergence ou son association à d'autres troubles très variés suivant les cas prouvent bien l'indépendance *clinique* de ces troubles.

Cette même indépendance peut être établie au point de vue *anatomique*. Dans une des observations de PARINAUD (4) suivie d'autopsie il y avait un néoplasme de la partie supérieure du mésocéphale et dans un fait de RAYMOND (5) une lésion tuberculeuse au voisinage des tubercules quadrijumeaux avait entraîné une paralysie des oculogyres avec intégrité de la convergence.

L'existence distincte et séparée de centres supranucléaires

(1) Déjà cités d'après PARINAUD, 1883.

(2) DOR, La *Clinique ophtalmologique*, 1898 et *Congrès d'ophtalmologie de Paris*, 1898 (*Revue neurologique*, 1898, p. 644 et 846).

(3) RAYMOND et CESTAN, Travail cité, observation III.

(4) PARINAUD, *loco cit.*, p. 164.

(5) RAYMOND, Congrès de Médecine, Paris, 1900. *Revue neurologique*, 1900, p. 719.

pour la convergence est donc bien établie au point de vue clinique et anatomique.

§ V. — PARALYSIES COMPLEXES. OPHTALMOPLEGIES (1)

Les diverses paralysies dont je viens de parler dans les divers paragraphes précédents peuvent se grouper de différentes manières (2) et former, notamment, ce que l'on appelle des *ophtalmoplégies.*

L'ophtalmoplégie (Brunner 1850 ; de Graefe 1856) est *totale* si tous les muscles oculaires sont atteints ; *externe* (Hutchinson 1879) ou extrinsèque (Panas) si les muscles extrinsèques (moteurs du globe oculaire) sont seuls atteints ; *interne* si les muscles intrinsèques (iris et accommodation) sont seuls atteints.

L'ophtalmoplégie interne (je crois peu utile de conserver cette dénomination) se confond avec la paralysie des nerfs de la pupille et de l'accommodation, étudiée dans le paragraphe précédent.

L'ophtalmoplégie externe ou totale unilatérale ne paraît pouvoir être produite que par des lésions siégeant au-dessous du neurone mésocéphalique des mouvements conjugués (3), au-dessous des centres supranucléaires ; elle dépend toujours d'une lésion nucléaire ou périphérique des

(1) Voir : Sauvineau, *Pathogénie et diagnostic des ophtalmoplégies*, thèse de Paris, 1892, n° 143 ; Mayet, *Traité* cité, t. II, p. 43 ; Brissaud, *Leçons* citées, t. I, p. 365.

(2) L'expression *d'ophtalmoplégie*, qui prête beaucoup à confusion, ne peut être maintenue que si, d'un commun accord, on la réduit au sens que nous précisons ici. Il ne faut plus en faire un synonyme de *paralysies oculomotrices multiples.*

(3) Bouchaud a cependant publié (*Archives générales de Médecine*, 1903, p. 782, *Revue neurologique*, 1903, p. 699) un fait d'ophtalmoplégie externe unilatérale par hémorrhagie dans le tubercule quadrijumeau antérieur.

nerfs eux-mêmes. Tel est le cas de Dejerine et Petreen (1).

Au contraire, l'ophtalmoplégie bilatérale peut très bien provenir de lésion siégeant plus haut dans les neurones mésocéphaliques d'association ou même dans les neurones hémisphériques des deux côtés.

En général, les ophtalmoplégies sont nucléaires ou supranucléaires (2) et dépendent d'une poliencéphalite (3) supérieure (4) ou inféreure (5), lésion mésocéphalique analogue à la lésion médullaire de la poliomyélite antérieure (6) (Charcot).

Quant aux autres paralysies complexes (*paralysies oculomotrices multiples*) ne rentrant pas dans la définition ci-dessus des ophtalmoplégies, leur groupement est trop varié et les types en sont naturellement trop nombreux pour qu'on puisse en faire ici une description particulière (7), description qui d'ailleurs peut se déduire de la superposition des descriptions individuelles déjà faites.

(1) Dejerine et Petreen, *Société de Biologie*, 1896 (*Revue neurologique*, 1897, p. 611).

(2) Voir Léon Sabot, *Contribution à l'étude des ophtalmoplégies d'origine nucléaire*, thèse de Paris, 1902, nº 264.

(3) Voir H. Claude, Poliencéphalites, *Traité de Médecine et de Thérapeutique* de *Brouardel et Gilbert*, 1902, t. IX, p. 237.

(4) La poliencéphalite supérieure chronique est souvent désignée sous le nom d'ophtalmoplégie nucléaire progressive : c'est la lésion des noyaux des régions protubérantielle et pédonculaire.

(5) La poliencéphalite inférieure (bulbaire) se traduit par le syndrome labioglossolaryngé.

(6) La poliencéphalomyélite (maladie de la substance grise de la moelle et du mésocéphale) se manifeste naturellement par une série de types cliniques suivant la localisation de la lésion.

(7) Voir le grand travail d'ensemble de Marina sur les paralysies oculomotrices multiples et leur rapport avec les maladies qui les déterminent, en particulier les maladies nerveuses (Leipzig et Vienne, 1896) analysé in *Revue neurologique*, 1898, p. 170.

§ VI. — RESUME GENERAL DU CHAPITRE IV ET DIAGNOSTIC GENERAL DU SIEGE DES LESIONS

1. Résumé anatomophysiologique. *a*) Appareil sensoriomoteur : *α*) Voies centripètes ; *β*) Centres ; *γ*) Voies centrifuges. *b*) Appareil sensitivomoteur. *c*) Conclusions. — 2 Résumé clinique et séméiologique.

1. *Résumé anatomophysiologique.*

L'appareil nerveux central de la vision comprend : 1° un *appareil sensoriomoteur* formé d'un appareil *centripète visuel* et d'un appareil *centrifuge de direction, de protection et d'accommodation* ; 2° un *appareil sensitivomoteur.*

a. Appareil sensoriomoteur.

α. Les *voies centripètes* de cet appareil sont formées par les deux nerfs *hémioptiques* : un *droit* (champ visuel droit) qui part de l'hémirétine gauche des deux yeux et va à l'hémisphère *gauche* ; un *gauche* (champ visuel gauche) qui part de l'hémirétine droite des deux yeux et va à l'hémisphère *droit.*

La branche droite (ou gauche) de chacun de ces hémioptiques se rapproche de la branche homonyme de l'autre hémioptique pour sortir de l'orbite et former ce qu'on appelle *nerf optique* jusqu'au *chiasma.* Au chiasma, la branche droite et la branche gauche de chaque hémioptique se réunissent l'une à l'autre et chaque nerf hémioptique est alors constitué (*bandelette optique*, *radiations optiques de* GRATIOLET) jusqu'au centre cortical.

β. Les groupes successifs de neurones de ces voies sensorielles formant centres sont : 1° *neurones périphériques* de réception (couche des cellules visuelles de la rétine) ; 2° *protoneurone sensoriel central* (couche des cellules bipolaires de la rétine) ; 3° *premiers neurones de relais* (couche des cellules ganglionnaires de la rétine) ; 4° *deuxièmes neurones de relais* (corps genouillé externe, pulvinar et tubercule quadrijumeau antérieur) ; 5° *neurones corticaux de perception* (écorce de la scissure calcarine et de ses lèvres).

6° Il doit y avoir un *centre O* encore plus élevé (région préfrontale probablement) où aboutissent les perceptions visuelles conscientes et d'où partent les impulsions oculomotrices spontanées et volontaires.

Ces derniers centres corticaux et les avant-derniers sont reliés aux : 7° *neurones corticaux oculomoteurs sensoriels* (région rétrorolandique : lobule pariétal supérieur et inférieur, pli courbe) ; ces centres sensoriomoteurs corticaux (5° et 7°) forment le polygone visuel et correspondent au grand centre postérieur d'association de FLECHSIG (avant coin, partie du lobule lingual, lobule fusiforme, toutes les circonvolutions pariétales, circonvolution pariétale inférieure et partie antérieure de la face externe du lobe occipital).

De là, en redescendant, nous trouvons les : 8° *neurones basilaires* (noyaux gris de la base du cerveau et spécialement tubercules quadrijumeaux) ; 9° *neurones supranucléaires* (protubérance) : 10° *neurones nucléaires* (bulbe et moelle : origine dite réelle des oculomoteurs) ; 11° *neurones périphériques* (ganglion ciliaire ou ophtalmique pour la pupille ; ganglion géniculé pour le facial).

Ces divers groupes de neurones sont les centres de réflexes divers : corticaux (supérieurs et inférieurs), basilaires, protubérantiels, bulbomédullaires et périphériques.

γ. Pour les *voies centrifuges* (comme pour les voies centripètes) les yeux se divisent en deux segments, un droit et un gauche, formés chacun de la moitié homonyme des deux yeux.

Le segment *gauche* des deux yeux est mis en mouvement par l'*hémioculomoteur levogyre* qui vient de l'hémisphère *droit* et le segment *droit* des deux yeux est mis en mouvement par l'*hémioculomoteur dextrogyre* qui vient de l'hémisphère *gauche*.

De même, il y a un nerf *suspiciens* qui élève les deux globes oculaires et un nerf *despiciens* qui abaisse les deux globes oculaires.

Ces nerfs gardent leur unité à la fois anatomique et physiologique depuis leurs centres corticaux jusqu'à leurs centres supranucléaires. A partir de ces derniers centres ils gardent leur unité physiologique, mais se dissocient anatomiquement pour envoyer un rameau dans chacun des deux orbites.

A la protection de l'œil président un *nerf de fermeture* et un *nerf d'ouverture* des paupières. Les *nerfs constricteurs et dilatateurs de la pupille* sont aussi des protecteurs de la rétine vis-à-vis de la lumière, quand les paupières ne sont pas fermées.

Enfin pour l'accommodation il y a ce même appareil nerveux constricteur et dilatateur de la pupille, l'appareil nerveux de *convergence et de divergence* des deux yeux et les nerfs antagonistes *qui modifient la courbure du cristallin.*

b. Appareil sensitivomoteur.

L'appareil sensitivomoteur est plutôt une annexe de l'appareil visuel.

Les voies centripètes, constituées par le trijumeau, et les voies centrifuges, constituées à la périphérie par les mêmes nerfs que pour la fonction sensoriomotrice (oculogyres, suspiciens, etc.) ont leurs centres corticaux sensitifs et moteurs très rapprochés les uns des autres dans la région périrolandique, c'est-à-dire dans une zone antérieure tout à fait différente de la zone postérieure où nous avons vu réunis les centres corticaux sensoriels de la vision et de l'oculomotricité (1).

(1) Cet appareil nerveux sensitivomoteur de l'œil fait plutôt partie de l'appareil nerveux de la *mimique* que de l'appareil nerveux de la vision.

c. Je me permets de citer, en finissant, les passages suivants de Morat (1) qui montrent combien les idées exposées ci-dessus font leur chemin, tendent à devenir classiques et en tous cas sont défendables.

« Donc, double zone motrice corticale, pour faire parvenir aux muscles oculaires des excitations de nature et de provenance diverses, les unes sensorielles venant de la rétine, les autres sensitives venant des parties sensibles de l'œil, ou même des autres parties du champ sensitif et des autres sens : présence dans chacune de ces zones de fibres fonctionnellement différenciées pour la réalisation des différents mouvements coordonnés des globes oculaires... On trouve donc, dans le cerveau, des éléments moteurs pour tous les mouvements coordonnés des yeux, ayant pour but soit de promener la ligne du regard dans toutes les directions, soit de réaliser la convergence des deux yeux sur des objets plus ou moins éloignés. Pour simplifier, en schématisant, on peut donc distinguer un nerf *dextrogyre*, un nerf *levogyre*, un nerf *élévateur*, un nerf *abaisseur* du regard, sans compter les mouvements intermédiaires qui résultent de leur combinaison ; enfin un *nerf de convergence* ou tout au moins des associations qui réalisent ces différents mouvements ou attitudes du regard... A l'encontre de ce qu'on admettait d'abord, il n'existe pas qu'une zone excitable motrice, mais il en existe plusieurs. En effet, en plus de la zone rolandique, où sont représentés les mouvements des membres et de la face, on a vu qu'il en existe une autre dans le territoire de la sphère visuelle, qui commande aux muscles de l'œil. »

C'est bien là l'exposé de l'entière doctrine que je m'efforce de vulgariser depuis mes leçons cliniques de 1897 jusqu'à mes *Actualités médicales*.

En somme, la génération qui nous a immédiatement précédés avait établi l'existence des centres *mésocéphaliques*

(1) Morat, *Traité* cité, p. 617, 621 et 623.

de ces appareils nerveux, la génération actuelle établit l'existence des centres *corticaux* de ces mêmes appareils nerveux (1).

On remarquera enfin que dans chacun des appareils sensoriomoteur et sensitivomoteur les centres des voies centripètes sont respectivement rapprochés de leurs centres des voies centrifuges (dans la région rétrorolandique pour l'appareil sensoriomoteur, dans la région périrolandique pour l'appareil sensitivomoteur). L'aire oculomotrice sensorielle est « plus ou moins superposable à la zone sensitive visuelle (2) ». Donc, comme dit encore MORAT, en principe général, « au lieu de dissocier et situer à part la sensibilité

(1) « Les muscles oculaires, dit BRISSAUD (*Leçons* citées, 1895, t. I, p. 383), ont des mouvements tellement complexes, tellement délicats, tellement variés, qu'ils doivent tous être de connivence les uns avec les autres, *et cela dès leur origine nucléaire*. L'existence des centres fonctionnels, c'est-à-dire des centres de coordination des mouvements, peut seule expliquer la régularité mathématique avec laquelle ces mouvements s'exécutent ». Les mots que j'ai soulignés dans ce passage doivent, je crois, être aujourd'hui remplacés par ceux-ci : *et cela dès leur origine corticale*

(2) « Les mouvements des yeux et la topographie de la projection corticale de la rétine sont dans une étroite corrélation (SCHAEFER, MUNK et OBREGIA). D'après ce dernier auteur, l'excitation de la portion antérieure du champ visuel produit chez le chien des mouvements d'élévation, celle de la portion postérieure des mouvements d'abaissement du globe oculaire, mouvements qui seraient dus aux sensations optiques produites simultanément... Mes propres recherches, faites sur le singe, m'ont permis de constater que l'excitation de la partie antérieure du lobe occipital dirige les globes oculaires en haut et du côté opposé ; celle de la portion la plus reculée du même lobe, en bas et du côté opposé ; que l'excitation enfin du reste du lobe occipital produit toujours et seulement des mouvements des globes oculaires qui les dirigent du côté opposé (à gauche par exemple si l'excitation a porté sur le lobe droit)... Le centre visuel n'est donc pas seulement l'aboutissant des voies optiques, mais encore l'origine d'une voie *centrifuge* qui va aux *centres souscorticaux*... L'excitation de l'*écorce pariétale* produit aussi d'après les résultats de mes propres expériences, des mouvements multiples du globe de l'œil ». (VAN BECHTEREW, *Les Voies de conduction...*, citées p. 682).

et la motricité, il faut au contraire les associer étroitement dans l'exécution des diverses fonctions ».

En particulier pour la vision, l'hémioptique droit parti de l'hémisphère gauche dessert l'hémirétine gauche et par suite voit les objets placés dans la moitié droite de l'entier champ visuel. De ce même hémisphère gauche part l'hémioculomoteur dextrogyre qui dirige le regard à droite. *Chaque hémisphère contient donc l'entier appareil sensorio-moteur pour voir et regarder du côté opposé* (1).

2. *Résumé clinique et séméiologique.*

On peut reprendre, dans une synthèse rapide, les signes qui permettent de préciser la hauteur de la lésion dans les cas de troubles nerveux de la vision.

Au point de vue sensoriel, c'est l'*amblyopie directe* quand la lésion unilatérale est avant le chiasma (A. fig. 53) ; c'est l'*hémianopsie bilatérale homonyme* quand la lésion unilatérale est audelà du chiasma (B ou F) jusqu'à l'écorce ; c'est la *cécité* dans les deux cas quand la lésion, quel que soit son siège, est bilatérale et totale.

Dans ce dernier cas, on distinguera deux types cliniques de cécité : 1° la cécité *avec conservation des réflexes iridiens* à la lumière : la lésion est en F ou en B, au delà (vers l'écorce) des centres primaires optiques (tubercules quadrijumeaux) ; 2° la cécité *avec disparition de ces mêmes réflexes :* la lésion est au niveau de ces centres ou en deçà vers la périphérie en A ou A'.

Un signe analogue unilatéral (*réaction hémiopique de la pupille*) sert à distinguer l'hémianopsie par lésion unilatérale des bandelettes optiques (A', en avant des centres

(1) Dans cette disposition que MORAT développe aussi (*loco cit.*, p. 613) est la justification de la désignation que j'adopte pour le côté de l'hémioptique : l'hémioptique *droit* est bien celui qui regarde les objets placés à *droite* et qui vient des centres gauches (hémirétines, périphérique et corticale, gauches) : le croisement habituel des impressions se fait dans l'œil même en *avant de la rétine*.

primaires optiques) et l'hémianopsie par lésion unilatérale des radiations optiques (en F ou en B, en arrière des centres primaires optiques).

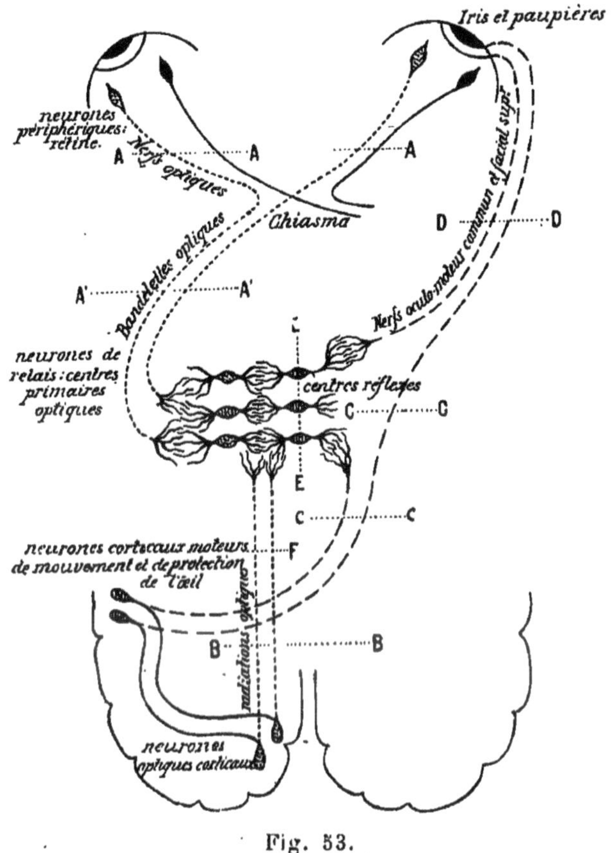

Fig. 53.

Les *réflexes palpébraux* servent de la même manière pour déterminer le siège de la lésion dans une paralysie volontaire oculomotrice : leur conservation prouve une lésion en C, au delà des centres primaires optiques ; leur suppression prouve une lésion en avant des centres primaires optiques, en D.

L'abolition de l'accommodation et de la contraction iridienne de l'accommodation sera produite par une lésion C ou D, sur un point quelconque des voies oculomotrices.

Cette suppression s'accompagnera de la suppression du réflexe iridien lumineux si la lésion est en D, en avant des centres primaires optiques ; elle s'accompagnera au contraire de la conservation du réflexe iridien lumineux si la lésion est en C, en arrière des centres primaires optiques.

Plus difficile est la localisation de la lésion dans l'Argyll Robertson : il faut une lésion en E par exemple qui supprime l'arc du réflexe lumineux sans toucher au nerf hémioptique ni aux nerfs hémioculomoteurs et palpébraux.

Le tableau suivant synthétise et résume les caractères cliniques de chacun de ces types répondant à un siège de lésion spécial.

TABLEAU XX

		VISION	Réflexes palpébraux et iridiens lumineux.	Accommodation et contraction iridienne à l'accommodation.
Voies sensorielles optiques.	A. Nerfs optiques.	Amblyopie directe	Supprimés.	Conservées.
	A'. Bandelettes optiques. B. Radiations optiques, centre ovale, centre cortical.	Hémianopsie bilatérale homonyme.	Supprimés. Conservés.	Conservées.
Voies oculomotrices.	C. Entre les centres primaires optiques et l'écorce.	Conservée.	Conservés.	Supprimées.
	D. Entre les centres primaires optiques et la périphérie.	Conservée.	Supprimés.	Supprimées.
E. Centres primaires optiques		Conservée.	Supprimés	Conservées.

Quant aux *symptômes moteurs*, ils sont résumés dans les figures 54 et 55.

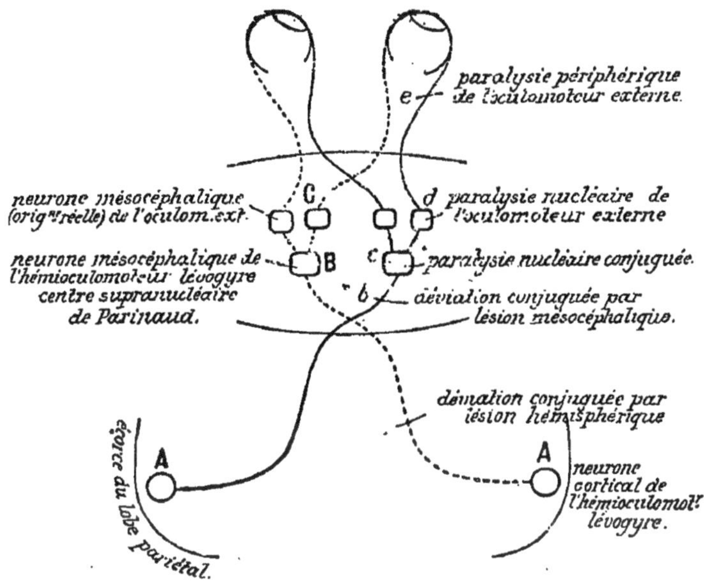

Fig. 54.

Figure 54 : 1° La lésion est en *a* : paralysie ou convulsion du levogyre, déviation conjuguée par lésion hémisphérique; 2° la lésion est en *b* : paralysie ou convulsion du dextrogyre, déviation conjuguée (en sens inverse de la précédente) par lésion mésocéphalique; 3° la lésion est en *c* (centre supranucléaire) : paralysie du dextrogyre sans déviation (conservation du tonus); 4° la lésion est en *d* (centre nucléaire, origine réelle) : paralysie nucléaire d'un oculomoteur spécial; 5° la lésion est en *e* : paralysie périphérique d'un rameau nerveux.

Figure 55 : 1° La lésion est en *a* (syndrome pédonculaire) : l'hémioculomoteur, le facial et les membres sont paralysés du côté opposé ; 2° la lésion est en *b* (syndrome protubérantiel supérieur de Gubler Weber) : l'hémioculomoteur est paralysé du même côté, le facial et les membres sont paralysés du côté opposé; 3° la lésion est en *c* (syndrome protubérantiel inférieur de MILLARD GUBLER) : l'hémiocu-

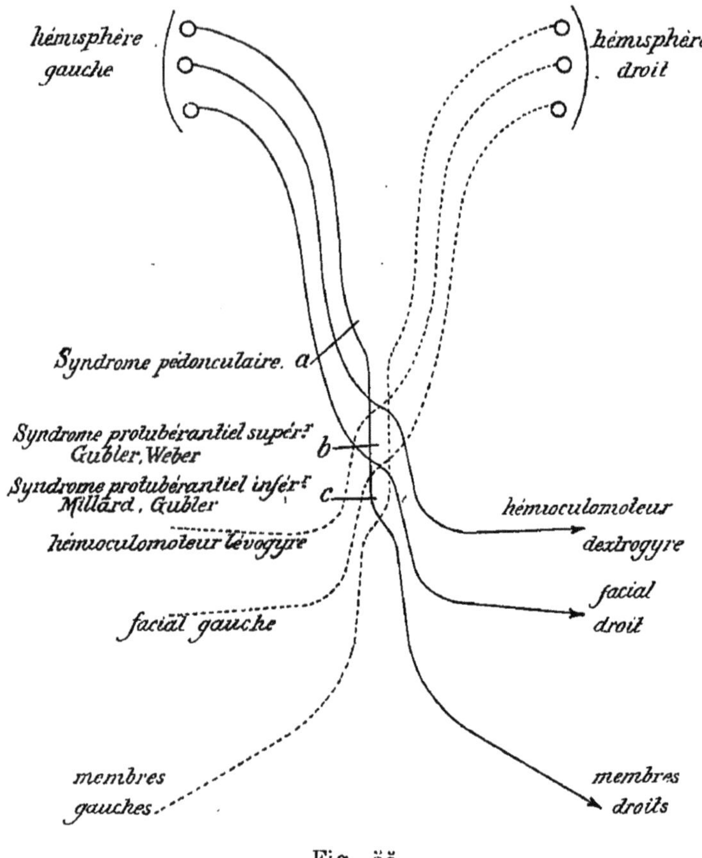

Fig. 55.

lomoteur et le facial sont paralysés du même côté, les membres le sont du côté opposé ; 4° la lésion est en *d* (syndrome bulbaire inférieur) : l'hémioculomoteur, le facial et les membres sont paralysés du même côté.

CHAPITRE V

L'APPAREIL NERVEUX CENTRAL DE L'OUIE, DU GOUT ET DE L'ODORAT

§ I. Appareil nerveux central de l'ouïe.

A. — Anatomophysiologie clinique

1. — Voies sensorielles auditives. 2. Voies sensitives générales. 3. Voies motrices, nerfs auditivomoteurs (appareil nerveux d'accommodation). 4. Résumé : *a*) appareil sensoriomoteur; *b*) appareil sensitivomoteur.

B. — Séméiologie

I. — *Symptômes intrinsèques* (*appareil auditif*). 1. Troubles : *a*) de l'accommodation (éblouissement auditif), *b*) de l'orientation dans le champ auditif. 2. Troubles de l'acuité. *a*) Moyens d'apprécier l'acuité. α) examen de la transmission aérienne avec : 1° la voix, 2° la montre, 3° les diapasons. β) examen de la transmission solidienne ou par contact. 1° Epreuve de Weber et épreuve de la paracousie lointaine (Pierre Bonnier); 2° épreuve de Rinne, Lucae et Schwabach; 3° épreuve de Gellé; *b*) symptômes de déficit : surdité; paralysie du nerf de l'ouïe; diagnostic du siège de la lésion : 1° nerf auditif et bulbe; 2° protubérance, corps trapézoïde et ruban de Reil; 3° tubercules quadrijumeaux; 4° au-dessus des tubercules quadrijumeaux; 5° écorce; *c*) symptômes d'excitation : 1° hyperacousie simple et douloureuse, paracousies; 2° bruits subjectifs ou entotiques; bourdonnements; 3° hallucinations auditives; *d*) surdité psychique.

II. — *Symptômes extrinsèques*. 1. Voies descendantes centrifuges entre le centre auditif et les noyaux du pont. 2. Troubles dans l'appareil de l'orientation et de l'équilibre. 3. Troubles oculomoteurs. 4. Troubles plus éloignés et plus complexes.

§ II. Appareil nerveux central du goût.

A. — ANATOMOPHYSIOLOGIE CLINIQUE

I. — *Anatomie*. 1. Voies sensorielles. 2. Voies sensitives générales. 3. Voies motrices.

II. — *Physiologie*. 1. Siège du goût. 2. Modes d'action des divers corps sapides.

B. — SÉMÉIOLOGIE

I. — *Modes d'exploration clinique de la fonction gustative*. 1. Mesure de l'acuité gustative. 2. Mesure des temps de réaction pour les sensations gustatives. 3. Exploration électrique.

II. — *Les troubles gustatifs d'après leur forme symptomatique*.

III. — *Les troubles gustatifs d'après le siège de la lésion*. 1. Lésions périphériques : *a*) langue ; *b*) trijumeau ; α) partie périphérique ; β) partie centrale ; *c*) facial. 2. Lésions basilaires : base de l'encéphale, bulbe, protubérance, capsule interne. 3. Lésions corticales.

IV. — *Symptômes réflexes ou éloignés*.

§ III. Appareil nerveux central de l'odorat.

A. — ANATOMOPHYSIOLOGIE CLINIQUE

1. Voies sensorielles, périphériques et centrales. 2. Voies centrifuges : vasomotrices et sécrétoires, motrices (appareil d'adaptation pour flairer et déguster). 3. Taches respiratoires, champ olfactif, fatigue, compensation, finesse et temps de réaction.

B. — SÉMÉIOLOGIE

I. — *Modes d'exploration clinique de la fonction olfactive : olfactométrie*.

II. — *Les troubles olfactifs d'après leur forme symptomatique* : anosmie, hyperosmie, parosmie, olfaction colorée. Symptômes associés, classifications des anosmies.

III. — *Les troubles olfactifs d'après le siège de la lésion* : 1. Lésions périphériques. 2. Lésions des nerfs et des neurones de relais. 3. Lésions des neurones supérieurs corticaux.

§ IV. Résumé général des cinq grands appareils sensoriels.

§ I. — APPAREIL NERVEUX CENTRAL DE L'OUIE

A. ANATOMOPHYSIOLOGIE CLINIQUE (1)

1. *Voies sensorielles, auditives.*

La VIII paire, dite *nerf auditif*, n'a aucune unité pour le physiologiste et le clinicien.

C'est la réunion, par simple voisinage géographique, de deux nerfs différents : le *nerf cochléaire* qui vient du limaçon et est vraiment le nerf sensoriel (*nerf de l'ouïe*) et le *nerf vestibulaire* qui vient du vestibule et des ampoules des canaux semicirculaires et est un nerf kinesthésique, un nerf d'orientation : ce dernier nerf appartient à l'appareil d'orientation et d'équilibre (où nous l'avons étudié, p. 206) et ne fait pas partie de l'appareil auditif.

Le *nerf cochléaire*, le seul qui nous intéresse ici, part du *limaçon* (*organe de* CORTI, portion initiale du canal cochléaire; *foramina nervina* et quatrième tache criblée ; crible spiral de la base du limaçon et fossette antéroinférieure) et rencontre son *protoneurone sensoriel* (ganglion) formé par le *ganglion spiral* ou de CORTI (à la base de la lame spirale) et le ganglion de BOETSCHER. C'est l'analogue du ganglion rachidien pour la sensibilité générale (fig. 56).

De là, le nerf de l'ouïe s'accole momentanément au nerf vestibulaire pour former la VIII paire (nerf auditif), s'en détache bientôt pour former la *racine postérieure*, externe ou cochléaire, et rencontre les *premiers neurones de relais*, analogues des cornes grises postérieures de la moelle.

(1) La documentation de ce chapitre est empruntée aux ouvrages de TESTUT, VAN GEHUCHTEN et PIERRE BONNIER (plus spécialement de ce dernier auteur, *Nouvelle Iconographie de la Salpêtrière*, 1894, p. 336). Voir aussi : VAN GEHUCHTEN, *Le Névraxe*, 1903 (*Revue neurologique*, 1903, p. 141).

C'est, dans le bulbe, le *ganglion ventral* (en avant et en dehors du pédoncule cérébelleux inférieur), divisé en *tubercule latéral* et *noyau accessoire*, antérieur ou ventral.

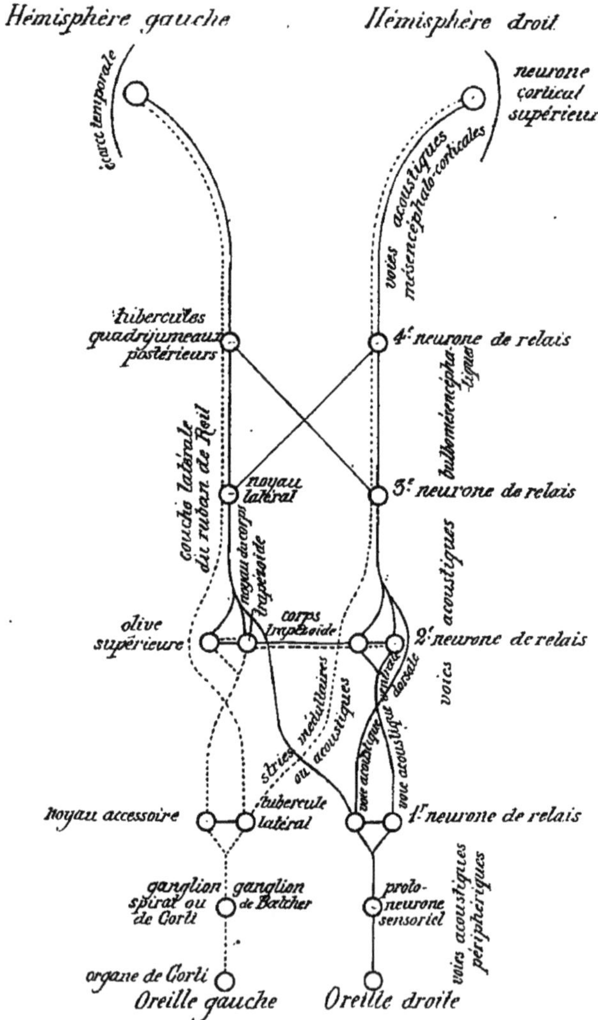

Fig. 56. — Semidécussation des fibres acoustiques, d'après VAN GEHUCHTEN

Là finit la *voie acoustique périphérique* et commence la *voie acoustique bulbomésencéphalique*.

Les prolongements cylindraxiles du noyau (*voie acous-*

tique ventrale) vont en dedans, passent audevant de l'*olive supérieure* (1) (en lui abandonnant des branches qui s'y terminent) traversent la voie sensitive générale, puis la ligne médiane et constituent, avec les fibres opposées, le *corps trapézoïde*. Ce *faisceau acoustique ventral croisé*, qui vient du noyau du corps trapézoïde et de l'olive supérieure d'un côté, passe alors par le noyau du corps trapézoïde et l'olive supérieure du côté opposé (2). Ces deux noyaux constituent le *deuxième neurone de relais*.

De là, part un *faisceau acoustique ventral direct*, qui forme la *couche latérale du ruban de* REIL (3) et rencontre le *noyau latéral, troisième neurone de relais*.

Les prolongements cylindraxiles du tubercule latéral (*voie acoustique dorsale*) vont en arrière, contournent le pédoncule cérébelleux inférieur, forment les *stries médullaires ou acoustiques*, parcourent le plancher du quatrième ventricule et se divisent.

Les uns vont directement dans la protubérance, traversent le noyau principal du nerf acoustique, croisent la branche radiculaire externe du facial et vont dans la substance blanche voisine de l'olive supérieure du même côté ; de là, ces *fibres acoustiques dorsales directes* vont à la couche latérale du ruban de REIL.

Les autres, plus nombreux, traversent la ligne médiane puis s'enfoncent dans la protubérance pour aller dans le voisinage de l'olive supérieure du côté opposé. Ces *fibres acoustiques dorsales croisées* forment aussi la couche latérale du ruban de REIL.

Cette couche latérale du faisceau des fibres sensitives

(1) Divisée en *noyau du corps trapézoïde et olive supérieure*.

(2) Cette manière de voir de VAN GEHUCHTEN, est celle de FLECHSIG et de VON BECHTEREW. Suivant d'autres auteurs (FOREL, ONUFROWICZ, VON MONAKOW), ces fibres n'appartiendraient pas à la voie acoustique centrale. Suivant EDINGER ces fibres seraient en connexion avec l'olive supérieure et par là avec le cervelet et les noyaux des oculomoteurs.

(3) Faisceau des fibres sensitives générales déjà étudié, p. 79.

est ainsi constituée par des fibres du corps trapézoïde et par des fibres des stries médullaires : la plus grande partie de ces fibres étant croisée, les autres directes. Les voies acoustiques ont donc subi un entrecroisement partiel, une *semidécussation*.

C'est à partir du noyau latéral que ce faisceau est distinct et constitue la *couche latérale du ruban de* REIL (*untere* ou *laterale Schleife* des Allemands), les faisceaux sensitifs généraux en formant la couche moyenne (*médiale* ou *obere Schleife* des Allemands).

La plupart des prolongements (1) du noyau latéral renforcent le faisceau de fibres nerveuses de la couche latérale, contournent la face externe du pédoncule cérébelleux supérieur et pénètrent dans les *tubercules quadrijumeaux postérieurs* où ils se terminent. Quelques-unes de ces fibres traversent la ligne médiane, en arrière de l'aqueduc de SYLVIUS et se terminent dans les mêmes centres du côté opposé.

Quelques-unes vont plus haut se terminer dans les couches superficielles des tubercules quadrijumeaux antérieurs et entrent, par ces centres, en relation avec les nerfs moteurs périphériques.

Les tubercules quadrijumeaux postérieurs constituent donc le *quatrième neurone de relais*. C'est la fin de la deuxième étape des voies acoustiques : voies acoustiques bulbomésencéphaliques.

Quelques auteurs admettent aussi des fibres longues qui vont à l'écorce directement en évitant les tubercules quadrijumeaux (2). VAN GEHUCHTEN ne considère pas la chose comme démontrée.

(1) Certains autres prolongements de ce noyau latéral vont dans le pédoncule cérébelleux supérieur voisin, traversent la ligne médiane et se terminent dans le tubercule quadrijumeau postérieur.

(2) Voir, sur les relations directes et croisées des tubercules quadrijumeaux postérieurs avec l'écorce temporale : Mme DANTCHAKOFF, *Bulletin de l'Académie royale de Médecine de Belgique*, mars 1902

Alors commence la troisième étape des voies acoustiques : *voies mésencéphalocorticales.*

Le faisceau acoustique suit le *bras postérieur* des tubercules quadrijumeaux, gagne la région sousoptique (*corps genouillé interne*), passe dans le *segment rétrolenticulaire* du bras postérieur de la *capsule interne* (fig. 5) avec les fibres sensitives générales et gagne la partie moyenne de la 1re et la 2e *circonvolutions temporales* (fig. 3) des deux côtés et surtout du côté opposé (1). C'est le *centre auditif cortical* (2), le *neurone supérieur* de perception acoustique.

Pour FLECHSIG, la sphère auditive comprend « la partie moyenne de la 1re circonvolution temporale et la partie correspondante de cette circonvolution qui concourt à former l'opercule inférieur de la scissure de SYLVIUS » ; pour BECHTEREW (3) la région de la 1re et de la 2e circonvolutions temporales et la partie postérieure de l'insula de REIL.

Pour MORAT, « l'aire sensorielle de l'audition est localisée dans la partie postérieure de la 1re circonvolution temporale. Pour quelques auteurs, ajoute-t-il, elle s'étendrait également à la partie postérieure de la 2e temporale ».

VON BECHTEREW (4) subdivise ce centre cortical et, d'après les recherches de LARIONOFF faites dans son laboratoire, admet, au niveau de ce territoire cortical, une échelle « de

(*Revue neurologique*, 1902, p. 936) et, sur la commissure qui unit les deux tubercules quadrijumeaux postérieurs : RAMON Y CAJAL, *Deutsche medicinische Wochenschrift*, 1902 (*Revue neurologique*, 1902, p. 464).

(1) Comparer à ces données anatomiques les conclusions anatomocliniques que nous donnerons plus loin (B. I, 2, b 3° et 5°).

(2) La proximité de ce centre auditif et du centre de l'audition verbale (voir plus haut, p 294) fait prévoir les rapports que peuvent présenter la surdité et la surdité verbale (voir KAST, *Deutsches Zeitschrift fur Nervenheilkunde*, 1900, p. 180. *Revue neurologique*, 1901, p. 683).

(3) VON BECHTEREW, *Moniteur russe neurologique*, t. VI, p. 138 (*Revue neurologique*, 1900, p. 117).

(4) VON BECHTEREW, *Les Voies de conduction...* citées, p. 683.

tons superposable à celle du limaçon de l'oreille interne. La portion temporale de la 2e circonvolution externe du chien renferme les centres adaptés aux octaves inférieures, depuis les sons les plus graves jusqu'au mi de la troisième octave du clavier du piano, en allant de gauche à droite. La même portion de la 3e circonvolution est désignée pour les degrés de l'échelle diatonique qui se succèdent... depuis mi ^{2} jusqu'à ut^{4}... Enfin la moitié postérieure de la 4e circonvolution est accordée pour les sons supérieurs à do^{4}. Des lésions partielles du lobe temporal ne produisent donc de surdité que pour certains sons seulement... »

Le tableau XXI (des pages 456 et 457) résume la description des centres successifs des deux nerfs vestibulaire et cochléaire, c'est-à-dire de l'entière VIIIe paire.

2. *Voies sensitives générales.*

Tous les traités d'anatomie enseignent que les voies sensitives générales ont quatre sources d'innervation.

1o Le plexus cervical superficiel, par sa branche auriculaire, pour le pavillon de l'oreille et le conduit auditif externe ;

2o Le trijumeau : *a)* par l'auriculotemporal (maxillaire inférieur) pour le pavillon de l'oreille, le conduit auditif externe et la couche cutanée de la membrane du tympan ; *b)* par le rameau pharyngien de Bock (ganglion sphénopalatin ou de Meckel du maxillaire supérieur) pour la portion de muqueuse de la trompe d'Eustache qui avoisine l'orifice pharyngien ou pavillon ;

3o Le pneumogastrique, par son rameau auriculaire, pour le conduit auditif externe et la couche cutanée de la membrane du tympan ;

4o Le glossopharyngien, par le nerf de Jacobson, pour l'entière oreille moyenne (couche muqueuse de la membrane du tympan et de toute la caisse, cavités mastoïdiennes, trompe d'Eustache).

Tableau XXI. — Huitième paire. Nerf cochléaire et nerf vestibulaire (d'après Testut et van Gehuchten).

Prolongements protoplasmatiques du protoneurone sensoriel (nerf labyrinthique).				Protoneurone sensoriel (ganglion)	Prolongements cylindraxiles du protoneurone sensoriel (nerf auditif).			
Points de départ périphériques.		Points de sortie du labyrinthe.	Points d'entrée dans le conduit auditif interne.		Conduit auditif interne et cavité cranienne.		Sur le plan latéral du bulbe.	
Limaçon.	Organe de Corti.	*Foramina nervina.*	Crible spiral de la base du limaçon.	Ganglion spiral ou de Corti (à la base de la lame spirale).	Nerf cochléen proprement dit.	Branche cochléenne ou limacéenne (nerf cochléaire).	Nerf auditif.	Racine postérieure, externe ou cochléaire.
	Portion initiale du canal cochléaire.	Quatrième tache criblée.	Fossette antéro-inférieure	Ganglion de Boetscher.	Rameau vestibulaire.			
Vestibule et ampoules des canaux demicirculaires.	Tache acoustique de l'utricule; crête acoustique des canaux demicirculaires supérieurs et externes.	Tache criblée supérieure.	Fossette postérosupérieure	Ganglion de Scarpa ou vestibulaire (au fond du conduit auditif interne).	Rameau supérieur.	Branche vestibulaire (nerf vestibulaire).		Racine antérieure, interne ou vestibulaire.
	Tache acoustique du saccule.	Tache criblée inférieure.	Fossette postéro-inférieure.		Rameau inférieur.			
	Crête acoustique du canal demicirculaire postérieur.	Tache criblée postérieure.	*Foramen singulare.*		Rameau postérieur.			

Prolongements cylindraxiles du protoneurone sensoriel.		Premier neurone de relais.			Deuxième neurone de relais.		Troisième neurone de relais.	Quatrième neurone de relais.		Neurone supérieur cortical
Nerf auditif.	Racine cochléaire (postéro-externe).	Ganglion ventral.	Noyau accessoire (antérieur ou ventral).	Corps trapézoïde (chiasma).	Olives supérieures.	Faisceau acoustique central (ruban de Reil latéral ou inférieur).	Noyau latéral du ruban de Reil.	Tubercules quadrijumeaux.	Segment rétrolenticulaire de la capsule interne.	Ecorce de la partie moyenne des 1re et 2e circonvolutions temporales.
			Tubercule latéral.	Stries acoustiques.	Noyau du corps trapézoïde.					
	Racine vestibulaire (antéro-interne).	Noyau de Deiters (dorsal externe).		Fibres de la formation réticulaire						
		Noyau dorsal interne (triangulaire)		Faisceau acoustico-cérébelleux.	Cervelet.					
		Noyau de Bechterew.		Faisceau de connexion oculomotrice.	Noyaux bulbaires oculomoteurs.					

3. *Voies motrices, nerfs auditivomoteurs (appareils nerveux d'accommodation auditive).*

L'appareil auditivomoteur est formé de deux nerfs antagonistes, accommodateurs de l'ouïe en sens inverse (chez l'homme, la motricité de l'oreille externe peut être considérée comme nulle au point de vue physiologique (1).

Ces deux nerfs accommodateurs antagonistes viennent, l'un de la VII, l'autre de la V paire.

Le muscle du marteau, en se contractant, tend la membrane du tympan, la fait saillir dans la caisse et augmente la pression intralabyrinthique : son nerf vient de la racine motrice du trijumeau par le ganglion otique d'Arnold du maxillaire inférieur.

Le muscle de l'étrier au contraire, par sa contraction, relâche la membrane du tympan et abaisse la pression dans le labyrinthe : son nerf vient du facial.

De plus, les mouvements du pavillon de la trompe, surtout au moment de la déglutition, entretiennent une tension normale dans la caisse. Ces mouvements ont une double source d'innervation : pour le péristaphylin externe, la racine motrice du trijumeau par le ganglion otique ; pour le péristaphylin interne, le facial par le grand pétreux superficiel, le nerf vidien et le ganglion sphénopalatin ou de Meckel.

En somme, tous les nerfs auditivomoteurs d'accommodation viennent de la V et de la VII paires.

L'appareil auditif semblant à beaucoup de points de vue analogue à l'appareil visuel, « il est probable » que le *centre réflexe* de l'accommodation auditive, comme celui des réflexes optopupillaires, « est dans la région des tubercules quadrijumeaux ; mais on ne possède pas d'expérience vérificatrice de cette induction » (Morat).

Quant au *centre cortical* de l'appareil auditivomoteur, il doit être dans la région temporale près du centre senso-

(1) C'est le facial qui est le nerf moteur du pavillon.

riel. « Chez les animaux, dit MORAT (p. 659), lorsque (l'excitation) est faite sur la région temporale, elle a pour effet la contraction des muscles de l'oreille » (1).

Ce serait là le centre sensoriomoteur. Dans l'écorce périrolandique serait le centre sensitivomoteur (2).

4. *Résumé.*

L'appareil nerveux central de l'ouïe comprend un appareil principal sensoriomoteur et un appareil accessoire sensitivomoteur.

a. Les voies centripètes de *l'appareil sensoriomoteur* sont formées par le nerf cochléaire (partie de la VIII paire); les voies centrifuges par des rameaux de la racine motrice du trijumeau et du facial. A cet appareil sensoriomoteur principal d'accommodation on peut joindre un appareil secondaire formé par les oculogyres et les céphalogyres.

Les centres sont réunis en trois groupes : 1° le protoneurone sensoriel (ganglions de CORTI, BOETSCHER et SCARPA) ; 2° les neurones de relais (noyaux de DEITERS, dorsal interne, de BECHTEREW, accessoire, tubercule latéral ; olives supérieures, cervelet, noyaux bulbaires ; tubercules quadrijumeaux) ; 3° les neurones supérieurs corticaux (partie moyenne de la scissure parallèle et des deux premières temporales pour les impressions centripètes ; probablement parties voisines ou lobule pariétal inférieur pour les émissions centrifuges (3). Au-dessus de ces trois centres, tou-

(1) « L'excitation des centres auditifs et des territoires voisins de l'écorce produit, d'après mes expériences, différents mouvements du pavillon de l'oreille, mouvements associés, semble-t-il, à la perception auditive : redressement, inclination ou rotation latérale, etc. » (VON BECHTEREW, *Les Voies de conduction...* p. 684).

(2) Nous étudierons plus loin d'autres fibres centrifuges descendantes qui unissent le centre auditif aux noyaux du pont et par là à l'appareil de l'équilibration et à l'appareil oculomoteur (même chapitre B. II, 1).

(3) PIERRE BONNIER (*L'Audition*, Bibliothèque internationale de psychologie expérimentale, normale et pathologique, 1901) énumère

jours le centre supérieur O d'idéation et de volonté (région préfrontale (?).

b. *L'appareil sensitivomoteur* (peu important) a pour voies centripètes le trijumeau et le glossopharyngien, pour voies centrifuges la racine motrice du trijumeau et le facial et, pour centre cortical supérieur, probablement la zone périrolandique.

B. SEMEIOLOGIE DE L'APPAREIL NERVEUX CENTRAL DE L'OUIE (1)

La séméiologie de l'appareil nerveux central de l'ouïe comprend l'étude de deux ordres de symptômes : *symptômes intrinsèques* tenant directement au nerf de l'ouïe et à son fonctionnement et *symptômes extrinsèques* développés dans les appareils nerveux voisins sous l'influence d'une maladie de l'appareil auditif.

I

Symptômes intrinsèques (appareil auditif). — 1. Troubles : *a*) de l'accommodation (éblouissement auditif) ; *b*) de l'orientation dans le champ auditif. — 2. Troubles de l'acuité ; *a*) moyens d'apprécier l'acuité ; α) examen de la transmission aérienne avec : 1° la voix. 2° la montre, 3° les diapasons ; β) examen de la transmission solidienne ou par contact : 1° épreuve de Weber et épreuve de la paracousie lointaine (Pierre Bonnier) ; 2° épreuve de Rinne, Lucae et Schwabach ; 3° épreuve de Gellé ; *b*) symp-

ainsi les relais successifs des voies auditives : papille basilaire, ganglion spiral de Corti, noyau antérieur, tubercule acoustique, olive supérieure du même côté, noyau du corps trapézoïde du même côté, noyau du corps trapézoïde opposé, olive supérieure opposée, noyau du ruban latéral, tubercule quadrijumeau postérieur, tubercule quadrijumeau antérieur, corps genouillé interne, écorce des 1re et 2e circonvolutions temporales.

(1) Voir les divers ouvrages de Pierre Bonnier et spécialement *L'Oreille, Symptomatologie* ; le *Manuel de diagnostic médical*, de Debove et Achard, t. I, p. 301 et Collet, *Les Troubles auditifs dans les maladies nerveuses*. Encyclopédie des Aide-Mémoire Leauté.

tômes de déficit. Surdité. Paralysie du nerf de l'ouïe. Diagnostic du siège de la lésion : 1° nerf auditif et bulbe ; 2° protubérance, corps trapézoïde et ruban de Reil ; 3° tubercules quadrijumeaux ; 4° au-dessus des tubercules quadrijumeaux ; 5° écorce ; *c*) symptômes d'excitation : 1° hyperacousie, simple et douloureuse ; paracousies ; 2° bruits subjectifs ou entotiques ; bourdonnements ; 3° hallucinations auditives ; *d*) surdité psychique.

Nous étudierons successivement, dans les symptômes intrinsèques, les troubles de l'accommodation et de l'orientation auditives, puis les troubles de l'acuité auditive.

1. *Troubles de l'accommodation et de l'orientation auditives.*

a. Troubles de l'accommodation (éblouissement auditif). L'exemple classique de trouble de l'accommodation auditive est l'*éblouissement auditif* (improprement appelé *hyperacousie*) que l'on observe dans certains cas de paralysie du facial.

Roux, parlant à l'Institut d'une paralysie du facial dont il était lui-même atteint, signale un ébranlement douloureux de sa membrane du tympan par les sons un peu forts. Wolff observe un fait analogue et Landouzy père complète la question en 1850. Pour constater ce symptôme, il se servait d'un pistolet, d'abord avec une simple capsule, puis avec poudre, et le faisait détoner derrière le malade.

Ce n'est pas, comme le fait remarquer Dechambre, de l'hyperacousie vraie, une finesse plus grande de l'ouïe ; ce serait tout au plus de l'hyperalgésie, un ébranlement douloureux de la membrane du tympan ; en réalité, dans ce cas c'est un éblouissement auditif (analogue à l'éblouissement d'un sujet atteint de mydriase et de paralysie de l'orbiculaire des paupières) dû à ce que la membrane du tympan ne peut plus se mettre au degré de tension voulu pour l'intensité du bruit à percevoir : c'est bien une paralysie de l'accommodation auditive (1).

(1) Voir aussi, sur ce sujet : Lannois, *Lyon médical*, 12 juin 1897

Ce symptôme peut servir à localiser le siège de la lésion dans la paralysie périphérique du facial (1). Il n'apparaît que quand la lésion siège au-dessus de l'origine du petit pétreux, c'est-à-dire au-dessus du ganglion géniculé.

b. Troubles de l'orientation dans le champ auditif.

J'emprunte à Pierre Bonnier la description des procédés cliniques pour analyser, chez un sujet, l'état de son orientation auditive.

« Pour examiner l'orientation d'un côté, on fait fermer complètement l'oreille du côté opposé et les deux yeux; puis l'on promène un corps sonore, montre ou diapason, dans le champ auditif de l'oreille examinée, en priant le sujet d'indiquer du doigt la direction selon laquelle il entend le son. On constate ainsi, avec quelle exactitude, la tête restant immobile, il oriente et, s'il commet des erreurs, dans quelle portion du champ auditif elles ont lieu. Il faut encore rechercher si ces erreurs sont les mêmes pour les sons faibles ou forts, aigus ou graves.

« Pour reconnaître ensuite si le sujet oriente bien ses deux champs auriculaires, on lui fait fermer les yeux et il doit indiquer la direction du son de l'un ou de l'autre côté, à droite ou à gauche, de près ou de loin.

« Enfin l'audition binauriculaire ou stéréacoustique s'examine de la façon suivante.

« Le sujet fermant les deux yeux et l'oreille droite par exemple, je lui fais indiquer la direction d'un son placé dans le champ direct de l'oreille gauche. Puis, le son restant au même point et l'oreille droite laissée libre, le sujet doit indiquer de nouveau cette direction. Si les deux indications concordent, je recommence de l'autre côté et je m'assure ainsi de la bonne concordance des opérations binauriculaires.

et Rosenbach, *Centralblatt für Nervenheilkunde*, 1887, n° 12 (Citat. Picot).

(1) Voir notre *Traité* (avec Rauzier) 4e édit., t. II, p. 444.

« Il est également pratique de faire examiner au sujet dont les deux yeux sont fermés, mais dont les deux oreilles sont libres, deux sources sonores différentes, comme un diapason et une montre ou une montre et le bruit que font deux ongles en se séparant après avoir été pressés. Il doit reconnaître les positions respectives des deux sources sonores et les variations que je fais subir à ces positions.

« Ces recherches sont faciles et donnent des notions que l'on précise en les répétant à plusieurs reprises. On constate ainsi que beaucoup de personnes orientent mal d'une oreille et souvent des deux (1). »

On a même décrit une *allochirie auditive* (localisation à droite d'un son perçu à gauche ou réciproquement). Mais c'est très rare.

2. *Troubles de l'acuité auditive.*

Ce sont les troubles de la fonction auditive même, de la finesse de l'ouïe.

a. Moyens d'apprécier l'acuité auditive.

Il faut, en clinique, étudier séparément, puis comparativement, dans chaque cas, la *transmission aérienne* du son et la *transmission solidienne ou par contact.*

α. Examen de la transmission aérienne du son.

Cet examen « consiste dans la détermination de la distance à laquelle un son donné, d'abord lointain, puis de plus en plus rapproché, commence à être perçu. Comme source sonore, on se sert de la *voix*, de divers acoumètres (2), dont le plus simple est la *montre*, et du *diapason.*

« Quelle que soit la source sonore choisie, il est trois règles principales à observer : 1° chaque oreille doit être examinée séparément, celle qui n'est pas en cause étant bouchée avec l'extrémité du doigt ; 2° le malade doit avoir

(1) PIERRE BONNIER, *loco cit.*, p. 38.

(2) Voir les divers acoumètres in PIERRE BONNIER, *loco cit.*, p. 23. Voir aussi TOULOUSE, VASCHIDE et PIERON, *Technique de psychologie expérimentale, Examen des sujets*, 1904, p. 80.

les yeux bandés ou tout au moins les fermer afin qu'il ne puisse lire sur les lèvres et aussi afin que, ne pouvant constater *de visu* la distance à laquelle est placée la source sonore, il ne soit pas victime d'une autosuggestion ; 3° enfin la source sonore doit être d'abord tenue éloignée de l'oreille, puis rapprochée progressivement jusqu'à ce que le son soit nettement perçu. »

1° *Examen avec la voix.* « Placez-vous à distance et prononcez un mot que le malade devra répéter. Servez-vous d'abord de la voix chuchotée : celle-ci est entendue normalement à 20 ou 25 mètres ; en cas de surdité, elle ne commencera à être perçue qu'à 2 mètres, à 1 mètre, à quelques centimètres. Si elle n'est pas entendue du tout, recommencez l'expérience en parlant à haute voix, selon le ton de la conversation ordinaire. »

Procédé bien imparfait dont les résultats varient suivant les mots prononcés (voyelles à tonalités différentes), la manière de prononcer...

2° *Examen avec la montre.* C'est un procédé supérieur et le plus usuel. Seulement il faut que chaque médecin sache la distance à laquelle *sa* montre est normalement entendue. Les résultats ne sont d'ailleurs pas toujours et nécessairement parallèles à ceux que donne l'examen avec la voix.

« Le résultat de l'expérience s'exprime par une fraction dont le numérateur indique en centimètres la distance à laquelle la montre est entendue par l'oreille malade et le dénominateur la distance à laquelle la même montre est perçue par une oreille saine. Si la même montre n'est perçue qu'au contact (*ad concham*, au contact de la conque) on écrit $M = \frac{\text{ad c}}{250}$ (1). »

3° *Examen avec les diapasons.* Le diapason permettra le

(1) Debove et Achard, *loco cit.*, p. 301.

même examen dans de meilleures conditions. De plus, il permettra de comparer l'acuité pour des tonalités différentes. « A l'état pathologique, l'étendue des sons perceptibles peut diminuer, soit que leur limite inférieure s'élève, soit que leur limite supérieure s'abaisse : en général, une diminution de la perception des sons bas, avec persistance de l'acuité auditive pour les sons élevés, est l'indice d'une lésion de l'oreille moyenne ; inversement, une moins bonne perception des sons hauts est ordinairement liée à une lésion de l'oreille interne (1) ; les deux ordres de signes, et par conséquent de lésions, peuvent se combiner » (DEBOVE et ACHARD).

PIERRE BONNIER ne croit pas nécessaire dans la pratique courante l'examen par la série des diapasons et il se sert d'un diapason de 100 vibrations dont on doit présenter le *pied* à une certaine distance de l'oreille afin que la transmission solidienne (se faisant nécessairement par le pied) puisse ensuite être comparée à la transmission aérienne (2). Comme moyen de mesure et en attendant une « entente entre auristes et physiologistes sur l'unité tonométrique et acoumétrique », PIERRE BONNIER mesure l'audition du sujet par la sienne propre en unissant leurs oreilles par un tube otoscopique avec le diapason au milieu et en comparant la durée de la sensation chez le sujet et chez l'auriste.

β. Examen de la transmission osseuse ou par contact.

Comme le font remarquer DEBOVE et ACHARD, cette transmission n'est pas exclusivement osseuse et devrait plutôt être appelée ostéotympanique. On peut faire l'examen avec la montre que l'on applique sur l'apophyse mastoïde, le front ou le vertex ; chez des sujets encore jeunes on peut

(1) BONAFONT, 1845 ; LUCAE et MOOS.

(2) L'intensité du son d'épreuve n'est pas indifférente puisque, d'après ANDRÉ BROCA (*Société de Biologie*, 3 juillet 1897), quand l'intensité du son diminue, le son monte et réciproquement; mais c'est là un élément dont il n'y a pas lieu de tenir compte en pratique.

faire ainsi les épreuves que nous allons décrire avec le diapason (1).

1° *Epreuve de* WEBER (1834). Un diapason placé sur le vertex d'un sujet sain est perçu également des deux côtés; il y a une sensation centrale qui n'est latéralisée ni à droite ni à gauche ; le sujet oriente normalement la position du diapason.

Si on bouche une oreille, le son est perçu *principalement ou uniquement dans l'oreille bouchée* ; de même s'il y a une lésion de l'oreille moyenne ou de l'oreille externe d'un côté. Le sujet oriente mal le son et le latéralise du seul côté malade. « Cette épreuve, dit COLLET, a une valeur diagnostique indiscutable. »

Si au contraire le sujet latéralisait le Weber du côté sain, la lésion devrait être localisée dans l'oreille interne. Le fait peut aussi s'observer dans des cas de lésions superposées de l'oreille moyenne et de l'oreille interne.

Comme théorie du phénomène (2) on peut admettre, d'abord pour les lésions de l'oreille externe, qu'un obstacle à la sortie des ondes sonores par le conduit auditif externe amène leur répercussion dans la cavité de résonnance formée par la caisse et le conduit ; d'où latéralisation du côté malade : pour les lésions de l'oreille moyenne (la théorie est moins démontrée) on peut admettre avec BRENNER et STEINBRÜGGE que le nerf auditif, légèrement irrité par une excitation (électrique) ou une lésion de la caisse, réagit davantage (hyperexcitabilité fonctionnelle).

PIERRE BONNIER (3) a insisté sur la *paracousie lointaine*

(1) Comme pour la transmission aérienne, PIERRE BONNIER mesure l'audition solidienne du sujet par la sienne propre, en unissant leurs crânes par une tige métallique au milieu de laquelle vibre le diapason. On peut ainsi de même comparer les deux oreilles du sujet entre elles en se basant sur des évaluations positives.

(2) COLLET, *loco cit.*, p. 13.

(3) PIERRE BONNIER, *L'Audition*, p. 153.

comme bon signe de surdité au début (1). Ce signe est basé sur le même principe que le Weber.

Un diapason étant sur le vertex, si, sans toucher l'oreille, on approche du méat gauche la main ouverte, le son est plus fortement perçu. « Si j'ai cherché sur mon corps le point le plus éloigné de mes oreilles, par exemple la fourchette sternale, où je percevrais à peine le son du diapason ; je le percevrai nettement maintenant ou je le percevrai encore quand il sera placé encore plus bas, plus loin de mes oreilles ; et je le percevrai dans l'oreille gauche. Si, au lieu de couvrir mon oreille avec la main sans la toucher, j'obstrue le méat avec le doigt, le son augmente encore ou il est perçu de plus loin ». Encore plus, si on bouche le conduit avec du coton enduit de vaseline ; encore plus, si on touche le tympan... et avec des altérations de ces régions. Et alors la clinique montre que, dans ces cas, « tel sujet qui ne pourra plus entendre par l'air le diapason approché du méat, l'entendra quand il sera appliqué sur le tibia, sur la rotule, sur telle saillie osseuse, ou même sur des parties molles, fesse, sein, paroi abdominale (2), etc. Dans certains cas où il y a de plus une forte congestion labyrinthique, la paracousie est telle que le sujet entendra le diapason dès qu'il sera appliqué non pas même sur telle partie éloignée du corps, mais même sur le matelas, l'édredon, etc. »

Ce *signe de* PIERRE BONNIER doit bien être rapproché du Weber. Car, dans ces mêmes cas, on trouvera souvent mieux le Weber « en appliquant le diapason sur les deux genoux successivement qu'en le posant sur le vertex (3). »

2° *Epreuve de* RINNE (*1855*), LUCAE *et* SCHWABACH. Un diapason vibrant devant le méat est entendu *plus longtemps*

(1) C'est surtout, d'après PIERRE BONNIER, un signe précurseur de surdité, entrainant le pronostic de surdité progressive.

(2) « En général, le sujet normal n'entend plus le diapason quand celui-ci est placé au delà du cou » (PIERRE BONNIER).

(3) PIERRE BONNIER, *Société d'Otologie*, 1899, mars, avril.

que le même diapason placé sur les os du crâne. S'il y a une altération de l'oreille externe ou de l'oreille moyenne, ceci ne se produit plus et on peut observer l'inverse.

« Le diapason vibrant est placé sur le vertex ou mieux sur l'apophyse mastoïde correspondante et on le maintient en place jusqu'au moment où le sujet en expérience cesse de l'entendre ; on le porte alors rapidement devant le méat auditif. S'il est entendu de nouveau, le Rinne est dit positif (R +) et on note le nombre de secondes pendant lequel le diapason est encore perçu au méat. S'il n'est pas entendu, le Rinne est dit négatif » (R —). Dans ce dernier cas, on peut refaire l'épreuve inverse, commencer par le méat et voir réapparaître la sensation sur l'apophyse mastoïde.

« Le Rinne négatif est un précieux indice d'affection de l'appareil de transmission » (COLLET). La conclusion pour une lésion de l'oreille interne tirée du Rinne positif est bien moins certaine.

L'épreuve de SCHWABACH n'est qu'une variété du Rinne, basée sur le même principe : on mesure le temps pendant lequel le sujet entend le diapason sur le vertex (1) et le temps pendant lequel il entend le diapason devant le méat. Mêmes conclusions que pour le Rinne.

3° *Epreuve de* GELLÉ. Quand un diapason est placé sur le vertex, si on exerce une pression sur le tympan, le son perçu est diminué à l'état physiologique. Il n'est au contraire pas modifié s'il y a une maladie de l'oreille moyenne.

On augmente cette pression centripète en introduisant dans le conduit auditif un tube de caoutchouc relié à une poire à insufflation.

(1) « Quand l'oreille normale a cessé de percevoir le son du diapason placé sur la mastoïde ou sur le vertex, si l'on ferme une oreille avec le doigt, le son renaît de ce côté » (épreuve de BING). D'après BING, l'oreille lésée dans son appareil de transmission ne retrouve pas cette sensation secondaire, tandis qu'on la retrouverait quand il s'agit d'un trouble de l'appareil de perception. Cette interprétation paraît à PIERRE BONNIER « exagérée et trop exclusive. »

Politzer a fait des objections à ce moyen de diagnostic.

Aucun de ces divers procédés d'exploration n'a évidemment une valeur diagnostique absolue. Aussi faut-il les connaître et les appliquer tous pour les contrôler et les compléter l'un par l'autre.

b. Symptômes de déficit. Surdité. Paralysie du nerf de l'ouïe. Diagnostic du siège de la lésion.

La *surdité* comprend tous les symptômes de déficit auditif, puisque, comme le dit Pierre Bonnier, « dès qu'une oreille est au-dessous de la moyenne physiologique, nous pouvons admettre qu'elle présente un certain degré de surdité. » Le même auteur fait remarquer avec raison que c'est un symptôme qu'il faut rechercher pour en dépister les premiers degrés. Car, tant qu'il est peu accentué, il ne s'impose pas à l'attention du sujet comme le ferait un affaiblissement de la vue (1).

Naturellement je n'ai à étudier ici que les cas de surdité dus à une altération d'un point quelconque de l'appareil nerveux d'audition depuis la papille cochléaire jusqu'à l'écorce temporale. Je les passerai rapidement en revue en allant de la périphérie vers le centre (2).

1o Les lésions du *nerf auditif* et du *bulbe* entraînent la surdité unilatérale et directe : tumeurs se prolongeant dans le conduit auditif interne et alors comprimant, tiraillant ou distendant les faisceaux nerveux; tumeurs bulbaires volumineuses qui vont jusqu'au plancher du quatrième ventricule, qui compriment ou détruisent les nerfs de la VIII paire ou leurs noyaux.

(1) Anton a même décrit un cas de surdité absolue d'origine corticale (avec hallucinations intenses de l'ouïe) qui restait méconnue du sujet : le malade ne se prétendait nullement sourd (*Archiv für Psychiatrie und Nervenkrankheiten*, 1899, *Revue neurologique*, 1900, p. 234.

(2) Voir pour la documentation de tout ce paragraphe : Collet, *loco cit*, p. 47 et 171.

Collet en cite 6 observations dues à Verron (1874), Marot (1875), Tiling (1873), Malmsten Blix (1869), Manning (1871) et Warfwinge.

Bernhardt signale les troubles de l'ouïe dans 5 cas sur 27 et Ladame dans un quart des cas de tumeur bulbaire.

C'est à ce groupe qu'il faut rattacher les troubles auditifs dans les lésions du *cervelet* et des *pédoncules cérébelleux* (1) qui n'agissent sur l'ouïe que par la compression ou l'altération concomitante du nerf auditif ou de ses origines. Ce sont les tumeurs des hémisphères cérébelleux qui troublent le plus souvent l'audition, étant mieux placées pour comprimer les origines de la VIII paire. Duret (2) place les troubles auditifs dans les éléments du diagnostic *cantonal* des tumeurs de la circonférence (partie antérieure) du cervelet et du pédoncule cérébelleux moyen et cite spécialement les faits de Babé et Martin (1878), Raymond (1898), Babinski (1901), Guldenarm, Hermanidès et Winkler (1902).

D'après Bernhardt, on trouve des troubles auditifs dans plus du tiers des tumeurs cérébelleuses ; Ladame ne les a trouvés que 7 fois sur 77 cas. La surdité, dans ces cas, est unilatérale ou bilatérale avec prédominance d'un côté. Le plus souvent elle est directe ou, au moins, débute par le côté de la lésion. Winge (1869), Wolf, Erb et Moos (1879) ont observé cependant la surdité croisée.

2 Dans les lésions de la *protubérance*, les troubles auditifs sont le plus souvent directs ; ils peuvent cependant être croisés (Tiling, Kolisch), souvent aussi bilatéraux.

Les deux statistiques combinées de Bernhardt et de Ladame donnent une moyenne de 27 0/0 de troubles auditifs dans les tumeurs protubérantielles. Collet cite onze cas

(1) Voir la XXVII leçon de Brissaud, in *Leçons* citées, 1895, t. I, p. 564.

(2) Duret, Rapport au Congrès de chirurgie 1903, *Revue neurologique*, 1903, p. 955.

positifs de Völkel, Pétrina, Beveridge, Tiling, Soulier, Ross, Oppenheim, Schulz, Bristowe, Diller, Kolisch.

A ce groupe doivent se rattacher les cas de troubles auditifs par lésion du *corps trapézoïde* (couche interolivaire) et du *ruban de* Reil (lemniscus) latéral, comme dans l'observation de Greiwe citée par Collet.

A des lésions protubérantielles doivent encore être attribués les cas de *paralysie alterne* de l'acoustique. Gellé (1) a relevé à la Clinique de la Salpêtrière (1876-1895) 9 cas de paralysie alterne avec troubles auditifs: le trouble auditif marchant avec la paralysie du facial ou faisant, à lui seul, l'alternance avec la paralysie des membres.

3° Les troubles auditifs s'observent dans les lésions directes des *tubercules quadrijumeaux* et dans les lésions de voisinage (de la *glande pinéale* par exemple) comprimant ces tubercules quadrijumeaux.

Collet cite six cas dans lesquels la surdité était bilatérale ou bien n'était pas indiquée avec assez de précision pour qu'on pût en tirer une conclusion certaine au point de vue du croisement des nerfs acoustiques ; ils sont dus à Duffin (1876), Gowers (1879), Fisher (1885), Hope (1888), Nothnagel (1882) et Fischel et Klebs (1877). Puis il en cite quatre (Weinland 1894, Ferrier 1882, Ruel 1889-90, Ilberg 1894) dans lesquels la surdité unilatérale était croisée. D'où cette conclusion que « les tubercules quadrijumeaux postérieurs constituent un relais sur le trajet des voies acoustiques et qu'en ce point la décussation des nerfs de la VIII paire est déjà complètement effectuée ». Il semble de plus que, pour troubler l'audition, la lésion doit être profonde et intéresser le bras postérieur ou le ruban de Reil latéral, les voies acoustiques étant « latérales au tubercule postérieur et situées au-dessous de lui (Weinland) ».

(1) Gellé, *Société de Biologie*, 1901, p. 997 (*Revue neurologique*, 1903, p. 28).

Collet cite ensuite cinq cas de tumeurs de voisinage comprenant les tubercules quadrijumeaux ou des lésions de ces centres autres que des tumeurs ; ces cas sont dus à Flechsig, Hirtz (1875), Greiwe (1894), Reinhold (1886), Zenner (1) (1892). Ces faits conduisent aux mêmes conclusions que les précédents.

Des mêmes documents cliniques Collet conclut aussi qu'il n'y aurait pas de fibres acoustiques longues, indépendantes, évitant les tubercules quadrijumeaux.

4° *Au-dessus des tubercules quadrijumeaux postérieurs*, des faits de Henschen et de Zacher (1891) également cités par Collet indiquent le *bras postérieur du tubercule quadrijumeau* et le *corps genouillé interne* comme sièges de la lésion (2). Un cas de Lannois (avec autopsie) et un de Vetter (1882) (sans autopsie) correspondent à une lésion du segment postérieur de la *capsule interne*.

5° Pour l'*écorce*, Collet rapporte d'abord des faits cliniques montrant des lésions des 1re et 2e circonvolutions temporales, à droite ou à gauche. Ces faits de Huguenin, Alcock, Wernicke et Friedlænder, Seppili (il faut y joindre celui, plus récent, de Paul Sérieux et Roger Mignot) (3) prouvent l'existence d'un centre cortical bilatéral de l'ouïe, mais ne prouvent rien pour l'influence directe, croisée ou bilatérale de chacun de ces centres.

A la solution de cette question servent au contraire les faits de Hutin et Ollivier (1877), Renvers (1888) et Kaufmann (1886) de surdité unilatérale *croisée* par lésion corticale. « C'est le seul point, conclut Collet, sur lequel la

(1) Dans ces deux derniers, compression par des néoplasmes de la glande pinéale.

(2) Zenner (1893) « dans un cas de tumeur de la couche optique gauche, a constaté une diminution de l'acuité auditive à droite » (Collet).

(3) Paul Sérieux et Roger Mignot. Société de Neurologie, 10 janvier 1901. *Nouvelle Iconographie de la Salpêtrière*, 1901, p. 39.

méthode anatomoclinique n'est pas absolument d'accord avec les autres procédés qui ont permis de déterminer le trajet des voies acoustiques ». Pour atténuer la portée de cette divergence, il faut se rappeler que les anatomistes n'admettent qu'un faisceau direct relativement peu important, tandis que le faisceau croisé est le plus considérable. On comprend qu'en clinique, quand l'innervation croisée, fait brusquement et complètement défaut, le faisceau direct (destiné physiologiquement à assurer l'audition binauriculaire) ne suffit pas à assurer la fonction et ainsi se développe la surdité croisée pour une lésion corticale unilatérale.

c. Symptômes d'excitation.

Les symptômes d'excitation de la fonction auditive peuvent se grouper sous trois chefs : 1° les *hyperacousies ;* 2° *les bruits subjectifs ou entotiques* ; 3° *les hallucinations auditives.*

1° L'*hyperacousie* peut être générale, c'est-à-dire que le sujet entend mieux qu'à l'état normal, sans que les lois de l'audition physiologique soient d'autre part altérées.

Cette hyperacousie peut éloigner les limites des tonalités perçues, accroître la distance où un même son sera perçu, permettre de distinguer de minimes variations dans la hauteur du son. C'est, dans ce dernier cas, ce que PIERRE BONNIER appelle l'exaltation des fonctions d'interprétation.

Il y a une hyperacousie *physiologique* chez certains sujets supérieurs à ce point de vue à la moyenne. Comme dit PIERRE BONNIER, « cette particularité n'est sans doute pas sans influence dans le déterminisme des aptitudes ou des vocations artistiques ou oratoires ». Il y a aussi une hyperacousie *pathologique*, notamment dans l'hystérie, l'hypnose...

L'hyperacousie peut être *douloureuse*. C'est un symptôme analogue à l'éblouissement auditif que nous avons étudié plus haut. Seulement, dans ce dernier cas, c'est par trouble de l'accommodation ; tandis que, dans le cas actuel, c'est par hyperexcitabilité des voies acoustiques.

C'est un signe d'irritation du nerf auditif ou d'un autre point quelconque des voies auditives, le plus souvent de la périphérie.

Dans ces cas, la fonction auditive prend une importance maladive dans l'économie sensorielle et psychique générale. « Tel individu sursaute quand on applique le diapason sur son crâne, auprès de son oreille, ou au moindre bruit, un peu fort et inopiné (1). »

Ce symptôme n'a une valeur séméiologique (toujours faible) pour l'état de l'appareil nerveux de l'ouïe que s'il n'est pas sous la dépendance d'un état névrosique d'hyperesthésie générale.

Il y a aussi des hyperacousies *partielles et dissociées* qui sont d'ailleurs plutôt des *paracousies*. Ainsi il y a hyperacousie partielle et dissociée (hyperacousie aérienne) dans ce que Pierre Bonnier appelle la *paracousie de* Willis. C'est l'état des sujets chez lesquels l'audition aérienne est exaltée dans les milieux en trépidation, l'état des sourds qui, dans une voiture, entendent mieux que personne, tant que la voiture roule, et redeviennent sourds au moindre arrêt.

Le même auteur appelle *paracousie de* Weber l'état inverse dans lequel l'audition solidienne a pris des proportions considérables et anormales par rapport à l'audition aérienne. Cela conduit à la *paracousie lointaine* dont nous avons déjà parlé plus haut (p. 466).

Dans ce même groupe des paracousies par excitation, il faut placer *l'échoacousie*. C'est le rappel immédiat de la perception : une syllabe, un mot, une phrase même se font entendre deux fois de suite, en écho. Il faut, avec Pierre Bonnier, distinguer ce symptôme de la *diplacousie échotique de* Kayser qui est la diplopie auditive, c'est-à-dire le dédoublement de la sensation auditive par ralentisse-

(1) Pierre Bonnier, *loco cit.* (*L'Oreille, symptomatologie*), p. 31.

ment dans la transmission et la perception sonore d'un côté.

2. *Bruits subjectifs ou entotiques ; bourdonnements.*

Les bruits entotiques de PIERRE BONNIER, « craquements, pétillements, bruits sourds, musculaires ou vasculaires. souffles respiratoires, bruits de gaz, de liquides » ne viennent pas en général d'une altération de l'appareil nerveux.

Les bruits subjectifs et les bourdonnements s'observent sans lésions, à siège varié : nerf de l'ouïe (névrite, tabès), lésion cérébrale. Ces bourdonnements peuvent être musicaux (bruit de cloche par exemple) ou confus (bouillonnement, bruit de vent, jet de vapeur, sifflement...).

Ce sont toujours là des signes d'irritation auditive.

Ces bruits subjectifs anormaux peuvent prendre le caractère de véritables obsessions pour le sujet. Certains « entendent des airs, des morceaux obsédants ou des timbres très caractérisés ou des bruits définis n'ayant que peu de rapports avec la perception réelle. Tel malade entend soit un aboiement, soit un cantique, soit une phrase obsédante, soit une musique militaire ». Il suffit que la mentalité du sujet se laisse dominer par ces sensations endogènes et le symptôme du paragraphe suivant est constitué.

3. *Hallucinations auditives* (1).

L'hallucination auditive par altération de l'appareil nerveux de l'audition (la seule qui nous intéresse ici) est plutôt une illusion, en ce sens que le sujet entend réellement des bruits pathologiques qu'il extériorise et objective et dont il admet alors l'origine extérieure et l'existence en dehors de lui.

L'hallucination auditive, qui est une des plus fréquentes,

(1) Voir : SEGLAS, Rapport au Congrès des Neurologistes de Nancy, août 1896, *Revue neurologique*, 1896 p. 470 et GILBERT BALLET, *Traité de Pathologie mentale*, 1903.

peut présenter tous les degrés (1) : hallucination *élémentaire* (sons mal déterminés, bruits confus), hallucination *différenciée commune* (bruits spécifiés, rapportés à un objet déterminé : sifflement des balles, roulement du tambour), hallucination *différenciée verbale* (voix articulant des mots : voies d'étrangers ou voix du sujet).

Pour expliquer les hallucinations, on discute beaucoup en pathologie mentale (2) sur les théories périphériques ou sensorielles (PLATER, SAUVAGES, DARWIN, POUJOL...), les théories centrales ou de l'origine intellectuelle (ESQUIROL, LEURET, LELUT, FALRET...) et les théories mixtes ou psycho-sensorielles (CULLEN, FODÉRÉ... BAILLARGER, MARCÉ...). SEGLAS et GILBERT BALLET ajoutent les théories physiologiques, qui reviennent aux théories centrales, les uns plaçant le point de départ dans les couches optiques ou d'une manière plus générale dans les centres sensoriels infracorticaux (FOVILLE, BERGMANN... LUYS, RITTI, POINCARÉ, HAMMOND... SCHROEDER VAN DER KOLK, KRAFFT EBING, MEYNERT...) ; les autres le plaçant dans l'écorce (MICHEA, PARCHAPPE, TAMBURINI).

Il me semble que les faits que nous étudions ici (hallucinations auditives par lésion d'un point de l'appareil nerveux de l'ouïe) sont bien de nature à mettre d'accord ces opinions d'apparence contradictoire et à faire comprendre la physiologie et la pathogénie de ces phénomènes.

On a observé ces hallucinations avec des lésions de siège anatomique très varié.

Ainsi dans un cas de violentes hallucinations de l'ouïe FLECHSIG (3) trouve des concrétions calcaires dans les tubercules quadrijumeaux ; dans une observation déjà citée, PAUL SERIEUX et ROGER MIGNOT (4) notent des hallucinations

(1) Voir GILBERT BALLET, *loco cit.*, p. 200.

(2) Voir GILBERT BALLET, *loco cit.*, p. 206.

(3) COLLET, *loco cit.*, p. 173.

(4) PAUL SÉRIEUX et ROGER MIGNOT, travail cité de la *Nouvelle Iconographie de la Salpêtrière*, 1901, p. 39.

de l'ouïe et six hydatides dans les deux lobes temporaux ; dans une autre observation, les mêmes auteurs (1) signalent des hallucinations de l'ouïe alternant avec des accès de surdité chez un paralytique général, qui présente « une plaque de méningoencéphalite d'intensité exceptionnelle, véritable lésion en foyer, intéressant le centre de l'audition (tiers postérieur de la 1re temporale et circonvolution supramarginale) » ; TRENEL et ANTHEAUME (2) observent des hallucinations de l'ouïe des plus remarquables dans un cas de tumeur du cervelet intéressant le nerf auditif ; les bruits de charrette donnaient un délire professionnel à un malade de A. BERGÉ (3) qui avait un foyer hémorrhagique dans la substance blanche du lobe temporal gauche ; et LWOFF (4) a vu deux cas (sans autopsie) d'hallucinations auditives unilatérales du même côté qu'une hémiparésie motrice.

Ces exemples (qu'on pourrait multiplier) prouvent bien que les hallucinations auditives peuvent être produites par des altérations siégeant sur des points très divers de l'appareil nerveux de l'ouïe (nerf auditif, tubercules quadrijumeaux, centre ovale, écorce). Voilà un point acquis. Mais ces lésions, quelles qu'elles soient et quel que soit leur siège, ne feront pas des halllucinations chez tous les sujets. Chez tous, elles pourront produire des phénomènes d'excitation, développer des sensations anormales, faire naître des bruits subjectifs. Mais pour faire une hallucination avec ces symptômes il faut une condition de plus, il faut que le centre O du sujet les extériorise, leur attribue une origine extérieure et une existence réelle en dehors de lui. Il faut que O soit malade.

Donc, pour produire l'hallucination auditive, il faut deux

(1) PAUL SÉRIEUX et ROGER MIGNOT, Société de Neurologie, 17 avril 1902, *Revue neurologique*, 1902, p. 350.

(2) TRENEL et ANTHEAUME, *Archives de Neurologie*, 1897, t. II, p. 1 (citat. DURET, *loco cit*, p. 956).

(3) A. BERGÉ in GILBERT BALLET, *loco cit.*, p. 1071.

(4) LWOFF, citat. GILBERT BALLET, *loco cit.*, p. 1070.

éléments : 1° l'altération mentale, la maladie du psychisme supérieur O ; 2° l'altération (organique ou névrosique) de l'appareil nerveux auditif (dans une quelconque de ses parties, périphérique ou centrale).

Ainsi, quand on compare l'hallucination à l' « épilepsie des centres sensoriels (Tamburini) », on ne voit qu'un côté de la question. L'irritation sensorielle est nécessaire pour produire une hallucination, soit ; mais elle n'est pas suffisante ; il faut encore le trouble mental ; tandis que pour produire une épilepsie symptomatique, l'excitation motrice ou sensorielle est nécessaire et suffisante ; il n'y a aucun besoin de trouble mental.

Dans ses formes simples, l'hallucination est un « délire de la sensation auditive » ; dans les cas plus complexes elle devient « un véritable délire, dans le sens le plus général du mot (Seglas) ». Dans tous les cas il y a *délire*, c'est-à-dire *trouble mental* en même temps qu'irritation d'un point quelconque de l'appareil sensoriel.

En d'autres termes, l'*altération de l'appareil nerveux de l'ouïe ne détermine que la forme* (*auditive*) *de l'hallucination* (1), *celle-ci étant déterminée, dans son fond, par l'altération de l'appareil nerveux du psychisme.*

Si on ajoute à cela que les symptômes d'excitation sont des signes subjectifs souvent produits par une lésion voisine de l'organe en question, aussi bien que par une lésion de cet organe même, on pourra conclure que tous ces symptômes sont bien moins utiles que les symptômes de déficit pour le diagnostic de siège d'une lésion et on comprend très bien Collet disant : « nous croyons plus prudent de ne faire entrer en ligne de compte, pour résoudre cette question de localisation, que les troubles objectifs de l'ouïe ».

(1) Quand l'hallucination auditive est unilatérale, cela n'a pas une grande importance pour la localisation de la lésion pathogène parce qu'il peut y avoir un phénomène pathologique dans « l'orientation psychologique unilatérale » (Gilbert Ballet, *loco cit.*, p. 1070).

d. Surdité psychique (1).

De même que nous avons distingué l'anesthésie cérébrale et l'asymbolie tactile (p. 240), la cécité cérébrale et la cécité psychique (p. 359), de même il faut distinguer la surdité psychique de la surdité cérébrale ordinaire.

Quand la lésion est au-dessous de l'écorce, le sujet ne reçoit plus de l'extérieur de sensation auditive nouvelle: « Mais il garde dans son cerveau les images auditives antérieures, les évoque à son gré, les associe entre elles, se représente les bruits, les sons, les mots, les phrases, les idées qui y correspondent. »

A ce groupe devait appartenir le malade d'Anton (2) qui ayant une surdité absolue n'en avait nullement conscience. Il devait penser avec ses souvenirs auditifs antérieurs sans en acquérir de nouveaux.

Au contraire, si la lésion porte exclusivement sur l'écorce temporale, le sujet « n'est pas sourd physiquement, continue de recevoir les impressions sonores et réagit contre elles par un grand nombre d'actes complexes de mécanisme automatique ou instinctif et de nature surtout défensive ; mais cet individu est sourd psychiquement ».

Dans certains de ces derniers cas, le sujet perçoit la sensation auditive, mais il ne la reconnaît pas. Il « ne reconnaît pas l'objet qui lui a fourni la sensation » (cloche, voix connue).

Dans ces cas comme dans l'asymbolie et l'agnosie en général, la lésion doit être suspolygonale ou intrapolygonale, tandis que dans les premiers elle doit être souspolygonale.

A ce groupe des lésions suspolygonales appartient un syndrome congénital étudié par Righetti (3) et caractérisé par la mutité avec existence de l'audition, possibilité de

(1) Voir Morat, *loco cit.*, p. 656.

(2) Anton, *Archiv fur Psychiatrie und Nervenkrankheiten*, 1899 (*Revue neurologique*, 1900, p. 234).

(3) Righetti, *Rivista di patologia nervosa e mentale*, 1900, p. 337 (*Revue neurologique*, 1901, p. 241).

la reproduction des sons et surtout de l'intonation, mais sans utilisation de la voix par la parole. Son malade « entend la voix, mais ne peut assigner une signification aux paroles entendues ; il ne peut associer l'image verbale auditive, au sens qu'elle représente. En d'autres termes, son centre auditif est incapable de transmettre aucun stimulus aux centres d'idéation. Par contre, il communique avec le centre d'articulation des mots, puisque les paroles peuvent être répétées ».

II

Symptômes extrinsèques. — 1. Voies descendantes centrifuges entre le centre auditif et les noyaux du pont. — 2. Troubles dans l'appareil de l'orientation et de l'équilibre. — 3. Troubles oculomoteurs. — 4. Troubles plus éloignés et plus complexes.

1. *Voies descendantes centrifuges entre le centre auditif et les noyaux du pont* (1).

Nous avons étudié plus haut (p. 458) les voies auditivomotrices proprement dites, l'appareil nerveux d'accommodation auditive. Il y a tout un autre système de voies motrices centrifuges qui mettent le centre auditif en rapport avec les noyaux du pont et par suite expliquent le retentissement symptomatique que peuvent avoir les maladies de l'appareil auditif sur divers autres appareils, notamment sur l'appareil de l'équilibration et sur l'appareil oculomoteur (2).

De la partie moyenne des circonvolutions temporales et principalement de la partie moyenne de la 1re circonvolution temporale part le faisceau de Türck (3) ou *faisceau*

(1) Voir van Gehuchten, *Traité* cité, t. II, p. 470.

(2) Dans le chapitre III (p. 315), nous avons déjà étudié le retentissement sur l'appareil du langage (surdité verbale).

(3) Qu'il ne faut pas confondre avec le faisceau de Türck médullaire (faisceau pyramidal direct).

ovale, faisceau temporal corticoprotubérantiel de FLECHSIG.

D'après DEJERINE, ce faisceau ne passe pas par la capsule interne ; il passe au-dessous du noyau lenticulaire et ne se joint aux fibres capsulaires que dans la région sousoptique. Puis il occupe le cinquième externe du pied du pédoncule cérébral et se termine dans la protubérance.

Là, il entre en connexion avec divers noyaux du pont (1) et spécialement avec les cellules d'origine des fibres pontocérébelleuses et devient partie constitutive de la voie motrice centrale secondaire ou voie motrice cérébelleuse (VAN GEHUCHTEN).

2. *Troubles dans l'appareil de l'orientation et de l'équilibre.*

Nous connaissons déjà (p. 206) le rôle joué par le nerf vestibulaire (kinesthésique de la tête) dans l'orientation et l'équilibre. Le nerf de l'ouïe joue également un rôle dans l'orientation et ses altérations doivent retentir sur la fonction d'équilibration.

Les auristes ont spécialement étudié de près les effets de l'hyperesthésie auditive ou de l'irritation ampullaire, unilatérale ou bilatérale (2).

Dans le premier cas, le sujet étant debout, les pieds adhérents, « l'oscillation est plus décidée et semble impulsive, comme voulue, presque toujours du côté malade. » Dans le deuxième cas, ce sont les « attitudes ébrieuses ordinaires ».

Si l'irritation ampullaire est violente, « le sens des attitudes segmentaires ne peut lutter et le désarroi de l'équilibration se généralise. Le malade tombe ».

Comme autre symptôme de désorientation par maladie de l'appareil auditif, je dois encore citer les modifications

(1) Voir, sur les connexions nucléaires des VII et VIII paires, WYRUBOFF, *Moniteur russe neurologique*, 1900, p. 1, *Neurologisches Centralblatt*, 1901, p. 434 (*Revue neurologique*, 1901, p. 185 et 981).

(2) Voir PIERRE BONNIER, *L'Oreille, symptomatologie*, p. 49.

apportées au *vertige voltaïque* (1) par une lésion auriculaire, modifications que BABINSKI (2) a signalées.

Lors du passage du courant, la tête s'incline sur le côté, vers le pôle positif à l'état physiologique. S'il y a une lésion auriculaire, la loi change : la tête s'incline toujours du même côté, quel que soit le sens du courant.

Aux troubles de l'équilibre par sensations auditives on peut aussi rapporter ce « phénomène, qui tient de l'irradiation et du réflexe, fréquemment observé, malheureusement, et qui pousse certaines organisations par trop primitives à accompagner, au théâtre ou au concert, de la voix, tout air dont la mélodie leur plaît ou leur est familière et à en suivre la cadence avec le pied ou la canne (3) ».

3. *Troubles oculomoteurs.*

L'action physiologique des centres auditifs sur les nerfs de l'oculomotricité est bien connue.

L'excitation de la région temporale qui fait contracter les muscles de l'oreille « retentit en plus sur les muscles directeurs de la tête et des yeux pour les tourner dans un sens déterminé » (MORAT). On doit souvent, pour bien entendre, tourner la tête et même les yeux : les myopes savent qu'ils entendent mieux quand ils ont leurs lunettes pour voir l'orateur.

DE CYON (4) a, « le premier, montré les troubles oculomoteurs associés aux lésions de l'appareil labyrinthique ».

En clinique, on constate assez souvent, après des lésions de l'oreille et par « enjambement nucléaire » la paralysie de l'accommodation, la paralysie de la VI paire, le nystagmus, le ptosis... PIERRE BONNIER conclut ainsi son important travail de 1895 : « Tous les noyaux oculomoteurs,

(1) Voir plus haut, p. 252.

(2) BABINSKI, *Société de Biologie*, 1900, p. 77 (*Revue neurologique*, 1901, p. 1170).

(3) PIERRE BONNIER, *loco cit.*, p. 37.

(4) Voir PIERRE BONNIER, *Revue neurologique*, 1896, p. 674.

à l'exception peut-être de ceux des obliques, que, pour ma part, je n'ai jamais vus intéressés, peuvent ainsi se trouver pris par l'irradiation réflexe issue de l'appareil ampullaire et réaliser les tableaux cliniques les plus complexes, parfois durables. »

JULIUSBERGER (1) a décrit, sous le nom *d'écho de la pensée*, le cas d'un tabétique qui, s'il pense à une mélodie en tournant son regard vers la droite (cette condition est indispensable), entend immédiatement un son de cloche qui reproduit cette mélodie.

Cela paraît être un exemple (en sens inverse des précédents) de l'enjambement nucléaire pathologique des noyaux oculomoteurs aux noyaux auditifs.

4. *Troubles plus éloignés et plus complexes.*

Je mentionnerai seulement ce paragraphe dans lequel, avec PIERRE BONNIER, je confondrai les *irradiations* auditives et les *réflexes*.

Dans les irradiations, cet auteur signale les variations de l'équilibre *psychique* général ; tels : « le besoin qu'éprouvent certaines personnes de prononcer machinalement les mots qu'elles entendent et de répéter par articulation, et sans phonation, les paroles d'un discours qu'elles entendent ou d'un air connu, le besoin de parler au diapason des personnes qui nous entourent ; le besoin réel qu'éprouvent à certaines heures de publication des journaux les crieurs sur le trottoir du boulevard de se mettre tous à l'unisson... »

Comme réflexes, il signale : « le *sursaut* que provoque un bruit subit et intense ; les réactions *épileptiformes* associées à des perceptions auditives et à certaines seulement ; les troubles viscéraux, *vasomoteurs*, *sécréteurs*... qui accompagnent certains complexes sonores. Qui n'a éprouvé un véritable frisson, avec froid, trouble vertigi-

(1) JULIUSBERGER, *Allgemeines Zeitschrift fur Psychiatrie*, 1898 (*Revue neurologique*, 1898, p. 686).

neux fugace, sudations locales, etc. quand, dans une salle de concert, certaines combinaisons sonores, puissantes ou troublantes, nous dominent subitement ? »

§ II. — APPAREIL NERVEUX CENTRAL DU GOUT

A. ANATOMOPHYSIOLOGIE CLINIQUE DE L'APPAREIL NERVEUX DU GOUT

I

Anatomie. — 1. Voies sensorielles. — 2. Voies sensitives générales. — 3. Voies motrices.

1. *Voies sensorielles.*

Le *nerf gustatif* naît dans la langue de deux branches : une *antérieure* pour les deux tiers antérieurs, l'autre *postérieure* pour le tiers postérieur.

La muqueuse linguale (1) principalement à sa face supérieure, contient des *papilles* (Malpighi 1665 ; Ruysch 1721). Les papilles *caliciformes* (Albinus) forment le V lingual, ouvert en avant, à l'union du tiers moyen avec le tiers postérieur. Celle qui occupe le sommet du V est au fond du *foramen cæcum* ou trou borgne.

Dans les papilles (caliciformes et *fongiformes*) sont les *corpuscules du goût* ou *bourgeons gustatifs* (Loven, Schwalbe 1867) communiquant avec l'extérieur par le *pore du goût*. Dans ce corpuscule en forme de globule elliptique sont les *cellules gustatives* terminées par un petit bâtonnet qui traverse le pore du goût. Certains auteurs (Loven, Schwalbe, Hoenigschmied, Sertoli, von Wintschgau, Ranvier) ont admis que ces cellules gustatives entraient en communication avec les extrémités nerveuses, constituaient pour

(1) Voir Marchand, *Le Goût.* Bibliothèque internationale de psychologie expérimentale normale et pathologique, 1903, p. 18.

ainsi dire les extrémités nerveuses. La plupart des auteurs contemporains (KRAUSE, RETZIUS, VON LENHOSSEK, ARNSTEIN, DOGIEL, RENAUT, JACQUES) admettent plutôt que les cellules dites gustatives ne sont, comme les autres cellules du bourgeon, qu'un appareil de soutien et de support pour les extrémités nerveuses.

Nous verrons d'ailleurs plus loin que la faculté gustative n'est pas limitée aux seules régions pourvues de papilles (1).

De ces muqueuses partent les deux branches antérieure et postérieure du nerf gustatif.

a. La *branche antérieure* (2) fait d'abord partie du *lingual* (branche de la V paire), puis s'en sépare et pénètre dans la *corde du tympan* (décrite avec la VII paire). Elle passe alors par un premier canal osseux (canal antérieur de la corde), pénètre dans la caisse du tympan qu'elle traverse d'avant en arrière, en sort à la partie postérosupérieure, pénètre dans un second canal osseux (canal postérieur de la corde), se porte en bas et en arrière, aborde le *facial* à 3 ou 4 millimètres au-dessous du trou stylomastoïdien, pénètre avec le facial dans le canal de FALLOPE (troisième canal osseux) jusqu'au premier coude (en regard de l'hiatus de FALLOPE (au niveau duquel elle se jette dans le *ganglion géniculé* (3) (fig. 57, p. 486).

Ce ganglion géniculé, situé dans l'aqueduc de FALLOPE, au coude (ou genou) du facial (avec lequel il est ordinairement décrit) constitue le *protoneurone sensoriel de la branche antérieure* du nerf gustatif.

Les prolongements cylindraxiles de ce ganglion géniculé forment le *nerf intermédiaire de* WRISBERG (XIII paire de SAPOLINI), restent accolés au facial dans la première portion de son trajet dans l'aqueduc de FALLOPE, puis dans le conduit

(1) Voir même paragraphe A, II. 1.

(2) Voir TESTUT, *Traité* cité.

(3) A cette branche antérieure on peut joindre d'autres rameaux d'origine venant des piliers du voile par les nerfs palatins (MORAT).

auditif interne et, de là, pénètrent dans la fossette latérale du bulbe, entre l'auditif et le facial, vont en arrière et en dedans vers le plancher du quatrième ventricule, passent dans la formation réticulaire et se terminent dans les pre-

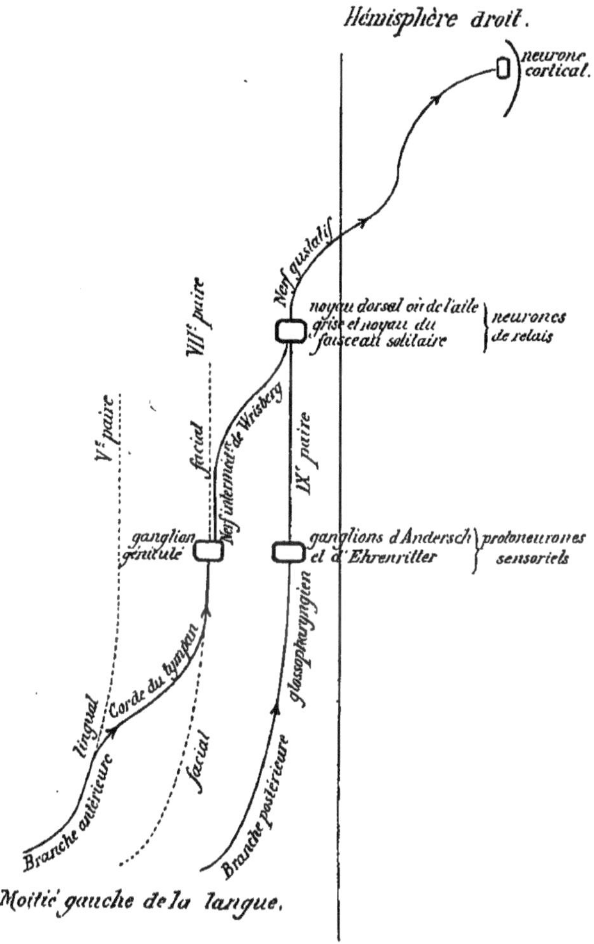

Fig. 57. — Voies sensorielles gustatives.

miers neurones de relais, communs aux deux branches et que nous étudierons par suite après la branche postérieure.

b. La *branche postérieure* (en arrière du V lingual) forme l'extrémité linguale du *glossopharyngien* et va au *ganglion* *d'*Andersch ou *pétreux*, situé dans la fossette pétreuse du rocher et au petit *ganglion* d'Ehrenritter. Ces ganglions constituent le *protoneurone sensoriel de la branche postérieure* du nerf gustatif.

Les prolongements cellulifuges de ce ganglion forment la suite de cette même IX paire, pénètrent dans le crâne par le trou déchiré postérieur, se subdivisent en cinq ou six filets radiculaires et pénètrent dans le bulbe, à la partie supérieure du sillon latéral, entre l'auditif et le pneumogastrique ; de là, ils se dirigent en arrière et en dedans vers le plancher du quatrième ventricule et se jettent dans les premiers neurones de relais.

c. Les *neurones de relais,* communs aux deux branches du nerf gustatif, sont réunis en deux noyaux sur le plancher du quatrième ventricule. 1° Le *noyau dorsal* ou de l'*aile grise*, qui « occupe, sur le plancher ventriculaire, l'espace compris entre l'aile blanche interne et l'aile blanche externe : » l'extrémité supérieure de ce noyau pour le nerf de Wrisberg (deux tiers antérieurs de la langue), la partie moyenne pour le glossopharyngien (tiers postérieur de la langue) ;

2° Le *noyau du faisceau solitaire*, « petite colonne nerveuse dans la formation réticulaire, en avant et un peu en dehors de l'aile grise » : la portion supérieure pour le nerf de Wrisberg et la portion moyenne pour le glossopharyngien.

d. Les prolongements cylindraxiles de ces neurones de relais (*nerf gustatif* complètement constitué) gagnent la ligne médiane, la traversent, se mêlent au ruban de Reil et vont à l'écorce cérébrale (1).

(1) Pour cette partie du trajet des fibres gustatives, Gorchkoff (*Moniteur russe neurologique*, 1902, p. 11, *Revue neurologique*, 1902, p. 937) a montré que la destruction unilatérale de la région gustative entraine la dégénérescence des fibres du côté correspondant

Pour la plupart des auteurs, le *neurone supérieur* cortical du goût siégerait à la *partie moyenne de la circonvolution de l'hippocampe* (1) (fig. 4, p. 45).

Ce centre est d'ailleurs encore discuté. MORAT (p. 681) déclare *inconnue* la localisation corticale du goût : « on hésite à rattacher l'aire gustative à la zone tactile (pour les uns), à la zone olfactive ou à une zone intermédiaire (pour les autres) », comme JULES SOURY avait déjà dit (p. 221) : « c'est encore un pays à peu près inconnu à la physiologie expérimentale ». La principale cause de ces résultats décourageants vient de la difficulté qu'il y a à analyser un trouble unilatéral du goût chez les animaux et surtout à étudier séparément chez eux le goût et l'odorat (2) (PANIZZA, BIFFI et MORGANTI, LUSSANA, SUZANI).

De ses expériences FERRIER avait conclu « que le subiculum cornu Ammonis (3) et son voisinage renferment les centres de l'odorat, du goût, sans pouvoir déterminer cependant les limites respectives de ces deux centres ». SCHTSCHERBAK (4) localise (chez le lapin) le centre du goût croisé dans l'écorce grise de la région temporale et la substance blanche sousjacente : pour que la destruction de ces centres entraîne la perte du goût, il faut que la corne d'AMMON et le noyau caudé soient intacts.

dans la couronne rayonnante, dans les 2/3 externes de la capsule interne, dans le noyau externe du nerf optique, dans la couche du ruban de REIL, dans la formation réticulaire, dans le raphé ; ces fibres se terminent dans la région des noyaux sensitifs du trijumeau et du glossopharyngien du côté opposé.

(1) Voir, sur la structure de la circonvolution de l'hippocampe, MANOUELIAN, *Société de Biologie*, 1901, p. 536 (*Revue neurologique*, 1902, p. 87).

(2) Voir MARCHAND, *loco cit.*, p. 181, tout le chapitre X.

(3) La corne d'AMMON ou grand pied d'hippocampe (ARANTIUS) est une saillie oblongue à grand diamètre antéropostérieur, refoulée dans la cavité ventriculaire, sur la paroi inférieure du prolongement temporal du ventricule latéral. Ce subiculum de la corne d'AMMON est la lame médullaire de la concavité de la corne d'AMMON.

(4) SCHTSCHERBAK, *Neurologisches Centralblatt*, 1893, p. 261 (citat. MARCHAND, p. 191).

Ferrannini (1) a montré que, chez le chien, l'altération expérimentale du lobe orbitaire (fig. 6, p. 60) diminue la gustation du côté opéré, mais pendant peu de temps seulement.

D'après Gorchkoff (2) chez le chien, les centres du goût sont disposés dans les parties antéroinférieures des 3e et 4e circonvolutions primaires, c'est-à-dire dans la région de la sylvienne antérieure (fig. 6, p. 60), de l'ectosylvienne antérieure et de la composée antérieure. La destruction unilatérale de ce centre entraîne la perte complète du goût du côté opposé de la langue et un léger affaiblissement du goût du côté correspondant ; ce qui indiquerait l'entrecroisement incomplet des fibres gustatives.

Chez l'homme (d'après le même auteur), les centres du goût seraient disposés dans l'opercule (3).

Marchand (4) conclut de son importante revue critique que « le centre du goût paraît avoir une grande étendue et qu'il faut des lésions occupant plusieurs circonvolutions de la base, notamment des lobes temporosphénoïdaux, pour que l altération du sens soit évidente.

Nous reviendrons sur la question après l'étude des faits cliniques (B. III).

2. *Voies sensitives générales.*

Les voies sensitives générales appartiennent au trijumeau.

Le ganglion de Gasser en forme le protoneurone central ; ses prolongements cellulipètes sont contenus dans le lingual, puis dans le maxillaire inférieur.

(1) Ferrannini, *Riforma medica*, 1901, p. 134 (*Revue neurologique*, 1902, p. 183).

(2) Gorchkoff, *Travaux de la Clinique des maladies mentales et nerveuses de Saint-Pétersbourg*, 1902, p. 1 (*Revue neurologique*, 1903, p. 764).

(3) C'est la conclusion de von Bechterew dans le laboratoire duquel ont été faites ces recherches de Gorschkoff et celles de Trapeznikoff (*Les Voies de conduction*... citées, p. 684).

(4) Marchand, *loco cit.*, p. 205.

Les prolongements cellulifuges de ce ganglion vont, par un trajet déjà étudié (p. 67) aux neurones de relais (noyau gélatineux, noyau moyen et noyau du locus cœruleus), puis dans le ruban de Reil, s'entrecroisent et, avec ou sans nouvelle étape de relais dans les couches optiques, vont à l'écorce cérébrale, à la partie inférieure de la région périrolandique.

D'après les travaux (déjà cités) de Gorchkoff les fibres du trijumeau aboutiraient aussi à la région gustative. Après la destruction unilatérale de la région gustative, il constate la perte de la sensibilité tactile sur la moitié de la langue opposée à la lésion et un léger affaiblissement de la sensibilité tactile de l'autre côté (correspondant à la lésion). Il suit de plus des dégénérescences jusqu'au ganglion de Gasser.

3. *Voies motrices.*

Le *nerf gustatomoteur*, nerf d'adaptation du goût ou d'accommodation gustative est surtout l'hypoglosse (XII paire) pour la langue, et aussi le glossopharyngien pour les muscles du pharynx, le facial pour les muscles des lèvres, le trijumeau pour les muscles masticateurs (1).

Je supposais à ce nerf un centre sensoriomoteur dans le lobe pariétal, dans une région correspondant plus ou moins à la circonvolution de l'hippocampe. Gorchkoff paraît avoir démontré ce centre sensoriomoteur du goût.

D'après les travaux déjà cités de cet auteur, l'excitation par le courant induit du centre cortical gustatif provoque des phénomènes moteurs du côté de la langue, des mâchoires et de l'oreille du côté opposé. De plus, après la destruction de ce centre, le même expérimentateur a suivi les dégéné-

(1) D'après Renaut, cité par Marchand (p. 75), « sous l'influence de la mastication, la contraction du lingual détermine la compression des sinus veineux compris dans les parties de la muqueuse riches en bourgeons gustatifs, les papilles s'élèvent, les substances sapides pénètrent mieux les rigoles et par cela même les pores des bourgeons : l'acuité gustative devient plus fine ».

rescences jusque dans les noyaux moteurs de l'hypoglosse, du glossopharyngien, du facial et du trijumeau du côté opposé).

Le centre sensitivomoteur du nerf gustatomoteur reste dans le pied de la frontale ascendante (fig. 3, p. 44), près du centre du membre supérieur.

J'ai déjà décrit plus haut (p. 59) le trajet des prolongements cylindraxiles de ce centre jusqu'aux noyaux bulbaires (neurone moteur inférieur).

Les prolongements cellulifuges de ce neurone moteur inférieur vont (pour l'hypoglosse) émerger du bulbe au niveau du sillon préolivaire et constituent le nerf de la XII paire qui va passer par le trou condylien antérieur et, décrivant une longue courbe, va aborder la langue dont il innerve les muscles.

II

Physiologie. — 1. Siège du goût. — 2. Modes d'action des divers corps sapides.

1. *Siège du goût.*

Les physiologistes discutent encore beaucoup sur le rôle des parties de la bouche autres que la langue dans la transmission des impressions sapides (1).

Vernière (1827) admet que l'arrière-bouche et le plancher de la bouche possèdent une égale sensibilité gustative. Guyot et Admyrauld (1830) au contraire limitent cette sensibilité à la langue. Les travaux contradictoires se multiplient ensuite ; on en trouvera l'énumération et la critique dans le livre de Marchand.

« Toutes les surfaces gustatives ne perçoivent pas les saveurs avec la même énergie ; la base a la finesse la plus grande ; viennent ensuite par ordre de décroissance la

(1) Voir pour tout ce paragraphe, Marchand, *loco cit.*, p. 138.

pointe, les bords, le voile du palais. Les acides sont mieux goûtés par la pointe et par les bords de la langue ; les bases par le tiers postérieur de la langue ; les saveurs acides, salées, piquantes, styptiques sont mieux appréciées à la pointe, les saveurs amères métalliques à la base de la langue. »

D'après MULLER, le palais a le sens du goût, notamment pour le fromage... Ce qui complique l'expérimentation, c'est que « il existe des corps qui produisent des sensations différentes suivant les divers points de la langue où on les applique (1)... L'acétate de potasse (par exemple) a une saveur acide au niveau des bords et de la pointe de la langue, et amer au niveau des papilles caliciformes » Et ainsi de diverses autres substances.

Voici enfin les conclusions de VASCHIDE et TOULOUSE (2).

« 1° Toutes les parties de la muqueuse buccale peuvent avoir des sensations gustatives. Toutefois les lèvres, les gencives, les joues, les dents, le plancher de la bouche, la voûte du palais ne perçoivent que les sensations acides. » Ce sont plutôt là des sensations tactiles. « Les saveurs salées, sucrées et amères sont perçues par les autres parties de la muqueuse buccale, et notamment par la langue et l'isthme du gosier, qui constituent à eux deux l'organe du goût. Le bord et la face supérieure de la langue sont plus sensibles que la face inférieure et le frein... Sur la face postérieure de la langue, la ligne médiane sent moins que les parties latérales. Le voile du palais est moins sensible que la langue... Les amygdales sont sensibles aux quatre saveurs (3).

« 2° Les territoires anatomiques (vraiment gustatifs :

(1) Voir notamment la thèse de mon collègue BIMAR, *Etude physiologique sur le sens du goût*, Montpellier, 1875.

(2) TOULOUSE et VASCHIDE, *Académie des sciences*, 1901, citat. MARCHAND, *loco cit.*, p. 148.

(3) Salées (chlorure de sodium), sucrées (saccharose), amères (dibromhydrate de quinine), acides (acide acétique). Voir, plus loin, les procédés d'examen clinique des troubles gustatifs.

langue et isthme du gosier) sentent mieux certaines saveurs que d'autres. C'est ainsi que le tiers antérieur de la langue sent mieux le salé, le sucré et l'acide et que la base sent mieux l'amer ; de même dans l'isthme du gosier, c'est le voile lui-même qui sent le mieux le salé et l'amer. »

2. *Modes d'action des divers corps sapides* (1).

Comment les corps sapides agissent-ils sur les extrémités nerveuses ? par une action mécanique ou une action chimique ? On conclut généralement aujourd'hui plutôt à l'action chimique. On trouvera dans le livre de Marchand la Revue critique des divers travaux sur cette question.

Cette action s'exerce sur les extrémités nerveuses, sur ces filets nerveux qui, « suivant l'expression de Jacques, se servent des cellules gustatives et même des cellules de soutien comme de simples perches autour desquelles ils s'enroulent pour atteindre l'extérieur ». « Les pores du goût permettent aux liquides sapides d'arriver à l'intérieur du bourgeon et d'impressionner les filets nerveux les plus profonds... La difficulté qu'éprouve le liquide à venir au contact des terminaisons nerveuses et à partir des corpuscules gustatifs » expliquent que dans certains cas la sensation soit lente à se produire et lente à disparaître (même si on rince plusieurs fois la bouche après une solution de quinine par exemple).

Le temps qui s'écoule entre le dépôt de la substance sapide et la sensation serait d'ailleurs plus long pour les amers que pour les autres substances. D'autre part il y a des papilles « qui réagissent seulement soit au sucre, soit au salé, soit à l'acide ; il n'y a pas de papilles qui semblent réagir seulement à l'amer ».

Même, pour Gorchkoff (2), il y aurait des centres corticaux distincts pour les diverses saveurs. « Le plus bas

(1) Voir, pour tout ce paragraphe, Marchand, *loco cit.*, p. 61.
(2) Gorchkoff, deuxième travail déjà cité.

situé est le centre pour le goût amer, un peu plus haut pour l'aigre, encore plus haut pour le salé et le plus haut pour le doux ; ces centres isolés n'ont pas de limites déterminées ».

B. — SEMÉIOLOGIE DE L'APPAREIL NERVEUX DU GOUT

I.

Modes d'exploration clinique de la fonction gustative. — 1. Mesure de l'acuité gustative. — 2. Mesure des temps de réaction pour les sensations gustatives. — 3. Exploration électrique.

1. *Mesure de l'acuité gustative* (1).

Si nous avons vu les auristes se plaignant de l'absence d'unité de mesure universellement adoptée pour apprécier la sensibilité auditive et obligés de prendre leur propre puissance auditive comme étalon, à plus forte raison encore sommes-nous obligés de regretter l'absence de cette mesure pour l'appréciation de la sensibilité gustative.

Comme le remarque très bien Marchand, chaque physiologiste a une méthode à lui. L'un emploie des poudres, l'autre des solutions ; on dépose ces substances avec le doigt, avec un pinceau, avec une éponge ou avec des tubes. D'où des résultats qu'il est impossible de comparer entre eux et la difficulté de conseiller une méthode clinique.

Toulouse et Vaschide (2) ont essayé de codifier cette recherche et ont proposé une méthode qui, si elle était acceptée par tous les physiologistes et tous les cliniciens, permettrait d'arriver à des conclusions comparables entre elles.

(1) Voir, pour tout ce paragraphe, Marchand, *loco cit.*, p. 155, tout le chapitre IX.

(2) Toulouse et Vaschide, *Académie des Sciences*, 19 mars 1900. — Voir aussi Toulouse, Vaschide et Pieron, *loco cit.*, p. 77.

Dans leur *geusiesthésimètre*, ces expérimentateurs emploient le chlorure de sodium pour les saveurs salées, la saccharose pour les saveurs sucrées, le dibromhydrate de quinine pour les saveurs amères et l'acide citrique pour les saveurs acides. Ils emploient des solutions graduellement plus concentrées et, avec un compte-gouttes identique, ils déposent une goutte d'un cinquantième de centimètre cube sur la langue et disent au sujet de rentrer sa langue immédiatement et de l'appuyer contre le palais en faisant des mouvements pour bien sentir le goût du liquide.

La solution doit être à la température, préalablement prise, de la bouche. L'expérience doit être faite en dehors de la vue du sujet dont le nez est bouché.

On détermine ainsi, pour chaque saveur : 1° le minimum de concentration nécessaire pour que le sujet éprouve une sensation gustative ; 2° le minimum de concentration nécessaire pour que le sujet *reconnaisse* une sensation gustative.

Pour la reconnaissance des sensations, on peut ensuite compliquer le corps sapide et étudier les saveurs-odeurs que donnent des corps comme l'eau de fleur d'oranger, l'eau de laurier cerise, le rhum, l'huile, etc. On détermine ainsi la stéréognosie gustative.

Ces divers procédés sont applicables tels quels à la clinique quand on explore le goût, dans son ensemble, chez un malade. Si on veut comparer, au point de vue du goût, un côté de la langue à l'autre, on peut encore les employer, mais en recommandant au sujet de bien noter la sensation éprouvée avant de rentrer sa langue dans l'intérieur de la bouche.

2. *Mesure des temps de réaction pour les sensations gustatives* (1).

Divers auteurs (Wittich et Grünhagen, von Vintschgau et Honigschmied, Beaunis, Ch. Henry) ont étudié expéri-

(1) Voir Marchand, *loco cit.*, p. 168.

mentalement cette question, que je me contente d'indiquer, parce qu'il n'y a pas là encore un procédé pratique d'exploration gustative pour le clinicien (sauf peut-être dans le cas du paragraphe suivant).

3. *Exploration électrique* (1).

« Lorsqu'un courant voltaïque atteint la muqueuse buccale, il provoque une sensation gustative, salée, métallique ou acide. Celle-ci apparaît avec des courants extrêmement faibles... La sensation est plus accusée du côté du pôle positif où elle est acide, métallique, que du côté du pôle négatif où elle est salée, alcaline même pour quelques auteurs. »

Ce mode d'exploration est trop sensible déjà à l'état physiologique pour permettre d'apprécier l'augmentation de la sensibilité gustative. Mais il pourra être utilisé pour apprécier la diminution ou l'abolition de cette sensibilité (NEUMANN), spécialement dans un côté par rapport à l'autre.

On emploie pour cela (2) une électrode effilée ou une sonde se terminant par un petit bouton. On applique l'autre électrode sur un point quelconque du corps, de préférence sur le sternum. On détermine ainsi le nombre minimum d'éléments nécessaires pour donner une sensation gustative, successivement sur les deux côtés et dans les diverses régions de la langue. « Il faut avoir soin de bien distinguer la sensation gustative de cette autre sensation de picotement ou de fourmillement qui accompagne l'exploration électrique ». On peut aussi examiner si chacun des pôles donne la sensation différenciée, décrite plus haut.

C'est avec des courants électriques très faibles (3) que CH. HENRY (4) mesure le temps de réaction gustative : il le

(1) CH. HENRY, *Société de Biologie*, 1894, p. 682.

(2) Voir EICHHORST, *Traité de Pathologie interne.*

(3) Et avec un dispositif spécial que MARCHAND décrit (*loco cit.*, p. 171).

(4) Voir HUET in DEBOVE et ACHARD, *loco cit.*, t. II, p. 518.

trouve variant de 1″ à 5″ d'un sujet à l'autre, mais restant le même pour un même sujet. Ceci peut être essayé et recherché chez certains malades.

II

Les troubles gustatifs d'après leur forme symptomatique.

Le tableau suivant de MARCHAND résume très bien les divers symptômes que l'on peut observer dans la fonction du goût et nous dispensera d'entrer dans de grands détails.

TABLEAU XXII.

Troubles gustatifs.	Troubles objectifs.	Ageusie.	Panageusie. Monageusie.
		Hypogeusie.	Panhypogeusie. Monohypogeusie.
		Hypergeusie.	Panhypergeusie. Monohypergeusie.
		Parageusie.	Retard de la sensation. Erreur de localisation. Antigeusie. Gustation colorée.
	Troubles subjectifs.	Hallucinations du goût. Illusions du goût. Perversions du goût.	

La plupart de ces termes sont assez clairs pour ne pas nécessiter d'autre explication. Les préfixes *pan* et *mono* distinguent les cas où le trouble porte sur toutes les saveurs et les cas où il ne porte que sur une seule. Dans l'antigeusie le sujet perçoit une saveur autre que celle produite réellement ; il ne paraît pas y avoir grande différence avec l'illusion du goût. La perversion du goût « est produite par un besoin impérieux de manger des substances dont la saveur est considérée normalement comme désagréable ».

Le trouble gustatif peut, dans un certain nombre de cas, figurer dans les éléments constitutifs de l'anorexie nerveuse.

III

Les troubles gustatifs d'après le siège de la lésion. — 1. Lésions périphériques : *a*) langue ; *b*) trijumeau ; *α*) partie périphérique ; *β*) partie centrale ; *c*) facial. — 2. Lésions basilaires : base de l'encéphale, bulbe, protubérance, capsule interne. — 3. Lésions corticales.

1. *Lésions périphériques.*

a. Langue.

Il y a des faits (1) négatifs classiques de lésion de la langue sans altération du goût : de JUSSIEU (atrophie congénitale de la langue), BRILLAT SAVARIN (toute la partie antérieure de la langue enlevée jusqu'au filet), RODIER (extirpation de la langue pour cancer et dentier double couvrant la voûte palatine et le plancher de la bouche).

Ces faits prouvent simplement qu'en dehors de la langue, d'autres parties de la bouche peuvent donner la sensation du goût (nous l'avons dit plus haut, p. 491) et que l'odorat peut aussi, dans une certaine limite, suppléer le goût.

Mais les preuves cliniques sont beaucoup plus nombreuses de l'influence des lésions de la langue sur la fonction gustative. « Toutes les lésions qui détruisent la muqueuse linguale déterminent des troubles objectifs du goût. . Les brûlures, les tumeurs de la langue, l'épaississement de la muqueuse amènent l'abolition ou la diminution des sensations gustatives. »

b. Trijumeau.

Le schéma de la figure 57 (p. 486) fait prévoir que l'altération du goût ne fait partie de la séméiologie de la Ve paire que pour certains segments de son trajet et que par conséquent nous trouverons à ce point de vue des faits d'apparence contradictoire dans la pathologie du trijumeau.

(1) Voir MARCHAND, *loco cit.*, p. 138 et 309.

α. Pour la *partie périphérique*, les altérations du *lingual* entraînent des troubles du goût.

LUSSANA (1) qui a tant fait pour l'anatomophysiologie de cette fonction a montré chez une femme, deux ans après la section du lingual, l'abolition persistante du goût : « en frictionnant la partie opérée avec des substances amères telles que la gentiane, l'absinthe, etc. elle n'en éprouve aucune impression... Le frottement avec du sel de cuisine et du sucre ne fut pas plus perçu qu'avec des substances amères ».

A ce groupe de troubles gustatifs par lésion périphérique il faut rattacher le malade que TOMASINI (2) guérit de ses hallucinations gustatives en lui anesthésiant sa muqueuse linguale avec une solution d'acide gymnémique à 1 0/0.

β. Pour la *partie centrale* du trijumeau, les faits paraissent contradictoires.

Il y a d'abord une série de faits *positifs*, c'est-à-dire dans lesquels il y avait trouble gustatif dans la lésion du trijumeau.

Ainsi ERB (3) publie, en 1882, un premier fait (dont il rapproche une observation d'ARCHER (4) de 1878), puis deux autres (5) (dont un avec autopsie) (6). Puis viennent les faits de ZIEHL (7), SENATOR (8), SCHEIER (9), MULLER (10),

(1) LUSSANA, *Archives de Physiologie*, 1871, 1872, p. 150, citat. MARCHAND, p 224.

(2) TOMASINI, *Arch. di farmacologia e terapeutica*, 1896, citat. MARCHAND, p. 313.

(3) ERB, *Neurologisches Centralblatt*, 1882, p. 73.

(4) ARCHER, *British medical Journal*, 1878, citat. ERB.

(5) ERB, *Neurologisches Centralblatt*, 1882, p. 104.

(6) ERB, *Ibidem*, 1882, p. 149.

(7) ZIEHL, *Archiv fur pathologische Anatomie und Physiologie*, 1889.

(8) SENATOR, *Archiv fur Psychiatrie und Nervenkrankheiten*, 1882, citat. MARCHAND, p. 242.

(9) SCHEIER, *Société berlinoise de Psychiatrie et de Maladies nerveuses*, 1893, citat. MARCHAND, p. 242.

(10) MÜLLER, *Archiv fur Psychiatrie und Nervenkrankheiten*, citat MARCHAND, p. 243.

KRAUSE (1) (qui cite d'autres faits de NONNE et HITZIG), GOWERS (2)...

Ces faits sont loin d'avoir tous une même valeur. Pour résoudre le délicat problème de siège qui est en question, il faudrait non seulement une autopsie, mais une autopsie très soignée, établissant la non existence de dégénérescence périphérique secondaire du lingual.

De plus, il faudrait que cliniquement chacune de ces observations ait été suivie pendant un temps long. Ainsi KRAUSE, que nous avons vu être partisan du retentissement positif des lésions du trijumeau sur le goût, revoit un malade, deux ans après la section du trijumeau (près du ganglion de GASSER) et ne constate aucune différence de perception gustative des deux côtés de la langue.

C'est le premier à citer des faits *négatifs*, c'est-à-dire des faits dans lesquels la lésion du trijumeau n'a entraîné aucun trouble gustatif.

En tête de ce groupe, il faut placer le fait de LUSSANA (3) : conservation du goût et anesthésie complète de la langue par ramollissement du ganglion de GASSER. Le même auteur cite des observations semblables de GUENTHER, NOBLE, ARNISON, BURROWS, VOGT, BÉRARD, ROMBERG, VIZIOLI, ALTHAUS. On peut y ajouter celle de NIXON (4) et enfin les faits de CUSHING (5).

Ce dernier auteur conclut de l'observation minutieuse de 13 malades chez lesquels il avait fait l'extirpation du ganglion de GASSER (pour névralgie du trijumeau) qu'après ablation de ce ganglion la perception du goût n'est pas modifiée au niveau de la partie postérieure de la langue ;

(1) KRAUSE, *Deutsche medicinische Wochenschrift*, 1893, p. 341 et *Munch. medicinische Wochenschrift*, 1895, citat. MARCHAND, p. 244.

(2) GOWERS, *The Journal of Physiology*, vol. III, p. 230, 1897.

(3) LUSSANA, travaux échelonnés de 1862 à 1872 cités par MARCHAND, p. 211 et 224.

(4) NIXON, *Revue des Sciences médicales*, t. IX, p. 604.

(5) CUSHING, *Johns Hopkins Hospital Bulletin*, 1903 (*Revue neurologique*, 1903, p. 923).

elle l'est incomplètement et d'une façon passagère au niveau des deux tiers antérieurs (quelques jours seulement après l'opération).

c. Facial.

En 1869, Lussana examine un homme autrefois opéré dans l'oreille par un charlatan qui lui avait coupé la corde du tympan : il avait perdu le goût dans les deux tiers antérieurs de la langue. De même, Donnel (1) a vu chez un sujet l'abolition du goût par paralysie du facial avec conservation de la sensibilité générale.

Dans le même ordre d'idées, Marchand (2) cite des observations de Gala (1846) (paralysie du facial avec perte complète du goût), de Bellingeri, Caldani, Neumann, Stich, Morganti, Cusco... et plus récemment de Decroly (3) et de Vaschide et Marchand (4). Dans la paralysie du facial, les troubles du goût peuvent se manifester par des goûts plus ou moins bizarres, sortes d'hallucinations gustatives, comme en témoignent le fait de Bazire et les observations de Trousseau.

Ces symptômes du côté du goût peuvent servir à diagnostiquer le siège de l'altération dans la paralysie du facial. Car ces troubles apparaissent dans la paralysie du facial quand la lésion est placée assez haut au-dessus de l'origine de la corde du tympan ; ils deviennent ensuite beaucoup plus rares et disparaissent quand la lésion siège plus haut du côté des centres (5).

Erb mentionne les troubles du goût dans la séméiologie de la paralysie du facial quand la lésion siège au-dessus

(1) Donnel, *Revue des sciences médicales*, t. VII, p. 166.

(2) Marchand, *loco cit.*, p. 210 à 216, 255 à 311.

(3) Decroly, Société belge de Neurologie, 28 juillet 1900, *Journal de Neurologie*, 1900, p. 432.

(4) Vaschide et Marchand, *Société de Biologie*, 29 juin 1901.

(5) Voir notre *Traité* (avec Rauzier), 4e édition, t. II, p. 438 et 443.

de l'endroit où se détache la corde du tympan et au-dessous du ganglion géniculé (fig. 57, p. 486).

2. *Lésions basilaires : base de l'encéphale, bulbe, protubérance, capsule interne.*

J'ai publié (1) (1878) un cas de paralysie labioglossolaryngée dans lequel le goût était aboli, tandis que la sensibilité tactile de la langue était conservée. Le cas de STEINER (2) paraît se rapporter aussi à une lésion *bulbaire*. On peut rapprocher de ces faits les troubles du goût observés et étudiés dans le tabes, notamment par PIERRE MARIE (3), et par KLIPPEL (4). Ce dernier auteur cite des observations de TOPINARD (5) de JOFFROY et HANOT (6), de PIERRET, de MAGNAN, de FALRET, de RAYMOND, de ERBEN ; et note que ces troubles gustatifs « s'associent toujours, lorsqu'ils sont très marqués, à d'autres troubles d'origine bulbaire ».

ANGELO CIPOLLINA (7) diagnostique une hémorrhagie de la *protubérance* chez un malade qui avait perdu le goût dans une moitié de la langue. « Dans la syringomyélie bulbospinale, le goût est presque toujours aboli ». SCHTSCHERBAK a produit la perte du goût « par l'annihilation des fibres les plus postérieures de la couronne rayonnante » (8). La perte du goût fait, dans beaucoup de cas, partie de la symptomatologie des hémianesthésies capsulothalamiques.

3. *Lésions centrales.*

Le fait de PELTIER (9) peut servir de transition entre le

(1) *Montpellier médical*, juin 1878.
(2) STEINER, cit. MARCHAND, p. 232.
(3) PIERRE MARIE, *Leçons sur les maladies de la moelle*, 1892, p. 216.
(4) KLIPPEL, *Archives de Neurologie*, 1897, t. III, p. 257.
(5) TOPINARD, *Traité de l'ataxie locomotrice*, 1864.
(6) JOFFROY et HANOT, *Congrès d'Alger*, 1881.
(7) ANGELO CIPOLLINA, *Gazetta degli ospedali e delle cliniche*, 1902, p. 115 (*Revue neurologique*, 1903, p. 266).
(8) MARCHAND, *loco cit.*, p. 308.
(9) PELTIER, *Mouvement médical*, 1872, citat. MARCHAND, p. 198.

groupe précédent de faits et celui-ci : son sujet avait fait une chute dans un escalier, d'où fracture de la voûte du crâne s'irradiant vers la base (1). Un malade de FERRIER avait fait une chute sur le sommet de la tête ; de même, un malade de OGLE.

Chez une malade de GLYNN (toujours avec abolition du goût) on trouve un abcès circonscrit de deux pouces de long comprenant la partie antérieure de la 1re temporo-sphénoïdale et s'étendant en dehors et en bas vers la base du cerveau. Un sujet de VAN GEHUCHTEN (2) éprouvait au début de ses attaques épileptiformes un mauvais goût dans la bouche et une odeur de parfum : tumeur occupant toute l'épaisseur du noyau lenticulaire gauche, l'avant-mur et une grande partie des circonvolutions de l'insula ; la plus grande partie du lobe sphénoïdal était détruite.

Voici maintenant des faits négatifs, dans lesquels le goût était conservé malgré la localisation de la lésion dans la circonvolution de l'hippocampe ou la corne d'AMMON.

BECHTEREW (3) : aucune altération du goût ; destruction complète des deux cornes d'AMMON et des portions avoisinantes du lobe temporal. BOUCHAUD (4) : conservation du goût ; destruction du pôle sphénoïdal et de la région de l'hippocampe dans les deux hémisphères. BARTELS (5) : myxosarcome du lobe temporal gauche ayant débuté par la corne d'AMMON ; non abolition du goût (6).

(1) NOTHNAGEL, cité aussi par MARCHAND, admet que ces troubles se rencontrent le plus souvent dans les processus de la base du crâne et très rarement dans les affections intracérébrales.

(2) FERRIER, OGLE, GLYNN, VAN GEHUCHTEN, citat. MARCHAND, *loco cit.*, p. 191, 199.

(3) BECHTEREW, *Les Voies de conduction*... citées p. 684.

(4) BOUCHAUD, Société de Neurologie, 6 février 1902, *Revue neurologique*, 1902, p. 119.

(5) BARTELS, *Archiv fur Psychiatrie und Nervenkrankheiten*, 1902, p. 326 (*Revue neurologique*, 1903, p 212).

(6) Dans le cas de BISCHOFF (*Jahrbücher fur Psychiatrie und Neurologie*, p. 229, *Revue neurologique*, 1903, p. 927), il y avait ramollissement isolé de la circonvolution de l'hippocampe et de ses alen-

Il est évident, d'après ces faits cliniques, que la question du centre cortical du goût n'est pas encore définitivement résolue. Je ferai cependant remarquer que les faits négatifs, quelque bien observés qu'ils puissent être, n'ont pas la même valeur que les faits positifs, parce qu'on n'est jamais sûr d'abord qu'il n'a pas persisté quelque parcelle du centre qui paraît détruit, et ensuite qu'une suppléance ne s'est pas établie par les parties voisines, spécialement dans les lésions à marche lentement progressive.

En terminant (sans que ces faits puissent servir à la localisation) je citerai les troubles du goût observés (1) dans la *paralysie générale* (A. Voisin, Hermann, de Martines), l'*épilepsie* (Féré, Hermann, Agostino), l'*idiotie* (Brissaud, J. Voisin) et diverses formes de *dégénérescence* (di Mattei), d'*aliénation mentale* (Mangazzini), d'anomalie de développement (d'Abundo)... chez les criminels (Norwood East, Epaulard), les hystériques (Lichtwitz, Pitres)...

IV

Symptômes réflexes ou éloignés dans les maladies de l'appareil nerveux du goût.

J'indique ce paragraphe sans qu'il me paraisse nécessaire d'insister.

« Brown Sequard, à diverses reprises, a montré que l'excitation des nerfs du goût produit la sécrétion des sucs gastrique, pancréatique, biliaire et intestinal par action réflexe. Remak a observé un tabétique qui présentait de

tours immédiats, mais je n'ai pas trouvé mentionné l'état du goût dans l'analyse, que je connais seule, de ce travail.

(1) Voir, pour ce paragraphe, Marchand, *loco cit.*, p. 292 à 300. Voir aussi, Mathias Duval, article Goût *Nouveau Dictionnaire de Médecine et de Chirurgie pratiques*, p. 546.

l'éphidrose réflexe sous l'influence d'une excitation des papilles gustatives (1). »

Et Morat (2) : la gustation entraîne, par action réflexe, des modifications vasomotrices et sécrétoires, dont l'appareil nerveux est contenu dans le grand sympathique et dans ses dépendances bulbaires. « L'impression sensorielle suscite, par action réflexe, le phénomène de vascularisation et de sécrétion, en vertu d'un cycle d'adaptation, pareil à celui existant dans tous les autres organes des sens... La sécrétion la plus directement liée à l'acte gustatif paraît être celle de la sousmaxillaire et de la sublinguale. »

C'est donc du côté de cette sécrétion salivaire qu'on observera le plus de retentissement réflexe dans la pathologie gustative. On comprend, par tout ce que nous avons dit dans les chapitres précédents, l'importance qu'aura la persistance ou l'abolition de ces réflexes pour le diagnostic en hauteur du siège de la lésion dans un cas d'ageusie.

§ III. — APPAREIL NERVEUX CENTRAL DE L'ODORAT

A. — ANATOMOPHYSIOLOGIE CLINIQUE DE L'APPAREIL NERVEUX DE L'ODORAT

1. Voies sensorielles, périphériques et centrales. — 2. Voies centrifuges : vasomotrices et sécrétoires, motrices (appareil d'adaptation pour flairer et déguster). — 3. Taches respiratoires, champ olfactif, fatigue, compensation, finesse et temps de réaction.

1. *Voies sensorielles, périphériques et centrales.*

Le *protoneurone sensoriel* (3) est constitué par les *cellules*

(1) Marchand, *loco cit.*, p. 182.
(2) Morat, *loco cit.*, p. 681.
(3) Voir les *Traités* cités de Testut, de van Gehuchten, de Morat et Collet. *L'Odorat et ses troubles*. Les Actualités médicales, 1904.

bipolaires olfactives situées dans l'épaisseur même de la pituitaire.

La muqueuse olfactive n'est d'ailleurs « qu'un département très restreint de la pituitaire ». Elle comprend, d'après Remy (1878), « la muqueuse de la lame criblée, la face convexe du cornet supérieur, la partie antérieure de la face convexe du cornet moyen, les os propres du nez, la cloison où elle couvre une surface demicirculaire dans un rayon de 2 centimètres à partir de la lame criblée de l'ethmoïde ». Elle « est reconnaissable, sans plus ample examen, à sa coloration jaune, attribuée aux granulations pigmentaires (1) qui siègent dans les cellules épithéliales ».

D'après Brünn (1892) la zone olfactive serait encore plus réduite, « occupant une partie seulement du cornet supérieur et la région du septum située en face de lui » (fig. 58).

Les cellules olfactives de Max Schultze forment là comme un ganglion étalé, constitué par des éléments fusiformes (situés entre les cellules épithéliales qui les soutiennent) ; leurs prolongements protoplasmatiques effleurent la surface de la muqueuse où ils se terminent « par deux ou trois cils rigides (poils olfactifs) très altérables ».

Les prolongements cylindraxiles (*filets olfactifs*) vont vers la voûte des fosses nasales, traversent les trous de la lame criblée de l'ethmoïde et vont se terminer dans les *premiers neurones de relais*, qui sont constitués par les *glomérules* et les *cellules mitrales* du *bulbe olfactif* « petite masse nerveuse de forme ovoïde, de couleur gris jaunâtre, couchée dans la

(1) Pour le rôle, encore discuté, de ce pigment dans l'olfaction, voir Collet, *loco cit*, p. 26. On a remarqué que l'odorat est souvent diminué ou absent chez les albinos, tandis qu'il est plus prononcé chez les nègres et les animaux fortement pigmentés. On discute pour savoir si l'olfaction normale est liée à la présence du pigment dans les cellules olfactives (Althaus), si le pigment sert à l'absorption des substances odorantes (Ogle), si le pigment (comme le pigment rétinien) sert à réparer la fatigue de l'appareil olfactif, rapidement épuisé par les excitations (Zwaardemaker)...

gouttière olfactive, immédiatement au-dessous de la lame criblée de l'ethmoïde ».

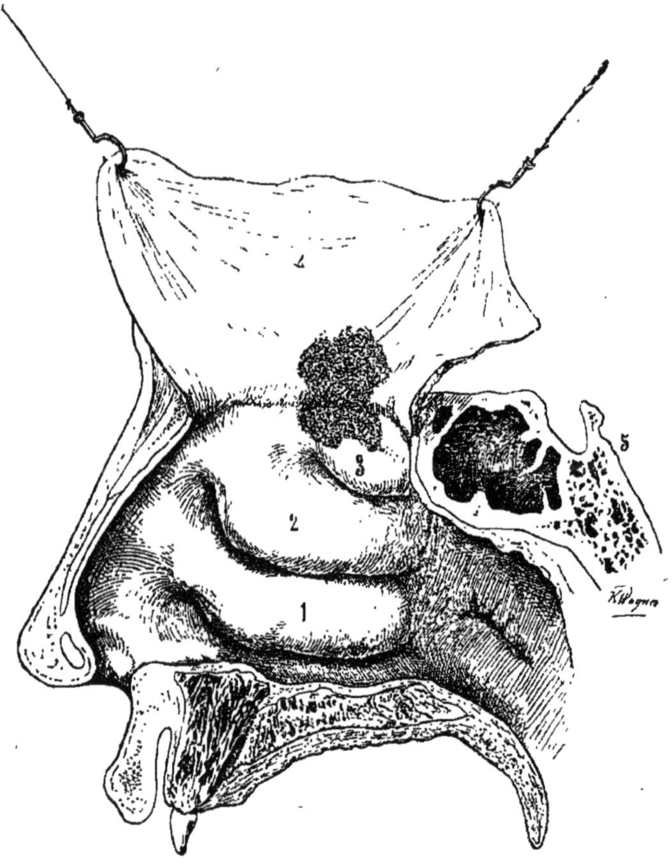

Fig. 58. — Région olfactive de la muqueuse nasale (située sur le cornet supérieur et en face de lui, elle est représentée plus teintée que le reste de la muqueuse) (d'après Collet).

1, cornet inférieur ; 2, cornet moyen ; 3, cornet supérieur ; 4, muqueuse de la cloison nasale relevée et érignée ; 5, sphénoïde).

Les prolongements cylindraxiles de ces neurones (*bandelette olfactive*, pédoncule olfactif) vont en arrière dans le sillon olfactif. Dans la bandelette olfactive et à son extrémité (*tubercule olfactif*), à la limite postérieure du lobe orbitaire, se trouve un *deuxième neurone de relais* (1).

(1) On y voit généralement une portion avortée et rudimentaire de l'écorce cérébrale (voir Testut, *loco cit.*, p. 420).

Les prolongements cylindraxiles de ce deuxième neurone de relais forment : 1° la *racine blanche externe*, qui part de l'angle externe du *trigone olfactif* ou base de la bandelette, et, après avoir croisé la scissure de SYLVIUS, va se perdre dans la partie antéroexterne de la circonvolution de l'hippocampe ; 2° la *racine blanche interne*, qui gagne la face interne de l'hémisphère cérébral et aboutit à la partie antérieure de la circonvolution du corps calleux (1) (lobe calleux BROCA ; *carrefour olfactif*) ; 3° la *racine moyenne* dont les fins ramuscules gagnent l'espace perforé antérieur où ils s'épuisent ou d'où ils vont dans la tête du corps strié et à la commissure blanche antérieure du cerveau ; 4° la racine grise, de SOEMMERING, qui unit la face supérieure de la bandelette à la face inférieure du lobe frontal (partie postérieure des deux circonvolutions orbitaires).

Ces fibres forment, dans la commissure blanche, un chiasma (2) analogue au chiasma optique et vont se terminer dans les neurones corticaux.

Les *neurones supérieurs corticaux* paraissent être réunis surtout dans la partie tout à fait *antérieure de la circonvolution de l'hippocampe* (fig. 59).

Pour FLECHSIG, la sphère olfactive comprend « le trigone olfactif et la partie voisine de la circonvolution du corps calleux, la substance perforée antérieure, le repli unciforme et la partie voisine de la circonvolution de l'hippocampe... La sphère olfactive se trouve reliée, par des fibres de projection, à la couche optique, au noyau lenticulaire et à la corne d'AMMON » (VAN GEHUCHTEN).

Une figure de CHARPY, reproduite par MORAT (3) montre

(1) COLLET ajoute : « Cette terminaison est incertaine ; d'après BECHTEREW et OBERSTEINER, elle aboutirait à la commissure blanche antérieure et, d'après ZUCKERKANDL, au faisceau olfactif de la voûte à trois piliers. »

(2) « Les faits pathologiques laissent supposer que la plus grande partie des fibres sont directes » (COLLET).

(3) MORAT, *loco cit.*, p. 666.

bien les trois parties du centre olfactif à la partie inférieure du cerveau : la *région hippocampique* (crochet ou *uncus*, auquel on rattache la corne d'Ammon) ; 2° la *région calleuse*

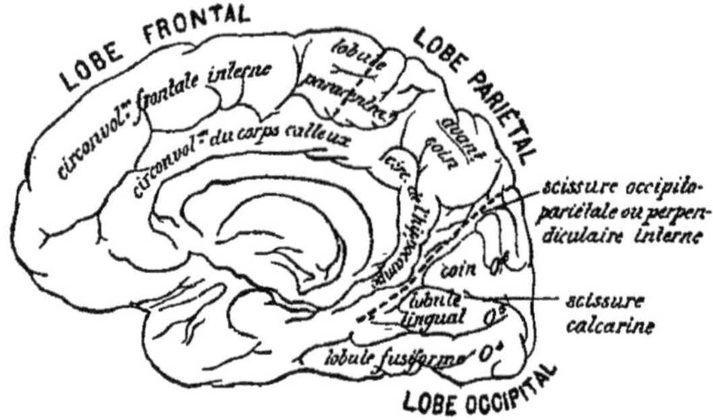

Fig. 59. — Circonvolutions de la face interne.

(carrefour olfactif, point d'union de l'extrémité postérieure de la frontale interne avec la circonvolution du corps calleux, plus la partie adjacente de cette dernière circonvolution jusqu'au niveau du genou du corps calleux) ; 3° la *région orbitaire* (1) (partie postérieure des deux circonvolutions orbitaires jusqu'au sillon cruciforme).

Ces divers centres (2) représentent les débris ou les parties dissociées de la *circonvolution limbique des osmatiques* (Broca 1878). Chez les animaux à odorat très développé comme le chien, la loutre, le renard... (macrosmatiques de Turner) le centre sensoriel olfactif est représenté, au seuil même de l'hémisphère, par une circonvolution continue, à la face interne de chaque hémisphère, se développant autour du corps calleux, perpendiculairement à la direction transversale des fibres de cette grande commissure. Chez

(1) Voir sur les centres olfactifs du lobe orbitaire : Ferrannini, *Riforma medica*, 1901, p. 134 (*Revue neurologique*, 1902, p. 183).

(2) Voir encore sur les voies centrales de l'olfaction : Gorchkoff, *Moniteur russe neurologique*, 1902, p. 1 et *Travaux de la clinique des maladies mentales et nerveuses de Saint-Pétersbourg*, 1902, p. 1 (*Revue neurologique*, 1902, p. 936 et 1903, p. 764) ; Castanaiane, 1902 (*Ibidem*, 1903, p. 319) ; Onodi, trad. Jankelewitch, *Revue hebdomadaire de laryngologie, d'otologie et de rhinologie*, 1903, p. 417 (*Ibidem*, 1903, p. 970).

ces animaux, « si l'on part du lobe et du pédoncule olfactif, en suivant sa racine interne, on contourne tout le corps calleux, dont on suit successivement la face supérieure, le bourrelet, la face inférieure, pour retrouver le pédoncule par sa racine externe : d'où la comparaison de cet ensemble à une raquette à jouer, dont le pédoncule olfactif serait le manche et la circonvolution elle-même l'arceau périphérique » (Morat) (fig. 60).

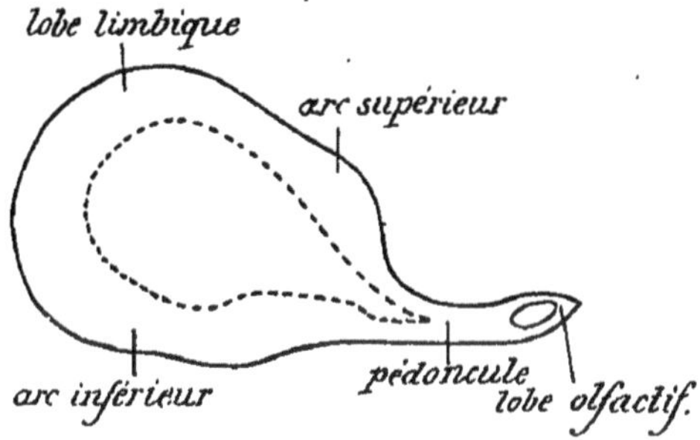

Fig. 60. — Schéma du lobe limbique : type en raquette (d'après Morat).

Chez les *microsmatiques* comme les singes, l'homme, on a la disposition discontinue (décrite plus haut) des centres de l'olfaction : « de cet anneau, il ne reste que l'arc supérieur très aminci (c'est la circonvolution du corps calleux) et l'arc inférieur recourbé en crochet et renflé à son extrémité antérieure (c'est le lobule de l'hippocampe ou circonvolution unciforme)... La corne d'Ammon est une formation identique, mais repliée sur elle-même et saillante dans le ventricule latéral » (Collet). Chez les *anosmatiques*, comme le dauphin, la circonvolution limbique disparaît : la troisième région (orbitaire) décrite plus haut est notamment lisse et atrophiée (désert olfactif de Broca).

2. *Voies centrifuges : vasomotrices et sécrétoires, motrices (appareil d'adaptation pour flairer et déguster).*

Manouelian (1) a décrit des fibres centrifuges, encore

(1) Manouelian, *Société de Biologie*, 1898 (Collet, *loco cit.*, p. 13.)

discutables : « par l'extrémité de ces fibres centrifuges, véritables *nervi nervorum*, les cellules cérébrales commanderaient les arborisations protoplasmiques des neurones olfactifs centraux ; elles en provoqueraient la rétraction ou la contraction et, par là, une intensité plus ou moins grande du courant nerveux ».

Plus certains et mieux connus sont les nerfs vasomoteurs et sécrétoires. « Le grand sympathique, par des fibres qui viennent de la moelle thoracique et par d'autres qui, contenues originellement dans le tronc du trijumeau, convergent avec les précédentes vers le ganglion sphénopalatin, équilibre la circulation de cette région, la modère par ses constricteurs, l'exagère par ses dilatateurs, qui viennent soit du sympathique cervical (1), soit du trijumeau (2), et qui sont très excitables chez le chien, dans l'un et l'autre nerf. Le système des nerfs sécréteurs a vraisemblablement la même topographie et la même qualité fonctionnelle (3). »

Ces nerfs interviennent dans l'olfaction, puisque « lorsqu'il y a sécheresse anormale de la muqueuse nasale, l'odorat s'émousse et disparaît » (4).

L'*appareil d'accommodation olfactive* est constitué d'abord et surtout par l'appareil moteur qui sert à *flairer*.

Normalement l'air inspiré par le nez ne vient pas au contact de la partie olfactive de la pituitaire (PAULSSEN, ZWAARDEMAKER, FRANKE) (5) ; « les particules odorantes n'y pénètrent que par diffusion et cette diffusion est d'autant plus facile que le courant inspiratoire a la forme d'un arc qui tourne vers la région olfactive sa convexité, c'est-à-dire sa plus large surface... Il est bien évident que plus l'inspiration est calme, moins le sommet de la courbe corres-

(1) Par le plexus carotidien (DASTRE et MORAT).

(2) Par le nerf maxillaire supérieur (JOLYET et LAFFONT).

(3) MORAT, *loco cit.*, p. 678.

(4) Les « épithéliums sécréteurs règlent l'état d'humidité convenable à l'impression des odeurs sur la muqueuse olfactive » (MORAT).

(5) Voir les expériences de ces auteurs in COLLET, *loco cit.*, p. 18.

pondant au courant d'air inspiratoire se rapproche de la région olfactive ».

Dans l'acte de flairer il y a à la fois élargissement des narines, surtout dans leur partie antérieure, et inspiration brève et brusque pour favoriser l'ascension du courant d'air inspiré jusqu'à la région olfactive. Le nerf facial est le nerf de l'élargissement des narines et son action est indispensable à l'action des nerfs de l'inspiration; car si le facial est inactif, « les brusques inspirations n'ont d'autre résultat que de produire une sorte de collapsus de l'aile du nez qui se rapproche passivement de la cloison et rétrécit la narine » (1).

Voilà pour l'olfaction *inspiratrice*; il y a aussi une olfaction *expiratrice*, que Collet a très bien analysée et qui s'exerce notamment dans la dégustation (*odorat gustatif* de Zwaardemaker). Pendant la déglutition des boissons « la contraction du voile du palais intercepte toute communication entre le pharynx buccal et les fosses nasales; mais, quand la décontraction a lieu, du liquide déposé le long des parois du pharynx se dégagent les particules odorantes et le mouvement expiratoire qui suit les projette vers les choanes et la région olfactive; l'arome n'est bien et complètement perçu qu'après la déglutition ». Cette olfaction gustative ou expiratoire est beaucoup plus facile chez l'homme que chez les animaux (Zwaardemaker).

L'appareil nerveux de cette olfaction est celui de l'expiration.

3. *Taches respiratoires, champ olfactif, fatigue, compensation, finesse et temps de réaction.*

Les *taches respiratoires* permettent d'apprécier dans une certaine mesure la perméabilité des fosses nasales dans la partie inférieure et dans la partie supérieure ou olfactive.

(1) Collet, *loco cit.*, p. 17 et 67. On trouvera là une excellente analyse du rôle dans l'olfaction des mouvements d'élargissement des narines.

« Si on fait avec une seule narine, sur un miroir froid tenu à une distance de un centimètre environ, une expiration naturelle, la condensation de la vapeur d'eau détermine à sa surface une tache grossièrement arrondie, qui, peu à peu, au moment où elle s'efface, se divise en deux taches séparées par un sillon oblique, l'une antéroexterne, l'autre postérointerne. La cloison qui les sépare est due, d'après Zwaardemaker, à la saillie du cornet inférieur. La tache antéroexterne correspond à la partie de la colonne d'air qui traverse les fosses nasales au-dessus de ce cornet, la seule par conséquent qui joue un rôle dans l'olfaction : elle présente d'ailleurs dans sa forme une grande analogie avec le champ olfactif.... »

Voici maintenant, toujours d'après Collet, le procédé pour mesurer le *champ olfactif* : « une feuille de papier étant tenue entre les dents, on pique ce papier par dessous, en différents points, avec l'aiguille d'une seringue de Pravaz chargée de vapeurs odorantes et on pousse le piston : chaque fois que le sujet en expérience perçoit une sensation olfactive au bout d'une seconde, on note avec un crayon le point piqué : un cercle réunissant tous ces points donne la circonférence du champ olfactif. »

L'odorat se *fatigue* avec une extrême rapidité, beaucoup plus vite que les autres sens. Le temps varie d'ailleurs avec les substances : 4 minutes pour la teinture d'iode, 5 à 7 pour le camphre, etc. (Aronsohn). Deux odeurs peuvent s'annihiler mutuellement : dans ces cas de *compensation*, il n'y a aucune perception olfactive. « Ainsi l'air traversant un cylindre de bois de cèdre de 5 centim. et un cylindre de caoutchouc de 10 centim. ne donne lieu à aucune odeur. » Zwaardemaker a dressé ainsi un tableau de l'équivalence ou de la quantité compensatrice des diverses odeurs, prises deux à deux. Cette compensation n'est pas d'ordre chimique, mais d'ordre physiologique (1).

(1) Collet, *loco cit.*, p. 28.

« Le sens de l'odorat est d'une *finesse* extrême, puisqu'il peut déceler dans un milieu des traces impondérables et vraiment infinitésimales de substance, par exemple 1/23.000.000 de milligramme de sulfhydrate d'éthyle par centimètre cube d'air (Fischer et Penzoldt) ; mais, d'autre part, le *temps de réaction* est plus long pour l'odorat que pour les autres organes des sens. Alors que les impressions acoustiques ou lumineuses demandent 1/9 de seconde, les impressions olfactives demandent une ou plusieurs secondes (Buccola) (1). »

B. SEMEIOLOGIE DE L'APPAREIL NERVEUX DE L'ODORAT

I

Modes d'exploration clinique de la fonction olfactive : olfactométrie.

En général, on examine sommairement en clinique l'état de l'olfaction en bouchant une narine avec un petit tampon de ouate et en présentant devant l'autre diverses odeurs. Il faut avoir soin d'éviter les substances qui, comme l'ammoniaque ou l'acide acétique, agiraient sur la sensibilité générale de la pituitaire. Le musc, la vanille, l'essence de roses peuvent servir utilement.

On peut même étudier diverses odeurs, les expériences de Rollet (2) laissant supposer qu'il peut y avoir dans la région olfactive des terminaisons d'organes spécifiquement différents pour les diverses espèces d'odeurs.

Ce procédé sommaire ne permet guère de constater

(1) Collet, *loco cit.*, p. 30.

(2) Rollet, *Pflüger's Archiv*, t. LXXXIV, p. 383, cit. Collet, *loco cit.*, p. 26. A la p. 14 du même ouvrage on trouvera les classifications des odeurs, depuis celle de Linné jusqu'à celle de Zwaardemaker.

qu'une anosmie complète d'un côté ou des deux. Pour apprécier des troubles plus légers, il faut faire de *l'olfactométrie* (1). Voici quelques procédés employés.

Fröhlich (1851) : on approche progressivement un flacon contenant une substance odorante, de l'essènce de lavande par exemple, et on note à quelle distance du nez l'odeur commence à être perçue (160 millim. pour l'essence de lavande et un odorat normal).

Passy (1892) prépare une série de solutions titrées à 1/10, 1/100, 1/1000, en dissolvant 1 gram. de matière odorante dans 9 gram. d'alcool, puis en mélangeant 1 gram. de cette première solution avec 9 gram. d'alcool et ainsi de suite. Cela fait, on prélève une goutte de la dernière dilution qu'on laisse tomber sur un petit godet légèrement chauffé, disposé dans un flacon de capacité connue. On attend quelques instants pour permettre à l'odeur de se diffuser ; on découvre alors le flacon et le sujet présente son nez à l'ouverture ; s'il ne perçoit rien, on répète l'expérience avec une solution plus concentrée et on continue ainsi, jusqu'à ce que la perception apparaisse.

Toulouse (1899) se sert de solutions de camphre dans l'eau, partant d'une solution mère à 1/1000 et une série de solutions de plus en plus diluées. On verse 10 ou 15 centimètres cubes de chacune de ces solutions dans une série de flacons identiques et on cherche (toujours en partant des plus diluées) quelle est la solution que le sujet distingue nettement d'un flacon d'eau distillée : c'est le minimum de sensation. Quand le sujet reconnaît l'odeur du camphre, c'est le minimum de perception. C'est là certainement un des meilleurs procédés pour le clinicien.

Il faut cependant connaître aussi l'olfactomètre de Zwaardemaker : deux tubes glissent l'un dans l'autre ; l'externe

(1) Voir pour ce qui suit : Debove et Achard, *Manuel de diagnostic médical*, t. I, p. 281 et surtout Collet, *loco cit.*, p. 32. Voir aussi Toulouse, Vaschide et Pieron, *loco cit.*, p. 75.

en porcelaine poreuse est imbibé d'une substance odorante, l'interne en verre est gradué et se termine à l'entrée du nez. Les tubes étant entièrement l'un dans l'autre, aucune parcelle odorante ne se mêle à l'air inspiré ; on sort peu à peu le tube de porcelaine : sur une longueur de plus en plus grande l'air entre en contact avec la substance odorante ; on note sur les divisions du tube de verre la longueur minima à partir de laquelle le sujet perçoit l'odeur. On peut remplacer le tube poreux imbibé d'une solution odorante (eau de laurier cerise, solution (1) d'essences amères...) par un tube solide odorant par lui-même (bois de cèdre, cuir de Russie, paraffine, caoutchouc, cire jaune, bois de palissandre...).

L'appareil séparé du nez par un écran à manche que traverse le tube de verre qui va à la narine peut être porté sur un pied et présenter une vis, au moyen de laquelle on déplace lentement le tube odorant sur le tube de verre resté immobile.

L'*olfactie*, unité de mesure physiologique du pouvoir odorant, représente (pour chaque odeur) la longueur minima dont il faut sortir le tube pour que l'odeur soit perçue par une narine normale. L'acuité olfactive est exprimée par $\frac{1}{n}$, n étant le nombre d'olfacties nécessaire pour que le sujet examiné perçoive l'odeur.

II

Les troubles olfactifs d'après leur forme symptomatique : anosmie, hyperosmie, parosmie ; olfaction colorée. Symptômes associés, classification des anosmies.

Le trouble le plus fréquent et le plus net en clinique est l'*anosmie* (perte de l'odorat) et son degré incomplet, l'*hyposmie*.

(1) ZWAARDEMAKER a employé des solutions aqueuses (1890), glycérinées (1895), paraffinées (1896).

L'*hyperosmie* (acuité olfactive exaltée, supérieure à la normale) est observée chez certains sujets à l'état normal et chez certains malades (le plus souvent des névrosés : hystérie, hypnose...). Il y a aussi une *hyperalgésie osmique*, c'est-à-dire un état dans lequel la moindre odeur détermine des phénomènes pénibles et douloureux (céphalée, migraines, nausées, vomissements...).

La *parosmie* est caractérisée par la perception incorrecte et l'appréciation inexacte d'une odeur réelle ou par la perception d'une odeur non existante : elle comprend les *illusions* et les *hallucinations* de l'odorat et aussi l'*isosmie* (confusion des odeurs). Le plus souvent l'odeur anormalement perçue est une odeur désagréable (*cacosmie*) ; les spécialistes rappellent qu'avant de poser le diagnostic de cacosmie il faut s'assurer qu'il n'y a réellement nulle part, dans l'appareil respiratoire, une cause objective de mauvaise odeur.

Comme exemples de parosmie, je citerai une malade de CASTEX chez laquelle une bonne odeur provoquait l'impression d'oignon, tandis qu'une odeur désagréable était sentie comme de la vanille ; un malade dont parle MORAT avait des attaques à aura caractérisée par une sensation d'odeurs désagréables...

Dans l'*olfaction colorée*, le sujet perçoit des couleurs quand il sent une odeur. COLLET cite, sur ce sujet, les travaux de SUAREZ DE MENDOSA qui en a réuni une vingtaine de cas et de HALBERT dont le sujet (ni hystérique ni nerveux) par des excitations olfactives diverses éprouvait des sensations colorées (diverses teintes du brun).

Aux troubles de l'odorat on a décrit des symptômes associés, du côté du *goût*, de la *sensibilité tactile* et de *l'ouïe* (1).

Dans la vie physiologique les sensations olfactives com-

(1) Voir, pour ce paragraphe : COLLET, *loco cit.*, p. 41 et suiv.

plètent les sensations gustatives : l'odorat fait ainsi partie du goût complet ou plutôt de la dégustation. Les troubles de l'odorat influeront donc sur le fonctionnement du goût. Un anosmique de Jashow (1892) confondait l'eau chaude et le thé, la moutarde et le poivre, le sirop simple et les sirops de fruits... C'est par les troubles du goût que l'attention des malades est souvent attirée dans des cas d'anosmie. D'ailleurs nous verrons, dans le paragraphe suivant, que dans les cas avec autopsie on note très souvent des troubles simultanés de l'odorat et du goût.

Les troubles de la sensibilité générale des narines coïncident fréquemment avec les troubles olfactifs. Moure signale la rareté des éternuments et des coryzas chez certains anosmiques ; j'ai aussi vu l'inverse et, tout récemment encore, un anosmique qui avait de très fréquentes hypercrinies nasales. En tous cas, cette coïncidence de troubles sensitifs généraux s'observera spécialement dans les anosmies d'origine périphérique. Et alors, comme le fait très justement remarquer Collet, la même lésion est plus grave pour l'appareil olfactif dont le protoneurone sensoriel est dans la muqueuse même que pour le trijumeau dont le protoneurone est, loin de là, au ganglion de Gasser.

Collet a particulièrement étudié (thèse de Nique, Lyon, 1897) l'association fréquente des troubles de l'ouïe et des troubles olfactifs. C'est le plus souvent (sinon exclusivement) dans l'otite scléreuse qu'on note la coexistence de l'hyposmie et de la surdité, beaucoup plus rarement dans les otites suppurées : dans ces cas, il y a ordinairement des lésions de la muqueuse nasale, que la rhinoscopie peut cependant ne pas révéler.

Zwaardemaker classe les anosmies en respiratoire, gustative, essentielle et de cause intracrânienne.

Collet adopte la classification suivante :

1° Anosmie de cause mécanique, par obstacle à l'apport des particules odorantes : *a*) respiratoire proprement dite par défaut de perméabilité des fosses nasales (polypes du nez, hypertrophie des cornets inférieurs) ; *b*) par direction défectueuse de l'air inspiré (ablation ou destruction de l'auvent nasal) ; *c*) par oblitération de la fente olfactive, la perméabilité nasale restant intacte (tuméfaction du cornet moyen, déviation de la cloison nasale dans sa partie supérieure) ; *d*) gustative de ZWAARDEMAKER, due à un obstacle du côté des choanes, à des végétations adénoïdes du pharynx nasal, à des adhérences vélopharyngiennes ;

2° Anosmie par lésion de la muqueuse olfactive (ozène, grippe, coryzas intenses, sécheresse de la muqueuse) ;

3° Anosmie d'origine nerveuse : *a*) organique (lésions diverses que nous étudierons dans le paragraphe suivant) ; *b*) fonctionnelle, hystérique ou par inhibition (après opération intranasale).

Ici, nous n'avons à étudier que les anosmies d'origine nerveuse et, comme pour les précédents chapitres, nous devons les classer par le siège de leur lésion.

III

Les troubles olfactifs d'après le siège de la lésion : 1. Lésions périphériques. — 2. Lésions des nerfs et des neurones de relais. — 3. Lésions des neurones supérieurs corticaux.

1. *Lésions périphériques* (1).

Ce sont toutes les anosmies par lésion de la muqueuse olfactive intéressant le protoneurone sensoriel : telles sont certaines anosmies d'apparence congénitale, en réalité reliquats d'infections du jeune âge (grippe, diphtérie) ayant déterminé un coryza aigu, violent et prolongé ou une rhinite chronique avec destruction des cellules olfactives ; d'autres fois, c'est un traumatisme des premières années

(1) Voir COLLET, *loco cit.*, p. 48, 51, 55, 71.

de la vie. Au même groupe appartiennent certaines anosmies héréditaires, qui s'accompagnent de rhinite chronique; certaines anosmies par polypes du nez, la muqueuse olfactive pouvant dans ces cas présenter des altérations (Reuter) qui atteignent les extrémités périphériques de l'appareil nerveux olfactif; la plupart des anosmies observées dans l'ozène, les coryzas intenses (surtout le coryza diphtérique et le coryza grippal), les coryzas ulcéreux, les sinusites maxillaires ou frontales aiguës s'accompagnant (Moure) de lésions de la muqueuse olfactive. Certains cas d'anosmie sénile peuvent aussi dépendre de la dégénérescence des cellules de Schultze dans la sclérose de la muqueuse.

Par une action périphérique s'expliquent aussi les anosmies toxiques médicamenteuses, par insufflation nasale de poudres comme la cocaïne (avec hyperosmie transitoire, parfois, au début : Zwaardemaker, Nique), les sels de mercure (Bichat, Reuter)..., par application de solutions aqueuses diverses, dépassant une certaine concentration (6 à 7 p. 1000 pour le chlorure de sodium, 5 p. 1000 pour le bicarbonate de soude, etc., Zwaardemaker), par inhalation de vapeurs odorantes ou de gaz irritants, tels que l'éther (Stricker), sulfure de carbone (vulcanisation du caoutchouc : Bryce, Ross), alcools et essences (dégustateurs : Moure), gaz des égouts (vidangeurs) (1).

Dans tous ces cas par agent toxique, l'action générale et circulatoire sur les centres peut venir compliquer l'action directement locale. Il en est de même pour les anosmies du diabète et des maladies infectieuses (grippe, diphtérie, syphilis) qui peuvent produire des névrites périphériques avec ou sans lésion de la muqueuse.

On a aussi observé des parosmies par lésion périphérique : lésion nasale (Noquet), saturnisme (Lennox Browne).

(1) Féré (*Nouvelle Iconographie de la Salpêtrière*, 1901, p. 327) a étudié l'influence des excitations de l'odorat sur le développement de la fatigue et de la neurasthénie.

2. *Lésions des nerfs et des neurones de relais* (1).

A ce groupe d'anosmies peuvent être rattachés certains cas d'anosmie congénitale par absence des bandelettes et des bulbes olfactifs (ROSENMULLER, CERUTTI, PRESSAT 1837), certains cas d'anosmie sénile par atrophie des nerfs olfactifs et du bulbe olfactif (PRÉVOST 1866), certains cas d'anosmie par traumatisme portant sur la nuque et plus rarement sur le front (DANIEL MOLLIÈRE) par déchirure des nerfs olfactifs (HILTON) ou par formation d'un épanchement sanguin qui comprime ces mêmes nerfs (HEINEMANN) ou par blessure directe du nerf olfactif par un coup de feu (JOBERT, KÖNIG, RIEDEL, SCHEYER) ; certains cas d'anosmie infectieuse, spécialement dans la syphilis (ESCAT 1899)...

C'est encore au même groupe qu'on peut rattacher les troubles olfactifs du tabès (KLIPPEL 1897). Comme les troubles du goût, on les observe dans les formes bulbaires de la maladie.

Dans ces centres basilaires de relais on peut comprendre aussi la couche optique. DANA (1889) cite quatre cas de lésion en foyer de cette région accompagnés d'anosmie. Enfin la parosmie peut être provoquée par des tumeurs (carcinomes, gliomes, tubercules, gommes) excitant les nerfs olfactifs.

3. *Lésions des neurones supérieurs corticaux* (2).

PLACZEK (1899) a observé une femme atteinte d'anosmie congénitale, qui meurt à 60 ans sans jamais avoir senti les odeurs et qui présentait une anomalie de développement de la corne d'AMMON, peut-être avec atrophie des tractus olfactifs.

A ce groupe appartiennent les anosmies observées dans la paralysie générale, soit au début (VOISIN), soit à une période avancée (BALLET et BLOCQ), dans les méningites et

(1) Voir COLLET, *loco cit.*, p. 46, 50, 60, 77, 63, 12, 84.
(2) Voir COLLET, *loco cit.*, p. 46, 64.

notamment dans la méningite cérébrospinale (Bamberger).

L'anosmie figure dans la symptomatologie de certaines tumeurs intracrâniennes (1). Oppenheim l'a observée dans une tumeur du cervelet (par compression des nerfs olfactifs). Ball et Krishaber, sur 185 cas de tumeurs cérébrales, relèvent 6 fois l'anosmie bilatérale et pensent que ce symptôme correspond plutôt aux lésions de l'hémisphère droit.

Collet pense que l'anosmie figure surtout dans la symptomatologie des lobes frontaux : compression directe ou à distance (par l'hypertension intracrânienne du liquide céphalorachidien, comme dans l'œdème de la papille) des centres de l'olfaction. Jackson (1864) a vu l'anosmie dans un cas de thrombose de l'artère cérébrale antérieure.

J'ai déjà cité, dans le paragraphe précédent, quelques faits dans lesquels l'odorat était atteint en même temps que le goût. Tels : le fait de Peltier (1872), fracture de la voûte du crâne s'irradiant vers la base (2) ; les faits de Ogle (1870) et de Ferrier (3), traumatismes sur la tête (en particulier sur le vertex ou l'occiput ; le fait de Glynn 1878), abcès circonscrit de deux pouces de long comprenant la partie antérieure de la première circonvolution temporosphénoïdale et s'étendant en dehors et en bas vers la base du cerveau ; le fait de parosmie de van Gehuchten (1900), tumeur occupant toute l'épaisseur du noyau lenticulaire gauche, l'avant-mur et une grande partie des circonvolutions de l'insula et ayant détruit la plus grande partie du lobe sphénoïdal.

Bouchaud (4) a publié un cas intéressant *négatif* : destruction du pôle sphénoïdal et de la région de l'hippo-

(1) Et aussi la parosmie.

(2) Nothnagel (1885) constate que ces troubles se rencontrent le plus souvent dans les processus de la base du crâne et très rarement dans les affections intracérébrales (Marchand, *loco cit.*, p. 199).

(3) Voir la bibliographie de ces différents faits au paragraphe précédent.

(4) Bouchaud, Société de Neurologie, 6 février 1902, *Revue neurologique*, 1902, p. 119.

campe dans les deux hémisphères sans trouble de l'odorat ; et Bartels (1) un autre cas négatif avec destruction de la corne d'Ammon par un myxosarcome du lobe temporal gauche, lésion ayant envahi les deux tiers antérieurs de l'hippocampe et l'uncus.

Ces faits négatifs ont beaucoup moins de valeur pour la physiopathologie que les faits positifs à cause de la possibilité des suppléances quand une lésion se développe lentement et de la multiplicité des centres corticaux de l'olfaction. Pas plus concluants sont les faits d'absence des nerfs olfactifs avec conservation de l'odorat (Claude Bernard, Le Bec, 1883, Testut) (2).

En somme et malgré les nombreux travaux récents, on doit encore se ranger à l'opinion de Morat (3) qui cite un cas de néoplasme comprimant l'hippocampe et déterminant des attaques à aura olfactive (cacosmie) et qui ajoute : « aucune des localisations corticales n'est plus pauvre de données précises (cliniques ou expérimentales) capables de contrôler les inductions de l'anatomie à son égard ».

On comprend d'ailleurs le retard relatif de ces études par le peu d'importance qu'a ce sens chez l'homme.

§ IV. — RÉSUMÉ GÉNÉRAL DES CINQ GRANDS APPAREILS SENSORIELS

Les cinq grands appareils sensoriels que nous venons de décrire sont tous construits sur un plan uniforme qui permet de les résumer dans un tableau (4) comparatif, qui mettra

(1) Bartels, *Archiv fur Psychiatrie und Nervenkrankheiten*, 1902, t. XXXVI, p. 326.

(2) Collet, *loco cit.*, p. 47.

(3) Morat, *loco cit.*, p. 677.

(4) Je n'ai pas besoin de répéter que les éléments de ces tableaux sont empruntés aux traités classiques d'anatomie et notamment à ceux de Testut et de van Gehuchten.

TABLEAU XXIII. — LES CINQ GRANDS APPAREILS SENSORIOMOTEURS : VOIES SENSITIVES.

	Protoneurones sensoriels : directs.		Premier neurone de relais : direct.	Autres neurones de relais : directs ou croisés.	2e neurone de relais.		3e neurone de relais.		4e neurone de relais		Neurones corticaux : croisés.	Neurones de perception mentale centre O.
Fibres sensitives venues du tronc et des membres.	Ganglions spinaux rachidiens.	Racines et cordons postérieurs.	Cornes grises postérieures.	Cordons postérieurs, faisceau de Gowers, faisceau fondamental du cordon antérolatéral.			Noyaux de la protubérance.	Ruban de Reil médian ; pédoncule ; partie postérieure du bras postérieur de la capsule interne.	Couches optiques.	Fibres thalamo-corticales.	Écorce de la scissure de Rolando et de ses lèvres (frontale et pariétale ascendantes, lobule paracentral).	
			Noyaux de Goll et de Burdach.									
			Colonne de Clarke.	Faisceau cérébelleux direct, pédoncule cérébelleux inférieur	Cervelet.	Pédoncule cérébelleux supérieur.						
Fibres sensitives de la tête.	Ganglion de Gasser.	Nerf trijumeau.	Noyaux gélatineux, moyen et du *locus cœruleus*.									
Cellules visuelles de la 1re couche de la rétine et leurs prolongements.	Cellules bipolaires de la 2e couche de la rétine.	Et leurs prolongements.	Cellules ganglionnaires de la 3e couche de la rétine.	Nerfs optiques; chiasma ; nerfs hémioptiques (bandelettes optiques); branche externe de la bandelette optique.	Corps genouillés externes; pulvinar ; tubercules quadrijumeaux.	Nerfs hémioptiques : radiations optiques, faisceau optique intracérébral, pédoncule postérieur de la couche optique.					Écorce de la scissure calcarine et de ses lèvres (coin et lobule lingual).	
Nerf labyrinthique venant du : Limaçon.	Ganglion spiral ou de Corti. — Ganglion de Bœtscher.	Branche ou nerf cochléaire. — Nerf auditif. — Racine cochléaire.	Ganglion ventral : Noyau accessoire. — Tubercule latéral.	Corps trapézoïdes. — Stries acoustiques.	Olives supérieures. — Noyau du corps trapézoïde.	Faisceau acoustique central (ruban de Reil latéral ou inférieur).	Noyau latéral du ruban de Reil.		Tubercules quadrijumeaux.	Segment rétrolenticulaire de la capsule interne.	Écorce de la partie moyenne de la scissure parallèle et de ses lèvres (1re et 2e temporales).	Écorce de la région préfrontale ?
Vestibule et des ampoules des canaux demi-circulaires.	Ganglion de Scarpa ou vestibulaire.	Branche ou nerf vestibulaire. — Nerf auditif. — Racine vestibulaire.	Noyaux de Deiters, dorsal interne et de Bechterew.	Fibres de la formation réticulaire. — Faisceau acousticocérébelleux. — Faisceau de connexion oculomotrice.	Cervelet. — Noyaux oculomoteurs.							
Fibres des 2/3 antérieurs de la langue : lingual, corde du tympan, facial.	Ganglion géniculé.	Nerf intermédiaire de Wrisberg.	Aile grise et noyau du faisceau solitaire.	Nerf gustatif ; ruban de Reil.							Écorce de la partie moyenne de la circonvolution de l'hippocampe.	
Fibres du 1/3 postérieur de la langue : glossopharyngien.	Ganglion d'Andersch.	Nerf glossopharyngien.										
Nerfs de la portion toute supérieure de la pituitaire.	Cellules bipolaires olfactives de la pituitaire.	Filets olfactifs.	Bulbe olfactif.	Bandelette olfactive ; pédoncule olfactif.	Tubercule olfactif.	Racines : blanches, externe et interne; grise ou moyenne ; supérieure.					Écorce de la partie tout à fait antérieure de la circonvolution de l'hippocampe.	

TABLEAU XXIV. — LES CINQ GRANDS APPAREILS SENSORIOMOTEURS : VOIES MOTRICES.

	Neurone mental volontaire : centre O.	Neurones corticaux : croisés.				1er neurone de relais		2e neurone de relais.		Neurones inférieurs d'émission : directs.		
1. Voies motrices générales ou tactiles.		Écorce de la scissure de Rolando et de ses lèvres (frontale et pariétale ascendantes, lobule paracentral).	Centre ovale. Faisceaux frontaux et pariétaux : supérieur et moyen.	2/3 antérieurs du bras postérieur de la capsule interne : faisceau pyramidal cérébral.	3/5 moyens du pédoncule cérébral.	Noyaux du pont.	Pyramide antérieure ; faisceau pyramidal médullaire direct et croisé.			Cellules des cornes grises antérieures de la moelle.	Nerfs moteurs rachidiens.	
							Pédoncules cérébelleux moyens.	Cervelet.	Pédoncule cérébelleux inférieur ; cordons antérolatéraux.			
			Faisceaux frontal et pariétal inférieurs.	Genou de la capsule interne : faisceau géniculé.	1/5 interne du pédoncule cérébral.					Noyau du masticateur (principal et accessoire)	Nerf masticateur.	
										Noyau du facial.	Nerf facial..	supéri / inféri
										Noyau de l'hypoglosse (principal et accessoire)	Nerf grand hypoglo	
2. Voies motrices de la vision.	Écorce de la région préfrontale ?	Écorce de la scissure interpariétale et de ses lèvres (pli courbe, lobule du pli courbe, lobule pariétal inférieur).	Centre ovale.			Noyaux gris de la base du cerveau ; Centres primaires optiques. Tubercules quadrijumeaux ; Olives supérieures, etc.				Noyau de l'oculomoteur commun et de l'oculomoteur externe.	Nerfs hémioculomoteurs (dextrog. et levog.).	Ner rect d reg
										Cellules grises antérieures de la moelle.	Nerfs rotateurs de la tête.	
										Noyau de l'oculomoteur commun et du pathétique.	Nerfs suspiciens et despiciens.	
										Noyau de l'oculomoteur commun.	Nerf d'ouverture } des paupières	N pro te d l'o
										Noyau du facial.	Nerf de fermeture. } des paupières	
										Noyau de l'oculomoteur commun.	Nerf de resserrement. } de la pupille.	
							Centre ciliospinal de la moelle		1re dorsale ; rameau communiquant ; grand sympathique ; trijumeau.	Ganglion ophtalmique.	Nerf de dilatation. } de la pupille.	
										Noyau de l'oculomoteur commun.	Nerf de la vision rapprochée.	Ner l'ac m ti
									Grand sympathique.	Ganglion ophtalmique.	Nerf de la vision éloignée.	
3. Voies motrices de l'audition										Noyau du masticateur.	Nerfs antagonistes l'accommodation aud	
										Noyau du facial.	Nerfs antagonistes pavillon de la tromp	
4. Voies motrices du goût.										Noyau de l'hypoglosse.	Nerf grand hypogl	
5. Voies motrices de l'odorat.										Noyau du facial.	Nerf facial.	

bien en relief les parties homologues de ces divers appareils (Voir p. 524 à 527).

Le tableau XXIII résume les voies centripètes (protoneurone sensoriel, neurones de relais, neurones corticaux supérieurs) et le tableau XXIV les voies centrifuges (neurone cortical supérieur, neurones de relais, neurone moteur inférieur).

En mettant ces deux tableaux, l'un à la suite de l'autre, la colonne du centre O étant commune, on a le cycle complet des voies sensoriomotrices dans les cinq grands appareils.

CHAPITRE VI

L'APPAREIL NERVEUX CENTRAL DE LA NUTRITION : CIRCULATION, SÉCRÉTIONS, TROPHICITÉ, RESPIRATION ET DIGESTION

§ I. — Anatomie clinique des centres vagosympathiques.

1. Neurones inférieurs et neurones bulbaires du pneumogastrique. — 2. Neurones inférieurs et neurones médullaires du grand sympathique. — 3. Neurones basilaires et neurones corticaux du vagosympathique supérieur.

§ II. — Appareil nerveux central de la circulation.

A. — ANATOMOPHYSIOLOGIE

1. Système nerveux du cœur. — 2. Système nerveux des artères. — 3. Relations nerveuses cardiovasculaires.

B. — SEMEIOLOGIE

I. — Les grands symptômes circulatoires d'origine nerveuse.
1. Modes d'exploration et de constatation. — 2. Congestion et anémie. Hyper et hypothermies locales — 3. Asphyxie locale et gangrène symétrique des extrémités, acrocyanose, érythromélalgie. — 4. Œdèmes : *a*) œdème névropathique ; *b*) main succulente. *c*) œdèmes segmentaires et trophœdème : *d*) œdèmes angioneurotiques et maladie de Quincke. — 5. Hémorrhagies : *a*) cutanées, *b*) viscérales. — 6. Symptômes cardiovasculaires : *a*) palpitations, arythmie, syncope ; *b*) tension artérielle ; tachycardies et bradycardies ; fréquence paradoxale du pouls ; pouls stable et instable.

II. — Siège des lésions dans les troubles circulatoires d'origine nerveuse.

1. Lésions périphériques. — 2. Lésions bulbomédullaires. — 3. Lésions cérébrales.

§ III. — Appareil nerveux central des sécrétions.

A. — ANATOMOPHYSIOLOGIE

1. Sécrétions en général. — 2. Sécrétion salivaire. — 3. Sécrétion sudorale. — 4. Sécrétion urinaire. — 5. Sécrétion lacrymale. — 6. Sécrétion mammaire.

B. — SÉMÉIOLOGIE

1. Symptômes salivaires : *a*) hypersalivation ; *b*) hyposalivation ; *c*) parasalivation. — 2. Symptômes sudoraux ; *a*) hypersudation (hyperidrose) ; *b*) hyposudation, *c*) parasudation. — 3. Symptômes urinaires ; *a*) hypercrinie urinaire (polyurie) ; *b*) hypocrinie urinaire (oligurie, anurie) ; *c*) paracrinies urinaires : α) albuminurie ; β) phosphaturie ; γ) azoturie ; δ) hématurie). — 4. Symptômes lacrymaux.

§ IV. — Appareil nerveux central de la trophicité.

I. — *Troubles trophiques des muscles.*

1. Amyotrophies.

a) Atrophie musculaire progressive ; *b*) paralysie atrophique spinale infantile ; *c*) myélites expérimentales ; *d*) amyotrophies associées ; *e*) amyotrophies bulbaires et viscérales ; *f*) diagnostic du siège de la lésion ; *g*) amyotrophies des hémiplégiques ; *h*) mécanisme de l'action nerveuse trophique sur les muscles ; pseudohypertrophies.

2. Hypertrophies musculaires.

a) Myopathie hypertrophiante ; *b*) hypertrophie musculaire prémonitoire de l'amyotrophie ; *c*) maladie de Thomsen.

II. — *Troubles trophiques des articulations et des os.*

1. Arthropathies.

a) Tabès ; *b*) syringomyélie ; *c*) autres maladies médullaires ; *d*) maladies cérébrales ; *e*) synthèse de la question.

2. Ostéopathies.

a) Fractures spontanées ; *b*) atrophie osseuse ; *c*) arrêt de développement ; *d*) scoliose ; *e*) ostéite déformante (maladie osseuse de Paget).

3. Acromégalie. Rapports avec le gigantisme, la macrodactylie, l'acrohypoplasie, l'ostéoarthropathie hypertrophiante pneumique.

4 Hémiatrophie et hémihypertrophie faciale.

a) Hémiatrophie faciale ; *b*) hémihypertrophie faciale ; hémicraniose.

III. — Troubles trophiques de la peau et du tissu souscutané.

1. Eschares. Decubitus.
2. Mal perforant.
3. Zonas.
4. Sclérodermie.
5. Autres dermatoses.

a) Généralités ; *b*) érythèmes ; *c*) urticaire ; *d*) pemphigus ; *e*) eczémas ; *f*) lichen, neurodermites ; *g*) psoriasis ; *h*) altérations des poils et des ongles (hypertrichose, trichotillomanie, monilethrix, pelade ; ongles) ; *i*) dermatoses dyschromateuses (troubles de la pigmentation) : α) mélanodermies (Addison, lentigo, chloasma, acanthosis, syphilides pigmentaires, dyschromies des maladies nerveuses) ; β) achromies (vitiligo, albinisme, canitie, poliose) : γ) action du système nerveux sur la pigmentation ; *j*) dermatoses hypertrophiques épidermiques : ichtyose.

6. Maladie de Recklinghausen (neurofibromatose).
7. Maladie de Dercum (adipose douloureuse) ; adipose symétrique non douloureuse.

IV. — Conclusion générale sur l'appareil nerveux de la trophicité.

§ V. — Appareil nerveux central de la respiration.

A. — ANATOMOPHYSIOLOGIE

B. — SEMEIOLOGIE

I. — Troubles dans la fréquence et dans le rythme des mouvements respiratoires : tachypnée, dyspnée, bradypnée, respiration irrégulière, respiration de Cheyne Stokes.

II. — Troubles paralytiques des mouvements respiratoires : apnée, syncope respiratoire, laryngoplégies tabétiques, paralysie du diaphragme.

III. — Troubles spasmodiques de la respiration : toux, asthme, hoquet, bâillement, éternuement.

§ VI. — Appareil nerveux central de la digestion.

A. — ANATOMOPHYSIOLOGIE

1. Appareil nerveux de la mastication et de la déglutition. — 2. Appareil sensitivomoteur de l'estomac et de l'intestin. — 3. Appareil nerveux de la sécrétion gastrique. — 4. Appareil nerveux de la sécrétion intestinale. — 5. Appareil nerveux du foie. — 6. Appareil nerveux du pancréas.

B. — SEMEIOLOGIE

1. Troubles de la déglutition ; anesthésie réflexe pharyngée. — 2. Vomissements ; éructations, régurgitations, mérycisme. — 3. Crises douloureuses (gastriques et intestinales) des tabétiques. — 4. Anorexie et boulimie. — 5. Constipation et diarrhée. — 6. Syndromes solaires. — 7. Colite mucomenbraneuse.

§ I. — ANATOMIE CLINIQUE DES CENTRES VAGOSYMPATHIQUES

1. — Neurones inférieurs et neurones bulbaires du pneumogastrique. — 2. Neurones inférieurs et neurones médullaires du grand sympathique. — 3. Neurones basilaires et neurones corticaux du vagosympathique supérieur.

En appliquant à l'appareil nerveux de la nutrition les mêmes principes que dans les précédents chapitres, c'est-à-dire en définissant un appareil nerveux par ses centres supérieurs, on est amené à réunir en un seul appareil le pneumogastrique et le grand sympathique, qui ont les mêmes centres basilaires et les mêmes centres corticaux : le pneumogastrique formant la partie bulbaire et le sympathique thoracolombaire la partie médullaire de cet *appareil vagosympathique*.

C'est l'idée déjà admise par certains anatomistes (DE BLAINVILLE, GASKEL, NUEL, THEBAUT et ONUF) (1) de l'ho-

(1) Voir LAIGNEL LAVASTINE, *Recherches sur le plexus solaire*, 1903, p. 175.

mologie du pneumogastrique et du sympathique. D'après ONUF et JOSEPH COLLINS (1) le groupe cellulaire paracentral de la moelle serait l'homologue du noyau du vague et du glossopharyngien : l'homologue de la colonne de CLARKE serait le noyau cellulaire accompagnant le faisceau solitaire sur son bord ventrolatéral.

1. *Neurones inférieurs et neurones bulbaires du pneumogastrique.*

Le *pneumogastrique* (dixième paire) est un nerf mixte très comparable à un nerf rachidien avec sa double racine antérieure et postérieure.

Pour le vague *sensitif*, le *protoneurone ganglionnaire* inférieur est constitué par le *ganglion jugulaire* (dans le trou déchiré postérieur) et le *ganglion plexiforme* (2) (immédiatement au-dessus du précédent). Les prolongements cellulipètes viennent de loin, partent du ventre (estomac, foie, plexus solaire), traversent le diaphragme au niveau de l'orifice œsophagien, traversent le thorax, le cou, et se terminent dans les ganglions. Les prolongements cylindraxiles vont se terminer dans un *premier neurone de relais*, à la partie inférieure de l'aile grise (3) (*noyau dorsal*) et à la partie inférieure du faisceau solitaire (*noyau du faisceau solitaire*). Les prolongements cylindraxiles de ce neurone de relais vont aux centres corticaux.

Pour le vague *moteur*, le neurone inférieur est à la partie moyenne du noyau *ambigu* (4) (entre celui du glossopharyngien moteur, au-dessus, et celui du spinal, au-dessous). Contrairement à l'opinion de CAJAL qui admet un entre-

(1) ONUF et JOSEPH COLLINS, *Archiv of Neurology and Psychopathology*, 1900, t. III (*Revue neurologique*, 1902, p. 217).

(2) *Ganglion nodosum.*

(3) *Trigone du vague* (VAN GEHUCHTEN).

(4) Ou *Noyau moteur ventral du vague*, à grosses cellules (VAN GEHUCHTEN). Ce même auteur admet aussi un *noyau moteur dorsal*, à petites cellules.

croisement partiel au-dessous du noyau ambigu, VAN GEHUCHTEN n'admet que des fibres motrices directes partant de ce centre (1).

2. *Neurones inférieurs et neurones médullaires du grand sympathique.*

Le *grand sympathique* forme un appareil sensitivomoteur, auquel on peut (comme pour les autres appareils mixtes) reconnaître plusieurs assises de neurones.

Le *premier groupe de neurones* centraux (2) est constitué : 1° par les vingt à vingt-trois *ganglions* du sympathique, qui sont échelonnés des deux côtés de la colonne vertébrale, de la première vertèbre cervicale à la dernière sacrée ; 2° par les quatre ganglions des branches du trijumeau (3) : le ganglion *ophtalmique* ou *ciliaire* (4) (nerf ophtalmique), le ganglion *sphénopalatin* (5) ou de MECKEL (nerf maxillaire supérieur), le ganglion *otique* (6) ou d'ARNOLD (nerf maxillaire inférieur) et le ganglion *sousmaxillaire* (7) (nerf lingual du maxillaire inférieur).

Par leur double système de prolongements (cellulifuges et cellulipètes), ces ganglions communiquent dans trois directions : entre eux (par les cordons intermédiaires), avec la périphérie (nerfs, plexus et ganglions périphériques) et avec la moelle (8) (par les rameaux communiquants).

(1) Voir encore, sur ce point, TRICOMI ALLEGRA, *Rivista di Patologia nervosa e mentale*, 1903, t. VIII, p. 67 (*Revue neurologique*, 1903, p. 886).

(2) N'étudiant que les *centres* nerveux, je ne parle pas des ganglions *périphériques* du sympathique.

(3) Le ganglion de GASSER est l'analogue des ganglions rachidiens.

(4) « Sur le côté externe du nerf optique, à la réunion de son tiers postérieur avec ses deux tiers antérieurs. »

(5) « Dans la fosse ptérygomaxillaire, immédiatement en dehors du trou sphénopalatin. »

(6) « Couché transversalement sur le côté interne du nerf maxillaire inférieur, immédiatement au-dessous du trou ovale. »

(7) « Situé entre le nerf lingual qui est au-dessus et la glande sousmaxillaire qui est au-dessous. » (TESTUT).

(8) On discute leur communication avec les ganglions spinaux ;

Le deuxième étage de neurones est dans la moelle (1). On discute encore le siège de ces neurones de relais et ce qu'on en sait est surtout dû à la clinique (2).

Chez un malade que j'ai étudié en 1889, il y avait des sueurs exagérées et de l'hyperthermie du même côté que de la thermanesthésie et de l'analgésie. Je réunis alors vingt-neuf faits, empruntés à divers auteurs, dans lesquels la même coexistence était notée. De cette association fréquente des deux ordres de phénomènes, on pouvait déjà induire que probablement les lésions correspondant à l'un et à l'autre symptôme ont le même siège ou deux sièges bien voisins.

A ce moment, les physiologistes étaient divisés : les uns (Brown Sequard, Schiff) mettant dans les cordons antérieurs, les autres (Jacubowitz, Gaskell) dans la colonne de Clarke le centre ou les voies médullaires du grand sympathique ; et Pierret (1882) avait accepté et développé cette dernière manière de voir, en appliquant la méthode anatomo-clinique à l'étude des troubles vasomoteurs du tabès.

Peu après, Charcot montrait la dissociation syringomyélique chez les hystériques et, chez le même malade, Gilles de la Tourette décrivait des troubles trophiques, vasomoteurs et œdémateux. C'est chez les hystériques à dissociation syringomyélique que Marinesco étudie la « main succulente ».

Marinesco (3) reprend alors (1897) la question, ajoute aux faits que j'avais cités d'autres observations plus récentes et conclut, pour le centre médullaire du grand sympathique,

Cajal et Retzius l'admettent ; mais van Gehuchten n'a pas pu la vérifier (van Gehuchten, *loco cit.*, p. 903).

(1) J'ai déjà parlé plus haut (p. 171) du centre médullaire ciliospinal.

(2) Voir mes leçons sur le syndrome bulbomédullaire constitué par la thermanesthésie, l'analgésie et les troubles sudoraux ou vasomoteurs (substance grise latéropostérieure), *Leçons de Clinique médicale*, t. I, p. 186.

(3) Marinesco, *Nouvelle Iconographie de la Salpêtrière*, 1897, p. 84 et 202.

que l'opinion de PIERRET est inadmissible (1) et que plus vraisemblable est l'avis de REMAK (1889) d'après lequel ce centre serait dans les cornes grises postérieures.

En fait, d'après plusieurs anatomistes (2), l'influence motrice irait de la moelle aux rameaux communiquants par les racines *postérieures*. Cependant LENHOSSEK et CAJAL placeraient plutôt ce centre à la base des cornes antérieures, aussi bien en dedans et près du canal qu'en dehors.

De tout cela, on peut conclure que, pour le clinicien, le centre médullaire du grand sympathique est dans la substance grise *centropostérieure*. C'était ma conclusion de 1889 que j'ai renouvelée en 1901 (3) : « cliniquement la dissociation dite syringomyélique de la sensibilité est le syndrome des cornes postérieures de la moelle et les troubles vasomoteurs et sudoraux (quand ils sont d'origine médullaire) sont le syndrome de la substance grise postérieure et centrale (base des cornes antérieures) (4) ».

Dans son beau travail sur le plexus solaire (1903), LAIGNEL LAVASTINE (5) conclut : les fibres préganglionnaires (LANGLEY), intercentrales de DASTRE et MORAT passent par les rameaux communicants et vont à la moelle ou viennent de la moelle par les racines antérieures (fibres efférentes) et par les racines postérieures (fibres efférentes et fibres afférentes). Dans la moelle, les fibres efférentes naissent « au niveau de la corne latérale, de la région paracentrale et probablement aussi des petites cellules de la zone intermédiaire » ; des fibres afférentes, les unes (grosses fibres

(1) Dans un travail important, SEELIGMÜLLER (*Deutsches Zeilschrift für Nervenheilkunde*, 1899, p. 172) cite cependant des faits qui semblent confirmer la localisation de PIERRET.

(2) Voir VAN GEHUCHTEN, *loco cit.*, 2e édit., 1897, p. 895 et POIRIER, *Traité d'anatomie humaine*, t III, p. 215.

(3) *Diagnostic des maladies de la moelle* (*siège des lésions*), Actualités médicales, 2e édition, 1901, p. 53.

(4) Voir plus loin § II, B. II, 2, d'autres arguments cliniques en faveur de la même opinion.

(5) LAIGNEL LAVASTINE, *loco cit.*, p. 174.

à myéline) ont leur centre trophique dans le ganglion rachidien et ont la valeur de fibres cérébrospinales, les autres (petites fibres) ont leur centre dans les ganglions sympathiques de la chaîne. D'après Onuf et Joseph Collins (1) les fibres afférentes collectent leurs terminaisons au niveau des cellules de la colonne de Clarke.

3. *Neurones basilaires et neurones corticaux du vagosympathique supérieur.*

Le troisième groupe de neurones centraux (*deuxième neurone de relais*) est placé à la base du cerveau et spécialement dans les *corps striés*.

Schiff signale un centre pour les vaisseaux de l'abdomen dans les pédoncules cérébraux, la protubérance et la couche optique. Vulpian et Philipeaux parlent des tubercules quadrijumeaux. Tscheschichin, puis Schreiber, constatent une hypothermie rectale, rapide et notable, après les lésions expérimentales de la protubérance, du cervelet, du pédoncule et des hémisphères ; ou plutôt, après ces traumatismes, l'animal maintient plus difficilement sa température normale et se réchauffe ou se refroidit sous l'influence du milieu extérieur.

Aronssohn (2) et Sachs, Girard « affirment pouvoir obtenir l'hyperthermie à volonté, à la condition de produire une lésion irritative du corps strié et des parties sousjacentes de la base du cerveau... Girard, en particulier, note une augmentation concomitante de l'oxygène absorbé, de l'acide carbonique exhalé et de l'azote éliminé ». White, Reichert concluent dans le même sens. Richet veut une localisation moins précise. Corin et van Beneden ont vu la régulation thermique persister chez les pigeons après ablation des hémisphères cérébraux. Horsley « a noté des élévations de température localisées à un seul

(1) Onuf et Joseph Collins, *loco cit.*, p. 216.

(2) Voir Morat, Calorification, *Traité de Physiologie*. cité, 1899, t. I, p. 416.

côté du corps, dans le cas de lésions encéphaliques portant sur le corps strié et les parties qui existent entre lui et la circonvolution frontale ascendante, et seulement dans ces cas ». D'après Schüller (1), l'excitation du noyau caudé accélère la respiration et augmente la pression sanguine. « Les piqûres du corps strié chez le chien et chez le lapin produisent une élévation de la température de 1 à 2°. »

Ott (2) décrit un centre thermique à la partie antérieure du thalamus, tout près de son point d'union au corps strié ; une piqûre à ce niveau provoque une élévation de 3 à 4 1/2 degrés Fahrenheit. White (3) a obtenu une élévation de température des deux côtés du corps en excitant l'un quelconque des noyaux gris. Une augmentation de 3 à 5° Fahrenheit est produite par la lésion du corps strié ; elle se produit au bout de trois à quatre heures et dure trente heures en moyenne. L'excitation de la couche optique donne une élévation de 2 à 3° Fahrenheit qui se maintient vingt-quatre heures.

Bourneville et Bogojawlenski signalent également l'hyperthermie comme une conséquence des lésions du corps strié ; Beevor et Ollivier décrivent celle qui succède aux lésions de la couche optique.

« On sait, depuis les expériences de Valentin, que des excitations portées sur différentes parties de l'encéphale, notamment sur les pédoncules cérébraux, les corps striés, les couches optiques, provoquent les mouvements de la vessie (4) ».

Dans la *capsule interne*, von Leube (5), se basant sur les recherches de Charcot et de Nothnagel, place les fibres

(1) A. Schüller, *Archiv fur die gesammte Physiologie*, 1902, t. XCI, p. 477 (*Revue neurologique*, 1903, p. 368).

(2) Ott, *The medical News*, 4 juillet 1885 et *Brain*, janvier 1889.

(3) White, *British medical Journal*, 1889, p. 1401.

(4) Morat, *Traité* cité *de Morat et Doyon*, t. IV, p. 553.

(5) Von Leube, *Specielle Diagnostik innerer Krankheiten*, 1898, t II, p. 224 (Citat. Seeligmuller).

du sympathique dans le bras postérieur, « vraisemblablement entre les territoires moteurs et sensitifs ».

Pour les *centres corticaux* (1), leur existence est déjà démontrée par l'influence, bien connue, des émotions, des passions et en général des fonctions psychiques sur les grandes fonctions de circulation, digestion, sécrétions... Une émotion, une secousse morale font rougir, uriner, aller du corps, ou arrêtent une digestion, feront couler les larmes ou couvriront le corps de sueurs... Par la volonté on refoule ses larmes, on suspend ou on modifie sa respiration (2).

Certaines personnes ont une influence volontaire sur la fréquence des battements de leur cœur. « Preyer dit avoir vu des personnes qui avaient la faculté d'arrêter volontairement leur pouls et le physiologiste Weber prétendait pouvoir, à volonté, interrompre les battements de son cœur en arrêtant sa respiration par la compression de la poitrine... Un étudiant de Strasbourg, nommé Ed. Weber, possédait aussi la faculté d'arrêter son cœur en faisant une aspiration profonde, suivie de l'occlusion de la glotte et de la contraction énergique des muscles expirateurs (3). » Tarchanoff (4) a publié l'histoire d'un jeune homme qui « possédait la faculté d'accélérer volontairement la fréquence de son pouls en faisant un effort analogue à ceux qui sont nécessaires pour la contraction des autres muscles de l'économie... L'accélération volontaire du pouls atteignait 20 à 35 pulsations par minute ».

(1) Voir, pour l'historique de la question mes *Localisations dans les Maladies cérébrales*, 3e édit, 1880, p. 135.

(2) La suggestion a également une grande action sur ces appareils habituellement soustraits à la volonté. Voir *L'Hypnotisme et la Suggestion*, Bibliothèque internationale de psychologie expérimentale, normale et pathologique, 2e édit., 1904, p. 271.

(3) Crocq, *L'Hypnotisme scientifique*, 1900, p. 139.

(4) Tarchanoff, *Neurologisches Centralblatt*, 1884 (Cit. Jules Soury).

Dans ces derniers temps les travaux se sont multipliés pour établir l'existence, le siège et l'action des centres corticaux des fonctions de nutrition (1).

Danilewsky (1874) note « une légère élévation de la pression sanguine avec ralentissement du pouls après une excitation exclusivement localisée à la circonvolution suprasylvienne d'Owen... la stimulation des mêmes régions de l'écorce fut suivie d'un ralentissement de la respiration avec inspirations plus profondes et expirations plus ralenties selon le degré d'intensité du stimulus ». La même année, Hitzig constate que « consécutivement aux extirpations de l'écorce cérébrale, une élévation de la température se produit sur la moitié opposée du corps ; la chaleur est assez intense pour être sentie par la peau ».

Bochefontaine et Lépine (1875) démontrent que « la faradisation de l'écorce cérébrale, et en particulier du gyrus sigmoïde, fait sécréter les glandes sousmaxillaires comme les glandes parotides, et sans doute les glandes sublinguales, bref, toutes les glandes salivaires... Pour ces savants, le territoire cortical en rapports fonctionnels avec la sécrétion salivaire s'étendait des régions antérieures des hémisphères jusqu'au centre du facial de Hitzig inclusivement ».

Pour Bochefontaine (1876) (et aussi François Franck) « tous les points du cerveau, qui ont une action sur les mouvements des différentes parties du corps, ont également de l'action sur les mouvements respiratoires du thorax ». Dans ces excitations corticales, le même auteur voit « les contractions de l'intestin grêle et du gros intestin varier d'intensité dans les différentes parties du tube digestif ». Il voit même « des contractions intenses, extrêmement nettes, de la rate, en excitant quatre points de la partie antérieure du cerveau ». Pour le foie et le pancréas, la faradisation de la circonvolution qui entoure le sillon crucial a

(1) Voir, pour tout ce qui suit : Jules Soury, *Le Système nerveux central*, 1899, p. 1185 et suiv.

au contraire une influence modératrice, frénatrice de leur sécrétion. Il détermine quatre points au moins de cette même circonvolution « dont l'excitation faradique agit sur l'appareil urinaire ». Enfin, dans une expérience, il constate que « la faradisation du gyrus autour de l'extrémité externe du sillon crucial fait contracter les trompes utérines ».

La même année, Eulenburg et Landois démontrent dans la région motrice de l'écorce des centres thermiques (thermo-frénateurs), probablement distincts des aires motrices elles-mêmes, dont l'excitation produit l'hypothermie et la destruction, l'hyperthermie. Bokay (1882) montre aussi la régulation thermique du corps par l'écorce cérébrale.

Munk (1882) en excitant la convexité du lobe frontal provoque « un arrêt de la respiration en inspiration profonde du thorax et en contraction tétanique du diaphragme ». L'excitation de la face inférieure du lobe frontal produit une expiration intense par contraction tétanique des muscles abdominaux ou des contractions, très fréquentes et saccadées, de ces muscles, avec repos du diaphragme et du thorax.

Stricker (1886) élève la pression sanguine par l'excitation de la région motrice du cerveau.

Bechterew et Mislawski (1886-1888) montrent les fonctions vasomotrices d'une partie considérable de la surface des hémisphères du chien ; l'accélération notable du pouls par excitation de l'aire motrice de l'écorce ; la contraction de la vessie par excitation de la partie interne du segment antérieur et postérieur du gyrus sygmoïde ; un centre cortical de la sécrétion salivaire en dehors de la zone motrice.

Unverricht (1888) détermine un point circonscrit de l'écorce qui a une action évidente sur la respiration (1), et Ott (1889) comprend la région périrolandique et la région périsylvienne dans les centres de vasoconstriction et de vasodilatation.

(1) Voir aussi Munk, Preobraschensky, Christiani, Bechterew, Ostankow, Schukowski.

Pour le tube digestif, OPENCHOWSKI (1889) montre que « chaque hémisphère cérébral possède un centre cortical du nervus dilatator cardiæ au voisinage du sulcus cruciatus » ; BECHTEREW et MISLAWSKI montrent l'action du gyrus sygmoïde et de la deuxième circonvolution adjacente sur la musculature intestinale (1889) et sur l'activité de l'estomac (1890).

SEMON et HORSLEY (1890) établissent l'action de certains points de l'écorce sur le larynx et spécialement sur les mouvements d'adduction des cordes vocales. BECHTEREW et MISLAWSKI (1891) localisent le centre sécrétoire des larmes aux parties internes des circonvolutions antérieure et postérieure du gyrus sigmoïde et montrent que la stimulation des centres corticaux peut également exciter ou inhiber l'activité du vagin.

SHERRINGTON (1892) provoque des contractions du sphincter anal par l'excitation de la portion postérieure du lobe paracentral du singe (1).

BECHTEREW et OSTANKOW (1893) placent le centre cortical de la déglutition près du centre de l'expiration et des centres de FERRIER pour les mouvements de l'angle de la bouche, des mâchoires et de la langue (2).

SPENCER (1894) étudie les centres corticaux de la respiration (3) ; GUSTAVE MANN (1896) ceux de la défécation et de la miction ; TRAPESNIKOW (1897) celui de la déglutition ; STEPHEN PAGET ceux de la faim et de la soif (extrémité antérieure du lobe temporosphénoïdal) ; OSSIPOW (1898) ceux du gros intestin et DUCCESCHI le centre anocortical ; PAUL SOLLIER et HENRY DELAGENIÈRE (4) (1901) le centre cortical de l'estomac ; PUSSEP (5), celui de l'érection et de l'éjacu-

(1) Voir aussi MEYER.

(2) Voir aussi RETHI.

(3) Voir aussi SCHUCHOWSKI (1897).

(4) PAUL SOLLIER et HENRY DELAGENIÈRE, *Revue neurologique*, 1901, p. 1103.

(5) PUSSEP, *Neurologisches Centralblatt*, 1902, p. 1019.

lation; BECHTEREW (1) (1902) les centres corticaux de la sécrétion salivaire (gyrus suprasylvien antérieur), des glandes stomacales (latéralement au gyrus præcruciatus), de la sécrétion pancréatique (partie moyenne du même gyrus) et de la sécrétion biliaire (partie interne du même gyrus); GRIBOÏEDOFF (2) le centre de la sueur (partie supérieure du gyrus antecruciatus).

Il est donc démontré aujourd'hui que l'écorce joue un grand rôle dans l'activité des appareils normalement soustraits à la volonté; et les physiologistes ont complètement abandonné l'ancienne dichotomie du système nerveux en système cérébrospinal (avec le cerveau pour organe essentiel) pour les actes conscients volontaires et le système grand sympathique pour les phénomènes inconscients involontaires.

Comme le dit très bien MORAT (3), « l'effet moteur de l'excitation de l'écorce cérébrale ne se borne pas à la contraction des muscles du squelette. Cette excitation retentit également sur les mouvements de la circulation (cœur et vaisseaux), sur ceux de l'intestin (dans toute son étendue), sur ceux des réservoirs glandulaires (vessie urinaire), ainsi que sur les organes sécréteurs eux-mêmes. En somme, aucun organe n'échappe à l'influence cérébrale ».

Sans doute l'écorce n'intervient pas constamment dans la vie physiologique de ces appareils qui restent des appareils automatiques inférieurs. Son action n'est donc pas *nécessaire;* mais elle est *efficace*, c'est-à-dire que, dans certaines conditions, cette action peut s'exercer (4).

(1) BECHTEREW, *Archiv fur Anatomie und Physiologie*, 1902 (*Revue neurologique*, 1903, p 368).

(2) GRIBOÏEDOFF, *Revue russe de Psychiatrie, Neurologie et Psychologie expérimentale*, 1902, p. 501 (*Revue neurologique*, 1903, p. 465).

(3) MORAT, Fonctions d'innervation, *Traité de Physiologie* cité 1902, p. 495

(4) Voir, plus loin, § II. B. II. 3, les documents cliniques pour la localisation cérébrale de ces centres.

§ II. — APPAREIL NERVEUX CENTRAL DE LA CIRCULATION

A. — ANATOMOPHYSIOLOGIE

1. Système nerveux du cœur. — 2. Système nerveux des artères. — 3. Relations nerveuses cardiovasculaires.

1. *Système nerveux du cœur.*

L'appareil nerveux central du cœur provient de deux sources antagonistes : le *pneumogastrique* (1) qui ralentit les battements du cœur et abaisse la tension artérielle (nerf *frénateur*) et le *grand sympathique* qui accélère les contractions cardiaques et élève la pression sanguine (2) (nerf *accélérateur*).

Waller avait montré qu'après l'arrachement des nerfs spinaux les fibres cardiaques du vague dégénèrent et au bout de quelque temps le pneumogastrique a perdu son action inhibitrice sur le cœur (3). D'après ces idées, encore classiques, le nerf inhibiteur du cœur serait le spinal par sa branche interne : c'est du noyau bulbaire du spinal que partirait l'influence frénatrice sur le cœur ; elle suivrait la branche interne du nerf de Willis, s'accolerait au pneumogastrique (à partir du ganglion plexiforme) et aboutirait au plexus cardiaque (par les rameaux cardiaques du vague).

(1) Surtout le pneumogastrique droit (Arloing et Tripier).

(2) D'après Esslemont (*Archiv fur experimentelle Pathologie und Pharmakologie*, t. XLVI, 1901) « les modifications du pouls produites par l'excitation des nerfs accélérateurs ou retardeurs du cœur sont dues, non pas à une action directe sur la pression sanguine mais à des différences intrinsèques dans la tonicité de la fibre cardiaque, différences indépendantes des excitations de tel ou tel nerf » (*Revue neurologique*, 1902, p. 496).

(3) Voir Hedon, *loco cit*, p. 228.

Récemment (1902) VAN GEHUCHTEN (1) paraît avoir démontré que : 1° les fibres inhibitrices du cœur appartiennent au pneumogastrique ; 2° ces fibres quittent le bulbe par les filets radiculaires moyens du nerf vague ; 3° les fibres bulbaires du nerf de WILLIS appartiennent au nerf pneumogastrique.

Quant à l'influence accélératrice, son premier neurone est dans la moelle, à la région cervicodorsale (LEGALLOIS), sur une étendue assez grande ; les prolongements cylindraxiles passent dans les rameaux communiquants, depuis la quatrième ou cinquième racine cervicale jusqu'à la cinquième dorsale et gagnent le grand sympathique. Le second neurone est formé par le premier ganglion thoracique et le ganglion cervical inférieur ; celui-ci est relié au ganglion cervical moyen par le nerf vertébral et l'anse de VIEUSSENS (2), puis au ganglion cervical supérieur par un cordon intermédiaire. Et c'est des trois ganglions cervicaux qu'émanent les trois nerfs cardiaques (supérieur, moyen et inférieur) qui aboutissent au plexus cardiaque comme les rameaux du pneumogastrique.

On voit par là les centres réflexes successifs de l'innervation cardiaque. Sans parler des ganglions intracardiaques qui sont périphériques, il y a les neurones des ganglions sympathiques et les neurones bulbomédullaires ; les neurones plus élevés (du corps strié et de l'écorce) pouvant aussi avoir une action inhibitrice ou excitatrice sur les réflexes inférieurs.

2. *Système nerveux des artères.*

Les nerfs des artères (*vasomoteurs* se terminant dans la tunique moyenne des petits vaisseaux) ont une double ac-

(1) VAN GEHUCHTEN, *Académie royale de médecine de Belgique*, novembre 1902 (*Revue neurologique*, 1903, p. 303).

(2) Anneau formé de deux filets, l'un en avant, l'autre en arrière de la sous-clavière.

tion antagoniste, *vasoconstrictive* et *vasodilatatrice* et appartiennent tous au *grand sympathique*.

Pour les *vasoconstricteurs*, la preuve définitive est faite depuis la fameuse expérience de Claude Bernard (1) ; ils passent par le sympathique cervical pour la tête, par les nerfs splanchniques pour les organes abdominaux, par les gros troncs nerveux rachidiens (avec les autres fibres) pour les membres.

Pour les *vasodilatateurs*, on les a démontrés : dans la corde du tympan pour la glande sousmaxillaire (Claude Bernard), dans la corde du tympan par le lingual (Vulpian) pour la langue, dans le nerf maxillaire supérieur (Jolyet et Lafont) pour la muqueuse des fosses nasales, de la voûte palatine, de la lèvre supérieure et de la gencive, dans le nerf buccal (nerf maxillaire inférieur) pour la lèvre inférieure, dans le laryngé supérieur (pneumogastrique) pour la muqueuse du larynx (Hedon), dans les nerfs érecteurs (plexus sacré) pour la vasodilatation érectile (Eckardt).

Tous les vasodilatateurs, quoique contenus dans les branches des nerfs du système céphalorachidien, paraissent cependant venir aussi du sympathique. Ainsi, pour le trijumeau, Dastre et Morat ont montré que les fibres vasodilatatrices lui arrivent de la moelle cervicodorsale par les anastomoses qui unissent le sympathique cervical au trijumeau et qu'ainsi un même tronc nerveux (comme le

(1) Jonnesco et Floresco (*Journal de Pathologie et de Physiologie générale*, 1902, p. 845) ont étudié les phénomènes observés après la résection du nerf sympathique cervical *chez l'homme*. Il y a des effets persistants et des effets passagers. Sont persistants (même trois ans et demi après la résection du nerf) : le myosis et le ptosis (dans le cas d'épilepsie), la congestion vasculaire de la conjonctive palpébrale et bulbaire, des gencives et surtout du cerveau. Sont transitoires et disparaissent (après des temps différents) : l'hypotonie (diminution de la tension oculaire), la suppression de la sueur (après l'injection de la pilocarpine), la gêne dans la mastication et la déglutition, l'influence sur la nutrition et sur l'hyperesthésie générale. Aucun trouble trophique dans sa sphère d'action.

cordon cervical du sympathique) peut contenir à la fois et côte à côte des filets vasoconstricteurs et des vasodilatateurs.

D'après LAIGNEL LAVASTINE (1), dans le sympathique cervical sont les vasodilatateurs de l'oreille, de la face, de la bouche (DASTRE et MORAT) et du cerveau (CAVAZZANI); dans le cordon sympathique thoracoabdominal, les vasodilatateurs des membres (OSTROUMOFF, GUETZNER, HEIDENHAIN) et de l'intestin (HALLION, FRANÇOIS FRANCK); dans le plexus hypogastrique, les vasodilatateurs des viscères pelviens (LANGLEY).

Les neurones de ces vasomoteurs sont groupés en étages:

1° *Les ganglions sympathiques.* « Chez la grenouille. après la destruction du myélencéphale, l'ablation du ganglion cervical supérieur détermine encore la rubéfaction de la moitié correspondante de la langue (2). »

2° Les *centres bulbomédullaires*.

SCHIFF (1865) avait placé dans le bulbe un centre unique pour les vasomoteurs de tout le corps; s'appuyant pour cela sur les expériences de NASSE, BROWN-SEQUARD, WALLER, BEZOLD, LUDWIG et THIRY et les siennes propres. Même opinion de KESSEL et STRICKER, SOBOROFF, OWSJANIKOW.

VULPIAN combat ces résultats en montrant que la paralysie vasomotrice produite par la section au-dessous du bulbe est encore accrue par des sections successives de la moelle pratiquées plus bas, jusque dans la région lombaire (GOLTZ). COUTY (1875) revient aux centres exclusivement mésocéphaliques...

Aujourd'hui on admet des centres échelonnés sur toute la hauteur de l'axe bulbomédullaire, les centres bulbaires étant les plus importants.

Il faut remarquer en outre « que, pour une région donnée,

(1) LAIGNEL LAVASTINE, *loco cit.*, p. 83.
(2) HEDON, *loco cit*, p. 240.

les nerfs moteurs et les nerfs vasomoteurs naissent en général dans des points relativement fort éloignés de l'axe gris encéphalomédullaire. Ainsi, les nerfs moteurs de la tête proviennent du bulbe et les nerfs vasomoteurs de cette partie du corps naissent en majorité de la région cervicothoracique. Les nerfs moteurs de la jambe proviennent de la région sacrée ; les vasomoteurs de cette région ont leur origine principale dans la région dorsolombaire de la moelle (1) ».

3° Les *centres basilaires* et *corticaux*, décrits plus haut pour le vagosympathique supérieur.

3. *Relations nerveuses cardiovasculaires.*

En somme, *l'appareil nerveux de la circulation est le vagosympathique.* On comprend dès lors qu'il y ait de faciles relations nerveuses cardiovasculaires, des actions réciproques du cœur sur les vaisseaux et des vaisseaux sur le cœur, par le système nerveux, en dehors de l'hydraulique.

Nous en citerons deux exemples, un dans chaque sens.

a. Du cœur aux vaisseaux, l'excitation part, dans certains cas, par le nerf dépresseur ou de Cyon, qui côtoie le sympathique au cou et se rattache au vague et au laryngé supérieur ; par le nerf sensitif du cœur, l'excitation arrive au bulbe, s'y réfléchit et, par les nerfs splanchniques, va produire la vasodilatation des voies importantes de régulation de la pression sanguine.

D'après Koster (2), ce nerf sensitif du cœur ne partirait ni de la surface du cœur (Kazem-Beck), ni de l'endocarde (Smyrnow), mais de la membrane interne de l'aorte ; son centre de réflexion serait le ganglion jugulaire.

b. Delezenne a bien mis en évidence l'action nerveuse des vaisseaux périphériques sur la circulation centrale par l'expérience suivante : chez un chien A, une patte posté-

(1) Doyon, Circulation, *Traité de Physiologie* cité, p. 196.
(2) Georges Koster, *Neurologisches Centralblatt*, 1901, p. 1032 (*Revue neurologique*, 1902, p. 493).

rieure n'est plus rattachée à la cuisse que par le sciatique ; on abouche les vaisseaux de ce tronçon de A avec la circulation d'un autre chien B. Toute modification de la pression sanguine chez le chien B se transmet chez le chien A, non seulement dans le tronçon relié à B, mais ailleurs, dans la carotide par exemple, c'est-à-dire dans des parties de la circulation qui ne sont reliées que par le nerf aux régions mécaniquement et hydrauliquement modifiées.

C'est en se basant sur ces réactions nerveuses réciproques du cœur et des vaisseaux qu'il faut chercher à expliquer la loi de Marey sur les rapports de la fréquence du pouls et de la tension artérielle. Elle s'exprime ainsi : toutes choses égales d'ailleurs, quand il n'y a aucune cause directe de bradycardie ou de tachycardie, si la tension artérielle diminue, les battements du cœur deviennent plus fréquents, et, si la tension artérielle augmente, les battements du cœur deviennent plus rares.

Cette loi a été très discutée, au point que, dans ses *Leçons sur les vasomoteurs*, Vulpian est tenté de proposer comme loi le contrepied absolu de la formule de Marey. Cependant les physiologistes admettent encore cette dernière formule ; mais le schéma mécanicohydraulique de Marey a complètement sombré. « Si les nerfs cardiaques sont conservés dans leur ensemble, disent Tigerstedt et Hedon (1), la fréquence du pouls baisse pour une augmentation de pression et s'élève pour un abaissement de pression... La raison du phénomène se trouve dans la mise en jeu des centres inhibiteur et accélérateur par une influence réflexe ou directe qu'exerce la modification de pression. »

(1) Tigerstedt, *Lehrbuch der Physiologie des Kreislaufes*, 1893 (communication orale d'Hedon).

B. — SÉMÉIOLOGIE

I

Les grands symptômes circulatoires d'origine nerveuse. — 1. Modes d'exploration et de constatation. — 2. Congestion et anémie, hyper et hypothermie locales. — 3. Asphyxie locale et gangrène symétrique des extrémités, acrocyanose, érythromélalgie. — 4. Œdèmes : *a*) œdème névropathique ; *b*) main succulente ; *c*) œdèmes segmentaires et trophœdème ; *d*) œdèmes angioneurotiques et maladie de Quincke. — 5. Hémorrhagies : *a*) cutanées ; *b*) viscérales. — 6. Symptômes cardiovasculaires : *a*) palpitations, arythmie, syncope ; *b*) tension artérielle ; tachycardies ; bradycardies ; fréquence paradoxale du pouls ; pouls stable et instable.

1. *Modes d'exploration et de constatation.*

L'inspection suffit à faire constater les changements de coloration de la peau (hyperémie, anémie, cyanose, asphyxie et syncope locales, doigt mort, gangrène). Le toucher avec la main et les thermomètres à température locale font constater l'hyper ou l'hypothermie.

La *raie méningitique* (Trousseau) se détermine en rayant la peau avec l'ongle : la ligne blanche étroite, bientôt entourée d'une large zone rouge persistante, est un signe de paralysie vasomotrice, qui s'observe dans la méningite, mais qu'on peut observer aussi dans d'autres états infectieux fébriles, la fièvre typhoïde (Bouchard) par exemple (1). On peut en rapprocher le dermographisme que l'on détermine avec une pointe mousse (crayon).

Laignel Lavastine (2) et Hallion ont étudié la rapidité de disparition de la tache blanche qu'on détermine par une

(1) Voir aussi Gigaud Lafont, *Séméiologie de la raie méningitique chez l'enfant*, thèse de Paris, 1901, n° 441.

(2) Laignel Lavastine, Congrès de Grenoble, *Revue neurologique*, 1902, p. 814.

compression légère de la peau (par exemple en appuyant le pouce pendant trois secondes sur la peau de la face dorsale du premier espace interosseux de la main). Le temps que met cette tache blanche à disparaître varie avec l'activité de la circulation locale.

Le *pouls capillaire* (1) s'observe directement ou avec un plethysmographe.

A l'œil nu, on observe une augmentation de coloration intermittente, suivant de très près la systole cardiaque. Dans l'insuffisance aortique on le constate à la région sous-unguéale « quand on a soin d'élever un peu la main du malade et de comprimer avec un doigt l'extrémité de l'ongle de façon à faire apparaître une petite zone blanche qui rend plus facilement appréciables les variations de nuance de la zone colorée voisine » ou sur une zone érythémateuse spontanément ou par frottement. Avec le pléthysmographe (François Franck, Mosso, Hallion et Comte) on enregistre les variations de volume de la main par exemple communiquées par une masse d'eau à un manomètre ou par une ampoule de caoutchouc à un tambour de Marey.

On obtient ainsi de véritables tracés du pouls capillaire, sur lesquels on peut étudier les réflexes vasomoteurs (frayeur subite, bruit intense, piqûre, contact froid ou très chaud, etc.). On a appliqué cette méthode à l'examen des anesthésiques (Hallion et Comte), des hémiplégiques (Laignel Lavastine), des paralytiques généraux (Klippel).

Ces divers procédés d'exploration sont complétés par l'examen méthodique du cœur (inspection, palpation, percussion, auscultation) et des vaisseaux (pouls, sphygmographe, sphygmomanomètre).

2. *Congestion et anémie, hyper et hypothermie locales.*

(1) Voir Philpin, *Manuel de diagnostic médical de Debove et Achard*, t. II, 1900, p. 186.

Nothnagel (1), Seeligmüller (2), Vulpian (3), ont attiré l'attention des cliniciens sur les troubles vasomoteurs dans l'hémiplégie cérébrale.

Quand les signes de l'hémiplégie vasomotrice sont complets on a : 1° faux ptosis, c'est-à-dire diminution de la fente palpébrale, avec possibilité de soulever énergiquement la paupière supérieure ; 2° rétrécissement marqué de la pupille, toutes les autres branches oculomotrices fonctionnant d'ailleurs normalement ; 3° renfoncement du bulbe dans l'orbite ; 4° température plus élevée de la moitié paralysée de la face et de l'oreille correspondante ; 5° sécrétion anormale dans l'œil, le nez et la bouche, du côté paralysé.

Le tableau opposé (spasme vasoconstricteur et paralysie vasodilatatrice) est fourni par les hystériques anesthésiques, chez lesquelles les piqûres ne saignent pas.

Vulpian signale, du côté paralysé, une teinte rouge, violacée ou vineuse de la peau, puis une hypothermie allant de 0°4 à 1°5.

Ce sont ces troubles thermiques qui ont été le plus anciennement étudiés dans les lésions cérébrales (4).

« Généralement, disent les auteurs du *Compendium*, les parties paralysées se refroidissent. » Routier (1846) constate, une ou deux heures après l'ictus, un refroidissement relatif de 1° à 1°,5 du côté paralysé ; douze à vingt-quatre heures après, le rapport devient inverse. Monneret admet un refroidissement des membres paralysés, quand ils sont exposés à l'air, et un réchauffement dans le lit « à la manière des corps inorganisés ». Folet (1867) admet, dès le début, une hyperthermie du côté paralysé (de 3° à 4° et à 9° d'après Charcot, pour les mains).

(1) Nothnagel, *Virchow's Archiv*, t. LXVIII, p. 26.

(2) Seeligmüller, *Centralblatt*, 1878, p. 13.

(3) Vulpian et Raymond, *Clinique médicale de la Charité*, 1879, p. 563.

(4) Voir mon *Traité des Maladies du Système nerveux* (avec Rauzier), 4e édit., 1894, t. I, p. 340.

Blaise a repris la question dans mon service en 1880 et est arrivé aux conclusions suivantes: 1° lorsque l'hémorrhagie cérébrale se fait en une seule fois, la courbe des membres présente les trois stades décrits par Charcot pour la courbe centrale (abaissement initial, état stationnaire, ascension finale si la terminaison est funeste); 2° quand l'hémorrhagie se fait en plusieurs fois, la courbe des membres paraît ne plus présenter de parallélisme continu avec la courbe axillaire ; 3° en tous cas, les membres paralysés paraissent plus froids que les sains pendant la première période ; mais, à mesure que l'on se rapproche de la période stationnaire, la différence diminue au point que les membres paralysés deviennent aussi chauds et même plus chauds que les membres sains. Dans le ramollissement, la courbe des avant-bras ne s'est pas montrée parallèle à celle des aisselles. On peut dire seulement que, plus la température s'élevait, moins l'écart était marqué, au point que souvent il devenait nul.

Voilà pour l'état apoplectique. Passons aux paralysies cérébrales, étudiées loin de l'ictus initial.

Sanctorius (1638), van Swieten, de Haen (1765) constatent le refroidissement du membre paralysé. Après les expériences de Brodie (1810) touchant l'influence exercée par les centres nerveux sur la température du corps, Earle (1819) mesure l'hypothermie du membre paralysé par rapport au côté sain et la voit disparaître sous l'influence de la galvanisation ou d'un vésicatoire (1). Becquerel et Breschet, Andral, Briquet, Schmitz et Boerensprung notent aussi l'hypotermie, tandis que Krimer et Frank ont des résultats variables. Claude Bernard remarque « un malade paralysé qui présentait une élévation de température au lieu de l'abaissement prévu » ; et de là naissent les

(1) On peut rapprocher cela des effets œsthésiogènes que j'ai obtenus du vésicatoire sur le membre paralysé dans certaines hémiplégies (*Gazette hebdomadaire, Journal de Thérapeutique et Montpellier médical*, 1880).

belles recherches sur le grand sympathique. PETER (1865), BOUCHARD (1866) constatent cette hypothermie ; COLIN et USPENSKY ont au contraire des résultats contradictoires. FOLET (1867) constate une hyperthermie initiale, de durée variable.

LEPINE (1868) étudie comparativement l'action du froid ou du chaud sur les membres paralysés et sur les membres sains et conclut que les actions vasomotrices, nécessaires pour l'adaptation au milieu ambiant, se produisent du côté paralysé plus lentement et moins complètement.

WUNDERLICH, NIEMEYER et SCHIFF notent l'hypothermie du côté paralysé (ce dernier auteur, avec des oscillations).

BLAISE, dans son travail déjà cité, conclut qu'il y a le plus souvent (mais pas toujours) hypothermie du côté paralysé par rapport au côté sain, l'écart étant d'autant plus considérable que la paralysie est plus complète ; il y a des oscillations dues à ce que les membres paralysés maintiennent leur température plus difficilement que les membres sains (1) ; dans l'hémianesthésie, il y a toujours hypothermie du côté anesthésié avec diminution de la sécrétion sudorale et de la vascularisation des parties paralysées. LUYS (1882) conclut qu' « en général et dans la presque totalité des cas, on peut dire que, chez les hémiplégiques, le côté paralysé est d'environ cinq dixièmes de degré plus froid que son congénère sain (2) ».

Résumant la question des modifications de la température dans les maladies des centres nerveux, ACHARD et LÉVI (3) disent que « l'abaissement va d'un dixième de degré

(1) En somme, les membres paralysés ont plus ou moins complètement perdu leurs moyens de défense contre les variations de température extérieure.

(2) C'est dans ce même groupe des actions des centres nerveux sur la température de la peau qu'il faut placer tout ce que l'on a appelé thermométrie cérébrale ou plutôt péricrânienne (Voir notre *Traité* cité, t. I, p. 48).

(3) ACHARD et LÉVI, Troubles vasomoteurs et sécrétoires. *Traité de Médecine et de Thérapeutique de Brouardel et Gilbert*, t. VIII, 1901, p. 631.

dans l'hémiplégie spasmodique infantile jusqu'à 10 à 12 degrés dans l'œdème bleu hystérique. Parfois il y a élévation bientôt suivie d'abaissement, dans les traumatismes portant sur les nerfs, par exemple, ou sur les plexus radiculaires ». Dans les affections nerveuses s'accompagnant de modifications dans la température locale, ils citent le Charcot-Marie, les membres atrophiés, la paralysie infantile, la paralysie spinale aiguë, la maladie de Friedreich, la compression de la moelle, la myélite aiguë (hypothermie). La névralgie cervicooccipitale entraîne au contraire de l'hyperthermie au pavillon de l'oreille. Les syringomyéliques avec thermanesthésie peuvent avoir des sensations de refroidissement, suite des troubles vasomoteurs (Marinesco).

Le réflexe vasoconstricteur, étudié au plethysmographe, est aboli ou très affaibli sur les zones d'anesthésie par lésion organique (Hallion et Comte) ; il est également perdu avec vasodilatation passive extrême chez les paralytiques généraux, à la période de délire des grandeurs (Klippel) (1).

Laignel Lavastine (2) a montré que chez les hémiplégiques la tache blanche se comporte comme le pouls capillaire : « plus courte que du côté sain au lendemain de l'ictus, elle devient plus longue quand l'hémiplégie date de quelque temps après être passée par un stade intermédiaire où elle était égale des deux côtés ». A la tache plus courte correspond un pouls capillaire plus ample.

Vaschide et Meunier (3) ont montré que chez les paralytiques généraux on trouve souvent une dissymétrie de la température cutanée ; ce qui leur fait penser que les

(1) Debove et Achard, *Manuel de diagnostic médical*, t. II, 1900, p. 192.

(2) Laignel Lavastine, Congrès de Grenoble, *Revue neurologique*, 1902, p. 815.

(3) Vaschide et Meunier, Société médicale des hôpitaux, 17 octobre 1901, *Revue neurologique*, 1902, p. 462.

troubles vasomoteurs de la paralysie générale ne sont point des épisodes, mais des symptômes d'une certaine constance (1).

Parhon et Goldstein (2) de Bucarest ont repris dans une série de travaux l'étude des troubles de la vie végétative dans l'hémiplégie. Dans un historique très complet, aux travaux que j'ai déjà cités ils ajoutent ceux d'Oppenheim (1898), de Strümpell (1899) et de von Monakow (1897) qui insiste sur l'existence des troubles vasomoteurs à la suite des lésions cérébrales, les expériences de Girard et les faits de Horsley et White. « Charcot et Ollivier avaient observé la congestion des organes thoraciques du côté de l'hémiplégie. Dumesnil et Haul ont observé de même des congestions pulmonaires à marche rapide et mortelle à la suite des grands traumatismes cérébraux. Parhon et Goldstein donnent enfin deux observations personnelles avec autopsie, sur lesquelles nous reviendrons au paragraphe suivant, à propos du siège des lésions.

Nous devons enfin dire un mot des modifications de la *composition du sang* dans les vaisseaux des membres paralysés (3). Penzoldt (1881) trouve du côté paralysé un plus grand nombre de globules rouges que du côté sain. Sicard et Guillain (1899) ont trouvé du côté hémiplégié une hyperglobulie constante, parfois accompagnée d'hyperleucocytose, plus des « granulations abondantes distinctes des hématoblastes souvent réunies en amas et qui seraient en rapport avec la destruction des globules blancs, peut-être sous la dépendance de troubles pigmentaires ou vasomoteurs chroniques ».

(1) Voir encore sur les troubles vasomoteurs dans les maladies mentales : Seglas, *Traité de Pathologie mentale de Gilbert Ballet*, 1903, p. 114.

(2) Parhon et Goldstein, *Roumanie médicale*, 1899 (*Revue neurologique*, 1902, p. 865) et *Revue neurologique*, 1902, p. 972. Parhon, *Troubles vasomoteurs dans l'hémiplégie*, thèse de Bucarest, 1900 (*Revue neurologique*, 1903, p. 318).

(3) Pierre Marie, Hémiplégie, *Traité de médecine et de thérapeutique de Brouardel et Gilbert*, t. VIII, 1901, p. 504.

3. *Asphyxie locale et gangrène symétrique des extrémités, acrocyanose, érythromélalgie.*

Le type des acrocyanoses et des troubles circulatoires périphériques limités, d'origine nerveuse, est fourni par la *maladie de* MAURICE RAYNAUD (1) (1862) ou *asphyxie locale des extrémités* : crampe symétrique des vasoconstricteurs survenant par crises et pouvant entraîner une gangrène (2) sèche, symétrique, sans altération vasculaire appréciable, sans thrombose ni embolie.

L'asphyxie locale vraie donne à la peau une teinte cyanosée variable. Il y a aussi une forme blanche (syncope locale, doigt blanc, doigt mort). Souvent de la douleur et en même temps de l'anesthésie. Dans le syndrome de MAURICE RAYNAUD la tache blanche persiste très longtemps ; de plus, elle diminue à peine, par un bain à 45°, au niveau des doigts malades, tandis qu'elle disparaît immédiatement au niveau des parties saines ; c'est même là, ajoute LAIGNEL LAVASTINE, un procédé facile pour délimiter exactement les parties saines des parties malades.

De la maladie de MAURICE RAYNAUD on peut rapprocher l'*érythromélalgie* (3) (DUCHENNE DE BOULOGNE, WEIR MITCHELL 1872-1878, LANNOIS 1880) qui en est comme la forme angioparalytique (le syndrome de RAYNAUD restant la forme angiospastique) et se caractérise essentiellement par un ensemble symptomatique survenant sous forme de crises : douleur, gonflement, rougeur et chaleur, sueur, au niveau des extrémités inférieures de préférence. »

Voici un tableau (d'après LANNOIS) qui établit les différences avec le Raynaud.

(1) MAURICE RAYNAUD, thèse de Paris, 1862 et article Gangrène symétrique des extrémités *Nouveau Dictionnaire de médecine et de chirurgie pratiques.*

(2) Toutes les autres gangrènes d'origine nerveuse (décubitus) seront étudiées dans le paragraphe des symptômes trophiques.

(3) Voir la thèse de LANNOIS, 1880, la Revue de LÉVI, *Gazette des hôpitaux*, 15 septembre 1897 et l'article d'ACHARD et LÉVI, *Traité de médecine et de thérapeutique de Brouardel et Gilbert*, t. VIII, 1901, p. 646.

TABLEAU XXV

ASPHYXIE LOCALE ET GANGRÈNE SYMÉTRIQUE	ERYTHROMÉLALGIE
Les *femmes* sont atteintes dans les 4/5 des cas.	Les *hommes* dans la proportion de 37 p. 55.
L'*âge* moyen est de 25 ans.	L'*âge* moyen est de 35 ans.
Ischémie sans battements artériels.	*Turgescence* et *congestion* avec *battements artériels* très violents.
Peau livide avec teinte cyanosée caractéristique.	*Peau* rosée ou violacée ; coloration toujours vive et animée.
Anesthésie ou hypesthésie.	*Sensibilité* normale, quelquefois exagérée.
Hypothermie.	*Hyperthermie* au moment des accès.
Gangrène : aboutissant ordinaire.	Pas de troubles *trophiques*.
Les accès se produisent le plus souvent sous l'influence du *froid*.	Les accès se produisent le plus souvent sous l'influence de la *chaleur*.
Maladie *symétrique*.	La maladie peut être *asymétrique* et, lorsque les deux membres sont pris, l'un d'eux l'est généralement plus que l'autre.

Les deux syndromes peuvent d'ailleurs se succéder chez le même sujet (LANNOIS, MILLS, MOREL LAVALLÉE, LEVI, POTAIN). LANNOIS et POROT (1) viennent d'en publier un bel exemple avec autopsie : érythromélalgie limitée à la main gauche pendant 12 ou 13 ans et suivie, après une attaque d'hémiplégie gauche, d'asphyxie locale de la main gauche et de gangrène symétrique des orteils. Et MAURICE DIDE (2) a décrit un trouble trophique intermédiaire entre le syndrome de MAURICE RAYNAUD et celui de WEIR MITCHELL chez un malade atteint de pseudoœdème catatonique.

A côté de l'asphyxie *paroxystique* de RAYNAUD, il y a aussi (3) l'asphyxie *constante* ou *chronique* (CASSIRER). Suivant les symptômes associés, on peut en distinguer trois formes : 1° l'acrocyanose chronique à forme sensitive ; 2° l'acrocyanose chronique à forme atrophique (LASSAR, 1894 ; SCHÜTZ, 1899 ; CASSIRER, 1901 ; HERSCHEIMER et HARTMANN (4)

(1) LANNOIS et POROT, Congrès de Bruxelles, août 1903, *Revue de Médecine*, 1903, p. 824.

(2) MAURICE DIDE, Société de Neurologie, 7 janvier 1904, *Revue neurologique*, 1904, p. 103.

(3) Voir : PEHU, *Nouvelle Iconographie de la Salpêtrière*, 1903, p. 1.

(4) Acrodermatite chronique atrophiante de ces auteurs.

1902); 3° l'acrocyanose chronique avec augmentation de volume des parties molles.

PEHU qui a très bien étudié cette dernière forme à la clinique de BARD à Genève en cite des cas de KAPOSI, SOUZA LEITE (1890), SOUQUES et GASNE (1892), MEYER (1894), HOFFMANN (1895), CROCQ (1896), BOTTIGER (1899), CASSIRER (1901), STERNBERG et une observation personnelle.

J'ai observé des cas de ce genre chez les tuberculeux (doigt hippocratique); chez certains, il m'a fallu la radiographie pour éliminer l'idée d'hypertrophie osseuse. PEHU souligne aussi la fréquence de la coïncidence de la maladie avec la tuberculose.

« L'*acroparesthésie* (PUTNAM, 1880, ORMEROD, SINKLER, SCHULTZE, BERNHARDT, ROSENBACH, BALLET) est un trouble de la sensibilité caractérisé par une sensation de fourmillement des extrémités siégeant principalement aux mains et apparaissant surtout la nuit (1). »

Je rattache le plus souvent ce symptôme (que je crois fréquent) à des spasmes d'artérioles chez des artérioscléreux ou mieux chez des insuffisants de l'appareil antitoxique ; c'est très souvent un signe d'insuffisance toxialimentaire nocturne (HUCHARD). La pathogénie est la même pour le *doigt mort* (DIEULAFOY). Ce ne sont pas là tellement des signes de petit brightisme que des signes de l'insuffisance de l'appareil antitoxique.

C'est ainsi que SACHS et WIENER (2) rattachent plutôt l'érythromélalgie aux maladies des artères qu'aux maladies du système nerveux. En 1901, SACHS (3) a étendu le rôle pathogénique des lésions artériocapillaires non seulement

(1) DEJERINE, *Traité de Pathologie générale de Bouchard*, t. V, 1901, p. 908. Voir encore : PICK, *Revue neurologique*, 1903, p. 12; DEJERINE et EGGER, Société de Neurologie, 7 janvier 1904, *Ibidem*, 1904, p. 54 et 90 (BRISSAUD) ; BAUP, *Ibidem*, p. 98.

(2) SACHS et WIENER, *Deutsches Zeitschrift fur Nervenheilkunde*, t. XV, 1899, p. 286.

(3) SACHS, *Philadelphia medical Journal*, 1901 (*Revue neurologique*, 1902, p. 145).

à l'érythromélalgie et à l'acroparesthésie, mais aussi à la maladie de RAYNAUD et à la sclérodermie (1). Dans un ordre d'idées analogue, LÉON INGELRANS et GEORGES DUBIQUET (2) ont étudié l'asphyxie des extrémités considérée comme symptôme de l'insuffisance rénale et LOUIS BARRÉ (3) a étudié les rapports de l'asphyxie locale des extrémités et de l'albuminurie.

Ces diverses considérations ne visent que la cause de l'élément nerveux qui reste le substratum de ces divers symptômes. Le Bright, l'artériosclérose, l'insuffisance rénale, et en général l'insuffisance de l'appareil antitoxique produisent ces spasmes d'artériole comme ils produisent, dans un autre domaine, l'exagération des réflexes tendineux (4).

4. *Œdème.*

a. Œdème névropathique.

Expérimentalement, « depuis les expériences de RANVIER et de JANKOWSKI, l'on sait la part qui revient au système vasomoteur dans l'apparition de l'œdème, puisque la ligature de la veine fémorale n'entraîne l'hydropisie du membre inférieur que si elle est suivie de la section du nerf sciatique (5).

Cliniquement, c'est dans l'hystérie que l'œdème névropathique semble avoir été observé tout d'abord (6) et par

(1) Voir, plus loin, § III du même chapitre, les rapports entre l'asphyxie locale des extrémités et la sclérodermie.

(2) LÉON INGELRANS et GEORGES DUBIQUET, *L'Asphyxie des extrémités envisagée comme symptôme d'insuffisance rénale*, Lille, 1902 (*Revue neurologique*, 1902, p. 1004).

(3) LOUIS BARRÉ, *Asphyxie locale des extrémités et albuminurie*, thèse de Paris, 1903 (*Revue neurologique*, 1903, p. 1021).

(4) L'exagération des réflexes tendineux dans l'insuffisance antitoxique, *Semaine médicale*, 1903. Voir aussi la thèse de GERMAIN, Montpellier, 1903.

(5) ACHARD et LEVI, Article Troubles vasomoteurs, déjà cité, p. 633.

(6) Voir : GILLES DE LA TOURETTE et DUTIL, *Nouvelle Iconographie de la Salpêtrière*, 1889, p. 251 et 265.

SYDENHAM. Des observations en sont publiées par DAMASCHINO (1880), A. FABRE (1883), WEIR MITCHELL (1884). CHARCOT décrit l'*œdème bleu* en 1889 et, la même année, GILLES DE LA TOURETTE et DUTIL en font une étude d'ensemble.

« PORTAL, LALLEMAND, GINTRAC avaient noté l'œdème dans certains états pathologiques du système nerveux » (ACHARD et LEVI).

Pour l'hémiplégie, VULPIAN (1) signale l'œdème du membre paralysé et RAYMOND le rapproche de l'œdème observé dans l'alcoolisme chronique (peut-être par névrite). PIERRE MARIE (2) cite des faits analogues de GOMBAULT (1892) et de HARE (1898) et des observations personnelles dans lesquelles il a démontré, avec CROUZON, que l'influence directe de la lésion cérébrale sur la circulation intime des tissus du côté paralysé est indiscutable.

Dans leur travail déjà indiqué, PARHON et GOLDSTEIN citent OPPENHEIM (1898) qui indique l'œdème du côté paralysé chez les hémiplégiques et l'œdème plus marqué du côté paralysé chez les hémiplégiques brightiques, STRUMPELL (1899), VON MONAKOW (1897), BLOCQ et ONANOFF (1892). Eux-mêmes (1899) ont constaté l'œdème 8 fois sur 87 hémiplégiques. CHARLES FÉRÉ a signalé l'œdème précédant l'hémiplégie.

L'œdème est également fréquent dans les maladies de la moelle (3) : myélite aiguë, tabes (sur les membres atteints d'arthropathie), syringomyélie (ROTH, REMAK, MASIUS, HOFFMANN, COLEMANN et O'CAROLL, LOUAZEL).

Enfin « les névrites, — traumatiques, infectieuses ou toxiques — les premières surtout, produisent souvent des œdèmes persistants assez durs et localisés au territoire des troncs nerveux malades ; l'œdème des membres inférieurs dans la névrite alcoolique est fréquemment observé. Dans un cas de névrite systématisée motrice, j'ai constaté avec

(1) VULPIAN et RAYMOND, *Clinique*, citée, p. 565.
(2) PIERRE MARIE, Article Hémiplégie, cité, p. 503.
(3) ACHARD et LEVI, *loco cit.*, p. 633.

Miraillié l'existence d'un œdème très intense des membres inférieurs. L'œdème de la face se rencontre parfois dans les névralgies du trijumeau (1) ».

b. Main succulente.

Pierre Marie et Marinesco (2) ont décrit sous ce nom dans la syringomyélie une forme spéciale de main œdémateuse. C'est une main tuméfiée, froide et faible, avec des doigts fuselés, ne présentant pas de crises de douleurs, à laquelle est associée une amyotrophie Aran Duchenne et le plus souvent une dissociation syringomyélique des sensibilités.

Gilbert et Garnier (3) ont rencontré, chez un hémiplégique, cette main succulente sans amyotrophie ni dissociation syringomyélique. Dejerine l'a constatée dans la poliomyélite chronique, Miraillié dans la myopathie progressive (4) et R. Moutard Martin dans l'hémiplégie incomplète d'origine hystérique (5).

Bischofswerder (6) et Parhon et Goldstein (7) maintiennent avec Marinesco que la main succulente n'appartient qu'à la syringomyélie. C'est vrai du type complet avec amyotrophie et dissociation des sensibilités, mais pas du type réduit à la forme et à l'aspect extérieurs de cette main œdémateuse spéciale.

c. Œdèmes segmentaires et trophœdème (8).

A la *Société médicale des hôpitaux*, le 15 octobre 1897,

(1) Dejerine, *loco cit.*, p. 1051.

(2) Marinesco, *Nouvelle Iconographie de la Salpêtrière*, 1897, p. 84.

(3) Gilbert et Garnier, *Société de Biologie*, 1897 (*Revue neurologique*, 1897, p. 655).

(4) Dejerine, *loco cit.*, p. 1051.

(5) Achard et Levi, *loco cit.*, p. 633.

(6) Bischoffswerder, thèse de Paris, 1902, n° 139 (*Revue neurologique*, 1902, p. 566).

(7) Parhon et Goldstein, *loco cit.*, p. 976.

(8) Voir, pour tout ce paragraphe, Henry Meige, *Nouvelle Iconographie de la Salpêtrière*, 1899, p. 453.

Debove décrit un *œdème segmentaire* sans cause mécanique, rénale ou pulmonaire. Dans la même séance, Mathieu cite des cas analogues chez les artérioscléreux et rappelle les rapports admis par Potain entre les œdèmes névropathiques et l'artériosclérose. Le même jour, Joffroy et, l'année suivante, Chauffard et Leviste communiquent des faits plus ou moins semblables.

Meige en rapproche encore des faits de Duckworth (1899) Vigouroux (1) (œdème dystrophique du membre inférieur gauche), Weil (œdème éléphantiasique des membres inférieurs 1899) et plus anciennement (1893) Mathieu (pseudo-éléphantiasis neuroarthritique)... Enfin Debove en a cité deux nouvelles observations (2).

Tout à côté, on peut placer ce que Meige (3) a décrit (1898) sous le nom de *dystrophie œdémateuse héréditaire* ou de *trophœdème chronique héréditaire* : « œdème chronique des membres inférieurs survenant chez plusieurs membres d'une même famille et pendant plusiuers générations ». Il cite une famille dans laquelle huit personnes, échelonnées sur quatre générations, dont cinq actuellement vivantes, sont atteintes de cette même affection singulière : un œdème chronique, blanc, dur et indolore (sauf un cas), apparaissant à l'âge de la puberté, occupant tantôt les pieds et les jambes, tantôt la totalité des membres inférieurs et généralement des deux côtés (un cas excepté).

Cette maladie paraît bien se rapprocher de l'œdème segmentaire avec l'importante notion de l'hérédité en plus.

Meige rapproche de ses faits personnels ceux de Desnos (1891, œdème rhumatismal chronique), Milroy (1893 : 22 cas, en six générations, dans la même famille), Higier (1894), Ricochon (1895) et conclut à « l'existence d'une

(1) Vigouroux, *Nouvelle Iconographie de la Salpêtrière*, 1899, p. 481.

(2) Debove, *Presse médicale*, 1902, p. 510.

(3) Henry Meige, Congrès d'Angers, août 1898. *Presse médicale*, 4 décembre 1898.

affection œdémateuse héréditaire et familiale, capable d'envahir progressivement, de bas en haut, les membres inférieurs, tantôt un seul, tantôt les deux à la fois, s'arrêtant soit au cou de pied, soit au genou, soit à la racine de la cuisse, affection indolore, apyrétique, chronique et permanente, qui n'entraîne aucun trouble de la santé générale et peut même persister jusqu'à un âge avancé ».

De nouveaux faits de trophœdème ont été publiés, depuis, par Lannois (1), Rapin (2) (dystrophie conjonctive myélopathique), Hertoghe (3), Mabille (4), André Thomas (5), Meige (6), Lortat Jacob (7).

d. Œdèmes angioneurotiques et maladie de Quincke.

Dans les mémoires déjà cités de Meige on trouvera une série d'autres faits d'œdème nerveux : œdèmes toxiques et œdèmes angioneurotiques.

On a observé des œdèmes *toxiques*, sans lésions cardiaques ou rénales : chez des alcooliques (Drummond, 1897), des syphilitiques (Tchirkoff, 1895), après l'intoxication par le sulfure de carbone (Mathieu et Sikora, 1898).

Comme exemples d'œdèmes *angioneurotiques*, Meige cite les faits de Le Gendre (1892), Collins (1893), Gevaert (1895), Henoch, Follet (1895), Lourier (1897), Brown (1897). Il faut y ajouter ceux de Modinos (8), Théodore Diller (9).

Ces divers œdèmes constituent ce que les Allemands

(1) Lannois, *Nouvelle Iconographie de la Salpêtrière*, 1900, p. 631.

(2) Rapin, *Ibidem*, 1901, p. 473.

(3) Hertoghe, *Ibidem*, 1901, p. 493 : cas de trophœdème facial.

(4) Mabille, *Ibidem*, 1901, p. 503.

(5) André Thomas, *Ibidem*, 1901, p. 508.

(6) Henry Meige, *Ibidem*, 1901, p. 465.

(7) Lortat Jacob, Société de Neurologie, 13 mars 1902, *Revue neurologique*, 1902, p. 279 : cas congénital.

(8) Modinos, *Gazzeta degli ospedali e delle cliniche*, 1901, p. 1556 (*Revue neurologique*, 1902, p. 577) : œdème à chaque période cataméniale.

(9) Théodore Diller, *The Journal of nervous and mental Disease*, 1903, p. 210 (*Revue neurologique*, 1903, p. 1021).

appellent *maladie de* Quincke (1) (trophœdèmes aigus de Meige) (2).

Depuis les travaux récents sur les chlorures et le rôle de la rétention des chlorures dans la pathogénie de certains œdèmes (3), il serait nécessaire de reprendre, à ce point de vue, toutes ces observations d'œdème nerveux.

Dans la production d'un œdème il y a en effet très souvent deux éléments : un premier élément général (albuminurie, maladie du cœur, rétention des chlorures) qui permet la production d'un œdème dans un point quelconque de l'économie et un second élément de localisation (altération nerveuse, phlébite, ancien œdème local) qui réalise l'œdème dans telle partie du corps plutôt que dans telle autre.

Dans tous ces œdèmes nerveux il y a l'altération du système nerveux comme cause de localisation sur un point ou sur un autre ; mais il faut aussi une cause générale d'œdème. Dans les cas cités plus haut on dit toujours s'il y a ou non lésion cardiaque, rénale, etc. ; à l'avenir il faudra toujours dire aussi, dans ces observations, s'il y a ou non rétention des chlorures, soit spontanée, soit après l'épreuve alimentaire.

5. *Hémorrhagies cutanées et viscérales.*

Les *hémorrhagies nerveuses* sont connues et étudiées depuis longtemps dans l'hystérie, les névroses et aussi dans les lésions organiquss du cerveau (hémiplégie, hémorrhagie cérébrale), de la moelle (tabes) ou des nerfs.

Au point de vue symptomatique, on les divise en cutanées et viscérales.

(1) Voir : Cassirer, *Die Vasomotorischtrophischen Neurosen*, 1901 ; Vervaeck, *Académie de médecine de Belgique*, 1903, p. 545 (*Revue neurologique*, 1904, p. 76).

(2) Voir aussi la thèse de Gérard Crépin, sur *Les œdèmes neuro-arthritiques*, Paris, 1903.

(3) Voir : L'équilibre osmotique de l'organisme, *Revue scientifique*, 1904, p. 385.

a. Les *hémorrhagies cutanées* (1), purpura ou ecchymoses, taches rouges ou taches noirâtres ou violettes, jaunes ou verdâtres, survenant sans cause occasionnelle apparente, notamment sans traumatisme, ont été notées dans les maladies des méninges (TROISIER), la paralysie générale (SAVAGE), l'hémorrhagie cérébrale, comme symptôme prémonitoire (CHOMEL) ou consécutif (CHARCOT, JOFFROY), le tabes (STRAUS), la sclérose en plaques (CHEVALIER), la syringomyélie (CARRIÈRE), la myélite transverse, la méningomyélite, la paralysie infantile (FAISANS), les névrites alcooliques (FAISANS, CARRIÈRE), la névralgie faciale (BOUCHARD), la névralgie sciatique ; dans l'hystérie (MAGNUS HUSS, GILLES DE LA TOURETTE), la neurasthénie (LAVERAN, KELLER, LEVI), la paralysie agitante (TALAMON LÉCORCHÉ), la maladie de BASEDOW (CARRIÈRE) (2)...

Il faut aussi décrire, avec DEJERINE (3), un purpura généralisé dit myélopathique ou purpura nerveux. « L'influence immédiate du système nerveux paraît ressortir de la disposition plus ou moins symétrique de l'éruption sur le trajet des nerfs, ainsi que de l'existence de phénomènes douloureux et de troubles gastriques qui seraient comparables aux crises tabétiques. »

ROGER (4) a publié un cas intéressant de purpura à distribution métamérique (segmentaire). On peut en rapprocher les faits d'hémorrhagies scorbutiques observées chez les hémiplégiques par TRENEL (5). PARHON et GOLDSTEIN (travaux cités) ont également observé chez les hémiplé-

(1) Voir ACHARD et LEVI, *loco cit.*, p. 632.

(2) HENRI GRENET (*Archives générales de Médecine*, 1904, p. 229) a déterminé un purpura expérimental en produisant d'abord une lésion hépatique et injectant ensuite dans la moelle du sang d'hémophile ou de purpurique.

(3) DEJERINE, *loco cit.*, p. 1045.

(4) ROGER, *Presse médicale*, 1902, p. 447 (*Revue neurologique*, 1902, p. 923).

(5) TRENEL, Société de Neurologie, 17 avril 1902, *Revue neurologique*, 1902, p. 371.

giques des hémorrhagies souscutanées ou intramusculaires.

Ceci appartient déjà aux hémorrhagies profondes et viscérales.

b. En dehors des hémorrhagies sous la peau, par la peau et par les muqueuses (épistaxis), les hystériques présentent des *hémorrhagies viscérales*: hémoptysie, hématémèse (1), hématurie... JOSSERAND et GELIBERT ont dérit une hémosialémèse.

Parfois supplémentaires des règles, ces hémorrhagies « apparaissent après une émotion vive ou une attaque de nerfs ; elles produisent peu de troubles fonctionnels, n'altèrent pas sensiblement la santé générale et ne se compliquent que très rarement d'anémie (2) ».

Dans l'hémorrhagie cérébrale on a vu des hémorrhagies secondaires dans d'autres parties du système nerveux et dans d'autres organes plus ou moins éloignés.

CAPITAN (3) « a constaté, sur huit autopsies d'apoplectiques, de petites hémorrhagies dans le quatrième ventricule, ainsi qu'un peu de dilatation de l'aqueduc de SYLVIUS ». De même, dans les nerfs et non seulement dans le nerf optique et les nerfs crâniens « dans lesquels peut fuser l'hémorrhagie », mais encore dans des nerfs éloignés comme le sciatique ou le radial (FÉRÉ) (4) du côté hémiplégique.

PIERRE MARIE (5) à qui j'emprunte ces derniers documents ajoute : « dans un certain nombre d'observations, on voit d'autres organes (estomac, intestin, poumon, etc.) présenter une hémorrhagie dans leur parenchyme ou dans leurs parois chez des individus morts d'hémorrhagie cérébrale ». « SCHIFF et BROWN-SEQUARD ont observé aussi des hémorrhagies stomacales à la suite des lésions des corps

(1) Voir la thèse de SÉE, PARIS, 1901.
(2) DEJERINE, *loco cit.*, p. 1045.
(3) CAPITAN, *Société de Biologie*, 7 août 1886.
(4) FÉRÉ, *La Normandie médicale*, 1897, p. 506.
(5) PIERRE MARIE, *loco cit.*, p. 708.

optostriés (1) ». Ici se placent également les hémorrhagies souscutanées profondes et intramusculaires, déjà citées, de Trenel, Parhon et Goldstein.

Dans sa thèse (1903) Marcel Gaumé a étudié, dans leur ensemble, les hémorrhagies viscérales secondaires aux hémorrhagies encéphaliques et leur décrit trois degrés : ecchymoses périviscérales, infarctus parenchymateux, hémorrhagies intra ou périviscérales. Ces dernières sont très sérieuses et peuvent entraîner la mort (2).

6. *Symptômes cardiovasculaires.*

a. Palpitations, arythmie, syncope (3).

Les *palpitations* sont des battements cardiaques, le plus souvent augmentés de fréquence et d'intensité, en tous cas perçus par le sujet avec une sensation pénible, souvent même douloureuse.

Classiquement on réserve le nom de palpitations nerveuses aux cas dans lesquels on ne relève ni intoxication ni infection, ni affection cardiaque ou viscérale capable de produire le symptôme. Cela devient synonyme de palpitations idiopathiques, essentielles ou de cause inconnue.

En réalité, il faut appeler palpitations nerveuses toutes celles qui sont produites par une action directe de la cause, (infection, intoxication, maladie du foie, de l'estomac...) sur l'appareil nerveux de la circulation. Dans les autres, les mêmes causes produiront les palpitations en agissant directement sur le myocarde.

Ces palpitations nerveuses sont d'ordre réflexe ou par action directe. Dans ces dernières, il y en a d'origine névrosique (hystérie, neurasthénie, Basedow) ; d'autres dépendent d'une lésion organique des centres nerveux.

Contrairement à certains auteurs, je ne mets pas l'angine

(1) Parhon et Goldstein, *loco cit.*, p. 976.

(2) Feindel, *Revue neurologique*, 1903, p. 893.

(3) Voir, pour tout ce paragraphe : Dejerine, *loco cit*, p. 1033 et 1038.

de poitrine dans les syndromes de l'appareil nerveux de la circulation, la cause en étant directement dans la circulation même du myocarde.

L'*arythmie* (1) sera, de même, un symptôme nerveux quand la cause (infection, digitale, tabac...) agira sur l'appareil nerveux circulatoire et non directement sur le myocarde.

La *syncope* d'origine nerveuse peut, comme les palpitations, être produite par action réflexe (douleur violente par exemple) ou par altération de l'appareil nerveux de la circulation à la suite de névrose (hystérie) ou de lésion organique (méningites, traumatismes, etc.). Si la cause a agi directement sur le myocarde, la syncope est un symptôme, non plus nerveux, mais cardiaque.

Il y a des cas où le syndrome entier de l'*asthénie cardiaque* jusqu'à la mort rapide ou subite est sous la dépendance du système nerveux. Dans la fièvre typhoïde par exemple et dans la pneumococcie on voit le pouls devenir rapidement très fréquent, sans rapport avec la température ; il y a du refroidissement des extrémités ; le premier bruit diminue extrêmement, puis le second bruit disparaît et le malade meurt. On ne trouve pas de lésion myocardique. C'est sur l'appareil vagosympathique qu'a agi l'infection. Ces cas sont distincts de ceux dans lesquels les mêmes toxines agissent sur le myocarde.

b. Tension artérielle. Tachycardies et bradycardies. Fréquence paradoxale. Pouls stable et instable.

Chez certains hémiplégiques, Lorain a trouvé un tracé sphygmographique moins élevé dans le côté paralysé.

La pression sanguine est ordinairement abaissée dans les membres paralysés (Féré 1888, 1893 ; Villard, 1893 ; Sicard et Guillain 1899 ; Tixier, 1899). « Sur 22 hémiplégiques examinés, Sicard et Guillain ont constaté ce fait

(1) Voir Gillet, *Rythmes des bruits du cœur*. Bibliothèque Charcot Debove, 1894.

19 fois. Cette diminution de la pression sanguine est généralement de 2 à 4 centimètres de mercure par rapport aux membres du côté sain, mesurée avec le sphygmomanomètre de Potain. Ce phénomène est attribué par la majorité des auteurs à des troubles vasomoteurs d'origine cérébrale (1) ». Parhon et Goldstein ont « trouvé chez certains hémiplégiques une différence évidente entre les tracés du pouls du côté sain et du côté paralysé (2) ».

La *tachycardie* « trouble fonctionnel du cœur d'ordre nerveux par excellence » se présente sous la forme paroxystique ou sous la forme habituelle.

Dans les névroses tachycardiques il faut citer la maladie de Basedow (que le système nerveux soit le point de départ, l'aboutissant ou l'un et l'autre dans la toxémie thyroïdienne) (3) et la tachycardie paroxystique essentielle dont Dejerine (4) caractérise ainsi les attributs cliniques particuliers : « le début de l'accès est subit, sans prodromes. L'accès se caractérise par trois symptômes cardinaux : 1° l'accélération excessive des battements du cœur (200 et plus), qui sont réguliers (embryocardie), énergiques, imprimant une vibration visible sur une certaine étendue de la paroi ; 2° une diminution extrême de la tension artérielle qui rend le pouls mou, faible, incomptable ; 3° une modification de la sécrétion urinaire : oligurie, albuminurie, azoturie et quelquefois glycosurie. A cette triade symptomatique s'ajoutent des symptômes secondaires : la pâleur de la face dans les accès courts ; et au contraire dans les accès longs, la cyanose, la distension des veines du cou, avec troubles cérébraux par dilatation du cœur droit ; quelque-

(1) Pierre Marie, *loco cit.*, p. 504. Sur la pression artérielle chez les aliénés voir la thèse de Vassef, Montpellier, 1902, n° 1.

(2) Parhon et Goldstein, *loco cit* , p. 977.

(3) Voir Raugé, *Bulletin médical*, 1898, p. 701 ; Bourgraff, thèse de Paris, 1898.

(4) Dejerine, *loco cit.*, p. 1039.

fois la température s'élève à 39°. L'accès qui se prolonge conduit à l'asystolie avec tout son cortège de congestions : pulmonaire, hépatique, etc. L'accès se termine brusquement, le pouls tombant rapidement du chiffre élevé à la normale... Le pronostic est habituellement grave, la mort pouvant survenir par asystolie ou par syncope ».

Comme maladies à lésion connue, on a constaté la tachycardie dans la paralysie labioglossolaryngée, le tabès bulbaire, la sclérose en plaques, la méningite... certaines infections et intoxications (1).

Le type des *bradycardies* est le *pouls lent* (2) *permanent* (syndrome de Stokes Adams) qui peut s'accompagner d'attaques syncopales. On peut considérer ce syndrome comme faisant partie (au moins dans certains cas) du vertige à son plus haut degré (3). Nous reviendrons dans le paragraphe suivant sur la pathogénie de ce syndrome.

La bradycardie temporaire « s'observe dans la méningite, l'hémorrhagie cérébrale, les crises gastriques du tabès, certaines névralgies ou douleurs intenses, les contusions de la région épigastrique et du plexus solaire ; à la suite d'émotions vives. En dehors des affections nerveuses, on le rencontre dans certaines maladies graves, la diphtérie, ou à la suite de diverses intoxications (digitale, plomb) (4) ». Comme les principes biliaires, les toxines de l'Eberth paraissent être bradycardisantes tandis que celles de la tuberculose sont tachycardisantes.

(1) Voir le cas de « tachycardie d'origine indéterminée » observé chez un alcoolique par Vaquez et Laubry, Société de Neurologie, 3 juillet 1902, *Revue neurologique*, 1902, p. 635.

(2) Comme le fait remarquer Brissaud, on a tort de dire pouls *lent*, à la suite de Charcot ; il vaudrait mieux dire pouls *rare*.

(3) Voir plus haut (p. 249) la distinction des trois degrés de crises vertigineuses : 1° le vertige simple ; 2° le vertige avec crises épileptiformes ; 3° le vertige avec pouls lent permanent et crises syncopales ou épileptiformes (*Leçons de Clinique médicale*, 1re série, p. 522).

(4) Dejerine, *loco cit.*, p. 1041.

L'*embryocardie* (1) est constituée par le rythme fœtal des battements cardiaques et par la tachycardie. J'ai appelé *embryocardie dissociée* (2) le rythme fœtal sans tachycardie. Ce qui fait le rythme fœtal, c'est le retard relatif du second bruit (égalisation des deux silences). Le second bruit étant surtout d'origine artérielle, son retard est un signe d'hypotension. La tachycardie est aussi un signe d'hypotension. Mais la tension a deux facteurs : le cœur et les artères périphériques. Le rythme fœtal indique la cause *artérielle* (ou périphérique) de l'hypotension, tandis que la tachycardie en indique la cause *myocardique* (ou centrale). On comprend donc que, suivant les cas, les deux éléments peuvent intervenir simultanément (embryocardie tachycardique) ou se dissocier (embryocardie dissociée).

Sous le nom de *fréquence paradoxale du pouls* (3) j'ai analysé les cas dans lesquels la loi de Marey est violée : cas de tachycardie avec hypertension ou de bradycardie avec hypotension. C'est un symptôme caractérisé par une fréquence du pouls contradictoire à la tension artérielle.

La loi de Marey s'applique généralement quand l'appareil neuromusculaire central de la circulation est normal et fonctionne régulièrement ; c'est par une sorte de réflexe de défense que le cœur se contracte plus fréquemment quand il y a hypotension et moins fréquemment quand il y a hypertension. Quand la fréquence du pouls est paradoxale, l'appareil neuromusculaire central de la circulation n'est pas normal. La fréquence paradoxale du pouls prouve donc l'intervention morbide et par suite l'état anormal de l'appareil

(1) Huchard, *Semaine médicale*, 9 mai 1888 et *Revue générale de Clinique et Thérapeutique*, 28 juin 1888. Gillet, *De l'embryocardie ou rythme fœtal des bruits du cœur*, thèse de Paris, 1888.

(2) *Semaine médicale*, 1892, p. 101 et *Leçons de Clinique médicale*, 2e série, p. 201. Voir aussi : Bernard, *De l'embryocardie tachycardique et de l'embryocardie dissociée*, thèse de Paris, 1893, n° 87 et Gillet, *Annales de la Policlinique de Paris*, 1893, p. 81.

(3) *Semaine médicale*, 1898, p. 353 et *Leçons de Clinique médicale*, 4e série, p. 571.

neuromusculaire central de la circulation. Ce symptôme constitue donc un signe de plus pour apprécier l'insuffisance de cet appareil neuromusculaire central de la circulation, dans certains cas.

La *stabilité* ou *l'instabilité du pouls dans l'hypotension artérielle* (1) est aussi un bon moyen d'apprécier l'état de l'appareil nerveux de défense circulatoire centrale contre les variations de la tension.

L'instabilité du pouls (10 à 25 pulsations de plus dans la position assise ou debout que dans la position allongée) est un signe d'hypotension artérielle (HUCHARD 1890). Quand il y a instabilité du pouls, il y a hypotension. Mais la proposition réciproque n'est pas vraie : il y a des cas d'hypotension artérielle avec pouls stable.

A l'état normal, la position assise ou debout abaisse la tension artérielle. Quand l'appareil de défense fonctionne normalement, le cœur précipite à ce moment ses contractions. C'est l'instabilité physiologique (6 à 10 pulsations de plus). A l'état pathologique, quand la tension artérielle est diminuée par la maladie, cet effet s'exagère et, si le système nerveux de compensation circulatoire fonctionne bien, la tachycardie relative de la position assise est encore accrue, la différence des pulsations dépasse 10, atteint 20 et 25 : l'instabilité du pouls est constituée.

Dans certains autres cas, l'hypotension est la même ; mais le cœur ne réagit pas et la tachycardie de la position assise ne se constitue pas : cela prouve la non intégrité, le fonctionnement anormal du système nerveux de compensation circulatoire : « pour que le pouls soit instable dans l'hypotension, il faut que l'appareil nerveux de défense circulatoire contre les variations de la tension fonctionne bien ou trop ; au contraire, la stabilité avec l'hypotension

(1) Communication faite, en collaboration avec le Dr CALMETTE au Congrès de médecine de Toulouse, 1902. *Leçons de Clinique médicale*, 4e série, p. 585.

indique l'insuffisance de ce même appareil nerveux de défense ».

II

Siège des lésions dans les troubles circulatoires d'origine nerveuse, — 1. Lésions périphériques. — 2. Lésions bulbomédullaires. — 3. Lésions cérébrales.

1. *Lésions périphériques.*

Les troubles vasomoteurs ne sont pas rares dans les névrites. On a noté de l'œdème, de la cyanose, une élévation et surtout un abaissement de la température locale et même de l'anasarque (1). On a noté aussi un état variqueux des veines souscutanées (2), des hémorrhagies (plaques purpuriques ou ecchymoses) (3).

On a observé même de la gangrène des extrémités (LANCEREAUX, 1881). RAKHMANINOFF (4) en a réuni 6 observations avec autopsie (PITRES et VAILLARD, 1888 : 2 cas ; WIGLESWORTH, 1887 ; COUPLAND, 1887 ; AFFLECK, 1888 ; RAKHMANINOFF, 1892).

MAX EGGER (5) a publié un cas de paralysie radiculaire du plexus brachial droit (toutes les paires de racines étaient arrachées, depuis la 5e cervicale jusqu'à la 1re dorsale exclusivement) dans lequel il y avait des troubles vasomoteurs remarquables limités exactement à la main, au poignet et au quart inférieur de l'avant-bras. Dans la paralysie radiculaire traumatique du plexus brachial, GEORGES GUIL-

(1) GROCCO, *Rivista générale ital. di clinica medica*, 1892, n° 458.

(2) BABINSKI, Des névrites, *Traité de médecine de Charcot, Bouchard et Brissaud*, t. VI, 1894, p. 681.

(3) DEJERINE, *loco cit.*, p. 1045.

(4) IVAN RAKHMANINOFF, *Revue de Médecine*, 1891, p. 321.

(5) MAX EGGER, *Société de Biologie*, 8 juin 1901 (*Revue neurologique*, 1902, p. 144).

LAIN et CROUZON (1) ont noté des troubles de la pression artérielle dans le membre paralysé.

Il y a une théorie névritique de l'érythromélalgie (2). Elle « suppose une action réflexe sur les vaisseaux dont le point de départ serait dans les ganglions situés sur le trajet des fibres vasomotrices, tout près des parois vasculaires. L'action réflexe peut partir des nerfs des extrémités atteints de névralgies (ROSS, LEWIN et BENDA, MARCACCI, KOCH, MORGAN), de névrites (MORGAN, ALLENN STURGE, LEWIN), ou bien encore de l'utérus (STILLÉ), de l'urètre (MORGAN) ».

STILLING (3) a observé un cas de névrite des nerfs splanchniques et attribue à cette névrite l'hépatomégalie et l'ascite observées chez le sujet.

La tachycardie peut dépendre d'une lésion des nerfs périphériques : « soit d'une compression du pneumogastrique siégeant dans le médiastin (adénopathie, tumeur, anévrisme, etc.), au cou (abcès, cicatrice, tumeur), soit d'une névrite (tabes, intoxication, névrite alcoolique DEJERINE) (4) ».

SCHLESINGER (5) a publié, après APERT, un cas de tachycardie paroxystique, dans lequel on trouva, à l'autopsie, la portion intrathoracique du pneumogastrique droit comprimée par des ganglions lymphatiques et altérée.

C'est à une névrite alcoolique du pneumogastrique qu'on peut aussi attribuer la tachycardie observée par VAQUEZ et LAUBRY (6). C'est au même groupe périphérique qu'il faut

(1) GEORGES GUILLAIN et CROUZON, Société de Neurologie, 3 juillet 1902. *Revue neurologique*, 1902, p. 639.

(2) ACHARD et LEVI, *loco cit.*, p. 653.

(3) STILLING, *Deutsches Archiv fur klinische Medicin*, 1902, p. 409 (*Revue neurologique*, 1902, p. 1038).

(4) DEJERINE, *loco cit.*, p. 1039.

(5) SCHLESINGER, Société de Médecine interne de Vienne, *Bulletin médical*, 1904, p. 137.

(6) VAQUEZ et LAUBRY, Société de Neurologie, 3 juillet 1902 ; Discussion : DEJERINE, JOFFROY, BABINSKI, GILBERT BALLET, PIERRE MARIE, *Revue neurologique*, 1902, p. 635 et 638.

rattacher les tachycardies des artérioscléreux et des cardiopathes, bien étudiées par Merklen (1).

2. *Lésions bulbomédullaires.*

a. Putnam (2), dans une thèse de Lyon inspirée par Pierret, signale des rougeurs érythémateuses dans le cours du *tabès* ; Vulpian et Friedreich ont observé des phénomènes congestifs variés du côté de la peau.

Ce mouvement fluxionnaire peut aller jusqu'à l'hémorrhagie et on a les ecchymoses signalées par Straus (3), dont l'étendue et l'intensité sont en général proportionnelles à la durée et à la violence des crises douloureuses. A ce même groupe (cordons postérieurs de la moelle) se rapportent les cas de purpura myélopathique survenant dans le cours du tabès et dont Faisans a publié un exemple dans sa thèse.

Les muqueuses peuvent aussi être le siège d'hémorrhagies : gastrorrhagie (Vulpian), hémorrhagie buccale (Buch) hématurie (Raymond et Oulmont), hémoptysie (Féréol et Hallopeau, Lerat) (4), uréthrorrhagie (Raynaud), entérorrhagie (Straus, Féré, Lerat et Devic) (5)...

Dans la *maladie de* Friedreich, on a noté, au pied et à la jambe, du refroidissement, une coloration bleuâtre.

En appliquant la méthode anatomoclinique à l'étude de ces troubles vasomoteurs du tabès, Pierret (6) en a placé la lésion dans le tractus intermediolateralis de Clarke.

b. Dans l'altération chronique des *cornes antérieures*

(1) Alfred Merklen, *Contribution à l'étude de l'étiologie de la tachycardie paroxystique*, thèse de Paris, 1902, n° 141 (*Revue neurologique*, 1902, p. 578).

(2) Putnam, *Recherches sur les troubles fonctionnels des nerfs vasomoteurs dans l'évolution du tabès sensitif*, thèse de Lyon, 1882.

(3) Straus, *Archives de Neurologie*, 1880-1881, n° 4.

(4) Lerat, thèse 1891.

(5) Devic, *Province médicale*, 7 janvier 1893.

(6) Pierret, *Académie des sciences*, 1882.

(atrophie musculaire progressive) on a noté de l'hypothermie : d'abord le membre atrophié est plus sensible au froid ; il résiste moins au froid extérieur, d'où une sensation quelquefois très pénible. Puis il y a une hypothermie, déjà sensible à la main. VULPIAN (1) a observé, dans ces cas et dans la paralysie atrophique de l'enfance, les mains toujours violacées, livides, donnant, quand on les touche, une sensation de froid considérable. « L'électrisation de la peau du dos de la main, qui est cyanosée, produit une plaque à contours irréguliers, au niveau de laquelle la coloration bleuâtre uniforme est remplacée par une teinte rougeâtre, marbrée de petites taches blanchâtres. Ce phénomène n'a lieu qu'un quart de minute environ après l'électrisation. »

J'ai observé, dans un cas d'atrophie musculaire progressive, le trouble vasomoteur inverse : rougeur très intense avec sueur locale et légère élévation thermique (déjà sensible au toucher), siégeant à la face palmaire de la première phalange et au pourtour de l'ongle. Cette rougeur, très variable dans son intensité, était bilatérale et se généralisa plus tard à d'autres parties saillantes de la main : éminences thénar et hypothénar, saillies des têtes phalangiennes et des os du métacarpe.

Déjà, en 1854, SCHNEEVOGT avait signalé les lésions du grand sympathique dans l'atrophie musculaire progressive. Ce fut là le point de départ de la théorie sympathique de cette maladie développée par JACCOUD. La théorie est abandonnée, mais l'altération de l'appareil médullaire de la circulation est un fait positif dans un certain nombre de cas (EULENBURG).

c. Ce sont les cas de *syringomyélie* qui ont le plus fait avancer la notion des troubles vasomoteurs par lésion de la moelle (*substance grise centropostérieure*).

(1) VULPIAN, *Clinique de la Charité*, p. 713.

Chez mon malade de 1889 (1) dont j'ai déjà parlé à propos de la syringomyélie (2) il y avait de l'hyperthermie du même côté que la thermanesthésie et l'analgésie. Je pus alors réunir 29 faits empruntés à divers auteurs (3) dans lesquels il y avait à la fois dissociation de la sensibilité et troubles sudoraux ou vasomoteurs.

De cette association fréquente des deux ordres de phénomènes, on pouvait déjà induire que probablement les lésions correspondant à l'un et à l'autre symptôme ont le même siège ou deux sièges bien voisins.

Peu après, paraissaient les observations de la Salpêtrière sur la dissociation syringomyélique dans l'hystérie et, chose remarquable, le malade sur lequel Charcot démontrait cette dissociation névrosique était étudié par Gilles de la Tourette (4) au point de vue des troubles trophiques vasomoteurs et œdémateux. Chez ces hystériques qui « simulent » la dissociation syringomyélique, on trouve des mains gonflées, œdémateuses, froides, cyanosées, qui ressemblent singulièrement à la « main succulente » que Marinesco a décrite chez les syringomyéliques vrais. Une fois de plus, l'hystérique faisait une physiologie assez exacte et associait dans ses manifestations des symptômes que les lésions organiques rapprochent souvent : la dissociation dite syringomyélique et les troubles trophiques et vasomoteurs.

C'est en 1897 que Marinesco (5) a repris la question des

(1) Le syndrome bulbomédullaire constitué par la thermanesthésie, l'analgésie et les troubles sudoraux ou vasomoteurs (substance grise latéropostérieure). *Leçons de Clinique médicale,* 1re série, p. 186.

(2) Voir plus haut, p. 74.

(3) Strumpell, Furstner et Zacher, Glaser, Remak, Schultze, William Gull, Lockart Clarke et Hughlings Jackson, Westphal, Krauss, Oppenheim, Freund, Roth, Morvan, Proust, Déjerine, Rumpf, Moutard Martin.

(4) Gilles de la Tourette, *Nouvelle Iconographie de la Salpêtrière*, 1889, p. 251.

(5) Marinesco, *Ibidem,* 1897, p. 84 et 202.

troubles vasomoteurs dans la syringomyélie à propos de la main succulente. Il rappelle d'abord plusieurs des faits que j'avais réunis ; il en ajoute de plus récents (Massius 1890, Hoffmann, Colemann et O'Caroll, 1893, Dayot de Rennes et Louazell, 1890) plus quatre observations personnelles (services de Pierre Marie et de Raymond).

Il accepte l'opinion de Remak (1889) d'après lequel le centre des vasomoteurs serait dans les cornes grises postérieures.

On peut conclure que les troubles vasomoteurs, quand ils sont d'origine médullaire, sont le syndrome de la substance grise postérieure et centrale (base des cornes antérieures).

d. L'œdème myélopathique s'observe (1) dans des lésions aiguës (myélites ascendantes, transverses : dans le territoire de la paraplégie) et dans des lésions chroniques (tabes (2), syringomyélie : périarticulaire ou irrégulièrement distribué sur le territoire de la paralysie).

Meige a insisté sur la distribution segmentaire du trophœdème, qui, comme pour la syringomyélie et d'autres maladies, militerait en faveur de l'origine médullaire de ces œdèmes.

Diller (3) a trouvé un argument en faveur de cette origine bulbomédullaire de certains œdèmes dans la coïncidence chez le même sujet d'un œdème angioneurotique et d'une asthénie bulbaire grave.

e. Le syndrome de Raynaud peut aussi correspondre à une altération bulbomédullaire.

Maurice Raynaud lui-même pensait plutôt à une origine centrale, à un point de départ spinal, à cause de la symétrie

(1) Voir Dejerine, *loco cit.*, p. 1051.

(2) Voir Mathieu et Viel, *Archives générales de Médecine*, 1885.

(3) Theodore Diller, *The Journal of nervous and mental Disease*, 1903, p. 210 (*Revue neurologique*, 1903, p. 1021).

des altérations. Cette symétrie constatée en effet dans un certain nombre de cas (HOCHENEGG) (1) ne l'est pas dans beaucoup d'autres (2).

LECLERC (3) a montré que l'asphyxie locale des extrémités figure souvent dans la symptomatologie des états pathologiques bulboprotubérantiels et par conséquent peut être attribuée à l'altération de ces centres. « Elle accompagne des désordres nerveux qui ont nettement leur origine dans les centres vasomoteurs du bulbe et dans d'autres centres voisins échelonnés sur le plancher ventriculaire. Comme telle, elle entre dans la composition de quelques syndromes bulboprotubérantiels, au même titre que la glycosurie qui, en pareil cas, peut coexister avec elle. »

La maladie de RAYNAUD a d'ailleurs été observée dans le mal de POTT (LEGROUX), la syringomyélie (GOWERS, HOCHENEGG, BRAMANN), le tabès (KORNFELD, PITRES) (4).

f. Un certain nombre d'auteurs attribuent l'*érythromélalgie* à une altération médullaire.

« La théorie médullaire, disent ACHARD et LÉVI (5), acceptée par WEIR MITCHELL, qui admet un état parétique des centres de contrôle, par ALLEN STURGE, appuyée sur les observations de WOODNUT, de BIGNONE, de FERRANINI et deux observations dues à l'un de nous, est en rapport avec la localisation centropostérieure des centres vasomoteurs et sécrétoires de GRASSET. » Il s'agirait « soit d'une paralysie des centres nerveux vasoconstricteurs (LANNOIS), soit d'une dilatation vasoactive, d'une exagération du pouvoir excitomoteur des centres vasodilatateurs (LEWIN et BENDA) ».

(1) HOCHENEGG, *Wiener medical Jahresbericht*, 1885, p. 569 (*Revue des Sciences médicales*, t. XXVIII, p. 91).

(2) Voir la note 1 de la p. 356 de notre *Traité des maladies du système nerveux* (avec RAUZIER), t. II.

(3) LECLERC, *Semaine médicale*, 1900, p. 307.

(4) ACHARD et LÉVI, *loco cit.*, p. 637. Voir aussi PATELLA, *Clinica moderna*, 1901, p. 257 (*Revue neurologique*, 1902, p. 145).

(5) ACHARD et LÉVI, *loco cit.*, p. 652.

Cavezzani et Bracci ont montré qu'on peut encore (par la glace) provoquer une vasoconstriction énergique, pendant l'accès comme hors l'accès d'érythromélalgie. Donc, « il n'y avait pas de paralysie des vasoconstricteurs. La vasodilatation était donc active ».

Lannois et Porot (1) viennent de publier un cas intéressant d'érythromélalgie suivie de gangrène des extrémités, avec autopsie très complète. Ils rapportent l'érythromélalgie « aux lésions atrophiques si marquées du tractus intermediolateralis et des cellules basales de la corne postérieure ». C'est là que siège, dans la moelle, la lésion organique de l'érythromélalgie.

g. La *bradycardie*, paroxystique ou permanente, est souvent un symptome bulboprotubérantiel (2). Je dis *souvent* parce qu'il y a évidemment des cas où le syndrome de Stokes Adams est d'origine myocardique (3).

On a constaté le pouls lent permanent à la suite de traumatisme du crâne (chute sur le vertex), de la partie supérieure de la colonne vertébrale (de l'entorse des articulations occipitovertébrales avec diminution de largeur du trou occipital)... dans certaines affections cérébrospinales, la sclérose en plaques à siège bulbaire (4).

Parhon et Goldstein (5) ont étudié un cas de pouls lent permanent dans lequel les symptômes spinaux et l'ictus vertigineux leur font admettre une lésion centrale irritant le centre bulbaire du pneumogastrique.

(1) Lannois et Porot, *Revue de Médecine*, 1903, p. 824.

(2) Voir Brissaud, *Leçons sur les maladies nerveuses*, t. II, 1899, p. 340 et 352. La question du *siège* bulboprotubérantiel de la lésion (la seule qui nous occupe ici) est indépendante de la question de la *nature* de cette lésion (artériosclérose ou autre).

(3) Voir Huchard, *Traité clinique des maladies du cœur et de l'aorte*, t. I, 1899 et spécialement p. 409.

(4) Déjerine, *loco cit.*, p. 1042.

(5) Parhon et Goldstein, *Roumania medicala*, 1900 (*Revue neurologique*, 1902, p. 943).

Paul Snyers (1) a repris cette question de la maladie de Stokes Adams. Il en résume l'historique et la bibliographie, donne une observation personnelle et montre que la documentation anatomopathologique est encore bien insuffisante pour étayer des conclusions définitives.

Le syndrome paraît le plus souvent lié à l'artériosclérose, cette artériosclérose étant localisée soit au cœur soit plus souvent encore au bulbe.

h. De même, la *tachycardie* (paroxystique ou habituelle) est fréquemment d'origine mésocéphalique (2) notamment dans la paralysie labioglossolaryngée, le tabès bulbaire, la sclérose en plaques, la méningite...

Schlesinger (3) a insisté, après Nothnagel, sur les rapports de la tachycardie paroxystique et de l'épilepsie.

L'anatomie pathologique de la maladie de Basedow (dont la tachycardie est un élément capital) n'est pas encore assez établie pour aider à localiser la lésion de ce symptôme, mais on sait la fréquence des paralysies bulbaires (4) dans cette névrose.

Aux lésions primitivement bulbaires il faut joindre « la paralysie ascendante aiguë, la myélite aiguë diffuse, la poliomyélite aiguë, la sclérose latérale amyotrophique, le tabès, dans leur marche ascendante vers le bulbe ».

Les *palpitations* s'observent dans des circonstances analogues : « névroses et affections bulbaires dans lesquelles les noyaux du pneumogastrique sont intéressés. Ainsi on les observe dans la paralysie labioglossolaryngée, dans les hémorrhagies et ramollissements bulbaires, où elles seront le présage d'une fin plus ou moins prochaine ».

(1) Paul Snyers, *Revue de Médecine*, 1903, p. 813.

(2) Voir Vincent, *Des tachycardies*, thèse de Paris, 1901 et Huchard, *loco cit.*, t. I, p. 367.

(3) Schlesinger, travail cité, *Bulletin médical*, 1904, p. 137.

(4) Voir : Gilbert Ballet, *Revue de Médecine*, 1888, p. 337 et 513 et Bourguet dans mes *Leçons de Clinique médicale*, 1re série, p. 681.

De même encore pour l'*arythmie*, qui peut indiquer « une lésion des noyaux d'origine du pneumogastrique dans le bulbe, probablement causée par l'artériosclérose ». Elle peut aussi résulter de traumatismes de l'encéphale et du bulbe (1).

3. *Lésions cérébrales.* — Nous diviserons en trois groupes les faits cliniques de nature à fixer le rôle des lésions cérébrales dans la pathogénie des troubles circulatoires : *a*) les faits indiquant une lésion cérébrale en général (sans précision de siège) ; *b*) les faits indiquant une lésion optostriée ; *c*) les faits indiquant une lésion corticale.

a. Les symptômes circulatoires indiqués plus haut ont été notés dans l'hémiplégie par lésion *cérébrale* (2). Trenel (3) a publié quatre autopsies d'hémiplégique ayant présenté des hémorrhagies scorbutiques.

Dans la paralysie générale, on a signalé aussi des troubles vasomoteurs tels que ecchymoses, rougeur ou pâleur de la peau, hémorrhagies (4).

« Les lésions cérébrales en foyer (hémorrhagie, ramollissement, tumeurs) provoquent parfois, du côté paralysé, un œdème, en général modéré, assez dur, violacé, survenant quelques jours ou quelques semaines après le début de l'hémiplégie (5). »

C'est encore dans les troubles circulatoires par lésion cérébrale que rentre le plus souvent la raie méningitique.

L'érythromélalgie se développe parfois à la suite d'affections cérébrales, de psychoses ou de la migraine ophtal-

(1) Dejerine, *loco cit.*, p. 1040, 1035 et 1042.

(2) Voir les ouvrages déjà cités de Dejerine, Pierre Marie, Parhon et Goldstein.

(3) Trenel, Société de Neurologie, 17 avril 1902, *Revue neurologique*, 1902, p. 371.

(4) Savage, *Journal of mental science*, 1886, p. 504 (*Revue des sciences médicales*, t. XXVIII, p. 257).

(5) Dejerine, *loco cit.*, p. 1050.

mique (MALHOL, HENOCH, GRAVES, EULENBURG, LEWIN et BENDA, CUSTROM) (1).

. De même, la bradycardie s'observe dans certaines affections cérébrales (méningite, hémorrhagie) (2).

b. J'ai déjà indiqué plus haut (p. 537) les faits expérimentaux établissant les troubles vasomoteurs par lésion *opto-striée*. Il y a aussi des faits cliniques.

VON MONAKOW (3) montre que les troubles vasomoteurs d'origine cérébrale se développent surtout à la suite des lésions des noyaux de la base. « Ainsi, à la suite des lésions de ces noyaux et surtout du corps strié, il se produirait une augmentation de la température, la rougeur de la peau et même l'œdème des parties paralysées. »

Dans une série de travaux (4) PARHON et GOLDSTEIN sont arrivés à cette conclusion que dans l'hémiplégie avec symptômes vasomoteurs l'altération du corps strié est très fréquente, sinon constante. Pour eux, le siège de la lésion dans l'hémiplégie vasomotrice est le corps strié et surtout la tête du noyau caudé. A l'appui de cette manière de voir ils citent des faits cliniques de GUIDO BANTI (1886), KAISER (1895), PREOBRAJEVSKY (1897), HARE (1898), MARINESCO (1898), ABADIE (1898), ALLEN (1899), PARHON et GOLDSTEIN (1899 : 3 faits), PARHON (1900 : 4 faits), PARHON et GOLDSTEIN (1902 : 2 faits).

c. La documentation clinique pour les lésions *corticales* est encore peu considérable.

RIPPING localise cliniquement le centre thermique cortical dans la partie postérieure et profonde de la corne d'AMMON.

(1) ACHARD et LEVI, *loco cit.*, p. 652.

(2) DEJERINE, *loco cit.*, p. 1041.

(3) VON MONAKOW, *Gehirnspathologie*, 1897 (citation PARHON et GOLDSTEIN).

(4) PARHON et GOLDSTEIN, *Roumanie médicale*, 1899 (*Revue neurologique*, 1902, p. 865) ; *Revue neurologique*, 1902, p. 972 ; PARHON, thèse de Bucarest, 1900 (*Revue neurologique*, 1903, p. 318).

Mais il observe sur des aliénés, qui sont en général des malades bien complexes pour l'étude des localisations (1). On peut encore citer le travail de LEQUEUX et celui de HENROT (troubles thermiques avec lésion du lobule paracentral).

ANASTAS SHUNDA (2) a publié l'observation, avec autopsie, d'un épileptique, qui présenta aux derniers moments de sa vie de graves troubles fonctionnels aux viscères, notamment au territoire splanchnique innervé par le nerf pneumogastrique gauche ; il tire les conclusions suivantes : 1° l'hémisphère cérébral droit préside plus spécialement à la vie végétative ou aux fonctions viscérales, tandis que l'hémisphère gauche préside plus spécialement à la vie de relation ; 2° la sclérose de la corne d'AMMON, du corps bordant, du corps dentelé et de la deuxième temporooccipitale droites serait le substratum anatomopathologique d'une affection constitutionnelle de l'innervation vasomotrice, savoir l'épilepsie idiopathique ; 3° le ramollissement, ou toute lésion destructive, du tiers moyen de la première temporooccipitale droite produit l'hémiplégie splanchnique gauche ; à l'état normal donc, cette région de l'hémisphère droit est le centre cortical du nerf pneumogastrique gauche (3).

(1) *Traité des Maladies du Système nerveux* (avec RAUZIER), t. I, p. 344.

(2) ANASTAS SHUNDA, *Localisation cérébrale du nerf pneumogastrique*, 1903.

(3) TROUBERT (*Gazette des hôpitaux*, 1901, p. 1373) a observé une hyperthermie (40°) subite et éphémère chez un sujet qui avait eu le lobe temporal droit traversé par une balle de revolver (*Revue neurologique*, 1902, p. 728).

§ III. — APPAREIL NERVEUX CENTRAL DES SÉCRÉTIONS (1).

A. — ANATOMOPHYSIOLOGIE (2)

1. Sécrétions en général. — 2. Sécrétion salivaire. — 3. Sécrétion sudorale. — 4. Sécrétion urinaire. — 5. Sécrétion lacrymale. — 6. Sécrétion mammaire.

1. *Sécrétions en général.*

Les nerfs sécréteurs pénètrent dans les glandes en même temps que les vaisseaux, avec les vasomoteurs ; ils appartiennent au sympathique.

Ludwig (1851) a montré que l'excitation du bout sectionné du nerf lingual provoque la sécrétion de la salive sous-maxillaire ; Claude Bernard montre que cette action vient au lingual par la corde du tympan et que la même excitation provoque aussi la vasodilatation de la glande.

Enfin l'indépendance des nerfs sécréteurs et des nerfs vasodilatateurs a été démontrée par diverses expériences. Pour la salive, l'action des nerfs sécréteurs persiste alors qu'on a lié préalablement tous les vaisseaux de la glande (Ludwig) ; l'atropine abolit l'action sécrétoire, sans supprimer l'action vasodilatatrice (Heidenhain). Pour la sueur, l'excitation du sciatique produit à la fois de la vasoconstriction et de la sueur ou produit la sudation sur une patte fraîchement coupée ; la pilocarpine et l'atropine dissocient en sens inverse l'action sécrétoire et l'action vasomotrice (Goltz, Luchsinger).

Trois ordres de centres président à l'innervation sécré-

(1) L'étude des sécrétions gastrique, intestinale, pancréatique et hépatique ne sera faite qu'au § VI du présent chapitre (appareil nerveux central de la digestion).

(2) Voir, pour tout ce paragraphe, le *Traité* cité de Morat et Doyon, t. I, 1904 et t. IV, 1900, et le *Précis* cité de Hedon, 3e édit., 1901.

toire : des centres périphériques, des centres bulbomédullaires et des centres cérébraux.

L'action des centres ganglionnaires (périphériques) isolés a été d'abord démontrée par CLAUDE BERNARD pour la sousmaxillaire, puis par WERTHEIMER et LEPAGE pour le pancréas, MIRONOW pour la glande mammaire (1), POPELSKY (2) pour l'estomac...

Nous retrouverons, pour chaque sécrétion principale, les centres bulbomédullaires. Notons seulement ici l'action sécrétoire générale du bulbe. « Sous l'influence de la piqûre du plancher du quatrième ventricule, toutes les sécrétions (y compris la bile, VULPIAN) sont modifiées et coulent abondamment ; l'urine peut contenir du sucre et de l'albumine (CLAUDE BERNARD). »

Pour les centres cérébraux, je renvoie à ce que j'ai dit plus haut (p. 539) des centres supérieurs (corticaux) du vagosympathique.

2. *Sécrétion salivaire.*

a. Les *centres inférieurs* doivent être indiqués séparément pour la glande sousmaxillaire et pour la glande parotide.

α. Glande sousmaxillaire.

Le neurone central inférieur est le ganglion sousmaxillaire (CLAUDE BERNARD).

Les voies centripètes sont : le lingual et les fibres sensitives contenues dans la corde du tympan et le glossopharyngien. L'excitant normal est constitué par les impressions gustatives ou de sensibilité générale dans la bouche (caillou).

Les voies centrifuges sont de deux ordres commandant à deux ordres de cellules dans la même glande (MORAT) : la

(1) DOYON, *Traité* cité *de Morat et Doyon*, t. I, p. 424.

(2) POPELSKY, VIII *Congrès des médecins russes*, Moscou, 1902 (*Revue neurologique*, 1903, p. 465).

corde du tympan préside à la sécrétion d'un liquide limpide, clair, abondant (mucus) ; le sympathique, à la sécrétion d'une salive visqueuse, opaque.

Le sympathique cervical (Gley), certains nerfs abdominaux (Pawlow) ont dans certaines circonstances une action d'arrêt sur la sécrétion de la sousmaxillaire. Certains nerfs (comme le sciatique Gley) peuvent suivant les cas avoir une action excitatrice ou une action inhibitrice sur cette sécrétion.

Ceci amène aux voies nerveuses supplémentaires qui entrent en jeu dans certaines circonstances particulières, mais ne font pas partie de l'appareil nerveux normal ordinaire. C'est par ces voies anormales qu'on peut expliquer la sécrétion paralytique, sécrétion qui s'établit après la section des nerfs qui se rendent à l'organe (Claude Bernard) (1).

β. Glande parotide.

Le neurone central inférieur est le ganglion otique.

Les voies centripètes sont fournies par le glossopharyngien (Eckhard, Loeb, Heidenhain, Vulpian), suivent le rameau de Jacobson, le petit pétreux profond externe, le petit pétreux superficiel (Claude Bernard, Schiff). L'excitant physiologique est l'acte de la mastication (2).

Les voies centrifuges sont formées par les filets parotidiens de l'auriculotemporal (3) (Claude Bernard).

Le sympathique cervical correspondant exerce une action d'arrêt sur la sécrétion parotidienne en même temps qu'une action vasoconstrictive sur la glande (Morat).

b. Dans le *bulbe*, « au niveau du plancher du quatrième ventricule, il existe un point qui, s'il est piqué, provoque une salivation abondante (Claude Bernard) ».

(1) Voir Doyon, *loco cit.*, p. 429.
(2) Voir Doyon, *Ibidem*, t. IV, p. 289.
(3) Branche du nerf maxillaire inférieur (V paire) ou mandibulaire.

Kohnstamm (1) localise le centre salivaire dans le bulbe, du pôle postérieur du noyau facial à l'extrémité frontale du noyau masticateur du trijumeau.

c. Rien à ajouter à ce que j'ai dit plus haut (p. 537) des centres *cérébraux*.

3. *Sécrétion sudorale.*

« L'ensemble des nerfs sudoripares reproduit pour ainsi dire trait par trait l'ensemble des vasomoteurs cutanés ». Mais, comme l'atropine paralyse l'action sécrétoire en laissant intacte l'action vasomotrice, il faut admettre des fibres distinctes, géographiquement rapprochées, pour les deux fonctions.

Les nerfs sudoraux sont contenus dans le sciatique pour le membre inférieur (Goltz), surtout dans le médian pour le membre supérieur, dans le facial et le trijumeau pour la tête ; le tout venant du sympathique (Luchsinger).

Ott et Arloing admettent aussi une action sudoinhibitrice du sciatique et du sympathique.

Pour les centres bulbomédullaires et cérébraux il faut se rapporter à ce que nous avons dit des centres circulatoires (p. 544) et des centres supérieurs du vagosympathique (p. 539).

4. *Sécrétion et excrétion urinaires.*

a. Sécrétion : rein (2).

L'action sécrétoire rénale ne paraît pas isolée de l'action vasomotrice.

Certains physiologistes admettent même qu'il n'y a pas de véritable action sécrétoire (Howell, Hermann). « L'hyperémie paralytique qui suit la section des nerfs rénaux

(1) Kohnstamm, *Centralblatt fur Nervenheilkunde und Psychiatrie*, 1902 (*Revue neurologique*, 1903, p. 209).

(2) Voir Laignel Lavastine, thèse citée, p. 81 à 116 et Morat, *Traité* cité *de Morat et Doyon*, t. IV, p. 549.

s'accompagne d'une augmentation de la quantité d'urine sécrétée (hydrurie ou polyurie), parfois même du passage de l'albumine et même du sang dans l'urine (KRIMER, BRACHET, J. MULLER et PEIPERS, VULPIAN). Ces nerfs vasomoteurs (et probablement aussi sécréteurs) ont leurs origines principales dans la douzième et la treizième racine dorsale (BRADFORD). »

La piqûre du bulbe (plancher du quatrième ventricule) au-dessus du point diabétogène provoque la polyurie et plus haut l'albuminurie. « La polyurie produite par piqûre du quatrième ventricule disparaît par section de la moelle au-dessus du douzième segment dorsal. »

Dans les expériences de LAIGNEL LAVASTINE, « alors que l'excitation du crural produit la vasoconstriction des deux reins, l'excitation du splanchnique à la hauteur du onzième communicant est suivie de la vasodilatation du droit... Du côté droit, l'excitation du sympathique thoracique à la hauteur du onzième espace intercostal produit la vasoconstriction du rein droit... les fibres de chacun des splanchniques qui vont au rein correspondant ne passent pas par le ganglion semilunaire correspondant ».

b. Excrétion : vessie (1).

Dans l'appareil nerveux d'excrétion urinaire, je ne dirai rien de l'uretère dont les mouvements sont comparables à ceux de l'intestin.

Pour la vessie, la tension croissante de l'organe par l'urine qui s'accumule « agit comme une excitation qui remonte par les plexus hypogastrique et mésentérique à la moelle lombosacrée, par les éléments sensitifs de ces branches du sympathique, et l'excitation est réfléchie sur les nerfs moteurs vésicaux ».

La réflexion se fait dans la moelle lombaire en une ré-

(1) Voir, pour ce paragraphe, MORAT, *Traité* cité de *Morat et Doyon*, t. IV, p. 551.

gion que nous avons déjà étudiée plus haut (p. 162) et aussi dans le ganglion mésentérique inférieur.

Les nerfs moteurs vésicaux sont en deux groupes : l'un, supérieur, quitte la moelle lombaire par les racines et les rameaux communiquants des 3e, 4e et 5e paires lombaires, croise la chaîne du grand sympathique, traverse les trois ganglions correspondants, va vers le ganglion mésentérique inférieur et de là au ganglion ou plexus hypogastrique.

Le groupe inférieur sort de la moelle sacrée par les 2e et 3e paires sacrées, croise la chaîne du grand sympathique, évite les ganglions correspondants (avec lesquels il n'est réuni que par de grêles anastomoses), forme le nerf érecteur sacré d'ECKARD et va aussi au ganglion ou plexus hypogastrique.

Ces deux nerfs (nerf lombaire ou mésentérique inférieur et nerf sacré ou érecteur) ont des actions antagonistes sur la vessie (VON ZEISSL, COURTADE et GUYON) : le premier va au sphincter et s'oppose à la sortie de l'urine ; le second va au detrusor urinæ et expulse l'urine. « Les uns et les autres sont doublés d'éléments inhibiteurs comme tous les nerfs ganglionnaires ; la répartition de ces derniers serait inverse de celle des éléments moteurs, de telle sorte que l'excitation des nerfs sacrés inhiberait le col, pendant qu'elle contracterait le corps de la vessie ; celle des nerfs lombaires inhiberait le corps, pendant qu'elle contracterait le col » (MORAT).

5. *Sécrétion lacrymale.*

Le nerf sécréteur lacrymal est la branche lacrymale de l'ophtalmique du trijumeau (avec quelques fibres du sympathique). Le nerf excréteur est le facial (orbiculaire des paupières et muscle de HORNER) (1).

(1) Voir plus loin, à la séméiologie, les signes de la paralysie de ce muscle de HORNER.

6. *Sécrétion mammaire.*

« De fortes excitations du système nerveux (émotions) provoquent, passagèrement, chez les femmes en lactation, une diminution et même une cessation de la sécrétion lactée... Expérimentalement, chez les animaux, l'excitation de longue durée d'un nerf sensitif est toujours suivie d'une diminution considérable de la sécrétion... La section des nerfs qui vont aux mamelles diminue la sécrétion lactée. Chez la chèvre le tronc nerveux principal qui innerve la glande est le spermatique externe... L'isolement complet de la glande du système nerveux central ne supprime pas tout à fait les fonctions sécrétoires de cette glande, mais les diminue seulement (1). »

B. — SÉMÉIOLOGIE

1. Symptômes salivaires : *a*) **hypersalivation ;** *b*) **hyposalivation ;** *c*) **parasalivation. — 2. Symptômes sudoraux :** *a*) **hypersudation (hyperidrose) ;** *b*) **hyposudation ;** *c*) **parasudation. — 3. Symptômes urinaires :** *a*) **hypercrinie urinaire (polyurie) ;** *b*) **hypocrinie urinaire (oligurie, anurie) ;** *c*) **paracrinies urinaires :** α) **albuminurie ;** β) **phosphaturie ;** γ) **azoturie ;** δ) **hématurie. — 4. Symptômes lacrymaux.**

1. *Symptômes salivaires* (2).

On peut distinguer l'hyper, l'hypo et la parasalivation.

a. Hypersalivation. Le symptôme est constitué par l'hypersécrétion et l'hyperécoulement de la salive. Il ne faut pas le confondre avec l'écoulement seul de la salive (*sia-*

(1) DOYON, *loco cit.*, t. I, p. 426.

(2) Voir : MAURICE LETULLE, article Salivation *Nouveau Dictionnaire de Médecine et de Chirurgie pratiques*, t. XXXII, 1882 ; HALLOPEAU et APERT, *Traité élémentaire de Pathologie générale*, 6e édition, 1904 ; DEBOVE et ACHARD, *loco cit.*, t. I, p 518 ; ACHARD et LÉVI, *loco cit.*, t. VIII, p. 657 ; SUARD, *Cours de Séméiologie médicale*, 1899, p. 624 ; SPRING, *Symptomatologie ou Traité des accidents morbides*, t. I, 1868-72, p. 53.

lorrhée) qui peut être due à une gêne ou à une paralysie des lèvres ou de la déglutition ni avec la fréquence du crachottement salivaire (*ptyalisme*) qui peut manquer dans l'hypercrinie salivaire et se produire sans cette hypercrinie comme la pollakiurie doit être distinguée de la polyurie.

L'hypersalivation peut atteindre plusieurs litres (1) par jour et produire un amaigrissement considérable (2).

Ce symptôme s'observe d'abord dans les *névroses*. En 1893, KORANYI et en 1894 FÉRÉ notent chez les *épileptiques* « le flux considérable de salive que peuvent sécréter ces malades, soit au commencement des attaques, soit sous forme d'équivalents de ces accès. » L'un de ces malades était atteint d'épilepsie partielle ou corticale et KORANYI en conclut l'existence de centres corticaux de la salivation (3).

« Il est assez ordinaire, dit SYDENHAM, aux femmes *hystériques* de cracher durant plusieurs semaines une matière séreuse, ni plus ni moins que si elles avaient été frottées d'onguent mercuriel. » FABRE, FÉRÉ, GILLES DE LA TOURETTE ont également signâlé l'hypersalivation dans l'hystérie, soit comme symptôme prémonitoire des attaques, soit comme symptôme persistant pendant des semaines (4).

L'hypercrinie salivaire a été encore notée dans la *paralysie agitante* (VULPIAN et CHARCOT).

L'hypersalivation est très souvent d'origine réflexe. Le réflexe peut partir de la *bouche*, dans certaines stomatites par exemple (mercure SMITH). Le plus souvent, il part de l'*estomac* : c'est un symptôme prémonitoire du vomisse-

(1) Trois kilogrammes et plus, alors que la quantité normale est de 1500 gram. (BIDDER et SCHMIDT).

(2) « WRIGHT a perdu onze livres du poids de son corps dans l'espace d'une semaine, pendant laquelle il s'était livré à ses études sur la salive » (SPRING).

(3) Voir JULES SOURY, *loco cit.*

(4) GILLES DE LA TOURETTE, *Traité clinique et thérapeutique de l'hystérie*, t. II, 1895, p. 387 et t. III, 1895, p. 250. Voir aussi BRISSAUD et BRÉCY, *Gazette hebdomadaire de médecine et de chirurgie*, 1901, p. 1081.

ment (indigestion, mal de mer, tartre stibié (1), gastrite chronique, ulcère ou cancer de l'estomac). Il peut aussi partir de l'*intestin* (helminthiase) et même de *l'utérus* (grossesse, troubles de la menstruation).

Comme lésion *bulbaire* pouvant entraîner la sialorrhée, on peut citer le tabès et la paralysie labioglossolaryngée.

On observe ce symptôme dans la paralysie du facial quand la lésion siège *au-dessus du bulbe*, dans l'hémiplégie d'origine *cérébrale*. LETULLE rappelle que « c'est sur un malade atteint d'hémiplégie avec sialorrhée qu'EBSTEIN tenta les premières injections souscutanées d'atropine dans le but de supprimer le flux salivaire ». ESQUIROL, FODÉRÉ et d'autres ont noté le symptôme chez certains aliénés ; on l'a vu dans la paralysie générale. Plus spécialement, on peut dire qu'en général l'hypersalivation accompagne les périodes d'excitation et d'agitation.

Enfin c'est dans l'hypersalivation d'origine nerveuse qu'il faut placer l'action de certains poisons comme la pilocarpine (jaborandi) et la muscarine (amante oronge).

b. L'hyposalivation (*asialie*, hypocrinie salivaire) est moins fréquente et moins facile à constater.

On ne peut guère la reconnaître par « l'évaluation du liquide sécrété » mais plutôt par la sécheresse de la bouche perçue par le malade (et par le médecin qui trouve la langue pâteuse, collante), la difficulté de la déglutition, de la parole, la soif, la diminution du goût...

C'est un symptôme de la paralysie du facial, quand la lésion siège au-dessous du bulbe, mais au-dessus de l'issue de la corde du tympan. ARNOLD (1838), ROMBERG et d'autres l'ont constaté (quoique ce ne soit pas constant) : le malade se plaint alors de sécheresse dans la moitié correspon-

(1) Même après une friction à la pommade stibiée. GRIFFITH cité par VILLEMIN, article Salivaires (glandes) et Salive *Dictionnaire encyclopédique des sciences médicales*, 1878.

dante de la bouche ; il dit que l'eau ne lui coule pas dans cette moitié de la cavité buccale.

Chez certains cérébraux et aliénés, on observe ce symptôme, dans des périodes de dépression.

Enfin, il y a des poisons qui le produisent rapidement : l'atropine par exemple.

c. Le chapitre de la *parasalivation* n'est pas fait. Peut-être pourrait-on y faire rentrer les cas dans lesquels la salive change de réaction, devient par exemple acide ; ce qui permet au muguet de se développer... Mais on conteste que la salive soit jamais acide à son émission et l'acidité constatée ultérieurement serait due à la décomposition des aliments restés dans les interstices dentaires après les repas, décomposition qui produit des acides lactique et butyrique (CLAUDE BERNARD) (1).

2. *Symptômes sudoraux* (2).

On peut aussi distinguer l'hyper, l'hypo et la parasudation.

a. Hypersudation (hypercrinie sudorale : *hyperidrose* quand elle est généralisée, *éphidrose* si elle est localisée à une région, *hémidrose* si elle occupe une moitié du corps).

On constate l'hyperidrose spontanée ou développée sous l'influence de la chaleur ou d'un travail musculaire. On peut aussi étudier l'hypersudation déterminée par la pilocarpine (STRAUS) (3). On injecte 0,01 à 0,02 centigr. pour provoquer une sudation générale ou 0,001 à 0,004 milligram. pour explorer directement l'aptitude sudoripare

(1) DEBOVE et ACHARD, *loco cit.*, t. I, p. 519.

(2) STRAUS, Article Sueurs, *Nouveau Dictionnaire de médecine et de chirurgie pratiques*, t. XXXIV, 1883 ; DEJERINE, *loco cit* . p. 1117 ; HALLOPEAU et APERT, *loco cit.*, p. 697 à 706 ; SUARD, *loco cit.*, p. 624 ; DU CAZAL, Article Sueur *Dictionnaire encyclopédique des sciences médicales*, 1884, p. 184.

(3) STRAUS, *Académie des sciences*, 7 juillet 1879 ; *Gazette médicale de Paris*, 1880 ; *Revue des sciences médicales*, 1880.

d'un point donné de la peau. STRAUS, étudiant ainsi la paralysie faciale, a constaté que la réaction était normale dans les cas d'origine cérébrale, tandis que dans les paralysies périphériques graves (avec réaction de dégénérescence) il y a le plus souvent (4 fois sur 5) un retard manifeste, variant d'une demi-minute à 2 minutes, de la sudation du côté malade sur le côté sain. Ceci ne se produit pas dans la paralysie périphérique légère du facial (BLOCH). Dans le service de LETIEVANT on a vu la sudation locale par la pilocarpine diminuée ou abolie dans des régions cutanées anesthésiées par des sections nerveuses (1). Le même fait a été observé dans les paralysies radiculaires du plexus brachial (Mme DEJERINE KLUMPKE).

L'hyperidrose est observée dans les *névroses*.

Pour l'*hystérie*, SYDENHAM a d'abord signalé des sueurs nocturnes, également observées par BOURNEVILLE et REGNARD, KRIEGE, PAUL RAYMOND, A. MARTIN, FABRE, COMBY, RAYMOND (2). Fréquente dans le *goitre exophtalmique*, l'hypersudation s'observe aussi dans la *neurasthénie*, l'*hypocondrie*...

Nombreuses sont les hyperidroses *réflexes*.

Telles sont celles qu'on observe dans les névralgies (NOTTA 1857 : névralgie susorbitaire ; DESBROUSSES LATOUR : névralgie faciale ; GAILLET : sciatique) ; « elles sont alors l'effet d'un réflexe analogue à celui qui produit les convulsions, la rougeur de la pommette et l'hypercrinie conjonctivale dans le tic douloureux... KASTREMSKY a publié l'observation d'un homme qui suait abondamment de la joue droite quand il mangeait un mets de haut goût ». Au même groupe appartiennent les sueurs d'origine viscérale (FRANÇOIS

(1) Voir : BOUVERET, *Des sueurs morbides,* thèse d'agrégation, Paris, 1880 et BLOCH, *Contribution à l'étude de la physiologie normale et pathologique des sueurs*, thèse de Paris, 1880.

(2) GILLES DE LA TOURETTE, *loco cit.*, t. II, p. 387. STRAUS cite (p. 136) des faits de FRANK (1827) qui paraissent bien appartenir à ce groupe des hyperidroses névrosiques.

Franck) : origine cardiaque (angine de poitrine : Peter, Renaut), origine bronchopulmonaire (Robillard), origine pleurale (Lépine : injection de teinture d'iode dans la plèvre), origine gastrique, origine utérine (dysménorrhée), rénale, uretérale (François Franck) (1)...

L'hypersudation peut résulter d'une *lésion périphérique*.

Hallopeau et Apert citent des observations (Hamilton, Weir Mitchell, Debrousses Latour) d'éphidrose à la suite de névrites traumatiques ; dans un cas de Bouveret le traumatisme avait porté sur la région parotidienne. Ebstein (1875), Riehl (1884), Raymond (1888) ont également montré les relations qui unissent l'hypersudation à l'altération du sympathique.

C'est aux lésions du sympathique qu'il faut aussi rattacher les éphidroses de certains tabétiques (Remak 1881 ; Pierret, Putnam ; Raymond et Artaud (2) 1884 ; Ollivier 1883).

Pour la *moelle*, je rappelle encore que mon malade de 1889 avait des sueurs exagérées du même côté que l'hyperthermie, la thermanesthésie et l'analgésie. Il en était de même dans les 29 faits (cités plus haut, p. 578) que j'en ai rapprochés. Bouveret (1880) avait signalé l'hyperidrose dans diverses maladies de la moelle, mais sans parler du siège de la lésion. Ma conclusion est assez généralement acceptée aujourd'hui que les troubles sudoraux, quand ils sont d'origine médullaire, sont le symptôme de la substance grise centropostérieure.

Enfin on a observé l'hyperidrose dans les lésions *cérébrales*.

Bichat, Meschede (1868), Morselli (1870) ont publié des cas d'éphidrose unilatérale dans l'hémiplégie. Dans les mémoires réunis de Paul Raymond (3) et de Salo Kaiser (4) il y a 10 cas d'hyperidrose unilatérale par lésion cérébrale.

(1) Hallopeau et Apert, *loco cit.*, p. 699 et 701.

(2) Raymond et Artaud, *Revue de Médecine*, 1884, p. 414.

(3) Paul Raymond, *Archives de Neurologie*, 1888, p. 51.

(4) Salo Kaiser, *Hyperidrosis unilateralis faciei*, Inaugural Dissertation. München, 1891.

Teuscher (1) en ajoute deux d'Adamkiewicz et un de Hitzig (1896). Seeligmüller (2) cite ceux de Geiger (1890), de Pandi (1896), les siens propres (1899). Hallopeau et Apert citent un cas (Senator) de monoplégie brachiale avec spasmes et sueurs localisées et lésion des centres psychomoteurs du côté opposé. Parhon et Goldstein (3) ont constaté souvent la sueur plus accentuée du côté paralysé que de l'autre côté ; le phénomène devient beaucoup plus évident si on injecte 0,01 centigr. de pilocarpine sur la ligne médiane du corps : la différence a été constatée dans 22 cas sur 30 hémiplégiques examinés.

Marandon de Montyel (4) a étudié l'éphidrose dans la paralysie générale, en suivant les malades depuis le début de leur affection jusqu'à la terminaison par la mort. Il cite les indications sommaires déjà données par Christian et Ritti, Sollier, Regis, Gilbert Ballet et Paul Blocq, Magnan et Sérieux, Mickle et Mendel et conclut de ses propres recherches : l'éphidrose est observée chez un paralytique général (homme) sur neuf ; on trouve le maximum d'hypersécrétion à la deuxième période et le minimum à la troisième ; la forme dépressive la présente quatre fois plus souvent que la démentielle ; les périodes de calme ou d'agitation, l'étiologie n'ont pas d'influence ; le symptôme n'a jamais été observé au-dessus de cinquante ans ; l'éphidrose s'est toujours montrée d'emblée excessive et a toujours brusquement pris fin.

b. Hyposudation, hypocrinie sudorale, *oligidrose* (Török) ou *anidrose*. Peut être générale ou locale, congénitale (héréditaire J. Franck) ou acquise ; s'accompagne de peau rugueuse, parfois pityriasique).

(1) Heinr. Teuscher, *Neurologisches Centralblatt*, 1897, p. 1028.

(2) Seeligmüller, *Deutsches Archiv für Nervenheilkunde*, t. XV, 1899, p. 159.

(3) Parhon et Goldstein, *loco cit.*, 1902, p. 977.

(4) Marandon de Montyel, *Presse médicale*, 1903, p. 136.

On l'observe dans des névroses, dans l'hémiatrophie faciale progressive (Frémy) et dans les névrites (1). « Après la section complète d'un nerf, la sécrétion de la sueur devient généralement bien moins active dans la région affectée et la peau y est plus sèche que dans les parties voisines (2). »

c. On peut comprendre dans la *parasudation* (*paridrose*) les sueurs colorées et les sueurs odorantes.

La *chromidrose* (3) dans laquelle nous ne comprenons ni la sueur bleue (par le microbe du pus bleu) ni l'hématidrose (par hémorrhagie capillaire) est caractérisée par la coloration de la sueur même.

James Yonge (1709) et Lecat (1765) publient les premières observations de cette étrange maladie, dans laquelle il se forme sur la peau des taches noires ou bleu foncé, qui s'enlèvent avec un linge, le tachent et reparaissent ensuite spontanément. Le Roy de Méricourt donne (1857) le premier travail d'ensemble sur la question et fait, à grand' peine, accepter la réalité de la maladie à la Société médicale des hôpitaux qui croyait à la simulation.

D'après Sabrazès et Cabannes (1896) cette coloration serait due à l'excrétion d'indican par les glandes sudorales. Cet indican proviendrait des voies digestives. « La chromidrose survient le plus souvent chez des hystériques et à l'occasion d'émotions. Parrot la considérait comme liée à un trouble de l'innervation cutanée (4). » « La face, surtout la paupière inférieure, la poitrine, l'abdomen, le scrotum, les bras et les pieds, sont les lieux d'élection de cette sécrétion, qui se produit d'une manière intermittente... Les sueurs rouges, les sueurs phosphorescentes ne sont que

(1) Erlenmeyer, *Centralblatt fur Nervenheilkunde*, 1889, p. 225.

(2) Babinski, *loco cit.*, t. VI, p. 681.

(3) Voir Hardy, article Chromidrose *Nouveau Dictionnaire de Médecine et Chirurgie pratiques*, t. VII, 1867, p. 580.

(4) Hallopeau et Apert, *loco cit.*, p. 706.

des variétés de cette chromidrose (1). » GAUCHER a observé un cas de chromidrose « rouge, intermittente, de l'éminence thénar et de la partie antérieure et externe du poignet... On constate fréquemment aux aisselles de certains sujets des sueurs colorées en rouge ou en jaune (*lepothrix*) (2) ».

Les sueurs odorantes (3) (*bromidrose*) comprennent les sueurs rendues odorantes par le développement du bacterium fœtidum (THIN 1880) et les sueurs (*osmidrose*) sécrétées odorantes (TÖRÖK) sans altération secondaire. « En particulier les hystériques présentent parfois de la bromidrose généralisée et exhalent une odeur d'urine » (*uridrose*).

3. *Symptômes urinaires*.

Nous passerons successivement en revue les hypercrinies, les hypocrinies et les paracrinies.

a. *L'hypercrinie urinaire* (4) (*polyurie*) est observée dans des névroses, après des lésions périphériques, des lésions mésocéphaliques et des lésions cérébrales.

La polyurie émotive et hystérique (5) est classique (urine nerveuse à faible densité) ; on la constate aussi après certaines crises d'épilepsie, dans la névropathie des arthri-

(1) DEJERINE, *loco cit.*, p. 1117.

(2) GAUCHER et BARBE, *Traité de Médecine et de Thérapeutique de Brouardel et Gilbert*, t. III, 1897, p. 817.

(3) Voir HALLOPEAU et APERT, *loco cit*, p. 705 ; DEJERINE, *loco cit.*, p. 1117 ; GAUCHER et BARBE, *loco cit.*, p. 817.

(4) Voir HALLOPEAU et APERT, *loco cit.*, p. 644 ; DEJERINE, *loco cit.*, p. 1066 ; JEANSELME, Polyurie, *Traité de Médecine et de Thérapeutique de Brouardel et Gilbert*, t. V, p. 546 ; CUFFER, Polyurie, *Nouveau Dictionnaire de Médecine et Chirurgie pratiques*, t. XXIX, 1880, p. 59. — Voir aussi les thèses de mes collègues KIENER (Strasbourg, 1866) et GRANEL (Montpellier) et la Thèse d'agrégation de LANCEREAUX, 1869.

(5) Voir SOUQUES, *Archives de Neurologie*, t. XXVIII, 1894, p. 448 et JEAN ABADIE, *Ibidem*, t. IX, 1900, p. 193 ; BRISSAUD, *Presse médicale*, 1897 ; GILLES DE LA TOURETTE et GEORGES GASNE, Hystérie, *Traité de Médecine et de Thérapeutique de Brouardel et Gilbert*, t. X, 1902, p. 290.

tiques (Mayet). Enfin c'est au même groupe qu'on peut rattacher la plupart des cas de *polyurie essentielle*.

Cette polyurie essentielle (1) a été séparée du diabète insipide par Robert Willis qui l'a étudiée sous le nom d'anazoturie. On l'observe uniquement chez les nerveux et les dégénérés (2).

Claude Bernard a produit *expérimentalement* la polyurie par *lésion périphérique* en sectionnant le grand splanchnique. Elle survient également « à la suite de la section du sympathique thoracique et de l'ablation des ganglions thoracique supérieur ou cervical inférieur ». Laignel Lavastine (3) cite un cas de polyurie (sans autopsie) dans lequel on peut invoquer la pathogénie splanchnique.

Au groupe des causes périphériques se rattachent les polyuries *réflexes*, se développant après des lésions des voies d'excrétion urinaire, des kystes de l'ovaire (Perroud), etc.

Le groupe des polyuries par *lésion mésocéphalique* est certainement le plus important.

Expérimentalement Claude Bernard a déterminé la polyurie par la piqûre du plancher du quatrième ventricule (chez le lapin) entre les racines des pneumogastriques et celles des acoustiques. Kahler (1885) a provoqué « des lésions bulbaires sur le lapin en injectant quelques gouttes d'une solution de nitrate d'argent ; il arriva ainsi à établir que les lésions atteignant la partie caudale du pont et la partie ouverte de la moelle allongée, surtout dans le voisinage du corps restiforme, provoquaient une polyurie simple, avec polydipsie, sans que ces troubles retentissent d'ailleurs sur l'état de santé de l'animal » (4).

(1) Voir Jeanselme, *loco cit.*, p. 552 et Souques, *Manuel de Médecine de Debove et Achard*, t. I.

(2) Voir Dubost, *La Polyurie chez les dégénérés*, thèse de Paris, 1889 et Guinon, *Névroses urinaires de l'enfance*, thèse de Paris, 1889.

(3) Laignel Lavastine, *loco cit.*, p. 275.

(4) Dejerine, *loco cit.*, p. 1066.

Cliniquement, on trouvera des documents sur la polyurie par lésion mésocéphalique dans les ouvrages de Lancereaux, Ebstein, etc. Dieulafoy (1) a réuni et bien étudié tous les faits de diabète (insipide ou sucré) par traumatisme, surtout crânien : il ne conclut pas à l'origine mésocéphalique de l'altération qu'il ne localise pas.

De Jonge (2) a publié un cas de diabète sucré avec tumeur de la moelle allongée. Hallopeau et Apert citent (p. 645 en note) deux cas de Hayem de polyurie avec dégénérescence gélatiniforme de l'épendyme du quatrième ventricule et des parties sousjacentes, liée à une hyperplasie connective.

C'est Ollivier (3) qui a étudié cliniquement la polyurie par lésion *cérébrale* (hémorrhagie). Après les ictus hémisphériques, l'urine monterait comme la courbe thermique de Charcot.

Il faut enfin signaler le groupe intéressant des polyuries provoquées, toxiques et médicamenteuses, par les *diurétiques*, qui agissent par le système nerveux soit en modifiant la tension artérielle (digitale, ergot) soit en excitant les nerfs sécréteurs (alcool) (4).

b. L'hypocrinie urinaire (5) (*oligurie, anurie*) a été *expérimentalement* réalisée par Vulpian quand, complétant l'expérience de Claude Bernard, il a faradisé le bout périphérique du grand splanchnique coupé. On a encore l'anurie quand on cautérise le plancher du quatrième ventri-

(1) Dieulafoy, *Clinique médicale de l'Hôtel-Dieu de Paris*, 3e série, 1900, p. 142.

(2) De Jonge, *Archiv fur Psychiatrie und Nervenkrankheiten*, t. XIII, p. 3 (*Archives de Neurologie*, 1884, t. VIII, p. 333).

(3) Ollivier, *Archives de Physiologie normale et pathologique*, 1876.

(4) Voir Cuffer, *loco cit.*, p. 64 et Morat, *Traité* cité, p. 432.

(5) Voir Cuffer, *loco cit.*, p. 62 ; Doyon, *Traité* cité, t. I, p. 429.

cule ou quand on sectionne la moelle vers la partie inférieure de la région cervicale. « L'anurie peut être provoquée par voie réflexe, par des excitations, touchant soit le rein, soit d'autres organes. La seule mise à nu du rein arrête momentanément la sécrétion (Claude Bernard). » « Goetzl a constaté que si on adapte d'un côté à l'uretère un robinet, l'écoulement par l'autre rein cesse lorsque le robinet est fermé, c'est-à-dire lorsque la pression augmente dans le rein correspondant, puis reprend après. »

Cliniquement, l'oligurie et l'anurie (qu'il ne faut pas confondre avec la rétention, vésicale ou uretérale, d'urine), s'observent classiquement dans l'hystérie, avec (ou sans) vomissements pouvant contenir de l'urée. Dans ces cas, l'urine est très pauvre et a une faible densité ; ce qui la différencie de l'urine, par simple concentration aqueuse, des asystoliques, cardiaques, etc.

L'anurie est encore souvent réflexe (1), par exemple à la suite de l'engagement d'un calcul dans un uretère (Guyon, Albarran, Donnadieu, Chapotot, Israel, Bourgeois, Brand). On a cependant soutenu que l'anurie ne peut survenir dans ces conditions que si le second rein était déjà malade. Un anurique, a dit Legueu (1895) est un individu qui, la veille, vivait avec un seul rein. Ceci est surtout vrai de l'anurie persistante. Mais l'anurie transitoire peut parfaitement être produite par réflexe parti d'un seul uretère. On a vu encore de ces anuries transitoires réflexes dans la colique néphrétique ou après des instillations vésicales au nitrate d'argent. « Le même réflexe inhibitoire peut compliquer les divers états qui s'accompagnent d'un shok nerveux intense, grands traumatismes, brûlures étendues, intoxications, perforations et occlusions intestinales suivies de péritonite suraiguë. »

c. Dans les *paracrinies urinaires* on peut comprendre

(1) Voir Jeanselme, *loco cit.*, t. V, p. 561 et Doyon, *loco cit.*, t. I, p. 429.

les modifications qualitatives de l'urine, telles que l'albuminurie, la phosphaturie, l'azoturie, l'hématurie, d'origine nerveuse.

α. VULPIAN a montré que la section du grand splanchnique entraîne l'*albuminurie* par le rein correspondant. CLAUDE BERNARD avait déjà obtenu le même effet par la piqûre du quatrième ventricule. SCHIFF, BROWN SEQUARD ont vérifié ces faits et étendu la région dont la lésion produit l'albuminurie. Cette région comprendrait le pont de VAROLE, les pédoncules... d'une manière générale, le mésocéphale.

Cliniquement, GUBLER cite un cas de même ordre dans son mémoire sur l'hémiplégie alterne ; MAGNAN, DESNOS, LIOUVILLE... rapportent des faits d'hémorrhagie de la protubérance avec albuminurie. OLLIVIER, étudiant l'apoplexie dès le début des accidents, à Ivry, dans un hospice de vieillards, constate que l'albuminurie est beaucoup plus fréquente qu'on ne le croit et peut correspondre à des lésions cérébrales siégeant partout ailleurs que dans le mésocéphale. Il institue des expériences dans lesquelles il produit des lésions dans les hémisphères chez le lapin et développe ainsi l'albuminurie, quoique le mésocéphale soit intact. Elle apparaît en général rapidement après l'attaque, au moment de la dépression thermométrique notée par CHARCOT et serait un signe pronostique fâcheux.

D'après HUPPERT, toute attaque d'épilepsie serait suivie d'une albuminurie notable transitoire ; FIORI (1), HALLAGER (2) ont également constaté la fréquence de l'albuminurie. D'après VOISIN et PÉRON (3), l'albuminurie postparoxystique s'observerait dans la moitié des cas d'accès isolés

(1) FIORI, *Ital. med.*, 1881 (*Archives de Neurologie*, t IV, 1882, p. 224).
(2) HALLAGER, *Nordisk. med. Arkiv*, 1890 (*Revue des Sciences médicales*, t XXXVI, p 226).
(3) VOISIN et PERON, *Archives de Neurologie*, sept. 1892 et janvier 1893.

et dans tous les cas d'état de mal épileptique. Il est bon d'être prévenu de cela pour éviter une confusion avec l'éclampsie (TYSON) (1). PIERRE MARIE a pensé à une névrose du grand sympathique dans certains cas d'albuminurie orthostatique (LAIGNEL LAVASTINE).

β. Les Anglais ont particulièrement insisté sur l'augmentation des *phosphates* urinaires dans les maladies cérébrales.

BENCE JONES note cet accroissement dans des cas d'encéphalite spontanée ou traumatique ; SUTHERLAND dans des paroxysmes de manie aiguë ; BEALE dans les périodes aiguës des maladies cérébrales. Ce dernier signale un accroissement progressif dans un cas d'encéphalite chronique.

L'augmentation des phosphates est d'ailleurs toujours constatée dans des maladies à paroxysmes, avec agitation, grands mouvements musculaires. L'élimination des phosphates peut être due à cela. HAMMOND a constaté qu'un exercice violent produit quelquefois les mêmes résultats. MENDEL a vu au contraire les phosphates diminuer dans les maladies cérébrales, quand on comparait le malade à un sujet sain placé dans les mêmes conditions d'alimentation (2)...

Dans l'hystérie, GILLES DE LA TOURETTE et CATHELINEAU (3) ont montré que, dans les périodes de crise, les phosphates sont diminués ; mais il y a inversion dans le rapport normal des phosphates alcalins aux phosphates terreux : ce rapport, normalement de 3 à 1, tombe à 2 pour 1, 1 pour 1 et même au-dessous. Divers auteurs et moi-même (4) avons constaté

(1) TYSON, *Med. News*, 31 octobre 1891. Voir aussi LANNOIS et MAZET, *Lyon médical*, 16 juillet 1899 et *Société des Sciences médicales de Lyon*, avril 1900 et GALANTE, *Riforma medica*, avril 1898.

(2) Voir POTAIN, Cerveau, *Dictionnaire encyclopédique des Sciences médicales*.

(3) GILLES DE LA TOURETTE et CATHELINEAU, *Académie des Sciences*, 14 avril 1890 ; *Société de Biologie*, 7 avril 1897 ; *Progrès médical*, 1888, 1889, 1890 et 1892.

(4) *Leçons de Clinique médicale*, 1re série, p. 513.

des faits analogues. Voisin, Royer, Poels les ont au contraire discutés. Bosc (1) admet que l'inversion des phosphates peut faire défaut dans la crise d'hystérie et exister au contraire très nettement après les attaques épileptiformes. Seulement dans ce dernier cas tous les autres termes de la formule urinaire seraient normaux.

Mairet (2) a démontré que les attaques et l'état de mal épileptique augmentent l'élimination de l'acide phosphorique. Laillier (3) a obtenu des résultats très comparables. Féré (4) et Voisin (5) ont soutenu, contre Gilles de la Tourette (6), que l'inversion s'observe dans les deux névroses (7)...

On pourrait dire d'ailleurs que cette question (comme toutes celles de ce paragraphe) appartient plutôt au chapitre suivant de l'action trophique du système nerveux.

γ. Mairet a également signalé l'hyperélimination de l'azote (*azoturie*) après les attaques et dans l'état de mal épileptiques. « Le système nerveux central, dit Jeanselme, semble intervenir dans la production de l'urée, en excitant ou ralentissant les transformations chimiques. Mais nous ignorons à peu près totalement par quel mécanisme il agit sur l'uropoïèse. »

δ. L'*hématurie* névropathique et vasomotrice (8) (Latour, Gendrin, Parrot, Lancereaux) a été déterminée expérimentalement (Vulpian) par la section des branches du

(1) Bosc, *Société de Biologie*, 7 mai et 23 juillet 1892.

(2) Mairet, *Académie des Sciences*, 4 et 11 août 1884 et *Archives de Neurologie*, 1885, t. IX, p. 232 et 360.

(3) Laillier, *Académie des Sciences*, 6 octobre 1884.

(4) Féré, *Société de Biologie*, mars-avril 1892.

(5) Voisin, *Ibidem*, 23 avril 1892.

(6) Gilles de la Tourette, *Ibidem*, 9 avril 1892.

(7) Voir encore Voulgre, *Élimination des phosphates dans les maladies nerveuses*, thèse de Lyon, 1894.

(8) Voir Mayet, *loco cit.*, t. II, p. 726.

plexus rénal. On l'observe à la suite d'émotions vives, dans l'hystérie, après des lésions du bulbe ou du plancher du quatrième ventricule...

4. *Symptômes lacrymaux.*

« La diminution ou l'abolition de la sécrétion de la glande lacrymale (*xérome lacrymal* ou *xérophtalmie lacrymale*) est caractérisée par la perte de la faculté de pleurer, sous l'influence des excitants normaux, physiques ou psychiques, de la sécrétion et n'a guère été observée que dans des cas de neurasthénie. L'excès de la sécrétion lacrymale (*épiphora*) s'observe surtout chez les hypocondriaques, les paralytiques généraux et les hystériques (1). »

Dans la paralysie du facial, on peut observer de l'épiphora que DUCHENNE explique ainsi par la paralysie du muscle de HORNER : « 1° le muscle de HORNER fait saillir les points lacrymaux pour les porter en dedans et les plonger dans le sac lacrymal, où ils vont puiser les larmes (fonction qui a lieu pendant le clignement des paupières) ; 2° la force tonique de ce muscle donne à l'angle interne de l'œil sa forme arrondie ; 3° par sa paralysie, l'angle interne de l'œil devient aigu ; enfin, les points lacrymaux s'écartant en dehors et ne pouvant plus plonger dans le sac lacrymal, les larmes s'écoulent au dehors (2) ». C'est là un trouble de l'*excrétion lacrymale.*

GOLDZIEHER (3) a décrit la suppression de la *sécrétion* lacrymale dans la paralysie faciale d'origine intratemporale. Les fibres sécrétoires émanant du facial se rendraient à la glande lacrymale en suivant successivement le nerf pétreux superficiel, le ganglion sphénopalatin, le nerf temporo-

(1) SICARD, *Cours de Séméiologie médicale*, 1899, p. 625.

(2) DUCHENNE DE BOULOGNE, *De l'Électrisation localisée*, 1872, 3e édition, p. 853.

(3) GOLDZIEHER, Société ophtalmologique de Heidelberg, 1893 *Semaine médicale*, 1893, p. 386.

malaire et l'anastomose que ce dernièr envoie au nerf lacrymal.

Nous avons déjà étudié (1) les crises de pleurs par lésion cérébrale.

§ IV. — APPAREIL NERVEUX CENTRAL DE LA TROPHICITÉ

Quoique très étudié, ce chapitre est encore trop peu avancé pour que je puisse, comme pour les autres appareils, exposer séparément l'anatomophysiologie d'abord, la seméiologie ensuite.

Nous réunirons les documents physiologiques et cliniques sur cette question en trois groupes : les troubles trophiques des muscles, les troubles trophiques des articulations et des os, les troubles trophiques de la peau et du tissu cellulaire souscutané.

I

TROUBLES TROPHIQUES DES MUSCLES

1. Amyotrophies. *a*) **Atrophie musculaire progressive ;** *b*) **paralysie atrophique spinale infantile ;** *c*) **myélites expérimentales ;** *d*) **amyotrophies associées ;** *e*) **amyotrophies bulbaires et viscérales ;** *f*) **diagnostic de la lésion ;** *g*) **amyotrophies des hémiplégiques ;** *h*) **mécanisme de l'action nerveuse trophique sur les muscles ; pseudohypertrophies. — 2. Hypertrophies musculaires.** *a*) **Myopathie hypertrophiante ;** *b*) **hypertrophie musculaire prémonitoire de l'amyotrophie ;** *c*) **maladie de Thomsen.**

1. *Amyotrophies.*

L'atrophie musculaire est le symptôme de la lésion des cornes antérieures de la moelle ou mieux du neurone moteur inférieur bulbomédullaire (2).

(1) Voir plus haut, p. 192.
(2) Voir mes leçons sur trois cas d'atrophie musculaire. L'atro-

a. Cliniquement découverte par DUCHENNE (1849) et par ARAN (1851), l'*atrophie musculaire progressive* a eu son anatomie pathologique fixée par toute l'Ecole française, de CRUVEILHIER (1853) à HAYEM, CHARCOT et VULPIAN. Puis, on a successivement enlevé de ce cadre, initialement trop large : les myopathies progressives, les névrites, la sclérose latérale amyotrophique, la syringomyélie et PIERRE MARIE a fini par écrire : « il n'y a pas d'atrophie musculaire progressive de DUCHENNE DE BOULOGNE (1) ». C'était une exagération.

Comme je l'ai dit pour la sclérose latérale, on peut garder, dans un cadre donné, des cas dont la lésion n'est pas étroitement limitée à un système, pourvu que la lésion en dehors du système soit accessoire, peu importante, et surtout cliniquement silencieuse.

En partant de ce principe, on trouvera dans la thèse de JEAN CHARCOT (2) des observations de STRUMPELL, d'OPPENHEIM, de DEJERINE, de DARKCHEWITSCH et une personnelle, plus une plus récente de RAYMOND (3). HOFFMANN (4) a également démontré que, dans la famille des amyotrophies héréditaires, une part certaine doit être faite au type ARAN DUCHENNE.

Voilà donc un premier groupe de faits, dont l'existence reste indiscutable, caractérisé : cliniquement par l'atrophie musculaire, anatomiquement par la lésion des cornes antérieures de la substance grise.

phie musculaire est le syndrome du neurone moteur central (bulbomédullaire) inférieur. *Leçons de Clinique médicale*, 1898, 3e série, p. 793.

(1) PIERRE MARIE, *Revue neurologique*, 1897, p. 686.

(2) JEAN CHARCOT, *Contribution à l'étude de l'atrophie musculaire progressive*, type ARAN-DUCHENNE, thèse de Paris, 1895. — Voir aussi TZEDEPOGLOU, thèse de Montpellier, 1892.

(3) RAYMOND, *Clinique des Maladies du Système nerveux*, 1897, 2e série, p. 449. — Voir aussi TARGOWLA, *Nouvelle Iconographie de la Salpêtrière*, 1897, t. X, p. 415.

(4) HOFFMANN, *Deutsches Zeitschrift fur Nervenheilkunde*, 1893, t. III, p. 427 et 1897, t. X, p. 292 (Travaux de la Clinique d'ERB et du laboratoire d'ARNOLD).

b. C'est encore DUCHENNE (1861) qui a fixé la description clinique de la *paralysie atrophique spinale infantile* (1), vue déjà par UNDERWOOD (1774), HEINE (1840), RILLIET et BARTHEZ (1851) : après une période aiguë de paralysie généralisée, la maladie se localise à quelques groupes musculaires et se manifeste exclusivement par l'amyotrophie.

VULPIAN et PRÉVOST (1866) ont, les premiers, localisé la lésion dans les cornes antérieures de la substance grise, localisation confirmée par LOCKART CLARKE (1867), CHARCOT et JOFFROY (1870).

DUCHENNE avait déjà vu que la même maladie peut se développer chez l'adolescent et chez l'adulte et les travaux ultérieurs ont confirmé l'existence d'une *paralysie spinale aiguë de l'adulte* cliniquement et anatomiquement identique à celle de l'enfance (2).

c. Expérimentalement (3), avec des cultures vieilles du streptocoque de l'érysipèle, ROGER (1891) a « pu reproduire chez seize animaux une myélite systématique caractérisée, au point de vue anatomique, par une dégénérescence des cellules des cornes antérieures ; au point de vue symptomatique, par un ensemble de phénomènes comparables à l'atrophie musculaire progressive ». Des résultats analogues ont été obtenus par GILBERT et LION (1891) avec le colibacille, BOURGES (1893) avec l'érysipélocoque, THOINOT et MASSELIN (1894) avec le colibacille et le staphylocoque.

d. Amyotrophies associées.

Dans une série de cas, la maladie atteint les cornes antérieures sans s'y localiser exclusivement. Dans tous ces cas,

(1) Voir les thèses de DUCHENNE fils, Montpellier, 1864, n° 8 et LABORDE, Paris, 1864, n° 163.

(2) Voir VAN GEHUCHTEN, Congrès de Bruxelles, *Revue neurologique*, 1903, p. 848.

(3) Voir mon Rapport au Congrès de Bordeaux sur les myélites infectieuses. *Leçons de Clinique médicale*, 1898, 3e série, p. 540.

l'atrophie musculaire fait partie du tableau clinique. C'est ce qui arrive notamment dans certains tabès compliqués, chez certains syringomyéliques, chez certains vieux hémiplégiques avec dégénérescence descendante, dans certains cas anormaux de sclérose en plaques (1), dans la pachyméningite, les méningomyélites syphilitiques (2)... et aussi dans la *sclérose latérale amyotrophique* (sclérose latérale et poliomyélite antérieure).

Au même groupe appartiennent encore : l'*atrophie musculaire* Charcot Marie (type péronier, atrophie musculaire progressive neurotique ou neurale), dans laquelle il y a en même temps altération des racines et des cornes antérieures et altération des racines et des cordons postérieurs, ainsi que des colonnes de Clarke ; et l'*atrophie musculaire* Werdnig Hoffmann, dans laquelle il y a « atrophie dégénérative des cellules ganglionnaires des cornes antérieures de la moelle, atrophie analogue des fibres des racines antérieures et des nerfs périphériques, moteurs, sensitifs et mixtes, atrophie progressive des muscles, avec adiposité corrélative (3) ».

e. Amyotrophies bulbaires et viscérales.

Les amyotrophies bulbaires portent spécialement sur les lèvres et sur la langue. On les observe dans la paralysie labioglossolaryngée, dans les formes bulbaires de l'atrophie musculaire progressive Aran Duchenne et de la sclérose latérale amyotrophique, et en général dans les lésions bulbaires à évolution prolongée.

L'*hémiatrophie de la langue* mérite une mention spéciale : elle a été bien étudiée dans le tabes.

(1) Lejonne, *Contribution à l'étude des atrophies musculaires dans la sclérose en plaques*, thèse de Paris, 1903, n° 159.

(2) André Leri, Congrès de Bruxelles, *Revue neurologique*, 1903, p. 849.

(3) Raymond, *Clinique des maladies du Système nerveux*, 1903, t. VI, p. 1. — Voir aussi Brunes, *Deutsche Zeitschrift fur Nervenheilkunde*, 1901, p. 401.

Les deux premiers faits que je connaisse (1) sont ceux de CUFFER et de VIDAL présentés à la Société de Biologie en 1875 (12 juin et 3 juillet). CHARCOT a magistralement étudié la question qui est complètement exposée par GILBERT BALLET (2) en 1884.

La question a été ensuite reprise par RAYMOND et ARTHAUD, ARNAUD (3), KOCH et MARIE (4), qui ont surtout insisté sur le côté anatomopathologique de la question.

Anatomiquement, on constate dans ces cas une lésion accentuée des deux noyaux (principal et accessoire) de l'hypoglosse.

En dehors du tabes, j'ai observé l'hémiatrophie de la langue dans un cas de méningomyélite diffuse. On l'a observée aussi dans la paralysie générale et dans les localisations bulbaires de la syphilis (5). PAGÈS et CALMETTE (6) en ont publié un beau cas dans l'hémiatrophie faciale, observé dans mon service.

ANDRÉ LERI (7) a récemment publié un beau cas (avec autopsie) d'atrophie généralisée de la musculature de tous les viscères dans une amyotrophie progressive type ARAN DUCHENNE.

(1) *Maladies du Système nerveux*, 1878, t. I, p. 342.

(2) GILBERT BALLET, *Archives de Neurologie*, 1884, t. VII, p. 191.

(3) ARNAUD, thèse de Paris, 1884.

(4) KOCH et MARIE, *Revue de Médecine*, 10 janvier 1888. — Voir aussi MAURIAC, *Congrès de Dermatologie et de Syphiligraphie*, avril 1890.

(5) Voir encore sur cette question : HIRT, *Berliner klinische Wochenschrift*, 1885, n° 25; SCHIFFERS, *Revue de Laryngologie*, 1er juillet 1886 ; REMAK, *Berliner klinische Wochenschrift*, 1886, p. 401 (intoxication saturnine) ; PEL, *Ibidem*, 1887, p. 521 ; MENDEL, *Ibidem*, 1888, p. 383 ; LEUDET, *Annales des Maladies de l'Oreille*, décembre 1887 (syphilis) ; LIMBECK, *Prager medicinische Wochenschrift*, 1889 ; TREVELYAN, *Brain*, 1890, p. 102 ; GIVEN CAMPBELL, *Saint Louis Courier of medicine*, 1901, p. 407 (*Revue neurologique*, 1902, p. 511).

(6) PAGÈS et CALMETTE, *Nouvelle Iconographie de la Salpêtrière*, 1903, p. 21.

(7) ANDRÉ LERI, Société de Neurologie, 17 avril 1892, *Revue neurologique*, 1902, p. 394.

f. Diagnostic du siège de la lésion.

Il faut d'abord éliminer l'origine névrosique et l'origine myopathique de l'atrophie musculaire.

Depuis le mémoire de Babinski (1) les faits d'atrophie musculaire hystérique se sont multipliés. Mais dans ces cas (assez rares d'ailleurs) il n'y a pas de secousses fibrillaires, pas de réaction de dégénérescence et il y a d'autres symptômes d'hystérie (2). Dans les myopathies, pas de contractions fibrillaires, fréquence des rétractions tendineuses (3), pas de réaction de dégénérescence, début plus fréquent par la racine des membres, caractère souvent familial (4).

Ces éliminations faites, l'amyotrophie doit être considérée comme l'expression d'une action trophique excercée sur le muscle par les corps cellulaires du neurone moteur central inférieur.

Pour préciser davantage le diagnostic de siège, il faut considérer le mode de distribution de l'amyotrophie. La distribution périphérique indique une altération d'un nerf périphérique (5) ; la distribution radiculaire, une altération

(1) Babinski, *Archives de Neurologie*, 1886, t. XII, p. 1. — Voir aussi Gilles de la Tourette, *Traité clinique et thérapeutique de l'Hystérie*, 1895, t. II, p. 503.

(2) Gilbert Ballet (*Presse médicale*, 1904, p. 169) a montré que les rayons N fourniraient un moyen de plus de reconnaître la nature névrosique d'une amyotrophie ou d'une paralysie. Dans les cas de lésion organique il y a diminution dans le pouvoir qu'ont les muscles de provoquer la phosphorescence des écrans au sulfure de calcium mélangé au collodion ; dans les cas d'hystérie au contraire l'approche des muscles rend les écrans vivement phosphorescents.

(3) Voir : Lejonne, *Nouvelle Iconographie de la Salpêtrière*, 1902, p. 38.

(4) Sur ce diagnostic différentiel des myopathies, voir : Gilbert Ballet et Jean Philippe, qui étudient la fatigue au moyen de l'ergographe et des ergogrammes chez le myopathique et dans l'atrophie musculaire névritique (Congrès de Bruxelles, *Revue neurologique*, 1903, p. 846) ; et les communications de Gilbert Ballet et Delherm et d'Henry Meige sur le facies de sphinx et les déformations du cou chez les myopathiques (Société de Neurologie, 5 juin 1902, *Ibidem*, 1902, p. 533).

(5) Voir Dejerine, *loco cit.*, p. 599.

des racines ou de l'entrée dans la moelle (1) ; la distribution segmentaire, une altération médullaire plus élevée.

Pour ce dernier groupe des amyotrophies segmentaires, voici quelques documents : HAMMOND (2) conclut d'un fait d'amyotrophie avec autopsie qu'un groupe cellulaire de la moelle donne les nerfs musculaires à l'avantbras et un autre groupe à la main (3). MARINESCO (4) montre que dans la syringomyélie l'atrophie musculaire est segmentaire. FLATAU (5) étudie les centres médullaires de l'avantbras et de la main dans un cas d'amputation par désarticulation du bras (16 ans avant la mort) et dans un cas d'absence congénitale de la main et de l'avantbras. CROCQ (6) a présenté à la Société belge de Neurologie un cas d'amyotrophie en gant et VAN GEHUCHTEN a rappelé en avoir présenté un semblable, l'année précédente, à la même Société. HALIPRÉ (7) a montré la distribution segmentaire dans divers cas d'amyotrophie à point de départ articulaire.

g. Les amyotrophies des hémiplégiques.

L'idée mère de tous les paragraphes précédents est que l'altération du neurone moteur inférieur (bulbomédullaire) peut seule entraîner l'amyotrophie. Cependant il y a des atrophies musculaires chez certains hémiplégiques, c'est-à-dire quand la lésion porte sur le neurone moteur supérieur (cortical).

Dans un certain nombre de ces cas on a trouvé des lésions

(1) Voir les faits de J. DE LÉON (*Revue neurologique*, 1902, p. 943) et de CESTAN et HUET (*Nouvelle Iconographie de la Salpêtrière*, 1902, p. 1).

(2) HAMMOND, *Revue neurologique*, 1894, p. 116.

(3) Voir aussi JOSEPH COLLINS, *Ibidem*, 1894, p. 105.

(4) MARINESCO, *Nouvelle Iconographie de la Salpêtrière*, 1897, n° 1.

(5) FLATAU, *Archiv fur Psychiatrie und Nervenkrankheiten*, 1899, p. 112.

(6) CROCQ, *Journal de Neurologie*, 1899, p. 167.

(7) HALIPRÉ, *Revue médicale de Normandie*, 1903, p. 423 (*Revue neurologique*, 1904, p. 37).

concomitantes des grandes cellules des cornes antérieures de la moelle (CHARCOT, CARRIEU (1), HALLOPEAU, PIERRET, PITRES, BRISSAUD) (2). Pour PIERRE MARIE « les dégénérations pyramidales de la moelle produisent, d'une façon à peu près constante (du moins quand elles ont duré un temps suffisant), une diminution marquée dans le volume de la corne antérieure du côté correspondant. » JOFFROY et ACHARD (3) admettent aussi une action de retentissement de la lésion cérébrale sur les cellules motrices de la moelle, épuisant ces cellules et déterminant ainsi l'atrophie musculaire.

DEJERINE (4) a signalé dans un assez grand nombre de ces cas des lésions névritiques. C'est à ce groupe qu'on pourrait rapporter les faits dans lesquels GILLES DE LA TOURETTE attribue l'amyotrophie à une arthropathie antérieure. MARINESCO a également trouvé des altérations des nerfs périphériques.

En somme, on le voit, on ne doit attribuer les amyotrophies des hémiplégiques ni à une action trophique directe de l'écorce cérébrale (SENATOR, QUINCKE) (5) ou de la couche optique (BORGHERINI) (6) ou du cerveau (EISENLOHR) ni à une action vasomotrice de ces mêmes neurones cérébraux (7) (ROTH et MURATOFF) (8) sur les muscles. Elles ne font pas exception à la règle générale et, par un mécanisme ou un autre, indiquent toujours une altération du neurone moteur inférieur.

(1) CARRIEU, *Les Amyotrophies spinales secondaires*, thèse de Montpellier, 1876.

(2) BRISSAUD, *Revue mensuelle de Médecine et de Chirurgie*, août 1879.

(3) JOFFROY et ACHARD, *Archives de Médecine expérimentale*, 1891, t. III, p. 780.

(4) DEJERINE, *Société de Biologie*, 27 juillet 1889 et *loco cit.*, p. 493 et 597.

(5) QUINCKE, *Deutsches Archiv fur klinische Medicin*, 1888, t. XLII.

(6) BORGHERINI, *Rivista sperimentale di Freniatria e di medicina legale*, 1890, p. 465 (*Neurologisches Centralblatt*, 1891, p. 727).

(7) Voir aussi PARHON et POPESCO, *Romania medicala*, avril 1898 (*Revue neurologique*, 1902, p. 225).

(8) ROTH et MURATOFF, *Archives de Neurologie*, 1891, p. 296.

CHATIN (1) qui a repris toute cette question des troubles trophiques chez les hémiplégiques montre les rapports de ces troubles trophiques avec les troubles sensitifs. Il défend avec MORAT une théorie d'après laquelle « il y aura troubles trophiques, non pas quand les centres trophiques et les nerfs trophiques d'ailleurs hypothétiques seront lésés, mais quand les propriétés motrices ou sensitives du système nerveux seront altérées... Le plus souvent les troubles trophiques ou vasomoteurs des hémiplégiques s'accompagnent de troubles sensitifs... les troubles trophiques sont le résultat de la rupture d'un équilibre réflexe sensitivo-moteur qui sera d'autant plus compromis que la double fonction motrice et sensitive sera altérée ». Et il se rallie à la théorie de GOLDSCHEIDER (2), MARINESCO (3) et VON MONAKOW (4), d'après laquelle « l'atrophie musculaire est le résultat de la réduction simultanée des fonctions sensitives d'une part et des fonctions motrices et vasomotrices d'autre part ».

Je veux bien considérer avec BRISSAUD la nutrition comme un équilibre réflexe, l'équilibre des voies centripètes (sensitives) et centrifuges (vasomotrices et trophiques) géographiquement rapprochées dans la plus grande partie de leur trajet. Mais il ne faut pas perdre de vue que tous les points de l'appareil sensitivomoteur général ne sont pas égaux devant le trouble trophique et il faut garder comme une loi clinique que l'amyotrophie est spécialement le symptôme du neurone moteur inférieur.

h. Mécanisme de l'action nerveuse trophique sur les muscles.

L'altération de l'appareil nerveux trophique des muscles

(1) CHATIN, *Revue de Médecine*, 1900, p. 781.
(2) GOLDSCHEIDER, *Berliner klinische Wochenschrift*, 7 mai 1894.
(3) MARINESCO, *Semaine médicale*, 1898.
(4) VON MONAKOW, *Specielle Pathologie und Therapie de Nothnagel*, t. IX, 1897.

n'entraîne pas la suppression de la nutrition ou la mort locale dans le muscle ; le muscle ne se sphacèle pas.

« L'atrophie musculaire, dit Durante (1), est le résultat, non pas d'une résorption moléculaire, mais d'un processus complexe qui débute par une véritable *anarchie intracellulaire* ; par suite d'un trouble dans l'harmonie qui doit régner entre les différentes parties constituant la fibre striée, le sarcoplasma s'hyperplasie, prend le dessus et se transforme en cellules musculaires distinctes ayant des caractères embryonnaires. Secondairement, ces cellules se métamorphosent et perdent leurs caractères propres pour prendre l'aspect conjonctif ou adipeux ». Toutes les amyotrophies (névro, myélo et myopathiques) « relèvent histologiquement de ce même processus et ne diffèrent que par la distribution des lésions et par la rapidité de leur évolution (2). »

L'action nerveuse trophique n'est pas une action nécessaire à la vie du muscle ; mais c'est une action régulatrice de sa nutrition. L'altération de cet appareil nerveux et la suppression de cette action nerveuse trophique entraînent la disparition progressive de l'élément actif différencié et le développement croissant de l'élément conjonctif et adipeux.

Ce dernier développement peut même devenir luxuriant, donner au muscle malade un volume en apparence plus considérable que son volume avant la maladie : c'est la *pseudohypertrophie musculaire*.

Cette *lipomatose luxuriante* (Landouzy) (3) masque l'atrophie musculaire, mais le processus est surtout observé

(1) Durante, Congrès de Grenoble, *Revue neurologique*, 1902, p. 814 et *Manuel d'histologie pathologique de Cornil et Ranvier*, 3ᵉ édition, 1902, t. II, p. 182.

(2) Voir aussi de Buck et de Moor, Congrès de Bruxelles, *Revue neurologique*, 1903, p. 842.

(3) Landouzy, *Revue mensuelle de Médecine et de Chirurgie*, janvier 1878.

dans la *paralysie pseudohypertropique* (1). Cette forme de myopathie, bien étudiée, après DUCHENNE, par EULENBURG et COHNHEIM en 1866, et en 1871 par CHARCOT « est caractérisée cliniquement par une augmentation de volume des masses musculaires de certaines régions et par un état de parésie des mêmes muscles ; de là le nom de paralysie pseudohypertrophique donné à la maladie. Il s'agit en réalité d'une forme de myopathie atrophiante progressive, dans laquelle l'atrophie de la substance contractile est presque toujours masquée, au début du moins, par une production exubérante de graisse et de tissu conjonctif dans les interstices des fibres musculaires » (RAYMOND) (2).

2. *Hypertrophies musculaires.*

Ce groupe est infiniment moins important que celui des amyotrophies. Avec DURANTE (3) nous dirons un mot successivement : de la myopathie hypertrophiante, de l'hypertrophie musculaire prémonitoire de l'amyotrophie et de la maladie de THOMSEN.

a. Myopathie hypertrophiante (*dystrophie musculaire hyperplastique de* TALMA).

« TALMA, en 1892, a réuni dix observations relatives à cette affection, dont une personnelle et les neuf autres dues à AUERBACH, BERGER, FRIEDREICH, KRAU, BRUCH et PALL... FULDA, en 1895, en a rapporté un nouveau fait et signalé celui de BENEDICT. Nous [DURANTE] avons nous-même eu

(1) DUCHENNE, *Archives générales de Médecine*, 1861 ; CHARCOT, Œuvres complètes, t. II, p. 283 ; HAMON, thèse de Paris, 1883 ; KELSCH, STRAUS, article Muscles *Dictionnaire encyclopédique des Sciences médicales* et *Nouveau Dictionnaire de Médecine et Chirurgie pratiques*. Nous avons reproduit (avec RAUZIER, t. II, p. 636) de jolies photographies d'un cas de mon service, dont l'observation a paru dans la thèse de mon interne CANNAC.

(2) Voir plus récemment : RAYMOND, *Clinique des Maladies du Système nerveux*, 1903, t. VI, p. 66.

(3) DURANTE, *Manuel d'Histologie pathologique de Cornil et Ranvier*, 3e édition, 1902, t. II, p. 167.

l'occasion d'examiner les muscles d'un malade amputé par M. Morestin, qui paraît rentrer dans cette catégorie d'hypertrophie... Il s'agit dans toutes ces observations d'une hypertrophie musculaire vraie et volumétrique, due à l'augmentation du diamètre des fibres striées... L'hypertrophie survient d'emblée ou est précédée de phénomènes douloureux au niveau du membre qui va être frappé. D'abord limitée à un seul membre, elle s'y localise rarement (Auerbach, Berger, Durante) et ne tarde pas soit à s'étendre à l'autre membre du même côté, affectant une disposition hémiplégique, soit à se généraliser plus ou moins complètement... Leur ensemble clinique [de toutes les observations] et même leurs lésions histologiques les rapprochent des amyotrophies, dont elles ne diffèrent essentiellement que par l'hypertrophie remplaçant ici l'atrophie. Ce sont de véritables myopathies hypertrophiantes que l'on peut opposer aux myopathies atrophiques... Talma a trouvé des lésions nerveuses et, s'appuyant sur la précocité et sur la constance des phénomènes douloureux, croit à une myopathie neurotique » (Durante).

b. Hypertrophie musculaire prémonitoire de l'amyotrophie.

Durante décrit cette hypertrophie musculaire dans toutes les formes de myopathie atrophique, quelle qu'en soit l'origine (nerveuse ou musculaire). Dans les muscles atrophiés on trouve des fibres striées hypertrophiées et Erb a montré que cette hypertrophie est un des premiers signes de l'altération de la fibre et qu'elle précède souvent, sinon toujours, son atrophie.

On a même dans certains cas constaté une hypertrophie vraie de l'ensemble du muscle, précédant l'atrophie.

c. Maladie de Thomsen.

J'ai déjà parlé de la maladie de Thomsen au point de vue symptomatique (1).

(1) Voir plus haut, p. 265.

Au point de vue anatomique, « ainsi que le fait remarquer DELEAGE (1), les lésions essentielles de la fibre musculaire dans la maladie de THOMSEN consistent dans une hypertrophie du protoplasma non différencié, entraînant une désagrégation et une atrophie de la substance différenciée » (DURANTE).

II

TROUBLES TROPHIQUES DES ARTICULATIONS ET DES OS

1. Arthropathies. *a*) **Tabes**; *b*) **syringomyélie**; *c*) **autres maladies médullaires**; *d*) **maladies cérébrales**; *e*) **synthèse de la question. — 2. Ostéopathies.** *a*) **Fractures spontanées**; *b*) **atrophie osseuse**; *c*) **arrêt de développement**; *d*) **scoliose**; *e*) **ostéite déformante (maladie osseuse de Paget). — 3. Acromégalie. Rapports avec le gigantisme, la macrodactylie, l'acrohypoplasie, l'ostéoarthropathie hypertrophiante pneumique. — 4. Hémiatrophie et hémihypertrophie faciale.** *a*) **Hémiatrophie faciale.** *b*) **Hémihypertrophie faciale; hémicraniose.**

1. *Arthropathies.*

a. Tabes.

Sans avoir été le premier à décrire les arthropathies des tabétiques, CHARCOT (1868) a une telle place dans l'historique de la question que cette manifestation porte, en Angleterre, le nom de *Charcot's joint disease.*

Je n'insisterai pas sur la description clinique de ces arthropathies. Mon ancien chef de clinique GIBERT les a bien étudiées avec la radiographie (2) et a montré que dans certains cas les arthropathies pouvaient être le symptôme, sinon unique, du moins prédominant, du tabes et qu'il y a

(1) DELEAGE, *Étude clinique sur la maladie de* THOMSEN, thèse de Paris, 1890 et article Maladie de THOMSEN, *Traité des Maladies de l'enfance*, 1898. — Voir aussi DEJERINE et SOTTAS, *Revue de Médecine*, 1895.

(2) GIBERT, *Nouvelle Iconographie de la Salpêtrière*, 1900, p. 145.

un *tabes trophique* comme il y a un tabes moteur et un tabes sensitif. Plus récemment, IDELSOHN (1) a disséqué un pied tabétique (du service de PIERRE MARIE) d'un sujet chez lequel on a trouvé une dégénération typique des cordons postérieurs, mais qui, avant sa mort, « sauf des douleurs périodiques et peu caractéristiques, ne présentait guère aucune manifestation typique du tabes ».

Tous les auteurs n'attribuent pas l'arthropathie des tabétiques à l'altération du système nerveux. Certains (2) (VON VOLKMANN) pensent qu'elle est due à l'arthritisme (VIRCHOW), au traumatisme facilité par l'analgésie (HUTCHINSON) ou directement à la syphilis (STRÜMPELL).

« Pour CHARCOT, et son opinion est appuyée par les résultats d'un certain nombre d'autopsies (CHARCOT et JOFFROY, PIERRET, LIOUVILLE, SEELIGMÜLLER) la véritable cause doit être recherchée dans l'existence de l'affection médullaire. Suivant toute vraisemblance ce n'est pas la lésion des cordons postérieurs qui en est responsable, c'est une lésion concomitante de la substance grise des cornes antérieures, lésion probablement produite par la propagation à cette substance des lésions scléreuses du cordon postérieur (CHARCOT). MASSALONGO et VANZETTI (3) ont signalé des lésions des cellules des cornes antérieures dans un cas d'arthropathies multiples. Pour BUZZARD, c'est à une altération du bulbe qu'il faudrait rapporter les troubles trophiques tabétiques qui se traduisent par une arthropathie ; cet auteur édifie sa théorie sur la coïncidence qu'il a souvent remarquée chez un même malade d'une arthropathie avec des crises laryngées. Enfin, pour les auteurs qui font jouer dans la production des symptômes tabétiques un

(1) IDELSOHN, Société de Neurologie, 7 janvier 1904, *Revue neurologique*, 1904, p. 90.

(2) Voir PIERRE MARIE, Article Tabès dorsalis *Traité de Médecine* 1904, t. IX, p. 739.

(3) MASSALONGO et VANZETTI, Académie de médecine de Turin, 26 janvier 1900.

rôle primordial aux altérations des nerfs périphériques, les arthropathies seraient dues à des névrites frappant les nerfs des os et des articulations » (Pierre Marie).

Brill (1) se rattache à la théorie de la trophicité réflexe de Marinesco, en admettant que les altérations des fibres centripètes jouent le principal rôle dans la production des arthropathies.

b. Syringomyélie.

C'est encore Charcot (2) qui a bien fait connaître les arthropathies des syringomyéliques.

Carl Hudovernig (3) a montré par l'étude radiographique que, même dans les cas où un léger traumatisme a précédé l'arthropathie, il y avait chez le syringomyélique une certaine altération préalable des surfaces articulaires (4).

c. Autres maladies médullaires.

Les arthropathies ont été signalées par Remak (1863) dans l'*atrophie musculaire progressive*. Rosenthal en cite aussi un cas dans son traité. Il y en a d'autres. Mais ils sont rares ; ce qui cadre mal avec la théorie qui attribuerait ce trouble trophique à la lésion des cornes antérieures.

Vallin (5) a vu une arthropathie dans un cas de myélite diffuse aiguë centrale ou périépendymaire : ceci se rapproche mieux de la syringomyélie dans laquelle les arthropathies sont fréquentes.

d. Maladies cérébrales.

Les arthropathies des hémiplégiques, indiquées par

(1) Brill, *Contribution à l'étude de l'arthropathie labétique*, thèse de Bucarest (*Revue neurologique*, 1902, p. 1114).

(2) Charcot, *Progrès médical*, 29 avril 1893, Indications bibliographiques complètes.

(3) Carl Hudovernig, *Neurologisches Centralblatt*, 1901, p. 1137.

(4) Voir aussi Brissaud, *Archives générales de Médecine*, 1903, p. 3280.

(5) Vallin, *Union médicale*, juillet 1878.

Scott Alison et par Brown-Sequard, ont été surtout décrites par Charcot (1) (1868).

Hitzig (1870) a voulu en faire des arthrites traumatiques. Le traumatisme peut aider à leur développement, au moins pour certaines articulations comme l'épaule. Mais ce n'est pas la cause unique et il faut admettre une action trophique.

D'autre part on a observé ces arthropathies dans l'hémiplégie flasque. On ne peut donc pas les attribuer à la dégénérescence descendante du faisceau pyramidal médullaire.

Gilles de la Tourette (2) fait jouer un grand rôle à ces arthropathies dans la production des amyotrophies consécutives (3).

e. Synthèse de la question.

On a probablement englobé sous le titre général d'arthropathies nerveuses beaucoup de cas d'arthropathies infectieuses ou traumatiques chez des nerveux : telles sont peut-être beaucoup des arthropathies d'hémiplégiques décrites par Charcot (4).

Mais dans beaucoup de cas l'infection ou le traumatisme ont produit l'arthropathie parce que le système nerveux de cette articulation était malade : arthropathies trophoinfectieuses ou trophotraumatiques. Enfin il y a des arthropathies nerveuses pures (5), notamment dans le tabès et dans la syringomyélie. C'est alors qu'il y a une « véritable *folie* de la jointure » (Londe).

Dans ces derniers cas, on se range en général, comme

(1) Charcot, *Archives de Physiologie*, 1868.

(2) Gilles de la Tourette, *Nouvelle Iconographie de la Salpêtrière*, 1897, p. 287 et 340 et *Leçons de Clinique thérapeutique sur les Maladies du système nerveux*, 1898, p. 40.

(3) Voir plus haut, p. 614.

(4) Voir Pierre Marie, *Traité de Médecine et de Thérapeutique de Brouardel et Gilbert*, t. VIII, p. 500.

(5) Voir Londe, *Nouvelle Iconographie de la Salpêtrière*, 1897, p. 382. Bonne bibliographie des arthropathies nerveuses.

théorie (1), à la théorie réflexe de BRISSAUD et MARINESCO : l'arc diastaltique est constitué par une branche afférente (nerfs sensitifs), un centre réflecteur et une branche efférente réflexe (nerfs vasomoteurs)...

Pour parler le langage employé dans tout ce livre, l'appareil du trophisme articulaire est, comme tous les autres appareils nerveux, centripétocentrifuge avec des neurones centraux. Les principaux neurones de l'appareil articulaire semblent être dans la substance grise centropostérieure, comme les neurones de la sensibilité et les neurones vasomoteurs.

Pour la description plus précise, qui n'est pas encore possible, du trajet des voies trophiques, notons que dans l'hémilésion de la moelle (syndrome de BROWN SEQUARD) s'il y a en même temps eschare et arthropathie, celle-ci est du côté de la lésion médullaire (directe) tandis que cellelà est du côté opposé (croisée).

2. *Ostéopathies.*

La division, adoptée avec tous les classiques, en arthropathies et ostéopathies est artificielle en ce que le plus souvent, quand une articulation est malade, les os le sont aussi : notre premier paragraphe aurait dû être intitulé *ostéoarthropathies*. Dans celui-ci sont bien des lésions osseuses sans lésions articulaires.

a. Fractures spontanées (2).

α. Dans le *tabès*, on observe des fractures sans traumatisme ou après une traumatisme insignifiant (WEIR MITCHELL, CHARCOT). Ces fractures, survenues sans douleur, parfois au cours d'une crise de douleurs fulgurantes, se consolident souvent très vite. Il peut y avoir cal exubé-

(1) Voir MASSALONGO, Huitième congrès de la Société italienne de médecine interne, Naples, 1897, *Semaine médicale*, 1897, p. 412.

(2) Voir ACHARD et LEVI, *Traité de Médecine et de Thérapeutique de Brouardel et Gilbert*, t. VIII, p. 673.

rant (1) ou pseudarthrose. Richet (1874) décrit dans ces cas une ostéite raréfiante avec dilatation des canalicules de Havers et du canal médullaire, amincissement de la substance compacte, destruction des ostéoplastes. Regnard a insisté sur la déminéralisation de l'os et l'augmentation des substances organiques (2) ; ce qui explique la fragilité de l'os et aussi, dans une certaine mesure, la facilité de formation du cal (3). Pitres et Vaillard, Siemerling ont signalé, dans des cas de fracture spontanée du tibia, des altérations du filet nerveux qui occupe le trou nourricier de l'os : beaucoup d'auteurs attribuent à des névrites périphériques ces complications osseuses du tabès.

Charcot les attribuait plutôt à une lésion de la substance grise médullaire. « A l'aide d'examens radiographiques, Destot, de Lyon (4), a récemment conclu qu'on devrait probablement attribuer les lésions atrophiques pures aux altérations du système nerveux central, les lésions hypertrophiques à des névrites concomitantes » (5).

β. On a également signalé des fractures spontanées tout à fait comparables : dans la syringomyélie (6), « dans la

(1) Il se fait une ostéogénèse périostique exubérante, dit Bouglé (*Thèse de Paris*, 1895). Comparer le cas de déformation monstrueuse du tibia en fourreau de cimeterre chez un tabétique hérédosyphilitique publié par Sabrazès (*Nouvelle Iconographie de la Salpêtrière*, 1903, p. 118).

(2) « C'est peut-être à ces modifications dans la composition des os qu'il faut attribuer chez les tabétiques la non transmission par les os des vibrations du diapason, alors que cette transmission se ferait toujours chez un sujet normal quand le diapason est appliqué sur un os superficiel, tibia. pubis, etc. (Max Egger, 1899) ; cependant des auteurs récents (Rydel et Seiffert, 1903, Minor, Goldscheider) n'admettent pas que la transmission des vibrations se fasse uniquement par le système osseux » (Pierre Marie, article Tabes dorsualis *Traité de Médecine*, 2e édition, 1904, t. IX, p. 737).

(3) Charcot, Société anatomique, octobre 1875, *Progrès médical*, 1876, p. 116.

(4) Destot, *Société des sciences médicales de Lyon*, 17 mai 1900.

(5) Pierre Marie, Article cité, p. 737.

(6) Voir Louis Renon et Jean Heitz, *Presse médicale*, 1902, p. 711. Ces fractures sont ordinairement d'une consolidation difficile.

sclérose en plaques (Peacoke), dans la sclérose latérale amyotrophique (Bouchard), l'atrophie musculaire progressive (?), la maladie de Friedreich (Bouglé), la paralysie infantile (Berbez), la maladie de Morvan (Chipault) (1) ».

Enfin on a observé les fractures spontanées dans l'hémiplégie cérébrale (Debove (2) 1881) et dans la paralysie générale (3).

b. Atrophie osseuse.

En dehors des cas de fractures spontanées, on a étudié l'atrophie osseuse d'origine nerveuse, constatée cliniquement, anatomiquement ou radiographiquement.

Elle a été signalée par Bouchard (1884) et par Benedikt dans l'atrophie musculaire.

Dejerine et Theohari (4) ont montré cette atrophie osseuse dans l'hémiplégie de l'adulte par la radiographie. Ils attribuent cette atrophie à l'altération des nerfs périphériques à cause des douleurs vives que le sujet éprouve pendant longues années dans le membre frappé d'atrophie osseuse. Dejerine a rapproché ces cas des faits d'atrophie osseuse à la suite de lésions des nerfs (Moty, 1892). « Cet auteur rapporte deux cas de fracture de jambe avec névrite consécutive et atrophie du squelette du pied et un cas de fracture du col du fémur suivi d'atrophie du fémur entier. »

Mes collègues, Imbert et Gagnière (5) ont repris, avec la radiographie, et complété l'étude des atrophies osseuses calcaires consécutives à un traumatisme, qu'il faut sou-

(1) Achard et Lévi, *loco cit.*, p. 669.

(2) Debove, *Société médicale des hôpitaux*, 1881.

(3) Voir Froelich, *Revue médicale de l'Est*, 1890, no 18 et Queneudec, *Contribution à l'étude des fractures spontanées en général et en particulier dans la paralysie générale*, thèse Bordeaux, 1901. Christian (*Annales médicopsychologiques*, 1885, p. 112) réagit au contraire contre l'idée de fragilité des os, les disposant aux fractures.

(4) Dejerine et Theohari, Société de Biologie, 12 février 1898 (*Revue neurologique*, 1898, p. 735). Déjerine, *loco cit.*, p. 1103.

(5) Imbert et Gagnière, *Revue de Chirurgie*, 1903, p. 689.

vent rechercher assez loin du siège de la fracture, qui durent fort longtemps et dont la considération est importante pour l'appréciation des conséquences d'un accident du travail. Ces « altérations osseuses consécutives aux fractures ou même quelquefois à des traumatismes qui n'ont intéressé que les parties molles, consistent exclusivement en une augmentation de la transparence des os aux rayons X, sans que la forme soit jamais altérée ».

Les mêmes auteurs ont de même « reconnu l'existence d'une atrophie osseuse incontestable au niveau du carpe et de la main, dans les divers cas qu'ils ont pu examiner d'hémiplégie de cause centrale, même lorsque la paralysie n'était pas complète et que les malades se servaient de leur bras et de leur main pour presque tous les actes qui n'exigent pas un effort musculaire de quelque intensité ».

Cette atrophie osseuse à la radiographie, qui a été retrouvée par mes collègues chez plusieurs hémiplégiques organiques de mon service et qui manque dans l'hémiplégie hystérique, pourrait devenir un signe de plus pour le diagnostic différentiel de l'hémiplégie organique et de l'hémiplégie névrosique.

c. *Arrêt de développement.*

Quand la lésion capable d'entraîner un trouble trophique frappe un enfant, le développement des os est troublé et retardé dans les membres atteints. On a spécialement observé la chose dans l'hémiplégie cérébrale infantile, dans la paralysie atrophique de l'enfance et dans les paralysies radiculaires ou périphériques de la naissance ou du premier âge.

Cet arrêt de développement, souvent compliqué d'erreur et d'ataxie dans le développement (hémihypertrophie osseuse de Launois et Fayolle) contribue à la formation de la griffe de Bouchard dans la paralysie cérébrale infantile : main fléchie, sans angles ni saillies ; courbe insensible de l'avant bras au bout des doigts.

Ces troubles de la croissance (hypoplasie) peuvent même être le seul indice d'une lésion cérébrale) (1).

Dans la paralysie atrophique de l'enfance, les troubles trophiques osseux ne sont pas nécessairement parallèles à l'amyotrophie. SEELIGMULLER aurait même observé un allongement des os dans des membres atrophiés. ACHARD a très bien étudié, avec JOFFROY (2) et LEOPOLD LEVI (3), par la radiographie, l'état des os dans cette maladie.

« La névrite grave du plexus brachial, survenant pendant l'accouchement ou le jeune âge, est suivie d'atrophie des os (4). »

d. Scoliose.

Je n'ai pas à parler ici de toutes les scolioses qui peuvent se produire dans les maladies du système nerveux. N'appartiennent pas à ce chapitre les scolioses par paralysie, contracture ou amyotrophie, telles que la scoliose de la sciatique (CHARCOT 1886), des paralysies ou des amyotrophies des muscles rachidiens (DUCHENNE), de la paralysie atrophique de l'enfance (5) (MESSNER 1892), de l'athétose double et de la chorée chronique (AUDRY, HALLION), des diplégies cérébrales infantiles (OPPENHEIM), de la maladie de FRIEDREICH (6)..., encore moins de la scoliose myxœdémateuse (7) qui est probablement rachitique.

(1) KOENIG, *Archiv fur Psychiatrie und Nervenkrankheiten,* 1901, p. 233.

(2) JOFFROY et ACHARD, *Archives de Médecine expérimentale,* 1889, p. 57.

(3) ACHARD et LÉVI, *Nouvelle Iconographie de la Salpêtrière,* 1898, p. 262.

(4) ACHARD et LÉVI, *Traité de Médecine et de Thérapeutique de Brouardel et Gilbert,* t. VIII, p. 670.

(5) D'après LEYDEN, les troubles trophiques osseux pourraient jouer un rôle dans la pathogénie de la scoliose dans un certain nombre de cas de paralysie atrophique de l'enfance (DÉJERINE, *loco cit.*, p. 1103).

(6) Voir une étude d'ensemble de toutes les scolioses d'origine nerveuse, in DÉJERINE, *loco cit.*, p. 837.

(7) CHIPAULT, Société de Pédiatrie, 10 mars 1902, *Revue neurologique,* 1902, p. 1040.

De tout ce chapitre de la « scoliose neuropathique », étudié par de Bück (1), je ne retiens que les cas dans lesquels la scoliose est réellement et directement trophique, par ostéoarthropathie vertébrale.

On en trouve des exemples dans le tabès : la colonne vertébrale peut être touchée (Koenig, Pitres et Vaillard) ; c'est alors une arthropathie vertébrale, analogue à celles que l'on observe dans les membres (Dejerine).

Mais les meilleurs exemples de la scoliose, trouble trophique vertébral, sont donnés par la *syringomyélie.*

Cette scoliose, trouble trophique ostéoarticulaire, a été signalée par Bernhardt (1889). Elle siège le plus souvent à la région dorsale et « d'après Hallion sa convexité regarde habituellement le côté atteint le premier et le plus fortement, dans les cas toutefois où la maladie prédomine notablement d'un côté du corps... Suivant certains auteurs elle serait due à une arthropathie vertébrale (Kroenig) ; suivant d'autres, à l'action musculaire (Roth). Il semble plus naturel d'admettre avec Morvan (2) qu'il s'agit là d'un véritable trouble trophique d'origine névropathique (3) ». Broca, Schlesinger admettent aussi que les déformations de la colonne vertébrale dans la syringomyélie sont dues aux troubles trophiques osseux et articulaires (4).

Dans une autopsie récente de syringomyélie typique avec cyphoscoliose très accentuée, Nalbandoff (5) a fait l'examen chimique et microscopique des vertèbres, a trouvé

(1) De Bück, *Journal de Neurologie*, 1901, n° 23. Voir aussi Hallion, *Des déviations vertébrales névropathiques*, thèse de Paris, 1892.

(2) Morvan plaçait cette scoliose « à côté du panaris, de l'arthropathie, de la fracture spontanée ».

(3) Pierre Marie et Guinon, Article Syringomyélie *Traité de Médecine*, 2e édition, 1904, t. IX, p. 839.

(4) Déjerine, *loco cit.*, p. 839 et 1101.

(5) Nalbandoff, *Deutsches Zeitschrift fur Nervenheilkunde*, 1901, t. XX, p. 248.

des lésions fort semblables à celles de l'arthrite déformante de la colonne vertébrale, de la spondylite déformante et a conclu que la cause primordiale en serait un trouble trophique des os eux-mêmes.

c. Ostéite déformante (maladie osseuse de PAGET).

Je dois dire un mot ici de cette maladie, quoique le rôle pathogénique du système nerveux soit encore très discuté.

Décrite en 1877 et en 1882 (1), la maladie osseuse (2) de PAGET est caractérisée par « augmentation considérable de volume et courbure des os longs des membres et des os du tronc et de la tête, produisant un aspect tout à fait particulier ; les fémurs et les tibias sont fortement courbés en avant, les jambes sont écartées, le tronc et le cou sont fixés dans une flexion antérieure très accentuée, par suite de lésions analogues du rachis, la respiration est gênée et à type presque exclusivement diaphragmatique à cause de l'hypertrophie et de la soudure des côtes (3) ». DIEULAFOY (4) complète ainsi ce tableau : « c'est un trouble trophique qui diminue la résistance de l'os tout en provoquant l'exubérance du tissu. Les os devenus moins résistants s'infléchissent et se déforment. Les déformations osseuses, habituellement symétriques, ne sont généralement que l'accentuation des courbures normales et semblent indiquer un certain ramollissement de l'os atteint d'ostéite hypertrophiante. Toutefois, ce ramollissement est minime, car les autres ne sont pas fragiles et les fractures sont exceptionnelles (5) ».

(1) PAGET, *Medicochirurgical Transactions*, 1877, t. LX et 1882, t. LXV.

(2) « Osseuse » pour distinguer de la maladie de PAGET « du mamelon ».

(3) PIERRE MARIE, *Revue de Médecine*, 1886, p. 329.

(4) DIEULAFOY, *Manuel de Pathologie interne*, 1904, 14e édition, t. IV, p. 761 et *Clinique médicale*, t. IV, p. 346.

(5) Voir, comme autres documents cliniques : WILSON, *Philadelphia medical Journal*, 1902 (*Revue neurologique*, 1902, p. 613) ; CADET,

On a beaucoup discuté l'action étiologique de la syphilis. PAGET et les premiers auteurs la niaient résolument. Aujourd'hui au contraire LANNELONGUE et FOURNIER (1903) l'admettent. La même opinion est soutenue dans les thèses de FRECHOU (1) et de NEGELLEN (2). Cette question du fond nosologique ne préjuge en rien celle du rôle du système nerveux dans le mécanisme pathogénique de la lésion osseuse.

Au point de vue de l'action du système nerveux, GILLES DE LA TOURETTE a publié avec MAGDELAINE (3) et avec MARINESCO (4) deux autopsies de maladie de PAGET avec lésion de la moelle. LÉVI (5) en a publié une autre, mais dans laquelle il ne considère la lésion médullaire que comme une coïncidence. HUDELO et HEITZ (6) ont, dans un autre cas, trouvé les mêmes lésions de moelle sénile que LÉVI; ils n'ont constaté aucune altération du groupe cellulaire décrit près du canal central par CURCIO (7) comme le centre trophique médullaire des os.

BÉCLÈRE (8), HUDELO et HEITZ ont insisté sur les lésions athéromateuses fréquentes chez les Paget et proposent d'attribuer les lésions osseuses à l'athérome de l'artère nourricière de l'os. Seulement ceci ne supprime pas complètement l'élément nerveux. GILLES DE LA TOURETTE (2e au-

Contribution à l'étude clinique de l'ostéite déformante de PAGET, thèse de Paris, 1901, n° 1.

(1) JEAN FRECHOU, *Des rapports de l'hérédosyphilis osseuse tardive (type* LANNELONGUE*), avec l'ostéite déformante progressive (type* PAGET*)*, thèse de Paris, 1903, n° 516.

(2) PAUL EMILE RENÉ NEGELLEN, *De l'ostéite déformante (maladie osseuse de* PAGET*)*, thèse de Paris, 1903, n° 441.

(3) GILLES DE LA TOURETTE et MAGDELAINE, *Nouvelle Iconographie de la Salpêtrière*, 1894, p. 1.

(4) GILLES DE LA TOURETTE et MARINESCO, *Ibidem*, 1895, p. 205.

(5) LEOPOLD LÉVI, *Ibidem*, 1897, p. 113.

(6) LUCIEN HUDELO et JEAN HEITZ, *Ibidem*, 1901, p. 415.

(7) CURCIO, *Annali di medicina navale*, 1898 (*Revue neurologique*, 1899, p. 252).

(8) BÉCLÈRE, *Société médicale des hôpitaux*, 19 juillet 1901.

topsie), Lévi, Hudelo et Heitz ont noté dans leurs autopsies une névrite interstitielle du nerf nourricier de l'os, qui pourrait expliquer « le trouble profond de la nutrition et de l'évolution du tissu osseux ».

3. *Acromégalie* (1).

Décrit tout d'abord par Pierre Marie (2), ce syndrome (3) est caractérisé par « une hypertrophie singulière, non congénitale, des extrémités supérieures, inférieures et céphalique. » L'acromégalie frappe les extrémités en général ; elle atteint, à la surface du corps, tout ce qui constitue une extrémité, un *acros*, un *finistère* comme dit Brissaud.

Parmi les multiples lésions que l'on a signalées dans cette maladie, il en est une qui paraît constante : c'est l'hypertrophie du *corps pituitaire* (4). Cette lésion a été constatée dans les sept autopsies relatées dans la thèse de Souza Leite (5) et dans les observations de Bury (6), Pardo (7), Launois et Pierre Roy (8)...

Le crâne de ce dernier sujet avait été radiographié. Chez

(1) Voir Rauzier, *Montpellier médical*, 1893.

(2) Pierre Marie, *Revue de Médecine*, 1886, p. 297. *Nouvelle Iconographie de la Salpêtrière*, 1888, t. I, p. 173 et 1899, t. II, p. 45.

(3) Verstraten, de Gand (1889) lui a justement donné le nom de *Maladie de* Marie.

(4) « Au devant des corps mamillaires, on trouve une dépression infundibuliforme du plancher du troisième ventricule constituant l'infundibulum ; celui-ci est relié par la *tige pituitaire* à un organe énigmatique appelé *hypophyse* » (van Gehuchten, *loco cit.*, t. II, p. 239). Ce *corps pituitaire* ou hypophyse est immédiatement en arrière du chiasma des nerfs optiques.

(5) Souza Leite, *De l'acromégalie*, thèse de Paris. 1890. 38 observations.

(6) Bury, *British medical Journal*, 1891, p. 1179.

(7) Pardo, *Annali dell' Instituto Psichiatrico della Reale Universita di Roma*, 1901, p. 55 (*Revue neurologique*, 1902, p. 948).

(8) Achard et Lœper, Société de Neurologie, 3 mai 1900, *Nouvelle Iconographie de la Salpêtrière*, 1900, p. 398 (histoire clinique). Launois et Pierre Roy, Société de Neurologie, 15 janvier 1903. *Revue neurologique*, 1903, p. 92 ; *Archives générales de Médecine*, 1903, p. 1102 et *Société de Biologie*, 1903, p. 382.

lui et dans deux autres cas analogues, Beclère (1) a trouvé les trois déformations suivantes qu'il considère comme caractéristiques de l'acromégalie : 1° un épaississement très irrégulier des parois crâniennes ; 2° un développement extraordinairement exagéré en hauteur et en profondeur des sinus frontaux, auquel se joint d'ailleurs un développement analogue des sinus maxillaires ; 3° une augmentation très notable dans le sens vertical et surtout dans le sens antéropostérieur de la fosse pituitaire ; ses parois apparaissent manifestement épaissies et, dans son ensemble, elle offre l'image d'une large coupe de forme hémisphérique.

Il y a cependant aussi des faits d'acromégalie sans lésion de l'hypophyse à l'autopsie (tels ceux de Warda (2), Enrico de Silvestri) (3)... et des faits de lésion du corps pituitaire sans acromégalie comme ceux de Fröhlich (4), Boyce et Beadles (5), Homen (6), Waddell (7).

Dans les faits sans autopsie on peut supposer la lésion de l'hypophyse par les troubles visuels et spécialement l'hémianopsie temporale, qui a été d'abord signalée par Schultze (8). Boltz (9) et Packard (10) en ont signalé des cas typiques avec atrophie papillaire et nystagmus. D'autres fois l'hémianopsie est unilatérale et coexiste avec une amaurose complète (Rutlle) (11).

De ces faits on a cherché à déduire la théorie pathogé-

(1) Béclère, *Presse médicale*, 1903, p. 845.

(2) Warda, *Deutsches Zeilschrift fur Nervenheilkunde*, 1901, p. 358.

(3) Enrico de Silvestri, *Riforma medica*, 1903, p. 1416 (*Revue neurologique*, 1904, p. 241).

(4) Alfred Fröhlich, *Wiener klinische Rundschau*, 1901, p. 883 (*Ibidem*, 1902, p. 604).

(5) Boyce et Beadles, *The Journal of Pathology and Bacteriology*, 1893 (*Ibidem*, 1893, p. 189).

(6) Homen, *Finska Lakars Handl.*, 1893 (*Revue neurologique*, 1893, p. 223).

(7) Waddell *Lancet*, 1893, p. 921.

(8) Schultze, *Berliner klinische Wochenschrift*, 1889, n° 38.

(9) Boltz, *Deutsche medicinische Wochenschrift*, 1892, p. 635.

(10) Packard, *The american Journal of medical sciences*, 1892, p. 660.

(11) Rutlle, *British medical Journal*, 1891, p. 697. Sur les trou-

nique de l'acromégalie, qui reste encore obscure (1).

« Klebs pense que, par suite de l'hyperplasie du thymus, des cellules endothéliales vasculaires (les angioblastes) sont entraînées par le courant sanguin et amènent une vascularisation exagérée dont dépend l'anomalie de développement ». Combattue par Pierre Marie, Virchow, Minkowski, Erb, cette théorie est abandonnée. Car « d'une part, cette hyperplasie (du thymus) n'a été rencontrée que dans un seul cas de Klebs et, d'autre part, Marie a observé l'hyperplasie du thymus en l'absence de toute manifestation acromégalique ».

D'après Freund, ce serait une anomalie de développement, s'établissant dans la période qui va de la deuxième dentition à la puberté. « A la naissance, la face et le tronc sont plus développés proportionnellement aux membres. Pendant la croissance et principalement de la deuxième dentition à la puberté, le rapport devient normal entre les extrémités et le tronc... l'acromégalique représente l'expression exagérée du second stade... » Verstraeten voit aussi une relation entre l'acromégalie et les lésions des organes génitaux. Comme l'objecte Haskovec, « l'anomalie n'est pas une pure anomalie de développement ; c'est une entité morbide spéciale, avec un substratum anatomique ».

L'opinion de Pierre Marie reste la plus vraisemblable : pour lui, l'acromégalie est « une sorte de dystrophie systématique, dont la place en nosologie serait assez symétrique de celle du myxœdème, et qui affecterait avec un organe encore inconnu de la fonction trophique (corps pituitaire ?) des relations analogues à celles qui lient le myxœdème et la cachexie strumiprive à certaines lésions ou à l'ablation du corps thyroïde ».

bles visuels de l'acromégalie, voir encore : Vechsler, *Spitalul,* 1901 (*Revue neurologique,* 1902, p. 922) ; Emile Schæffer, *Neurologisches Centralblatt,* 1903, p. 296.

(1) Voir Haskovec, *Revue de Médecine,* 1893, p. 237.

Les réserves très sages de PIERRE MARIE peuvent être un peu diminuées aujourd'hui. On admet l'altération à peu près constante du corps pituitaire (1) et l'acromégalie serait « une dystrophie systématique, due à l'accumulation dans l'organisme de produits toxiques destinés normalement à être détruits par le corps pituitaire (2) ».

Pour CHEALDE et LANNOIS, le corps pituitaire serait un organe de suppléance vis à-vis du corps thyroïde. L'altération initiale, dans l'acromégalie, serait la lésion du corps thyroïde (comme dans le myxœdème) ; secondairement à cette lésion, le corps pituitaire s'hypertrophierait.

NARBOUTE (3) a récemment étudié la signification de l'hypophyse cérébrale dans l'organisme ; cet organe posséderait une fonction définie dans l'organisme animal, surtout dans l'organisme en croissance (4). MIGLIACCI (5) critique la théorie hypophysaire de l'acromégalie et fait remarquer qu'on ne sait même pas si, dans cette maladie, il y a hypo ou hyperfonction de la pituitaire (6).

Reste un mot à dire des rapports de l'acromégalie avec le *gigantisme*, la *macrodactylie* (gigantisme local) et l'*acrohypoplasie*.

Pour HENRY MEIGE (7) qui a très bien étudié la question, « les termes de *géant*, *gigantisme* devraient être réservés,

(1) Voir PIERRE MARIE et MARINESCO, *Archives de Médecine expérimentale et d'Anatomie pathologique*, 1891, p. 564.

(2) JACQUET, Acromégalie, *Traité de Médecine et de Thérapeutique de Brouardel et Gilbert*, t. III, p. 634.

(3) NARBOUTE, *L'Hypophyse cérébrale et sa signification pour l'organisme*, 1903 (*Revue neurologique*, 1904, p. 20).

(4) Voir une série de travaux sur l'hypophyse (anatomie, embryologie...) *in Revue neurologique* 1903, p. 617, 618, 693.

(5) MIGLIACCI, *Gazetta degli ospedali e delle cliniche*, 1903 (*Revue neurologique*, 1904, p 138).

(6) Comparer le centre de l'acrométagenèse de BABÈS, *Académie des Sciences*, 25 janvier 1904 (*Revue neurologique*, 1904, p. 541).

(7) HENRY MEIGE, *Archives générales de Médecine*, octobre 1902. Bibliographie complète de la question.

dans la langue médicale, pour désigner un groupe d'individus, qui ne présentent pas seulement comme caractère commun une élévation inusitée de la taille, mais encore un certain nombre d'anomalies physiques et psychiques, dont la coexistence avec une haute stature constitue un syndrome cliniquement reconnaissable ». Les géants sont des *monstres* et des *malades*.

Pierre Marie séparait complètement les acromégaliques et les géants et montrait leurs caractères différentiels. Au contraire, Massalongo (1892) admet que l'acromégalie ne serait qu'une variété ou mieux une anomalie du gigantisme (Byrom Bramwell 1894, Swanzy 1895, Dana 1893, Hutchinson 1893).

Brissaud et Meige (1) montrent que « la combinaison de l'acromégalie et du gigantisme est bien loin d'être un fait de hasard, une rencontre fortuite de deux états pathologiques ». Ils relèvent les similitudes symptomatiques entre les acromégaliques et les géants ; notent que l'hypertrophie de la pituitaire a été observée (Dana) dix fois sur douze chez des géants. Enfin ils concluent : « le gigantisme et l'acromégalie sont une seule et même maladie ; ou, du moins, s'il s'agit de deux maladies nosographiquement différentes, la même cause semble provoquer l'une et l'autre et en diriger l'évolution. Dans celle-ci comme dans celle-là, l'hypertrophie primitive du squelette et l'hypertrophie secondaire des parties molles se produisent dans un laps de temps déterminé, puis le processus ostéogénique s'arrête. Si cette période de temps pendant laquelle l'exubérance de l'ossature s'accomplit appartient à l'adolescence et à la jeunesse, le résultat est le gigantisme et non l'acromégalie. Si elle appartient à l'âge adulte, c'est-à-dire à une époque de la vie où la stature est depuis longtemps déjà un fait acquis, le résultat est l'acromégalie. Si enfin, après

(1) Brissaud et Henry Meige, *Journal de Médecine et Chirurgie pratiques*, 25 janvier 1895.

avoir appartenu au temps de la jeunesse pendant laquelle la taille continue de s'accroître, elle empiète sur le temps où l'on est homme fait, en d'autres termes sur la phase de l'existence qui ne comporte plus de développement ostéogénique, le résultat est la combinaison de l'acromégalie et du gigantisme ».

Après les travaux de STERNBERG (1894-1895) et de LAMBERG (1896), PIERRE MARIE (1) et BRISSAUD (2) défendent leurs manières de voir respectives. Puis viennent les publications de TAMBURINI (1897), STERNBERG (3) (1897). PIERRE MARIE et BRISSAUD discutent encore à la *Société de Neurologie* (3 mai 1900) à propos d'un cas d'ACHARD et LOEPER. HENRY MEIGE a repris (1902) l'étude entière de la question et développé les considérations indiquées plus haut.

Enfin LAUNOIS et PIERRE ROY (4) ont publié l'autopsie du malade d'ACHARD et LOEPER (5). C'est un géant acromégalique à tumeur hypophysaire. Ils le rapprochent des anciens géants avec dilatation de la selle turcique (TARUFFI, 1877 ; CUNNINGHAM 1891 ; STERNBERG 1897 ; TAMBURINI 1897; HINSDALE 1898) et des géants récents avec hypertrophie du corps pituitaire (DANA 1893 ; WOODS HUTCHINSON 1895 ; DALLEMAGNE 1895 ; BUDAY et JANCSO 1898 ; CASELLI 1900) et concluent avec WOODS HUTCHINSON que l'hypertrophie du corps pituitaire est la base pathologique commune du gigantisme et de l'acromégalie, expressions différentes d'un même état morbide (6).

Il faut aussi distinguer l'acromégalie de la *macrodac-*

(1) PIERRE MARIE, *Société médicale des hôpitaux*, 1 mai 1896.

(2) BRISSAUD, *Ibidem*, 15 mai 1896. Voir aussi BRISSAUD et HENRY MEIGE, *Nouvelle Iconographie de la Salpêtrière*, 1897, p. 374.

(3) STERNBERG, article Akromégalie, *Specielle Pathologie und Therapie von Nothnagel*, t. VII, 1897.

(4) LAUNOIS et PIERRE ROY, Société de Neurologie, 15 janvier 1903. *Revue neurologique*, 1903, p. 92.

(5) ACHARD et LOEPER, *Nouvelle Iconographie de la Salpêtrière*, 1900, p. 398.

(6) HUTCHINSON, *New-York medical Journal*, juillet 1900.

tylie (1) qui est une autre forme de gigantisme local, caractérisée par des *doigts monstres*.

A l'acromégalie il faut opposer l'*acrohypoplasie* (2): raccourcissement des extrémités (mains, pieds, nez, maxillaire supérieur), non seulement au sens absolu, mais encore relativement au reste de l'individu rabougri.

Enfin il faut aussi distinguer l'acromégalie de *l'ostéoarthropathie hypertrophiante pneumique* (3), qui ne paraît pas être une maladie d'origine nerveuse.

Voici le tableau différentiel établi par RAUZIER (4).

(1) Voir : FISCHER, *Deutsche Zeitschrift fur Chirurgie*, 1880, t. XII, p. 10. — PLANCHY, *Lyon médical*, 1897, p. 372. — BORNET, *Académie de Médecine*, 19 février 1901 et *Presse médicale*, 1901, p. 117. — FÉLIX LEJARS, *Nouvelle Iconographie de la Salpêtrière*, 1903, p. 37. — CAYLA, *Ibidem*, p. 41. — SATTLER, *Wiener klinische Rundschau*, 1902, p. 44 (*Revue neurologique*, 1902, p. 738).

(2) CASAZZA, *Gazzetta degli ospedali e delle cliniche*, 1904, p. 37 (*Revue neurologique*, 1904, p. 551).

(3) PIERRE MARIE, *Revue de Médecine*, janvier 1890.

(4) RAUZIER, *Ibidem*, janvier 1891 (histoire, avec autopsie, d'un malade de mon service). — Voir aussi : DECLOUX et LIPPMANN, *Société médicale des hôpitaux*, 1902, p. 80 (*Revue neurologique*, 1902, p. 738) ; SITTA, *Casopis ceskych lekaru*, 1901 (*Ibidem*, 1902, p. 948).

TABLEAU XXVI

ACROMÉGALIE	OSTEOARTHROPATHIE HYPERTROPHIANTE PNEUMIQUE
1° Grosses mains courtaudes et capitonnées; doigts uniformément hypertrophiés; proportions des divers segments digitaux bien conservées, ongles petits et aplatis.	1° Mains déformées; doigts très élargis; renflement de la phalangette en baguette de tambour (en battant de cloche pour le pouce), ongles très élargis, allongés et recourbés, striés et fendillés.
2° Volume énorme de la région carpométacarpienne (main en battoir).	2° Région carpométacarpienne à peu près normale (a peine un peu d'hypertrophie de la tête des métacarpiens).
3° Hypertrophie du poignet inconstante et proportionnelle, lorsqu'elle existe, à celle de la main, sans déformation aucune.	3° Déformation énorme du poignet, qui est élargi, tuméfié, et fait une volumineuse saillie au-dessous de la face dorsale de la main.
4° Mêmes différences, un peu moins accentuées pourtant, dans l'aspect des pieds.	4° Mêmes différences, un peu moins accentuées pourtant dans l'aspect des pieds.
5° Les lésions portant également sur les os et les tissus mous.	5° Les altérations n'intéressent que le système osseux, les épiphyses en particulier, au voisinage de certaines articulations. Les parties molles se prêtent simplement à l'augmentation du volume des os. Il peut exister un certain degré d'œdème.
6° Cyphose constante portant sur la région cervicodorsale supérieure.	6° Cyphose inconstante et tardive, portant sur les régions dorsale inférieure et lombaire; scoliose fréquente.
7° Hypertrophie énorme et exagération des courbures du maxillaire inférieur.	7° Maxillaire inférieur indemne. Epaississement inconstant des bords alvéolaire et postérieur du maxillaire supérieur.
8° Etiologie inconnue.	8° Origine pneumique.

Sur le dernier point du tableau (étiologie) et pour en diminuer l'importance, KLIPPEL et VIGOUROUX (1) ont décrit des symptômes d'acromégalie dans l'angiocholite chronique et l'insuffisance hépatique ; on peut les rapprocher des *doigts carrés* des cirrhoses (GILBERT et LEREBOULLET).

4. *Hémiatrophie et hémihypertrophie faciales.*

a. Hémiatrophie faciale (2).

Décrite d'abord par ROMBERG (1846) sous le nom de tro-

(1) KLIPPEL et VIGOUROUX, *Presse médicale*, 1903, p. 245.

(2) Aplasie lamineuse progressive, atrophie unilatérale de la face, rophonévrose céphalique (BRISSAUD).

phonévrose faciale, cette maladie est immédiatement considérée comme une conséquence directe de l'action trophique du système nerveux. Puis BITOT, LANDE (1870), GINTRAC (1) combattent l'origine nerveuse et ne voient qu'une atrophie du tissu conjonctif. Mais la théorie nerveuse est bientôt reprise et défendue par SAMUEL, le promoteur des nerfs trophiques, puis par FREMY (1872) et par TROISIER (2).

Au point de vue symptomatique, j'ai publié les photographies de deux sujets (3) qui peuvent remplacer une description : Otto Schwahn, étudié antérieurement par VIRCHOW, RIEGEL et LICHTHEIM et la jeune fille dont CALMETTE et PAGÈS ont publié l'observation (4).

Le rôle pathogénique principal semble devoir être attribué au trijumeau (5), soit dans sa partie périphérique (FREMY), soit dans le ganglion de MECKEL (BARWINKEL) ou dans celui de GASSER (EMMINGHAUS), soit dans les centres plus élevés.

L'altération peut d'ailleurs s'étendre à d'autres nerfs : l'hypoglosse (CALMETTE et PAGÈS), les branches du plexus cervical, l'écorce psychique (MENDEL, LAFFITTE et ARIS) ; les nerfs des membres (VIRCHOW, MENDEL)...

BRISSAUD (6) a insisté sur ce dernier point et cite plusieurs faits d'atrophie *homolatérale* concomitante des membres et du tronc (PIERRE MARIE et MARINESCO (7),

(1) GINTRAC, Article, Face (Aplasie lamineuse progressive) *Nouveau Dictionnaire de Médecine et de Chirurgie pratiques*, 1871, t. XIV, p. 379.

(2) TROISIER, Article : Face (Trophonévrose) *Dictionnaire encyclopédique des sciences médicales*.

(3) Planche XXVIII de notre *Traité* (avec RAUZIER), t. II, p. 186.

(4) CALMETTE et PAGÈS, *Nouvelle Iconographie de la Salpêtrière*, 1903, p. 26.

(5) Comme faits confirmatifs de l'origine trifaciale, on peut citer encore ceux de : ZELLER, KAREWSKI, MIERZEJEWSKY et ERLISKY, ESTOR, MENDEL, RUHEMAN, HOMEN.

(6) BRISSAUD, *Leçons sur les Maladies nerveuses*, 1899, t. II, p. 386.

(7) PIERRE MARIE et MARINESCO, *Société médicale des hôpitaux*, 22 février 1895.

Beevor, Pelizaeus) ; puis des faits d'atrophie *contralatérale* concomitante, de la face d'un côté, des membres et du tronc de l'autre : (Lountz 1896, Wallès, Ord 1895). De ces *hémitrophonévroses alternes*, Brissaud rapproche encore un cas d'hémiatrophie faciale droite avec épilepsie jacksonienne gauche (Diller). Il y aurait donc une *région de décussation* des voies trophiques, certaines lésions pouvant atteindre des fibres déjà décussées et d'autres non encore décussées.

L'hémiatrophie faciale peut s'observer aussi avec des lésions cérébrales (1) (Diller, Brissaud) (2).

Brissaud conclut sa belle leçon sur les trophonévroses céphaliques en montrant les rapports très intimes qui les unissent à la syringomyélie.

Il y a donc un appareil nerveux trophique complet pour les os de la face : le trijumeau semble constituer une de ses voies ; mais le sympathique peut intervenir, au moins dans certains cas (Bergson, Stilling, Seeligmüller et Nicati, Brünner, Dejerine (3) et Miralllé). Brown Sequard, Angelucci ont publié des expériences à l'appui (4). Bouveyron (5) a insisté récemment sur les rapports de l'hémiatrophie faciale avec les lésions du ganglion cervical inférieur...

b. Hémihypertrophie faciale (6) ; *hémicraniose.*

Il y a d'abord une hypertrophie faciale *congénitale* (Boeck, 1836 ; Fischer, 1879) sans tendance à la progression.

(1) Voir deux observations de Touche, Société de Neurologie, 17 avril 1902, *Revue neurologique*, 1902, p. 375 ; trois observations de trophonévrose hémiatrophique totale et familiale de Raymond et Sicard, même Société, 3 juillet 1902, *Ibidem*, 1902, p. 593. Discussion : Pierre Marie, Henry Meige, *Ibidem*, p. 631.

(2) Brissaud rapproche la *canitie* qui est parfois un symptôme rapide de la lésion cérébrale.

(3) Déjerine, *loco cit.*, p. 1111.

(4) Achard et Lévi, *loco cit.*, p. 688.

(5) Bouveyron, *Revue neurologique*, 1902, p. 211.

(6) Dejerine, *loco cit.*, p. 1114.

« Pour Sabrazès et Cabannes (1) (1898), l'hémihypertrophie congénitale a la valeur d'une anomalie par excès dans le développement de la face, et plus exactement des bourgeons frontal, maxillaires supérieur et inférieur, pouvant coïncider avec l'hypergenèse d'autres parties du corps, le plus souvent du même côté (2). »

L'hémihypertrophie faciale *acquise* (Stilling 1840) a été étudiée par Berger, Schieck, Montgomery, Dana (1893). « Sa pathogénie est encore indéterminée. On sait toutefois que, chez le jeune chien, Schiff a vu la section du nerf maxillaire inférieur déterminer, au bout de quelques semaines, une hypertrophie parfois considérable du maxillaire du même côté » (Dejerine).

De cette hémihypertrophie faciale il faut rapprocher l'*hémicrâniose* dont Brissaud et Pierre Lereboullet (3) ont publié deux observations : « type particulier d'hyperostose localisée exclusivement à une moitié du crâne et de la face ». Parhon et Goldstein (4) ont observé un cas très analogue.

(1) Sabrazès et Cabannes, *Nouvelle Iconographie de la Salpêtrière*, 1898, p. 343. Travail complet et bibliographie de la question.

(2) Fischer « a supposé qu'un vice dans la transformation du poumon du fœtus pouvait gêner la circulation en retour, suscitant, l'apparition d'ectasies vasculaires et consécutivement d'une hypertrophie avec hypergénèse localisée ». (Achard et Levi, *loco cit.*, p. 690). Voir encore sur l'hémihypertrophie congénitale : André Thomas, *Nouvelle Iconographie de la Salpêtrière*, 1901, p. 508 ; Quillou, *Formes et Pathogénie de l'hypertrophie congénitale des membres*, thèse de Paris, 1901, n° 72; Gilbert Ballet, Société de Neurologie, 3 juillet 1902. *Revue neurologique*, 1902, p. 631.

(3) Brissaud et P. Lereboullet, Société de Neurologie, 4 juin 1903, *Revue neurologique*, 1903, p. 537.

(4) Parhon et Goldstein, *Spitalul*, 1904 (*Revue neurologique*, 1904, p. 673).

III

TROUBLES TROPHIQUES DE LA PEAU ET DU TISSU SOUSCUTANÉ

1. Eschares. Décubitus. — 2. Mal perforant. — 3. Zonas. — 4. Sclérodermie. — 5. Autres dermatoses. *a*) Généralités; *b*) érythèmes ; *c*) urticaire ; *d*) pemphigus ; *e*) eczéma ; *f*) lichen, neurodermites ; *g*) psoriasis ; *h*) altérations des poils et des ongles (hypertrichose, trichotillomanie, monilethrix, pelade : ongles) ; *i*) dermatoses dyschromateuses (troubles de la pigmentation) : α) mélanodermies (Addison, lentigo, chloasma, acanthosis, syphilides pigmentaires, dyschromies des maladies nerveuses) ; β) achromies (vitiligo, albinisme, canitie, poliose) ; γ) action du système nerveux sur la pigmentation ; *j*) dermatoses hypertrophiques épidermiques : ichtyose. — 6. Maladie de Recklinghausen (neurofibromatose). — 7. Maladie de Dercum (adipose douloureuse) ; adipose symétrique non douloureuse.

1. *Eschares* (1). *Decubitus.*

Signalées par Bright (1831), les eschares névropathiques ont été dénommées, en 1860, par Samuel (decubitus acutus) et bien décrites par Charcot (1868).

Développée rapidement, cette eschare s'observe sur la fesse paralysée dans l'apoplexie et en général dans les lésions cérébrales en foyer, sur la ligne médiane (sacrum) dans les lésions médullaires. Dans certaines hémiplégies à localisation vasomotrice et trophique intense, on voit l'eschare se développer sur le bras ou sur la jambe du côté paralysé.

Un certain nombre d'auteurs (Strümpell) n'admettent pas l'existence du « décubitus névrotrophique » et invoquent uniquement l'action des causes irritantes extérieures (malpropreté, compression de la peau). Ces causes existent et déterminent la localisation de l'eschare ; mais pour la produire il faut une altération du système nerveux.

(1) Voir plus haut, p. 557 la gangrène symétrique des extrémités.

Se basant sur quatre faits, JOFFROY a pensé que les lésions des lobes postérieurs du cerveau produisent plus facilement l'eschare. Ceci n'a pas été confirmé. On sait seulement que la lésion d'un hémisphère cérébral entraîne une eschare fessière croisée.

Pour la moelle, CHARCOT, constatant l'absence de ces eschares dans les poliomyélites antérieures, plaçait plutôt dans la substance grise centropostérieure les lésions capables de développer l'eschare sacrée. Si la lésion médullaire est unilatérale, l'eschare est opposée à la lésion (CHARCOT) : dans le syndrome de BROWN SEQUARD elle est du côté de l'hémianesthésie.

Enfin on peut aussi attribuer l'eschare à des lésions périphériques. CHARCOT l'avait constatée après des lésions de la queue de cheval. DEJERINE et LELOIR (1881) ont montré des lésions névritiques dans le decubitus survenu à la suite de rhumatisme articulaire grave, de tabès, d'hémiplégie, de sclérose multiple (1). Le fait a été confirmé par PITRES et VAILLARD (1863). Il ne faut cependant pas exagérer ce rôle de l'élément périphérique. JOFFROY et ACHARD (2) (1889) ont montré que chez les tabétiques « il n'y a aucune proportion entre l'intensité des troubles trophiques et celle de la névrite et d'ailleurs la névrite peut exister à un degré très accentué sans qu'il survienne de gangrène ».

De tout cela, il résulte que les voies trophiques, dont l'altération fait la gangrène, ont un trajet cérébral (mal localisé) croisé, un trajet médullaire (substance grise centropostérieure) encore croisé, un trajet périphérique direct.

(1) C'est probablement à des lésions névritiques (en même temps qu'à l'infection opératoire et à l'action de l'alcool et de l'éther dans les lavages préopératoires) qu'il faut attribuer le *décubitus acutus postopératoire en gynécologie* (JOLIEU, thèse de Montpellier, 1904, n° 66) signalé par TERRIER et HARTMANN (1892) et récemment discuté à la *Société de Chirurgie*, après une communication de VANVERTS de Lille.

(2) JOFFROY et ACHARD, *Archives de Médecine expérimentale et d'Anatomie pathologique*, 1889, p. 57.

Ce trajet rapproche beaucoup les voies trophiques des voies de la sensibilité, sans les identifier cependant. La sensibilité est une grande fonction de défense contre les traumatismes extérieurs ; son intégrité est un facteur important d'un trophisme régulier.

2. *Mal perforant.*

Dénommé, mais mal compris par Vésignié d'Abbeville, le mal perforant plantaire a été d'abord étudié et décrit par Nelaton (1) (1852).

C'est un durillon indolore qui se développe sur un point du pied qui appuie sur le sol, s'ulcère ensuite et la lésion atteint jusqu'à l'os. Au niveau et au voisinage de l'ulcération (Morat et Duplay) (2) la sensibilité est abolie ou diminuée ; on trouve aussi divers autres troubles trophiques tout autour.

On trouve le mal perforant ailleurs qu'à la plante du pied. Il y a un mal *dorsal* des orteils (Dubrueil) (3), un mal perforant *palmaire* (4), un mal perforant *buccal* (5) et même un mal perforant *viscéral* (perforations des valvules aortiques, de la trachée, de l'œsophage, intestin) (6).

En tête des maladies du système nerveux dans lesquelles on observe le mal perforant il faut mettre le tabès (7) ; et

(1) Nelaton, Vésignié, *Gazette des hôpitaux*, 1852.

(2) Duplay et Morat, *Archives de Médecine*, 1873.

(3) Dubrueil, *Gazette des hôpitaux*, 1870. Bernard (thèse de Paris 1874, n° 329) a cité un cas dans lequel on constata à la fois le mal dorsal et le mal plantaire.

(4) Terrillon, *Société de Chirurgie*, 22 avril 1885 ; Péraire, *Archives générales de Médecine*, 1886, p.188.

(5) Baudet, *Du mal perforant buccal*, thèse de Paris, 1898. Chompret, *Archives générales de Médecine*, 1903, t. II, p. 3009 et *Revue de Stomatologie*, 1903, p. 475 Rodier et Capdepont, *Société de Stomatologie*, 16 février et 19 octobre 1903 (*Revue neurologique*, 1904, p. 382).

(6) Les classiques trouvent abusive cette extension du mot « mal perforant » (Achard et Lévi, Dejerine...)

(7) Ball et Thibierge, *Congrès de Londres*, 1881 ; Lassalle, *Montpellier médical*, 1890 ; Chipault, *Gazette des hôpitaux*, 1891, p. 765...

ensuite la paralysie générale (1) (LANCEREAUX), la maladie de FRIEDREICH (GASCUEL), la paralysie infantile (DESPRÉS), la syringomyélie, la lèpre, la paralysie agitante, les fractures anciennes de la colonne vertébrale, les tumeurs des vertèbres, le mal de POTT, le spina bifida (2)...

Mieux que la théorie *mécanique* (LEPLAT, SEDILLOT, FOLLIN, DESPRÉS, TILLAUX) et la théorie *vasculaire* (PÉAN, DOLBEAU) qui visent un élément pathogénique vrai, mais sont insuffisantes, la théorie névritique (DUPLAY et MORAT) explique mieux la plupart des symptômes du mal perforant et est aujourd'hui généralement adoptée. Les succès de l'élongation du nerf (NUSSBAUM, CHIPAULT) constituent un argument de plus en faveur de cette théorie névritique (3).

En somme, autant et plus pour le mal perforant que pour le décubitus, il faut admettre une action trophique du système nerveux dont la localisation est déterminée par la cause mécanique sur un terrain dont la défense est diminuée par les troubles sensitifs.

3. *Zonas* (4).

Le zona est une éruption d'herpès à distribution nerveuse (périphérique, radiculaire ou segmentaire).

Le plus classique est le zona *thoracique*, mais il y en a dans une série d'autres régions.

Zona de la *face* : ERB a observé un cas d'herpès labial ; GELLÉ (1876), DESPRÉS (1877), le zona de la langue ; HOENISCH, le zona de toutes les branches du trijumeau. HYBORD (1872) et COPPEZ (1873) ont bien étudié le zona ophtalmique (voir la leçon de BRISSAUD (5) sur le zona ophtalmique avec hémiplégie croisée).

(1) MARANDON DE MONTYEL, *Encéphale*, 1888, p. 257 et *Revue de Médecine*, 10 juin 1904. MABILLE, *Archives de Neurologie*, 1888, n° 46. FÉRÉ, *Nouvelle Iconographie de la Salpêtrière*, 1889, p. 156.

(2) ACHARD et LÉVI, *loco cit* , p. 680.

(3) Voir aussi TOMASCZEWSKI, *Münchener medicinische Wochenschrift*, 1902, p. 779.

(4) *Leçons de Clinique médicale*, 4e série, p. 156.

(5) BRISSAUD, *Leçons sur les Maladies nerveuses*, 1899, t. II, p. 85.

A ce zona de la face se rattachent : le zona du *cuir chevelu* et le zona du *cou*.

Zona des *membres* : DUMONTPALLIER a décrit un zona du musculocutané, HANOT (1887) du sciatique, SANDER du médian, WILHELM MAGNUS (1) du cubital, DUNCAN de la cuisse, PAYNE du crural.

Classiquement, on groupe ces zonas des membres, de l'*abdomen* et des *lombes* en : zona brachial, zona lombo-fémoral et zona sacroischiatique ; à ce dernier se rattache le zona *génital* (2) (MAURIAC 1876).

Ces diverses variétés topographiques de zona peuvent d'ailleurs, en clinique, s'associer entre elles. Tels : le zona *bifurqué* de FABRE (demi-ceinture et partie interne du bras) et les zonas multiples du même auteur (3).

Dans ces diverses régions, le zona affecte, suivant les cas, la distribution d'un nerf, la distribution radiculaire ou la distribution segmentaire.

a. La distribution *suivant un nerf* était autrefois considérée comme caractéristique et entrait dans la définition du zona (4). C'est une exagération. Mais il ne faut pas nier le zona à distribution périphérique.

Dans cette catégorie il y a les zonas par traumatisme d'un nerf, ceux par névrite alcoolique, tuberculeuse, du beriberi, sciatique (5)... ; et aussi les zonas dans lesquels on a trouvé des lésions des nerfs (PITRES et VAILLARD) (6).

(1) WILHELM MAGNUS, *Norsk Magazin for Laegevidenskaben*, 1902, p. 517 (*Revue neurologique*, 1902, p. 1117).

(2) Voir : RAVAUT et DARRÉ, *Gazette des hôpitaux*, 1903, p. 1175.

(3) FABRE de Commentry, *Progrès médical*, 1903, p. 259.

(4) Voir tous les classiques et spécialement : HARDY (*Dictionnaire de Jaccoud*, 1886) ; LEROUX (*Dictionnaire encyclopédique*, 1889) ; THIBIERGE (*Traité de Médecine*, t. II, 1892) ; SALLARD (*Manuel de Médecine*, 1894, t. II) ; GAUCHER et BARBE (*Traité de Brouardel et Gilbert*, 1897, t. III) ; DIEULAFOY (*Pathologie interne*, t. II) ; COLLET (*Précis de Pathologie interne*, 1899, t. I)...

(5) Voir HANOT, *Archives générales de Médecine*, 1887, t. I, p. 340.

(6) PITRES et VAILLARD, *Archives de Neurologie*, 1883, n° 14 : obser-

« Toutefois, dit DEJERINE (1), il doit s'agir ici d'une névrite d'une nature spéciale, étant donnée l'extrême rareté du zona ou des éruptions zostériformes, au cours de la polynévrite de cause infectieuse ou toxique. »

b. La distribution *radiculaire* est celle des cas dans lesquels on a trouvé des lésions d'un ganglion (BAERENSPRUNG 1868 ; CHARCOT et COTARD 1865 ; SATTLER 1875 ; CHANDELUX) (2).

VLADIMIR SKALICKA (3) a observé 3 cas dans lesquels l'éruption correspondait aux distributions périphériques des racines postérieures. ARMAND DELILLE et JEAN CAMUS (4) ont publié (du service de DEJERINE) un cas de zona à topographie rigoureusement radiculaire des trois premières racines lombaires. A propos de ce fait, DEJERINE déclare qu'il a toujours trouvé la topographie radiculaire dans le zona vrai et il cite un important travail de HEAD et CAMPBELL, dans lequel ces auteurs déclarent avoir toujours constaté la topographie radiculaire et avoir trouvé des lésions ganglionnaires dans les 21 cas qu'ils ont autopsiés.

COLLET (5) a observé aussi, chez un tuberculeux, un zona étroitement limité au territoire cutané de la cinquième racine cervicale droite (6).

c. C'est BRISSAUD (7) qui a nettement établi l'existence et

vations de WERDNER, KAPOSI, CHARCOT, ROUGET, MITCHELL et personnelle.

(1) DEJERINE, *loco cit.*, p. 1111.

(2) CHANDELUX, *Archives de Physiologie*, 1879, p. 694. — Voir aussi FAURE BEAULIEU, 1903, p. 1329.

(3) VLADIMIR SKALICKA, *Sbosnik lékarsky*, 1901 *et III Congrès des médecins et naturalistes tchèques à Prague*, 1901 (*Revue neurologique*, 1902, p. 922 et 923).

(4) ARMAND DELILLE et JEAN CAMUS, Société de Neurologie, 6 novembre 1902, *Revue neurologique*, 1902, p. 1072. — Discussion : DEJERINE.

(5) COLLET, *Revue neurologique*, 1902, p. 1088.

(6) Voir aussi GUSTAVE LANGEVIN, *Etude sur la métamérie cutanée, en particulier dans le zona et les fièvres éruptives*, thèse de Paris, 1903, nº 186.

(7) BRISSAUD, *loco cit.*, p. 33 et suiv.

les caractères cliniques du zona à distribution *segmentaire*. Si, à la partie supérieure du thorax, le zona suit toujours les espaces intercostaux, le parallélisme entre le zona et les nerfs intercostaux ou leurs racines n'existe plus à la base du thorax et encore moins à l'abdomen.

Brissaud cite ensuite des cas de zona à distribution segmentaire : au membre supérieur (Head, 1894; Mannkopf, 1888) et au membre inférieur (Grasset et Vedel) (1). Un autre cas de zona métamérique du membre inférieur a été publié par Widal et Le Sourd (2), un autre par Brissaud (3).

Dans l'historique de la *théorie* nerveuse du zona, il faut citer les noms de Parrot qui a montré dans le zona un trouble trophique de la peau, de Danielsen, Baerensprung, Weidner, Chandelux... qui ont, les premiers, décrit les altérations nerveuses...

Tout le monde n'admet pas cette pathogénie nerveuse et certains auteurs lui opposent une théorie vasculaire ou une théorie infectieuse et toxique.

Briquet avait déjà voulu attribuer la distribution segmentaire des anesthésies hystériques à une origine *vasculaire* et non nerveuse. Abadie (4) a repris et développé cette idée, spécialement pour le zona. J'ai discuté ailleurs (5) cette théorie vasculaire et essayé de montrer que : 1° la théorie directe des vaisseaux n'est pas soutenable, la distribution des vaisseaux n'expliquant pas les zonas segmentaires, les relations intimes du zona avec d'autres symptômes nerveux et avec les maladies nerveuses étant indiscutables ; 2° si Abadie veut simplement substituer les nerfs vasomoteurs

(1) Grasset et Vedel, Société des Sciences médicales de Montpellier, 4 mars 1898. *Nouveau Montpellier médical*, 1898, p. 236.

(2) Widal et Lesourd, *Société médicale des hôpitaux*, 1901 (*Revue neurologique*, 1902, p. 233).

(3) Brissaud, Société de Neurologie, 2 juin 1904. *Revue neurologique*, 1904, p. 630.

(4) Abadie, *Bulletin médical*, 1899, p. 377.

(5) *Leçons de Clinique médicale*, 4e série, p. 203.

aux nerfs trophiques et aux nerfs sensitifs comme vecteurs de l'action trophique pathogène du zona, ceci peut se discuter et en tous cas laisse le zona, non dans les maladies vasculaires, mais dans les maladies nerveuses (1).

La théorie *infectieuse* date des travaux de LANDOUZY (2), pour qui le zona ou fièvre zoster est une maladie générale, fébrile, spontanée, aiguë, presque cyclique, épidémique (3) et contagieuse (4). ERB (5), WEIGERT, KAPOSI, PFEIFFER ont insisté aussi sur les cas endémiques ou semiépidémiques et admettent la nature infectieuse de la maladie (6). Dans ce groupe des zonas infectieux il faut placer le zona de la tuberculose (LEUDET), de la rougeole (ADENOT) (7), du tétanos (MASTRI) (8), de la pneumococcie (KAPOSI), de la grippe, d'une infection spéciale (BOIX), de la syphilis (GAUCHER et BARBE, JULLIEN, SPILLMANN et ETIENNE) (9), de la staphylococcie (JOSIAS et NETTER 1899)...

De ces zonas à origine infectieuse (dont le nombre croît tous les jours), il faut rapprocher les zonas par intoxication (oxyde de carbone, cocaïne) (10)...

(1) Voir encore ABADIE, à propos d'une communication de BARTHÉLEMY, *Société française de Dermatologie et de Syphiligraphie*, 1904 (*Revue neurologique*, 1904, p. 77).

(2) LANDOUZY, *Semaine médicale*, 1883 et 1888.

(3) Voir les thèses de RONZIER JOLY (Zona, Fièvre zoster et éruptions zostériformes, Etiologie et Pathogénie. Relation d'une épidémie de zona. Montpellier, 15 mai 1895) et de DEBRAY (Paris, 1894, n° 441), le travail de FÉRÉ, *Revue de Médecine*, 1890, p. 393...

(4) BRISSAUD cite le mot de HARDY : « un cas de zona n'est jamais isolé dans un hôpital. »

(5) ERB, *Neurologisches Centralblatt*, 1882, p. 529.

(6) RAUZIER (*loco cit.*, t. II, p. 271, note) cite encore, sur la nature infectieuse du zona, les travaux de LETULLE, GAUTHIER, DE LUCA, WEISS, VON WASSILEWSKI, BARTHÉLEMY, FOX...

(7) ADENOT, *Revue de Médecine*, juillet 1891.

(8) MASTRI, *Riforma medica*, 1901, p. 642 (*Revue neurologique*, 1902, p. 739).

(9) GAUCHER et BARBE, *Presse médicale*, 1897, 12 août ; JULLIEN, *Congrès de Moscou*, 1897 ; SPILLMANN et ETIENNE, *Presse médicale*, 15 décembre 1897 (cit. BRISSAUD).

(10) ACHARD et LAUBRY, *Gazette hebdomadaire*, 1901, p. 1129.

Il ne faut pas opposer ces faits toxiinfectieux à la théorie nerveuse. Ces agents pathogènes (très fréquemment indiscutables) peuvent agir sur la peau directement, par les vaisseaux ou par le système nerveux. La question reste donc entière.

Tout ce que nous avons dit permet de la trancher. Dans la plupart des cas (sinon dans tous), le zona a son point de départ dans l'altération d'un ou de plusieurs nerfs (distribution périphérique), d'un ou de plusieurs ganglions (distribution radiculaire), d'un ou de plusieurs centres supranucléaires (distribution segmentaire).

Ce dernier groupe des zonas médullaires est encore démontré par certains examens de liquide céphalorachidien.

Achard, Loeper et Laubry (1) ont pu cultiver des microbes dans 8 cas sur 17 : bacilles d'espèces différentes, staphylocoque citrin, streptocoque, staphylocoque blanc, bacille pyocyanique ; dans 9 cas, lymphocytes fort nombreux ; dans un cas, 6 pour 100 de polynucléaires dans les leucocytes. Dans le liquide céphalorachidien aussi Ravaut et Darré (2) ont constaté la présence d'éléments cellulaires en nombre d'autant plus considérable que l'herpès (génital) est plus étendu et que l'examen est pratiqué à une date plus rapprochée du début.

Donc, en somme et en résumé, le zona est le plus souvent une trophonévrose. Seulement il ne faut plus dire que cette trophonévrose dessine toujours un nerf ou est toujours sous la dépendance d'une altération ganglionnaire. Le zona est, suivant les cas, périphérique (nerfs), radiculaire (ganglions) ou segmentaire (moelle).

(1) Achard, Loeper, et Laubry, *Société médicale des hôpitaux*, 1901 (*Revue neurologique*, 1902, p. 233).

(2) Ravaud et Darré, *Gazette des hôpitaux*, 1903, p. 1175 (*Ibidem*, 1904, p. 353).

4. *Sclérodermie.*

D'après Besnier, c'est Alibert qui, dès 1817, a décrit et classé les sclérémies. Mais la vraie description et l'étude clinique datent de Thirial (1845) (scléreme des adultes), Forget (1847) (chorionitis) et Gintrac (1847) (sclérodermie).

La caractéristique clinique est, d'après Thirial : une « induration toute spéciale ayant son siège dans une étendue plus ou moins considérable de l'enveloppe cutanée ; induration accompagnée d'une tension, d'un certain degré d'immobilité et d'un état de gêne dans les parties affectées » et la caractéristique anatomique, d'après Thibierge : « l'hyperplasie du tissu fibreux du derme survenant sans cause extérieure, hyperplasie tantôt limitée à un territoire restreint, tantôt très étendue et même généralisée ».

L'étude de l'élément nerveux dans la sclérodermie daterait de 1865 (Horteloup). Cette théorie a été bien formulée (1872) par Hallopeau qui a insisté sur les analogies qui unissent la sclérodermie (trophonévrose disséminée) à l'hémiatrophie faciale (trophonévrose faciale de Romberg) étudiée plus haut (1). Emminghaus, Lepine et d'autres ont en effet publié des cas dans lesquels les deux maladies étaient réunies (2).

Le vrai grand plaidoyer en faveur de la théorie nerveuse de la sclérodermie est dû à Brissaud (3). Il n'insiste pas sur les cas (Engelbrecht, Meyer) dans lesquels on a trouvé des névrites dans les plaques de sclérodermie, ces névrites pouvant être secondaires (Vandervelde). Mais il montre l'importance démonstrative qu'a l'étude de la distribution des lésions sclérodermiques.

Il y a des sclérodermies à distribution névritique ou périphérique : Brocq et Veillon ; Colcott Fox (nerf saphène

(1) Voir plus haut, p. 639.

(2) On peut y ajouter un cas de Dana, 1896 (Brissaud).

(3) Brissaud, *Leçons sur les Maladies nerveuses*, 1899, t. II, p. 399 et 134.

interne) ; HALLOPEAU (brachial cutané interne) ; KAPOSI (espaces intercostaux) ; BESNIER (tout le plexus brachial).

Il y a des sclérodermies à distribution radiculaire : WEST (territoire du troisième segment lombaire de HEAD : partie interne de la cuisse et partie antérieure de la jambe, à gauche) ; THIBIERGE (diverses racines cervicodorsales).

Enfin il y a des sclérodermies à distribution segmentaire (métamérique de BRISSAUD) : cas de sclérodactylie avec lésion se cantonnant sytématiquement aux extrémités et s'arrêtant à des lignes d'amputation ou de désarticulation, perpendiculaires à l'axe du membre (1).

BRISSAUD étudie ensuite les cas de sclérodermie avec atrophies musculaires (ROBERT, thèse de Paris 1900) et spécialement atrophie de la langue, avec hémiatrophie faciale, avec altération du corps thyroïde, hypertrophie (JEANSELME, GRÜNFELD, BOOTH) ou atrophie (BEER, SINGER, ARCONGELI, SACHS), avec encéphalopathies douloureuses (DERCUM 1896), avec la syringomyélie, avec des lésions médullaires (ARNOZAN (2) 1889), lésions périépendymaires (JACQUET et de SAINT GERMAIN 1895)... Et il conclut que toute sclérodermie chronique d'emblée relève d'une affection préalable du système du grand sympathique (celle-ci pouvant d'ailleurs être primitive ou secondaire).

Contre la théorie nerveuse de la sclérodermie se sont élevés les partisans de la théorie artérielle et de la théorie infectieuse ou toxique.

En faveur de l'élément artériel, je citerai la thèse de MERY (1889), les travaux de DINKLER (1892), RADCLIFFE CROCKER, la thèse de GARRIGUES (3) et le fait récent de RAYMOND et ALQUIER (4)...

(1) Voir la thèse de DROUIN, Paris, 1898 et l'article Sclérodermie de THIBIERGE, *La Pratique dermatologique*, 1904, t. IV, p. 256.

(2) ARNOZAN, *Semaine médicale*, 1889, p. 219.

(3) GARRIGUES, *Syncope et asphyxie locales ; gangrène ; sclérodermie*, thèse de Paris, 1900, nº 514 et *Gazette des hôpitaux*, 1901, p. 461.

(4) RAYMOND et ALQUIER, *Société médicale des hôpitaux*, mai 1904.

L'élément infectieux ou toxique est représenté par la tuberculose (Besnier), l'érysipèle (Chauffard), la diphtérie (Marsh), le rhumatisme articulaire aigu ou tout au moins les pseudorhumatismes infectieux (Thirial, Brissaud), toutes les infections, l'autointoxication, l'empoisonnement thyroïdien (Daná), la lèpre (1) (Zambaco Pacha)...

Ces divers éléments ne sont pas contradictoires entre eux : l'élément toxique ou infectieux est à la base (logiquement et chronologiquement) et détermine l'altération nerveuse ou l'altération artérielle ou les deux. L'élément nerveux et l'élément vasculaire peuvent, eux aussi, coexister et être reliés par des rapports inverses : l'élément nerveux pouvant produire le trouble vasculaire (spasme ou paralysie des vasomoteurs, expériences de Mathieu et Gley (2) : influence du système nerveux sur la nutrition des parois artérielles) et l'élément vasculaire pouvant produire le trouble nerveux (troubles nerveux des artérioscléreux, des phlébitiques et variqueux)...

Donc, les faits publiés par les partisans des théories artérielle et toxi-infectieuse de la sclérodermie complètent, mais n'infirment pas, les faits qui prouvent le rôle pathogénique de l'élément nerveux.

Un dernier ordre d'arguments en faveur du classement de la sclérodermie dans les maladies du système nerveux peut être tiré des rapports qui unissent la sclérodermie à la maladie de Maurice Raynaud.

En 1878 (3), j'ai attiré l'attention, avec mon interne d'alors Apolinario, sur les relations intimes qu'il y a entre ces deux maladies. D'un fait personnel nous avons rapproché des observations de Ball (1871), Dufour (1871), Hallopeau

(1) Voir la thèse d'Apolinario, Montpellier, 1880, et ma communication au Congrès de l'AFAS, à Montpellier, en 1879.

(2) Mathieu et Gley, citation Méry, 1889.

(3) Contribution à l'étude de la sclérodermie et de ses rapports avec l'asphyxie locale des extrémités (en collaboration avec Apolinario). *Montpellier médical*, 1878, t. XL, p. 1.

(1872), et Coliez (1) (1873) et nous avons conclu que la distinction établie jusque-là entre l'asphyxie locale et la sclérodermie est fictive, artificielle, cliniquement fausse, qu'il faut établir entre ces deux syndromes l'assimilation déjà établie entre la trophonévrose faciale et la sclérodermie.

Deux ans après, la même idée est développée par Favier (2) dans une thèse de Paris, puis (1881) par Apolinario (3) dans sa thèse. Goldschmidt (4), dans un mémoire complet ajoute à la démonstration la preuve anatomique. Garrigues (5) conclut dans le même sens un travail basé sur 139 observations. Les faits se multiplient de divers côtés (Blumenthal (6), Gibert (7), Chauffard (8), Brissaud (9), Haskovec (10), Oddo et Chassy (11), Raymond et Alquier) (12)...

En somme, quoique les classiques ne soient pas toujours très affirmatifs (13), on peut bien dire que la loi clinique

(1) J'aurais pu y ajouter ceux de Bernhardt et Schwabach et Rapin, *Revue des Sciences médicales*, t. VIII, p. 275.

(2) Favier, *Quelques considérations sur les rapports entre la sclérodermie spontanée et la gangrène symétrique des extrémités*, thèse de Paris, 1880, n° 166. On fait souvent partir de cette thèse l'historique de la question, même dans des thèses de Montpellier (voir Fouquet, thèse de Montpellier, 31 juillet 1903, n° 92).

(3) Apolinario, *Lèpre, sclérodermie et asphyxie locale des extrémités*, thèse de Montpellier, 1881, n° 48. On trouvera dans cette thèse la troisième partie (prise à Montpellier) de l'observation de Constance Hirsch, dont la première partie avait été publiée par Ball (1872) et la deuxième par Favier (1880).

(4) Goldschmidt, *Revue de Médecine*, 1887, p. 401.

(5) Garrigues, thèse citée, 1900 et *Gazette des hôpitaux*, 1901, p. 461.

(6) Blumenthal, Société de Psychiatrie et Maladies nerveuses de Berlin, 1881, *Archives de Neurologie*, 1882, t. III, p. 231.

(7) Gibert, 1890, *Revue des sciences médicales*, t. XXXVI, p. 198.

(8) Chauffard, *Société médicale des hôpitaux*, 1895.

(9) Brissaud, *Leçon* citée, p. 399.

(10) Haskovec, *Revue neurologique*, 1900, p. 607.

(11) Oddo et Chassy, *Ibidem*, 1902, p. 73.

(12) Raymond et Alquier, *Société médicale des hôpitaux*, mai 1904.

(13) Voir mes leçons sur la sclérodermie et l'asphyxie locale des extrémités recueillies et publiées par le Dr Gaussel, *Archives générales de Médecine*, 1904.

est démontrée : la maladie de MAURICE RAYNAUD et la sclérodermie ne sont pas des maladies distinctes, mais des syndrômes divers d'un même état morbide fondamental.

Or, pour le syndrome de MAURICE RAYNAUD la nature nerveuse est encore plus indiscutable que pour la sclérodermie. Il y a donc là un nouvel argument pour placer la sclérodermie, comme je le fais ici, dans les maladies de l'appareil nerveux de la nutrition.

5. *Autres dermatoses.*

a. Généralités.

L'étude de l'action du système nerveux sur les dermatoses comprend plusieurs phases.

D'abord on constata des altérations cutanées après diverses maladies du système nerveux (les névrites notamment) ; épaississement et induration de la peau, état ichtyosique, troubles de pigmentation, lésions pilaires et unguéales, érythème, glossyskin (1), eczéma, éruptions pemphigoïdes, ecthyma...

Dès lors, on chercha et on trouva des lésions nerveuses, périphériques ou centrales, dans les maladies de la peau : zonas, vitiligo (LELOIR), pellagre (DEJERINE), pemphigus (DEJERINE et LELOIR, SCHWIMMER), dermatite exfoliatrice (QUINQUAUD), mal perforant, sclérodermie...

De tout cela on rapprocha les antécédents nerveux des malades atteints de dermatoses, le début de ces maladies après un ébranlement du système nerveux, certains symptômes nerveux (prurit, troubles de sensibilité) dans leur évolution, la répartition topographique des éruptions... Et on arriva ainsi à des œuvres comme celle de LELOIR, dans laquelle le rôle du système nerveux devient capital en dermopathologie.

Dès 1882, il classe (2) dans les maladies cutanées d'ori-

(1) Glossyskin (WEIR MITCHELL) : doigt aminci, lisse, sans poils ni plis...

(2) LELOIR, article Trophonévroses cutanées *Nouveau Diction-*

gine nerveuse : les érythèmes, le purpura, les érythèmes chroniques et les dermites superficielles, les affections vésiculaires (herpes, certains eczémas), les affections bulleuses (certains ecthymas), les ulcérations (mal perforant), la gangrène, la sclérodermie, la lèpre, certains états ichtyosiques, les troubles de pigmentation (vitiligo), les lésions des annexes de la peau (ongles, poils, pelades). A cette liste Schwimmer ajoutait les lichens, l'éléphantiasis des Arabes, le myxœdème, l'acné rosacée. Puis on a admis (Jacquet) que les dermatoses prurigineuses peuvent être secondaires au prurit, lequel reconnaîtrait une cause nerveuse centrale : urticaire, lichen plan, lichen simplex, divers prurigos. Pour Brocq et Jacquet, le prurit isolé caractérise les névrodermies : associé à une lésion, il constitue les névrodermites, parmi lesquelles la dermatite herpétiforme.

Et alors on arrive à attribuer au système nerveux même la production de certaines dermatoses ayant une évolution propre : eczéma, lichen plan, tous les érythèmes...

Leredde (1) a réagi contre ces exagérations : « à notre avis, dit-il, dans les affections limitées au tégument, au moins en apparence, toute lésion originale, différenciée, spécifique, ne peut être considérée comme de cause nerveuse sans preuves décisives et presque toutes celles qui ont été fournies à l'appui de la doctrine générale des trophonévroses, des dermatoneuroses, sont insuffisantes. Le rôle pathogène du système nerveux en dermatologie doit être compris autrement qu'on ne l'a fait jusqu'ici ; le tégument externe est soumis à des causes morbides multiples, dans le détail desquelles nous pénétrons de plus en plus, à condition de n'admettre aucune théorie exclusive et de ne pas

naire de Médecine et Chirurgie pratiques, 1882, et *Recherches cliniques et anatomopathologiques sur les affections cutanées d'origine nerveuse*, thèse de Paris 1882.

(1) Leredde, *Archives générales de Médecine*, 1899, mars et avril.

attribuer au système nerveux en particulier la prérogative de déterminer les dermatoses. »

La même année, GEORGES THIBIERGE (1) admet l'action directe (trophique) du système nerveux sur la peau, l'action par les vasomoteurs, l'action indirecte par la diminution de la défense de la peau vis-à-vis des causes pathogènes. Le plus souvent, le rôle du système nerveux dans la production des dermatoses est un rôle d'intermédiaire... GAUCHER et BARBE (2) avaient fait une analyse analogue, ajoutant les érythèmes réflexes et repoussant le terme névrodermites de BROCQ et JACQUET.

Enfin on trouvera l'état actuel complet de la question dans l'article de LENGLET (3) : « le système nerveux, primitivement lésé, entraîne des troubles dans la nutrition, dans la vie des parties qui cessent de recevoir son influx normal. Le terme trophonévrose semble donc très justifié s'il doit s'appliquer exclusivement aux actions qui sont les effets directs de la variation dans l'innervation. » Dans sa classification générale des trophonévroses je retiens les termes suivants :

... 3° Grands syndromes trophoneurotiques regardés par quelques auteurs comme des entités morbides... γ. Syndromes trophiques proprement dits : sclérodermie, sclérodactylie, gangrènes trophiques, hémiatrophie et hémihypertrophie faciales, hémiatrophie croisée, atrophies cutanées, main succulente, glossyskin, rétraction de l'aponévrose palmaire, maladie de MORVAN.

4° Éruptions monomorphes à distribution systématisée. Eruptions linéaires ou en bandes. Herpès, zona, lichen, eczéma, psoriasis, sclérodermie, vitiligo...

(1) GEORGES THIBIERGE, *Traité de Médecine*, 1899, t. III, 2e édition, p. 4.

(2) GAUCHER et BARBE, *Traité de Médecine et de Thérapeutique de Brouardel et Gilbert*, 1897, t. III, p. 682.

(3) LENGLET, article Trophonévroses, *La Pratique dermatologique*, 1904, t. IV, p. 517.

Il me reste à indiquer quelques documents récents sur un certain nombre de types principaux. Je les grouperai, pour cette énumération, suivant la classification morphologique (1).

b. Erythèmes.

Dans les érythèmes nerveux il faut citer : l'érythème fugace (roséole pudique) « sur la poitrine et sur le cou des personnes, des femmes surtout, que l'on découvre pour les examiner », les érythèmes réflexes « signalés par quelques auteurs comme symptomatiques de lésions urétrales ou utérines », les érythèmes trophiques « observés à la suite des plaies des nerfs, des névrites et aussi dans les affections du système postérieur de la moelle épinière, dans le tabes dorsalis, dans la syringomyélie (panaris de Morvan). »

L'érythème pellagreux (2) mérite une place à part dans ce groupe, puisque dans la pellagre il y a des lésions médullaires (sclérose combinée postérolatérale) signalées par Bouchard et bien étudiées par Tuczek (1888), Tonnini (1883), Belmondo (3) (1889). Parhon et Goldstein (4) ont étudié, dans la pellagre, la rétraction de l'aponévrose palmaire « trouble trophique dû à une altération du système nerveux ».

c. Urticaire (5).

L'urticaire, aiguë et chronique, est parfois exactement limitée à un département segmentaire. Ceci est surtout vrai de l'urticaire pigmentée, dermatose rare de la première enfance, et qui constitue une éruption d'urticaire vulgaire

(1) Voir : Gaucher et Barbe, Georges Thibierge, Lenglet, *locis cit.*

(2) Sur les érythèmes pellagreux et les érythèmes pellagroïdes, voir la thèse de Cecconi, Paris, 1903, n° 249.

(3) Voir Déjerine et Thomas, *Traité de Médecine et de Thérapeutique de Brouardel et Gilbert*, 1902, t. IX, p. 884.

(4) Parhon et Goldstein, *Revue neurologique*, 1902, p. 555.

(5) Voir Brissaud, *loco cit.*, p. 141.

à laquelle succèdent des macules saillantes de teinte brunâtre. HALLOPEAU a insisté sur le rapprochement de cette dermatose avec les zonas, au point de vue de la distribution.

Il faut rapprocher des urticaires les cas de dermographisme ou d'autographisme (urticaire autographique ou factice, étudiée par DUJARDIN BEAUMETZ, CHOUEL, MESNET et BARTHELEMY).

Il y a des urticaires développées après une émotion vive ou une colère et des urticaires réflexes, d'origine utérine (SCANZONI) par exemple. Certains auteurs admettent des urticaires d'origine oculaire, nasale, buccale. LASSERRE (1) et KAPOSI admettent une origine gastrique ou digestive à l'urticaire réflexe.

«... CHARCOT a observé un ataxique chez lequel d'énormes efflorescences ortiées occupaient les régions où se produisaient les douleurs fulgurantes. Parmi les névroses qui facilement se compliquent d'urticaire, il faut citer l'asthme, la maladie de BASEDOW, l'épilepsie (2), mais surtout l'hystérie (3). »

d. Pemphigus.

On a décrit un pemphigus hystérique (4) (d'ailleurs discuté) (5) et MERMET a étudié en 1877 le pemphigus dans les névroses.

DUHRING fait figurer dans sa définition du pemphigus la coexistence, dans la plupart des cas, de symptômes généraux divers, surtout du côté du système nerveux. Et, dans les affections bulleuses, NEISSER comprend : ... 6° le pemphigus neuroticus qu'il décrit à part et dans lequel il range

(1) LASSERRE, *Des conditions étiologiques et de la pathogénie de l'urticaire*, thèse de Paris, 1876.

(2) FÉRÉ, article Epilepsie *Traité de Médecine* et *Revue neurologique*, 15 août 1902.

(3) MERKLEN, Urticaire, *La Pratique dermatologique*, t. IV, p. 752.

(4) Voir ACHARD et LÉVI, *loco cit.*, p. 664; DÉJERINE, *loco cit.*, p. 1119.

(5) Voir BROCQ, Pemphigus, *Pratique Dermatologique*, t. III, p. 815.

les éruptions bulleuses trophoneurotiques et le pemphigus hystérique.

Gaucher et Chiray (1) ont publié « trois cas de pemphigus chronique prurigineux chez des malades qui ont des tares nerveuses manifestes. Ils s'inscrivent à l'actif de l'étiologie nerveuse, que les auteurs préfèrent à l'étiologie sanguine ou toxique ».

D'autre part, Gaucher et Barbe séparent du pemphigus les éruptions pemphigoïdes d'origine nerveuse qui comprennent : « 1° les bulles symptomatiques des névrites et des plaies des nerfs, siégeant sur le trajet des nerfs malades ; 2° les éruptions bulleuses observées quelquefois dans le cours de certaines affections du système nerveux ; 3° le pemphigus hystérique... »

e. Eczéma.

Pour Gaucher et Barbe (2), les lésions nerveuses peuvent produire des éruptions eczématiformes, qui doivent être distinguées de l'eczéma vrai.

Le rôle du système nerveux n'est cependant pas nul dans la production de l'eczéma.

« L'appareil nerveux de l'épidermoderme, actionné *physiologiquement* par le système nerveux central et intermédiaire en état d'intégrité, dans un degré que règlent son idiosyncrasie plasmique et sa prédisposition héréditaire ou acquise, et par les excitations normales du dehors ou du dedans, peut être actionné *pathologiquement* par les altérations propres de ce système et par des excitations anormales du dedans ou du dehors ; dans les deux conditions, il est le récepteur des actions exercées et le foyer des *réactions pathologiques vitales premières* » (Besnier) (3).

(1) Gaucher et Chiray, *Société de Dermatologie et de Syphiligraphie*, 1903 (*Revue neurologique*, 1903, p. 979).

(2) Gaucher et Barbe, *loco cit.*, p. 750.

(3) Besnier, Eczéma, *Pratique dermatologique*, 1901, t. II, p. 88.

Stoukovenkoff et Nikolski, cités par Brissaud (1) ont signalé l'existence d'anesthésies segmentaires, en général symétriques, dans l'eczéma chronique, chez des malades non hystériques. Comme eczéma segmentaire, Brissaud cite ensuite les eczémas chroniques des ongles, consécutifs, dans la plupart des cas, à l'eczéma des phalanges, un cas d'eczéma rubrum, dont les limites sont exactement celles « de la tranche métamérique antibrachiale ».

f. Lichen. Névrodermites.

La première des deux grandes catégories de lichen que distingue Brocq (2) comprend les « faits décrits autrefois sous le nom de lichen et qu'en ce moment on a plus de tendance à décrire sous les noms de *névrodermites*... »

Dans ce groupe il étudie d'abord la *névrodermite chronique circonscrite* (prurit circonscrit avec lichénification, lichen simplex chronique de Vidal). « Le prurit en est le symptôme premier et capital. C'est lui qui constitue l'essence même de la maladie ; les phénomènes cutanés n'en sont que la conséquence directe. » Cette antériorité du prurit à l'éruption est, avec le nervosisme des sujets qui en sont atteints, les premiers éléments du diagnostic. Puis il étudie les *névrodermites diffuses* (prurits diffus avec lichénification), dont le nom indique les différences avec le premier type.

Brocq conclut : « ce qui domine l'étiologie et la pathogénie de ces affections, c'est, d'une part, comme cause *prédisposante*, comme terrain, le nervosisme ou l'arthritisme nerveux ; d'autre part, comme cause *déterminante*, les violentes émotions, les ébranlements subis par le système nerveux, les intoxications diverses ».

Brissaud dit (3) que dans certains cas l'éruption du

(1) Brissaud, *loco cit.*, t. II, p. 83 et 141.

(2) Brocq, Les lichens, *Pratique dermatologique*, 1902, t. III, p. 140.

(3) Brissaud, *loco cit.*, t. II, p. 139.

lichen est distribuée suivant le trajet d'un nerf (BALZER : petit sciatique ; 2 cas) ; dans d'autres cas *probablement*, l'éruption a une distribution radiculaire. Enfin dans d'autres cas, elle a une distribution segmentaire (QUIQUAUD : lichen chronique corné : bras, du coude au poignet).

g. Psoriasis (1).

Dans les accidents subjectifs du psoriasis on signale les troubles de la sensibilité (HEBRA), des accidents rhumatoïdes (algies articulaires et musculaires, BESNIER), des accidents nerveux (WILLAN, BAZIN, HILLAIRET, surtout POLOTEBNOFF) tels que neurasthénie, hystérie, inappétence, insomnie.

Comme étiologie, dans certains cas le choc nerveux paraît avoir joué un rôle (HEULZ, LELOIR, KUTZNICKY).

A la pathogénie, AUDRY étudie la théorie d'après laquelle le psoriasis est une maladie nerveuse (BOURDILLON, POLOTEBNOFF, KUTZNICKY) et qui s'appuie : 1° sur les accidents névropathiques survenus chez les psoriasiques (indiqués plus haut); 2° sur le caractère névropathique de l'éruption psoriasique elle-même (psorisis unilatéral, psoriasis en traînée suivant les nerfs de distribution, psoriasis zoniforme, métamérique...)

Cela prouve « simplement que, dans certaines circonstances, rares d'ailleurs, le système nerveux joue un rôle précis dans la localisation des efflorescences cutanées. En un mot, le système nerveux apparaît comme assurément capable de provoquer une explosion ou une localisation psoriasique. Mais il n'est pas vraisemblable qu'à lui seul il crée la maladie ».

h. Altérations des poils et des ongles.

J'ai déjà parlé de l'eczéma unguéal et du lichen ; et je réserve la canitie pour le paragraphe suivant.

(1) AUDRY, Psoriasis, *Pratique dermatologique*, t. IV, p. 106 à 135.

L'*hypertrichose* (*polytrichie*, développement exagéré du système pileux) localisée peut affecter des distributions curieuses au point de vue de l'action possible du système nerveux. Ainsi GANGOLPHE et PINATELLE (1) ont décrit une hypertrichose lombaire à distribution segmentaire dans un cas de spina bifida occulta.

La *trichotillomanie* (HALLOPEAU) est un état morbide « constitué par de vives sensations prurigineuses, s'exagérant par accès, dans toutes les parties velues du corps et simultanément par une vésanie qui porte les malades à y chercher un soulagement en arrachant les poils des régions où elles se produisent ». L'affection se rattache vraisemblablement (FOURNIER) à un état névropathique (2).

Le *monilethrix* (CROCKER) est une affection noueuse non parasitaire des poils, décrite par LUCE (1879) et par SMITH (1879). « L'opinion la plus généralement admise aujourd'hui, dit BODIN (3), est qu'il doit y avoir dans le monilethrix une lésion nerveuse centrale de nature héréditaire et qui commande les altérations pilaires... L'observation de tous les auteurs démontre que les lésions des cheveux proviennent d'une succession régulière de périodes pendant lesquelles la nutrition des poils est normale, puis anormale ». De plus (WALLACE BEATTY et A. SCOTT) tous les follicules pileux forment en même temps un renflement nodulaire et, deux jours après environ, toujours tous ensemble, un étranglement. « Ceci suppose bien évidemment que la lésion initiale se trouve ailleurs et plus haut que dans le follicule pileux et qu'elle doit vraisemblablement consister en une altération des centres nerveux ».

Très controversée encore est la question du rôle du système nerveux dans la pathogénie de la *pelade*. Je vais ré-

(1) GANGOLPHE et PINATELLE, *Gazette hebdomadaire*, 1901, p. 1193 (*Revue neurologique*, 1902, p. 612).

(2) BODIN, *Pratique dermatologique*, t. IV, p. 21.

(3) BODIN, *Ibidem*, p. 26.

sumer les arguments en faveur de la théorie trophonévrotique d'après l'article de DEHU (1).

Dans les symptômes de cette maladie on note : névralgies, paresthésies, fourmillements, engourdissement, troubles vasomoteurs, anesthésie ou hyperesthésie, diminution de l'excitabilité électrique et de la réaction sudorale à la pilocarpine, symétrie et systématisation des localisations.

Expérimentalement on a déterminé des pelades par section nerveuse : MAX JOSEPH (1886), résection du ganglion de la deuxième paire cervicale, chez le chat ; MIBELLI (1887), SAMUEL, MOSKOLENKO et FER GREGORIANTZ (1899) obtiennent des résultats confirmatifs.

Les chirurgiens ont involontairement reproduit la même expérience chez l'homme : PONTOPPIDAN (1899), ablation de ganglions carotidiens ; BENDER (1898) ; JACQUET (1900), tenotomie du sternomastoïdien ; SCHWENINGER et BUZZI, opération d'un abcès rétroauriculaire.

De même, on a vu des plaques de pelade après une fracture du pariétal (STOWERS 1897), à la suite de coups ou de chute sur la tête, ou de blessures à la face (duels à la rapière) (CROCKER, TYSON 1886, SCHÜLTZ 1889, OLLIVIER 1887)...

L'alopécie en aires se montre parfois associée à diverses affections nerveuses centrales ou périphériques : paralysie faciale du même côté (BAERENSPRUNG 1890, ROMBERG), hémiatrophie faciale (SCHWENINGER et BUZZI, ROSENTHAL 1899, LEWIN 1884), tabes, zona (CUTLER 1896), sclérodermie (RILLE, EDDOWES, ROSENTHAL, SCHWENINGER et BUZZI), vitiligo (2) (MATHIEU, CROCKER, DUBREUILH), épilepsie (FÉRÉ 1893), chorée (OLLIVIER, PYE SMITH 1890), maladie de BASEDOW (BASEDOW 1896, KOHN, UNNA, RILLE, BESNIER 1888).

(1) DEHU, Pelade, *La Pratique dermatologique*, t. III, p. 688. Voir aussi BETTMANN, *Archiv fur Dermatologie und Syphiligraphie*, t. LXX, 1904, trad. RENE MARTIAL. *Revue pratique des maladies cutanées, syphilitiques et vénériennes*, 1904, n°s 8 et 9 ; et LEREDDE, *Ibidem*, 1904, p. 295.

(2) Voir DU CASTEL, *Société de Dermatologie et de Syphiligraphie*, 1903 (*Revue neurologique*, 1903, p. 979).

On a vu aussi la pelade résulter de chocs psychiques (pelades émotives) : frayeur vive (LELOIR 1888, FREDET 1897), chagrin violent (MORTON 1895, GEBERT 1897), soucis, émotions (ARCHAMBAULT 1890, DÉHU).

Dans les causes prédisposantes, on note l'exagération de l'excitabilité réflexe, la nervosité (LAILLER), la névropathie, la neurasthénie (FOURNIER), une souche épileptique (KOHN, UNNA).

Reste une dernière question : ces alopécies trophonévrotiques sont-elles de vraies ou de fausses pelades? En réalité, dit DÉHU, aucun signe ne permet de distinguer ces pelades trophonévrotiques des autres et par suite de les qualifier de fausses.

Les travaux de JACQUET prouvent d'ailleurs que les symptômes nerveux sont pour ainsi dire constants dans la pelade et que, s'ils passent souvent inaperçus, c'est qu'ils sont trop atténués ou éphémères. Pour ce dernier auteur, la pelade « préparée par des causes lointaines et profondes, est déterminée et fixée par des irritations locales partant d'un point quelconque des neurones centripètes (pelades réflexes) et sans doute aussi des centres (pelades centrales) ». Le point de départ des pelades réflexes peut être viscéral (gastrique, intestinal, bronchopulmonaire, génital, etc.) ou périphérique, auriculaire et surtout dentaire. La localisation du trouble trophique peladique n'est pas fortuite. Elle se fait sur des territoires d'innervation minima physiologique et « la pelade se systématise sur les points qui sont plus directement en connexion nerveuse avec la région où siège l'épine peladogène (1). »

On trouve des altérations des ongles (2) dans : les lésions traumatiques des nerfs (HELLER : 19 cas : chute des ongles, ralentissement de croissance, déformations variées, ongles

(1) DEHU, *loco cit.*, p. 700.
(2) DUBREUILH, *Pratique dermatologique*, t. III, p. 610.

en griffes), les névrites (ongles épais, irréguliers et friables), l'ataxie locomotrice (chute des ongles : POUGET, PITRES, JOFFROY), la syringomyélie (SCHLESINGER : ongles déformés, atrophiés, ou complètement détruits), l'hémiplégie (ongles amincis, striés en long, croissance ralentie), la paralysie générale (HAZA : ongles épaissis, hyperkératosés, fragiles), l'hystérie (FALCONE : ongles ternes, s'éliminant après suppuration fétide sousunguéale), l'épilepsie (de SANCTIS, KLOTZ), la neurasthénie (DUBREUILH).

i. Dermatoses dyschromateuses (*troubles de la pigmentation*).

a. Mélanodermies.

Le *syndrome* d'ADDISON peut être pris comme prototype de mélanodermie.

« ADDISON a eu le mérite de rattacher la maladie bronzée à une lésion des capsules surrénales ; les travaux modernes ont permis de reconnaître que, dans le syndrome dit maladie d'ADDISON, il y a lieu de faire deux parts : l'une qui revient à l'insuffisance capsulaire ou cachexie surrénale, l'autre qui dépend de la lésion ou de l'irritation des plexus nerveux péricapsulaires ou plus vaguement du grand sympathique abdominal. Or la mélanodermie addisonienne appartient certainement à ce second groupe .... Dans 21 autopsies JURGENS a trouvé constamment les nerfs altérés et quelquefois les capsules intactes ; cette intégrité absolue des capsules, mais avec lésion ganglionnaire et nerveuse, est expressément notée dans les trois observations de SEMMOLA, RAYMOND, BRAULT (1). »

D'une étude critique très serrée et d'une étude personnelle importante, LAIGNEL LAVASTINE (2) retient très peu d'observations (10 environ) dans lesquelles les lésions

(1) DARIER, Mélanodermies, *La Pratique dermatologique*, t. III, p. 461.

(2) LAIGNEL LAVASTINE, *Recherches sur le plexus solaire*, 1903, p. 297 à 305.

solaires paraissaient évidentes et conclut : la pigmentation dans le syndrome d'ADDISON « serait à la fois fonction : 1° de destruction globulaire excessive ; 2° d'insuffisance pigmentaire surrénale, par trouble d'un point quelconque de son mécanisme fonctionnel, glande, ganglions solaires, filets efférents, splanchniques ; 3° d'évolution subaiguë ou chronique de la maladie causale, le plus souvent la tuberculose ».

Plusieurs auteurs rattachent aussi à une irritation des rameaux capsulaires du sympathique le masque de grossesse et en général le *chloasma* utérin (1).

De même, l'*acanthosis nigricans* (dystrophie papillaire et pigmentaire), « dans au moins 26 sur 30 des observations connues, paraît avoir été en relation avec le développement primitif ou secondaire d'une tumeur maligne intra-abdominale, qui a pu irriter les plexus du grand sympathique (2) ».

Dans un cas déjà cité (3) d'ostéite déformante de PAGET, HUDELO et HEITZ ont constaté aussi de la mélanodermie.

J'ai publié une observation (4) de *syphilides pigmentaires*, très symétriques et plusieurs nettement segmentaires, insistant sur ce fait que dans ces cas l'intervention du système nerveux peut être admise, alors que le rôle de l'infection est d'autre part indiscutable.

Parlant plus spécialement du type aréolaire de ces pigmentations syphilitiques, J. DARIER dit : « Bien des analogies le rapprochent du chloasma utérin et de la maladie d'ADDISON. On est donc conduit à envisager une hypothèse surprenante à première vue et à se demander si cette pigmentation ne serait pas sous la dépendance d'une lésion

(1) J. DARIER, *loco cit.*, p. 472.

(2) J. DARIER, Acanthosis nigricans, *La Pratique dermatologique*, t. I, p. 183.

(3) Voir plus haut, p. 631.

(4) *Leçons de Clinique médicale*, 4e série, p. 172.

éventuelle ou d'un trouble fonctionnel de l'appareil nerveux péricapsulaire, lésion ou trouble provoqués par le virus syphilitique (1) ».

« Nous croyons fermement, disent BRISSAUD et SOUQUES (2), que la disposition de la syphilide pigmentaire primitive affecte des rapports étroits avec le système nerveux central, spinal ou radiculaire et que la topographie cervicale ou ultracervicale de l'éruption est superposable à la distribution cutanée soit des myélomères (segmentaire), soit des rhizomères (radiculaire). C'est là un argument majeur à faire valoir en faveur de la nature trophonévrotique de cette syphilide pigmentaire. »

β. Achromies.

Le *vitiligo* (3) « est une dyschromie cutanée caractérisée par le développement de taches blanches nettement limitées et entourées d'une zone plus ou moins étendue d'hyperpigmentation ». Il semble établi par la clinique que « les perturbations nerveuses, qu'elles soient organiques ou dynamiques, centrales ou périphériques, jouent un rôle prépondérant dans la pathogénie du vitiligo (4) ».

On a signalé le vitiligo dans diverses maladies nerveuses : dans le syndrome de BASEDOW notamment, on a vu la diarrhée associée à du vitiligo (ROLLAND, BALL, YEO) ou à des taches pigmentaires (BARTHOLOW, ROSSNER) (5).

On a insisté dans ces derniers temps sur le vitiligo dans le tabès (BULKLEY 1878, LELOIR 1882, CHABRIER 1880, LEBRUN 1885-86, GILBERT BALLET et BAUER (6). SOUQUES (7) a

(1) J. DARIER, *loco cit.*, p. 475.

(2) BRISSAUD et SOUQUES, *Semaine médicale*, 1901, p. 249.

(3) J. DARIER, Vitiligo, *Pratique dermatologique*, t. IV, p. 846.

(4) « Il paraît probable que le vitiligo est une lésion d'origine nerveuse ». GAUCHER et BARBE, *loco cit.*, p. 833.

(5) LAIGNEL LAVASTINE, *loco cit.*, p. 282.

(6) GILBERT BALLET et BAUER, Société de Neurologie, 6 février 1902, *Revue neurologique*, 1902, p. 154 : 2 observations.

(7) SOUQUES, Société de Neurologie, 13 mars 1902, *Revue neurologique*, 1902, p. 247.

rapproché de ces faits un cas de vitiligo et de signe d'Argyll Robertson d'origine syphilitique. Pierre Marie et Georges Guillain (1) ont observé des cas de vitiligo avec symptômes tabétiformes.

Roudnew (2) a décrit le vitiligo chez une mentale.

En définitive, on peut, avec Gaucher (3), classer ainsi les dystrophies pigmentaires de la peau : « 1° les vitiligos symptomatiques ou trophiques, à étiologie et à pathogénie nerveuses : ce sont les altérations pigmentaires cutanées des maladies ou des lésions du système nerveux ; 2° les dystrophies pigmentaires à étiologie toxique et à pathogénie nerveuse comprenant : *a*) les hyperchromies d'origine toxique proprement dite, dont le type est la mélanodermie arsenicale ; *b*) les achromies et les dyschromies cutanées d'origine toximicrobienne telles que les leucomélanodermies de la syphilis et les taches blanches de la lèpre ; *c*) le vitiligo vrai, d'origine autotoxique, en rapport avec un trouble préalable de la nutrition. »

La *canitie* (4) est la décoloration totale ou partielle du système pileux. On appelle aussi *poliose* la décoloration du système pileux en entier.

On trouvera dans l'article de Bodin des exemples de canitie rapide (5) (dans l'espace de quelques jours et même de quelques heures) : dans ces cas l'influence du système nerveux paraît évidente.

La canitie prématurée a été observée dans diverses maladies du système nerveux : l'aliénation mentale et l'épilepsie (Beigel, Morselli, Leloir), l'ataxie (Duncan, Bulkley,

(1) Pierre Marie et Georges Guillain, Société de Neurologie, 13 mars 1902, *Revue neurologique*, 1902, p. 273.

(2) Roudnew, *ibidem*, 1902, p. 599.

(3) Gaucher, *Revue de Médecine*, 1900, p. 949.

(4) Bodin, Poils (Maladies des), *La Pratique dermatologique*, t. IV, p. 4.

(5) Voir aussi Féré, *Progrès médical*, 1897, p. 49.

DEBOVE, BARTHELEMY), tumeur cérébrale (BOURNEVILLE et POIRIER)...

BRISSAUD (1) montre que chez certains animaux (lapins) si la fourrure a des caractères tératologiques, « la ligne de démarcation des deux couleurs est une circonférence dont le plan est exactement perpendiculaire à l'axe du tronc » (distribution segmentaire). Le même auteur a vu une curieuse hémicanitie (barbe en dehors) chez un hémiplégique.

L'*albinisme* partiel peut être considéré comme un stigmate ou un équivalent névropathique : un jeune homme, observé par BOMBARDA (2), fils d'épileptique alcoolique et neveu d'un tabétique suicidé, interné déjà deux fois, porte au-dessus du front, sur le tronc et sur les membres, de larges plaques de peau blanche à poils blancs, disposés suivant une certaine symétrie ; une sœur hystérique et deux frères présentent également de larges placards leucodermiques.

Dans certaines trophonévroses de poils, on peut voir des cheveux blancs remplacer des cheveux rapidement tombés (SAVARY PEARCE) (3).

Enfin on a observé des cas dans lesquels une émotion produit en même temps du mélanisme et une poliose partiels (DE BUSSCHERE) (4).

γ. Action du système nerveux sur la pigmentation.

Les troubles de pigmentation par altération du système nerveux sont donc indubitables. Le mécanisme pathogénique de ces dyschromies nerveuses est plus difficile à pénétrer (5).

(1) BRISSAUD, *loco cit.*, t. II, p. 157 et 394.

(2) BOMBARDA, *A medicina contemporanea*, 1901, p. 303 (*Revue neurologique*, 1902, p. 37).

(3) SAVARY PEARCE, *American medicine*, 1901 (*Revue neurologique*, 1902, p. 741).

(4) DE BUSSCHERE, *Annales et Bulletin de la Société de Médecine de Gand*, 1900 (*Ibidem*, 1904, p. 77).

(5) Voir, pour tout ce paragraphe, LAIGNEL LAVASTINE, *loco cit.*, p. 280.

La plupart des auteurs qui ont étudié la question chez les animaux admettent : les uns « que l'excitation des centres nerveux produit la rétraction des chromatophores, les autres qu'elle produit leur dilatation ». PAUL CARNOT montre que, chez la grenouille, « il y a des nerfs chromatoconstricteurs et des nerfs chromatodilatateurs... Leur influence peut être dissociée par certains réactifs physiologiques » tels que le chlorhydrate d'aniline à 5 p. 100, l'iodure de potassium, la nicotine à 1/2 p. 100 qui sont chromatoconstricteurs ; le nitrite d'amyle, l'éther, le chloral qui sont chromatodilatateurs. Les nerfs, la moelle et le sympathique paraissent contenir des fibres chromatomotrices (excitatrices et frénatrices) et des fibres centripètes. « Les réflexes cutanés et optiques sont une des grandes causes des changements de coloration. »

On peut admettre (sans que ce soit démontré) que chez l'homme, comme chez les animaux, il y a une fonction nerveuse de régulation chromatique (RAYMOND) (1) ; les dyschromies sont la conséquence du fonctionnement anormal de cet appareil.

j. Dermatoses hypertrophiques épidermiques : ichtyose.

BRISSAUD (2) cite un cas de BIEFEL (1889) d'ichtyose sébacée en zones symétriques, ne correspondant pas aux nerfs, mais répondant plutôt à une distribution segmentaire.

« Pendant l'évolution de certaines paraplégies, dans le tabes, dans quelques névrites, on voit apparaître un état ichtyosique de la peau. En 1873, ERLENMEYER décrivit dans deux cas de mononévrites cet aspect de la surface cutanée. EULENBURG en publia deux autres cas, dont l'un était consécutif à une luxation de l'épaule avec paralysie du plexus

(1) RAYMOND, *Archives de Physiologie*, 1892, cit. LAIGNEL LAVASTINE.

(2) BRISSAUD, *loco cit.*, t. II, p. 83.

brachial. A la suite d'une névrite puerpérale du médian, REMAK en a observé un cas » (DÉJERINE) (1).

J'ai observé (2) chez une amyotrophique progressive une dermatose squameuse à distribution symétrique, non parallèle aux nerfs.

AUDRY et DALOUS (3) ont décrit une hyperkératose circonscrite des doigts chez un syringomyélique...

6. *Maladie de* RECKLINGHAUSEN (*Neurofibromatose*).

C'est « une dystrophie générale qui est caractérisée par le syndrome suivant : 1° des tumeurs de molluscum en nombre ordinairement considérable, plus ou moins grosses, intradermiques, sessiles ou pédiculées, accumulées dans telle ou telle région, ou plus souvent disséminées sur presque tout le corps ou les membres ; 2° des névromes, ou plutôt des pseudonévromes au sens de VIRCHOW, c'est-à-dire des tumeurs fibreuses intrafasciculaires des nerfs ; 3° des taches pigmentaires et des mélanodermies ». Les sujets qui sont atteints de cette maladie « ont fréquemment un développement intellectuel incomplet » (4).

BENNATI (5), MILIAN (6)... ont publié des cas sans tumeur nerveuse (dermofibromatose de CHAUFFARD) ; HALLOPEAU (7) des cas avec fibromes volumineux. Le trouble pigmentaire

(1) DÉJERINE, *loco cit.*, p. 1105.

(2) *Leçons de Clinique médicale*, t. IV, p. 175.

(3) AUDRY et DALOUS, *Société française de Dermatologie et de Syphiligraphie*, 6 mars 1902 (*Revue neurologique*, 1902, p. 1041).

(4) J. DARIER, Tumeurs de la peau, *La Pratique dermatologique*, t. IV, p. 671.

(5) BENNATI, *Riforma medica*, 1901, p. 189 (*Revue neurologique*, 1902, p. 36).

(6) MILIAN, *Société anatomique*, 1901, p. 555 (*Ibidem*, 1902, p. 1152).

(7) HALLOPEAU et ALEXANDRE RIBOT ; HALLOPEAU et LAFFITE ; HALLOPEAU et LEBRET ; HALLOPEAU et FRANÇOIS DAINVILLE. *Société française de Dermatologie et de Syphiligraphie*, 5 juin 1902, 2 juillet 1903, 4 mars 1904 et 11 avril 1904 (*Revue neurologique*, 1902, p. 1116 et 1904, p. 36, 687 et 688).

domine alors. DANLOS (1) a noté la coïncidence de plaques atrophiques sur le tronc...

D'après SARAZANAS (2), la maladie de RECKLINGHAUSEN, dans laquelle il y a une atteinte profonde des centres trophiques du tissu conjonctif, se présente sous trois formes principales : *dermofibromatose pigmentaire* (développement prédominant dans la peau), *neurofibromatose pigmentaire* (siège sur le trajet des nerfs), *angiofibromatose pigmentaire* (angiomes multiples comme caractère dominant).

CESTAN (3) a décrit, à côté de la maladie de RECKLINGHAUSEN, une *neurofibrosarcomatose*, qui est aussi une « néoplasie du tissu conjonctif du système nerveux central et périphérique ».

7. *Maladie de* DERCUM (*adipose douloureuse*).

En 1888 (4), DERCUM de Philadelphie présente à la Société de neurologie américaine, à Washington, une femme de 48 ans, « porteuse de masses adipeuses circonscrites apparues d'abord sur les bras et bientôt étendues au dos, aux épaules et aux flancs. Saillantes, élastiques, nullement fluctuantes, finement lobulées, ces tumeurs donnaient au palper la sensation de paquets de vers inclus dans les téguments. Elles étaient extrêmement douloureuses à la pression et pendant l'exécution des mouvements ». En 1892, il donne à cet état le nom d'*adipose douloureuse* et en 1900 il publie l'autopsie de sa première malade, chez laquelle il trouve des lésions intéressantes de la glande thyroïde.

Des observations sont publiées par HENRY (1891), COL-

(1) DANLOS, *Société de Dermatologie et de Syphiligraphie*, décembre 1903 (*Revue neurologique*, 1904, p. 554).

(2) SARAZANAS, *De la fibromatose cutanée généralisée. Forme et nature*, thèse de Paris, n° 170.

(3) CESTAN, *Revue neurologique*, 1903, p. 745.

(4) Voir, pour cet historique : J. ROUX et VITAUT, *Revue neurologique*, 1901, p. 881.

LINS (1895), EWALD (1895), ESHNER (1896, 1898), SPILLER (1898), HALE WHITE (1899), GIUDICEANDREA (1900)...

En France, ACHARD et LAUBRY (1) présentent, en 1901, deux cas, dont un de forme légère. Déjà FÉRÉ (2) avait donné deux observations en 1898 et reprend la question en 1901. Puis il y a des faits de DEBOVE (3), SIMIONESCO (4), ROUX et VITAUT, LOUIS RENON et JEAN HEITZ (5), ODDO et CHASSY (6), JOANNY ROUX (7), PAPI (8), DENY et LE PLAY (9), RAYMOND et GEORGES GUILLAIN (10), HOUÉE (11), JOSE VALDES ANCIANO (12), KARPINSKY (13), DE RENZI (14), GILBERT BALLET (15), SELLERIN (16), MARCOU (17), SPARTACO MINELLI (18).

(1) ACHARD et LAUBRY, Société de Neurologie, 18 avril et 6 juin 1901, *Revue neurologique*, 1901, p. 419 et 555.

(2) FÉRÉ, *Médecine moderne*, 1898, p. 727 et *Revue de Médecine*, 1901, p. 641.

(3) DEBOVE, *Presse médicale*, 1901, p. 25 et *Archives générales de Médecine*, 1903, p. 3156.

(4) SIMIONESCO, Société de Neurologie, 6 juin 1901, *Revue neurologique*, 1901, p. 557.

(5) LOUIS RENON et JEAN HEITZ, Société de Neurologie, 4 juillet 1901, *Ibidem*, 1901, p. 704.

(6) ODDO et CHASSY, Société de Neurologie, 9 janvier 1902, *Ibidem*, 1902, p. 73.

(7) JOANNY ROUX, Ibidem, 9 janvier 1902, *Ibidem*, 1902, p. 71.

(8) PAPI, *Gazzetta degli ospedali e delle cliniche*, 1902, p. 223 (*Ibidem*, 1902, p. 1117).

(9) DENY et LE PLAY, *Nouvelle Iconographie de la Salpêtrière*, 1903, p. 280.

(10) RAYMOND et GEORGES GUILLAIN, Société de Neurologie, 2 juin 1904, *Revue neurologique*, 1904, p. 630.

(11) HOUÉE, *Contribution à l'étude de la maladie de Dercum. Adipose douloureuse généralisée*, thèse de Paris, 1904.

(12) JOSE VALDES ANCIANO, *Revista medica cubana*, 1903, p. 287 (*Revue neurologique*, 1904, p. 688).

(13) KARPINSKY, *Recueil des travaux psychiatriques et neurologiques de Bechterew* (*Ibidem*, 1904, p. 688).

(14) DE RENZI, *Gazzetta degli ospedali e delle Cliniche*, 1903, p. 215 (*Ibidem*, 1903, p. 785).

(15) GILBERT BALLET, *Presse médicale*, 1903, p. 285.

(16) SELLERIN, *Contribution à l'étude de l'adipose douloureuse. Syndrome de Dercum*, thèse de Paris, 1903, n° 247.

(17) MARCOU, *Archives générales de Médecine*, 1903, p. 1737.

(18) SPARTACO MINELLI, *Gazzetta medica italiana* (*Revue neurologique*, 1904, p. 553).

On trouve le plus souvent chez les sujets atteints de maladie de Dercum d'autres symptômes nerveux, tels que : troubles de la sensibilité objective (Dercum, Giudiceandrea, Achard et Laubry), atrophie musculaire (Dercum) ou hypertrophie (Giudiceandrea), altérations du système pileux (Giudiceandrea), zona (Dercum), hémorrhagies diverses (Dercum, Giudiceandrea, Achard et Laubry), troubles psychiques (Eshner, Dercum, White), arthropathies (Louis Renon et Jean Heitz), troubles vasomoteurs (Roux et Vitaut, Oddo et Chassy), sclérodermie (Oddo et Chassy), goître exophtalmique (Joanny Roux), épilepsie (Dercum (1), démence alcoolique et hérédoalcoolique (Deny et Le Play).....

En terminant, il est bon de séparer l'adipose douloureuse de Dercum de la lipomatose luxuriante de Landouzy, de la lipomatose symétrique, de l'adénolipomatose de Launois et Bensaude, toutes formes de lipomatose qui ont des rapports avec le système nerveux, mais ne sont pas douloureuses (2).

IV

CONCLUSION GÉNÉRALE SUR L'APPAREIL NERVEUX DE LA TROPHICITÉ

Par tout ce qui précède on voit d'un côté combien est important le rôle du système nerveux dans la régulation

(1) Dercum, *Philadelphia medical Journal*, 1902, p. 396 (*Revue neurologique*, 1902, p. 740).

(2) Voir sur cette lipomatose symétrique non douloureuse : Charles Féré et Mlle Marthe Francillon, *Revue de Chirurgie*, 1901, Luigi Bordoni, *Riforma medica*, 1901, p. 735 ; Mauclaire, *Société de Chirurgie*, octobre 1901 ; Mosny et Beaufumé, *Société médicale des hôpitaux*, 1902, p. 106 ; Léon Camille Quéry, *Contribution à l'étude de la lipomatose diffuse symétrique à prédominance cervicale*, thèse de Paris, 1902, n° 212 ; Tuffier, *Société de Chirurgie*, janvier 1904 (*Revue neurologique*, 1902, p. 36, 512, 740 et 1117 ; 1904, p. 553).

de la nutrition et de l'autre combien cette grave question est encore incomplètement élucidée.

Le chapitre est encore à la phase de réunion des documents : c'est même pour cela qu'il a nécessairement pris, dans ce livre, des dimensions un peu disproportionnées par rapport aux autres chapitres.

Il est impossible de préciser le trajet complet des voies trophiques. Mais on peut affirmer qu'il y a des voies nerveuses de la trophicité (1), que, pour cet appareil comme pour tous les autres, il y a des voies centripètes, des voies centrifuges et des centres. Les voies centripètes se confondent avec les nerfs sensitifs, les voies centrifuges avec les nerfs vasomoteurs et les nerfs moteurs, les centres sont dans les ganglions (sympathiques et rachidiens), dans la substance grise du bulbe et de la moelle, dans les centres de la base de l'encéphale et même dans l'écorce.

A l'état normal, la sensibilité des tissus les protège et règle leur nutrition ; d'où l'association fréquente des troubles trophiques avec les troubles de la sensibilité. Ce qui a fait dire à certains auteurs (MARINESCO, BRISSAUD) (2) que la nutrition est un acte réflexe, comme tous les actes nerveux.

L'appareil nerveux trophique étant absolument sur le même plan que tous les autres appareils nerveux, on comprend que les troubles trophiques puissent présenter, suivant le siège de l'altération, la distribution périphérique, la distribution radiculaire ou la distribution segmentaire, comme tous les symptômes nerveux.

Dans la production des troubles trophiques, quels qu'ils

(1) Voir, en plus de toutes les preuves réunies dans ce chapitre en faveur de l'existence des voies trophiques : GIUSEPPE PAGANO, *Rivista di Patologia nervosa e mentale*, 1904, p. 17 (*Revue neurologique*, 1904, p. 371).

(2) BRISSAUD (*loco cit.*, t. II, p. 65) cite VELPEAU (1850), MAYET et TRIPIER (1868) et NOTHNAGEL (1869) comme précurseurs de MARINESCO sur cette thèse que « l'équilibre trophique est un acte réflexe ».

soient, la question du rôle du système nerveux reste toujours une question de pathogénie et de mécanisme d'action et ne préjuge en rien la question d'étiologie et du rôle causal des infections, des intoxications et des toxiinfections. Comme l'élément toxique ou infectieux est luimême transporté au système nerveux ou aux organes par les vaisseaux, l'étude de l'élément vasculaire et circulatoire n'est en rien contradictoire ni éliminatrice de l'étude de l'élément nerveux.

Sans faire d'aucun de ces trois éléments le centre d'une théorie exclusive, il faut, dans chaque dermatose et en général dans chaque trouble trophique, chercher les trois éléments (toxiinfectieux, vasculaire, nerveux) et dans chaque cas particulier déterminer la présence et la proportion de chacun de ces éléments.

§ V. APPAREIL NERVEUX CENTRAL DE LA RESPIRATION

A. ANATOMOPHYSIOLOGIE

1. Il y a trois groupes principaux de neurones *centraux* présidant à la respiration.

Le premier, le plus important, centre de la coordination automatique de tous les mouvements servant à la respiration, est situé (Legallois, 1812 ; Flourens) dans le bulbe, vers l'origine des pneumogastriques, au sommet du V du calamus, sur le plancher du quatrième ventricule (nœud vital de Flourens). Ce centre se compose de deux portions distinctes : un centre inspirateur et un centre expirateur.

Le second, centre de transmission, est situé surtout dans la moelle, entre la 4e paire cervicale et la 8e dorsale. Chez le chien, (Rothmann) (1) les voies spinales de la res-

(1) Rothmann, *Archiv fur Anatomie und Physiologie*, 1902 (*Revue neurologique*, 1903, p. 466).

piration se trouvent principalement dans les faisceaux antérieurs et antérolatéraux de la moelle.

Les centres supérieurs (cérébraux) n'interviennent pas dans la respiration automatique habituelle, mais ils interviennent quand on modifie volontairement la respiration dans un sens ou dans un autre, quand on parle, qu'on chante ; de même dans l'influence des émotions et des passions sur la respiration (1). Ils paraissent réunis, dans chaque hémisphère, dans la région de l'opercule (d'ARNOLD), c'est-à-dire de la lèvre supérieure de la scissure de SYLVIUS.

2. Les *voies centripètes* de ces neurones sont tous les nerfs sensitifs de la trachée, du larynx et des poumons spécialement le pneumogastrique. « On admet que les filets pulmonaires du pneumogastrique comprennent deux ordres de fibres centripètes : des fibres inspiratrices et des fibres expiratrices... le pneumogastrique est le nerf régulateur de la respiration... le resserrement du poumon excite les fibres inspiratrices et la dilatation des alvéoles met en jeu les fibres expiratrices du vague » (HEDON). Ce qui fait que l'inspiration appelle l'expiration à sa suite et réciproquement (2).

Dans certains cas d'ailleurs, toutes les voies sensitives générales peuvent devenir voies centripètes supplémentaires pour la respiration. Pour le démontrer, il « suffit de rappeler les effets respiratoires bien connus de l'application du froid à la surface de la peau (par exemple dans la douche), des frictions, de la flagellation de la peau pratiquées dans le but de rappeler les mouvements respiratoires chez les individus en état de syncope ou de faire

(1) Voir plus haut, p. 537, ces centres supérieurs du vagosympathique et PARHON et GOLDSTEIN, *Revue neurologique*, 1902, p. 978.

(2) DU BOIS REYMOND (*Philadelphia medical Journal*, 1901, p. 653, *Revue neurologique*, 1902, p. 218) a insisté sur les réflexes respiratoires qui ont leur point de départ dans le sens musculaire spécial du thorax.

naître la première inspiration chez le nouveau-né. Le nerf trijumeau présente à ce point de vue une action plus marquée ; aussi les excitations de la peau de la face sont-elles plus efficaces que celles des autres nerfs sensibles pour mettre en jeu le centre respiratoire. Par contre, le rameau nasal du trijumeau qui donne la sensibilité générale à la muqueuse des fosses nasales peut être le point de départ d'un réflexe d'arrêt de la respiration en expiration. Par exemple, il suffit de présenter devant les narines d'un animal, qui respire tranquillement, une éponge imbibée de chloroforme pour provoquer instantanément l'arrêt des mouvements respiratoires (1) ».

3. Dans les voies *centrifuges*, il y a d'abord les moteurs du larynx (laryngé supérieur et surtout laryngé inférieur) qui viennent du pneumogastrique, la branche interne du spinal étant la source d'innervation motrice du larynx vocal, mais pas du larynx respiratoire (2) (CLAUDE BERNARD). Ce dernier nerf (spinal) interviendrait du reste, non dans la respiration régulière, mais dans la respiration forcée (voix, cri, chant, effort) (3).

Les nerfs moteurs inspirateurs sont d'abord et surtout le phrénique : né du plexus cervical (surtout des troisième, quatrième et cinquième paires cervicales), il traverse tout le thorax de haut en bas et se distribue au diaphragme ; puis, toujours pour l'inspiration ordinaire, les mêmes paires cervicales (scalènes) et les intercostaux (petit dentelé postérieur et supérieur, surcostaux, intercostaux

(1) HEDON, *Précis de Physiologie*, 4e édition, 1904, p. 305.

(2) Voir, pour la séparation anatomique des faisceaux nerveux respirateurs et phonateurs, chez le cheval : ADOLF ONODI, *The British medical Journal*, 1902, p. 578 (*Revue neurologique*, 1902, p. 1151).

(3) Voir, sur les rapports du pneumogastrique et du spinal : VAN GEHUCHTEN et BOCHENEK, *Le Névraxe*, 1901, t. II, p. 323 ; et, sur les localisations radiculaires des fibres motrices du larynx : VAN BIERVLIET, *Ibidem*, 1902, t. III, p. 297.

externes) ; et, pour l'inspiration forcée, les nerfs du grand pectoral et du grand dorsal venus de la moelle par le plexus brachial.

Quant à l'expiration, elle est ordinairement passive ; les nerfs moteurs, pour l'expiration forcée, sont les divers intercostaux (intercostaux internes, triangulaire du sternum), les derniers intercostaux et des branches (abdominogénitales) du plexus lombaire pour le carré des lombes, le petit dentelé postérieur et inférieur, le grand et le petit oblique, le transverse et le grand droit de l'abdomen (1).

B. — SEMÉIOLOGIE

I

Troubles dans la fréquence et dans le rythme des mouvements respiratoires : tachypnée, dyspnée, bradypnée, respiration irrégulière, respiration de Cheyne Stokes.

La *tachypnée* s'observe surtout dans l'hystérie et aussi dans certaines formes d'urémie : c'est un symptôme d'origine centrale.

La *dyspnée* est une tachypnée avec effort pénible, parfois même douloureux. Elle est centrale ou périphérique (réflexe). Il y a une dyspnée inspiratrice (tirage, cornage) et une dyspnée expiratrice (sifflement).

Des diverses dyspnées (2) décrites, les suivantes appartiennent au système nerveux : par lésion ou trouble fonctionnel du centre respiratoire bulbaire (paralysie labioglossolaryngée, sclérose latérale amyotrophique, tabes bulbaire, etc.), du pneumogastrique; par irritation ou paralysie des centres respiratoires médullaires (myélites

(1) Le pneumogastrique contient aussi des filets moteurs pour les petits muscles des bronches.

(2) Voir MAYET, *Traité de Diagnostic médical et de Séméiologie*, 1899, t. II, p. 452 : tableau d'après GERMAIN SÉE et HECHT.

diverses, fractures et luxations de la colonne cervicale, etc.); névrosique (asthmatique, hystérique, névropathique); par compression des nerfs des poumons et des voies respiratoires (par tumeurs intrathoraciques, par anévrisme de l'aorte)...

La *bradypnée* s'observe dans les lésions cérébrales, destructives (hémorrhagie, ramollissement) ou compressives (tumeurs, épanchements): respiration lente, profonde, stertoreuse (coma, méningite); et aussi dans les lésions médullaires à une période avancée de leur évolution: « à l'ampleur et à la lenteur de l'inspiration s'oppose la brièveté de l'expiration, suivie d'une pause longue qui précède l'inspiration suivante » (Déjerine). C'est le type respiratoire de Kusmaul (coma diabétique).

Max Egger (1) a publié un beau cas de bradypnée (4 à 6 respirations par minute) attribuée à une paralysie bilatérale du pneumogastrique pulmonaire (tachycardie à 140 pulsations) chez une ataxique des quatre membres.

Dans la méningite, plus spécialement dans la méningite tuberculeuse de la base, la respiration peut être *irrégulière* et présenter spécialement ce type « caractérisé par la discordance entre les mouvements du diaphragme et ceux du thorax dans l'acte respiratoire (2) ».

A ce groupe des respirations irrégulières appartient le type que Stokes a décrit après Cheyne et qui porte justement le nom de ces deux médecins (3).

C'est un signe d'altération grave du bulbe. J'ai essayé de démontrer (4) que, du moins dans bien des cas de Cheyne

(1) Max Egger, *Société de Neurologie*, 5 février 1903, *Revue neurologique*, 1903, p. 231.

(2) Déjerine, *loco cit.*, p. 1018.

(3) Voir le passage de Stokes in Debove et Achard, *Manuel de Diagnostic médical*, 1899, t. I, p. 221, note. — Voir aussi, sur ce symptôme, le même ouvrage, t. II, p. 202 et Mayet, *loco cit.*, t. II, p. 444.

(4) Voir Blaise et Brousse, *Montpellier médical*, 1880, p. 310.

Stokes, le fait primordial est la tachypnée, l'apnée n'étant que la conséquence de l'épuisement bulbaire produit par cette crise d'excitation sur un centre respiratoire affaibli.

Parhon et Goldstein (1) ont insisté sur le Cheyne Stokes dans les lésions cérébrales : ils en citent un exemple dont ils rapprochent un cas de Ferrien (1898) et des expériences de Schulkowski (1897) : « l'extirpation de l'écorce produit des modifications dans le rythme et l'amplitude des mouvements respiratoires. A la suite de l'excitation de la partie antérieure du thalamus et de la queue du noyau caudé, il a observé un arrêt des mouvements respiratoires. Le pincement de la partie antérieure du thalamus jusqu'à la paroi du quatrième ventricule produit la respiration de Cheyne Stokes qui cesse après l'extraction de l'aiguille. »

II

Troubles paralytiques des mouvements respiratoires : apnée, syncope respiratoire, laryngoplégies tabétiques, paralysie du diaphragme.

L'*apnée* dont je viens de parler dans le type respiratoire de Kussmaul et dans celui de Cheyne Stokes est un premier exemple de ce groupe de symptômes. La *syncope respiratoire* (chloroforme) en est le plus haut degré. Ce sont toujours là des symptômes bulbaires. Le même résultat est aussi atteint si « l'origine du nerf phrénique (4e paire cervicale) est atteinte ».

A ce même groupe appartiennent les *laryngoplégies tabétiques* (2), uni ou bilatérales. Elles frappent presque exclusivement les muscles du larynx dits respirateurs, c'est-à-dire les cricoaryténoïdiens postérieurs ou dilatateurs de la glotte et sont particulièrement redoutables. Dans les cas avec autopsie on a toujours constaté l'intégrité des noyaux du

(1) Parhon et Goldstein, *Revue neurologique*, 1902, p. 978.
(2) Voir Déjerine, *loco cit.*, p. 1022.

vague et du spinal (OPPENHEIM, DÉJERINE et PÉTREEN, GRABOVER 1896) et des altérations très marquées des nerfs des muscles paralysés, ainsi que du tronc du récurrent; les racines du spinal pouvant être intactes, alors que celles du vague étaient très altérées (GRABOVER, ROSSMANN).

Dans la *paralysie du diaphragme*, très bien étudiée par DUCHENNE, on voit, dans l'inspiration, l'épigastre et les hypocondres se déprimer au lieu de se dilater, en même temps que le thorax augmente de volume ; les mouvements se produisent en sens inverse au moment de l'expiration. S'il y a simple parésie, ce phénomène n'apparaît que dans les respirations grandes ou agitées ; la respiration tranquille reste normale. Si la paralysie est unilatérale, le phénomène ne se produit que d'un côté (*type asymétrique* de la respiration).

III

Troubles spasmodiques de la respiration : toux, asthme, hoquet, bâillement, éternûment.

La *toux* (1) est caractérisée : 1° par une inspiration profonde, bruyante parfois ; 2° par une expiration bruyante, spasmodique et saccadée qui chasse violemment l'air contenu dans l'arbre respiratoire à travers la glotte rétrécie.

Habituellement réflexe, par excitation des expansions terminales du pneumogastrique (respiratoire ou digestif), elle peut être produite par la compression de ce nerf (quintes coqueluchoïdes des tumeurs du médiastin, plus spécialement des adénopathies trachéobronchiques). Enfin elle peut être d'origine centrale (névroses, volonté).

Les *crises laryngées des tabétiques* (2) (FÉRÉOL 1868) sont

(1) DEBOVE et ACHARD, *loco cit.*, t. II, p. 209. MAYET, *loco cit.*, t. II, p. 473.
(2) DEJERINE, *loco cit.*, p. 1020.

parfois constituées par des crises de toux sèche (névrite du pneumogastrique SCHLESINGER 1894).

L'*asthme* est une crise tétanique des muscles expirateurs, en général de cause centrale (névrose d'arthritique, par insuffisance de l'appareil antitoxique) ; il peut aussi être d'origine périphérique (fosses nasales).

Le *hoquet* (1) est une contraction spasmodique, subite et involontaire du diaphragme, revenant en général rythmiquement et produisant une expiration brusque, saccadée, bruyante et rauque, avec tension énergique et subite des parois de l'abdomen.

Il a le plus souvent un point de départ périphérique : extrémités du pneumogastrique (estomac) ou extrémités du phrénique (foie, péritoine ou plus rarement plèvre juxta-diaphragmatique). Il peut aussi être d'origine centrale (névroses : hystérie) ; une émotion peut le provoquer ou le faire cesser.

Le *bâillement*, qui se produit par séries dans les névroses (hystérie) et dans certaines lésions cérébrales, est un spasme surtout inspirateur avec écartement extrême des mâchoires et parfois pandiculations.

L'*éternûment* qui se produit aussi par séries dans les névroses, spécialement dans l'hystérie, est une sorte d'équivalent de l'asthme : c'est aussi un spasme expirateur ; seulement il est clonique, tandis que l'asthme est tonique.

§ VI. — APPAREIL NERVEUX CENTRAL DE LA DIGESTION

A. — ANATOMOPHYSIOLOGIE

1. Appareil nerveux de la mastication et de la déglutition. — 2. Appareil sensitivomoteur de l'estomac et de l'intestin. — 3. Appareil nerveux de la sécrétion gastrique. — 4. Appareil

(1) DEBOVE et ACHARD, *loco cit.*, t. II, p. 213.

nerveux de la sécrétion intestinale. — 5. Appareil nerveux du foie. — 6. Appareil nerveux du pancréas.

1. L'appareil nerveux de la *mastication* et de la *déglutition* est formé par le trijumeau, le glossopharyngien et le pneumogastrique comme voies centripètes ; le trijumeau (masticateur), le facial, le glossopharyngien, le pneumogastrique et l'hypoglosse comme voies centrifuges.

Les centres sont les noyaux connus de ces nerfs.

D'après SCHLESINGER (1), le trijumeau buccal aurait un noyau spécial, situé plus bas que les noyaux du trijumeau du front et du dos du nez.

D'après TRAPEZNIKOFF (2), il y aurait trois étages de centres de la déglutition situés de la manière suivante chez le chien : 1° à l'angle postérieur du plancher du 4e ventricule ; 2° à la partie postérieure de la couche optique et des tubercules quadrijumeaux antérieurs ; 3° dans l'écorce au niveau de la région antérieure de la 2e frontale, à l'extrémité antérieure de la seconde incisure (centre de BECHTEREW et d'OSTANKOW) et aussi en un point correspondant à l'angle formé par la scissure olfactive et la scissure présylvienne, immédiatement au-dessus du trou olfactif.

2. L'appareil sensitivomoteur de l'*estomac* et de l'*intestin* est formé par le vagosympathique.

Le pneumogastrique (3) excite les mouvements de l'intestin et de l'estomac, le splanchnique les inhibe (4). Leur antagonisme n'est cependant pas absolu (MORAT). Un splanchnique peut remplacer l'autre coupé : l'activité inhibitrice vient de la moelle.

(1) SCHLESINGER, *Revue neurologique*, 1899, p. 660.

(2) TRAPEZNIKOFF, *Conférence de la clinique neuropsychique de Saint-Pétersbourg*, 1897 (*Revue neurologique*, 1897, p. 348).

(3) LAIGNEL LAVASTINE, *Recherches sur le plexus solaire*, 1903, p. 84.

(4) Voir, pour les travaux physiologiques à l'appui de cette proposition : LAIGNEL LAVASTINE, *loco cit.*, p. 97 et 99.

Les segments plus inférieurs de l'intestin (colon, rectum) reçoivent aussi une double source nerveuse, des racines nerveuses lombaires (2e à 6e chez le chat) et des sacrées (2e à 4e) (Langley et Anderson). Les fibres venant des racines lombaires gagnent le sympathique et le quittent pour la plus grande part avec les nerfs cœliaques ou hypogastriques. Ces fibres lombaires viscérales contiennent des fibres inhibitrices pour les muscles du colon et du rectum et la muqueuse du sphincter interne (1). Finalement les nerfs lombaires viscéraux ont une relation avec la peau entourant l'anus. Les fibres viscérales sacrées sont en grande partie antagonistes des fibres viscérales lombaires.

3. La *sécrétion gastrique* est provoquée par des excitations venues de points très divers (2).

La vue des aliments fait écouler le suc gastrique chez un chien (Bidder et Schmidt). Un malade avec une fistule gastrique et une oblitération complète de l'œsophage sécrétait du suc gastrique dès qu'il mâchait des aliments (Richet). Pawlow et Mme Schumow Simanowski ont constaté le même fait chez un chien avec fistule gastrique et abouchement de l'œsophage à la peau : aucune parcelle alimentaire n'arrivait à l'estomac et le suc gastrique coulait abondamment dès que l'animal commençait à manger ; pour une alimentation fictive de 5 minutes, la sécrétion provoquée continue pendant deux ou trois heures et plus. L'excitation psychique joue un grand rôle dans la provocation de la sécrétion gastrique (Pawlow, Ketscher, Sanotzky). « La vue seule des aliments, le sou-

(1) Voir plus haut, p. 159 ce que nous avons dit de l'innervation *médullaire* du sphincter. Pour l'innervation *corticale* des sphincters du rectum, voir : Frankl-Hochwart et A. Fröhlich, *Jahrbücher fur Psychiatrie und Neurologie*, 1902, p. 76 (*Revue neurologique*, 1903, p. 922).

(2) Voir : Doyon, *Traité* cité *de Morat et Doyon*, t. IV, p. 305 et Laignel Lavastine, *loco cit.*, p. 98.

venir ou le désir d'un bon repas suffit à provoquer l'écoulement de ce liquide. »

Ce réflexe des expériences précédentes ne se produit plus après la section des pneumogastriques. Mais il peut se faire encore une sécrétion gastrique par excitation locale des centres intrinsèques contenus dans l'épaisseur des parois de l'estomac (Contejean).

Le pneumogastrique paraît contenir des fibres sécrétoires qui sécrètent de l'eau et des fibres trophiques qui président à l'élaboration de substances solides (Pawlow).

Le rôle du sympathique est encore mal élucidé.

Il paraît y avoir des nerfs d'arrêt de la sécrétion gastrique dans le sciatique (Nietchaïeff) et peut-être dans le pueumogastrique lui-même.

4. *Sécrétion intestinale* (1).

« La section des nerfs mésentériques ou l'extirpation du plexus cœliaque provoquent l'écoulement abondant du suc entérique (P. Budge, A. Moreau, Lauder-Brunton, Pye-Smith). Lauder Brunton et Pye-Smith interprètent ces faits en conférant aux petits ganglions inférieurs du plexus solaire une action d'arrêt sur la sécrétion intestinale. La section, même bilatérale, du nerf grand splanchnique est compatible avec la survie de l'animal et paraît sans effets (H. Vogt). »

Après l'ablation du ganglion stellaire, de la partie inférieure du sympathique thoracique ou du ganglion semilunaire, Onuf constate chez le chat de la diarrhée et de la putréfaction des selles. Ces troubles digestifs sont plus marqués et plus persistants à la suite de l'extirpation du ganglion stellaire qu'après l'ablation du sympathique thoracique inférieur. Onuf en conclut que le pneumogastrique a une plus grande influence que les splanchniques sur les fonctions de l'estomac et de l'intestin.

(1) Voir : Doyon, *loco cit.*, t. IV, p. 333 ; Laignel Lavastine, *loco cit.*, p. 80 et 99.

5. *Appareil nerveux du foie.*

« L'excitation du bout périphérique du vague sectionné ralentit la sécrétion biliaire. L'excitation du bout central l'accélère (ARTHAUD et BUTTE, RODRIGUEZ). La section de la moelle au cou... diminue la sécrétion de la bile. L'excitation de la moelle directement ou indirectement par voie réflexe diminue également la sécrétion de la bile. L'excitation des splanchniques, du ganglion cervical inférieur, de l'anneau de VIEUSSENS diminue la sécrétion. L'excitation des nerfs qui entourent l'artère hépatique provoque un accroissement passager suivi d'un ralentissement secondaire (AFANASIEFF). La section des splanchniques active la sécrétion biliaire, probablement par hyperémie. Il en est de même à la suite de la section de la moelle au cou. L'excitation des nerfs sensitifs diminue la sécrétion ; de même l'excitation de la couche corticale du cerveau et l'asphyxie (BOCHEFONTAINE) (1). »

Pour l'excrétion de la bile, l'innervation vient des nerfs splanchniques et pneumogastriques par le plexus solaire et les filets qui accompagnent l'artère hépatique. D'après ARTHAUD et BUTTE, la motilité des canaux biliaires dépend, non du sympathique, mais du pneumogastrique (2).

La piqûre du plancher du quatrième ventricule sur la ligne médiane et un peu au-dessus du nœud vital produit l'hyperglycémie et la glycosurie (CLAUDE BERNARD). La transmission se fait, non par les pneumogastriques, mais par la moelle, le grand sympathique et les splanchniques; elle paraît vraiment excitosécrétoire (MORAT et DUFOURT). « Les nerfs glycosécréteurs sont contenus dans les splanchniques. Leur intégrité n'est pas indispensable à la glycosoformation » (LAIGNEL LAVASTINE).

En outre de ce centre bulbaire excitateur, il y aurait des

(1) DOYON, *loco cit.*, t. IV, p. 358. — Voir aussi LAIGNEL LAVASTINE, *loco cit.*, p. 81.

(2) LAIGNEL LAVASTINE, *loco cit.*, p. 105.

centres frénateurs dans la moelle cervicodorsale (CHAUVEAU et KAUFMAN) (1).

6. *Appareil nerveux du pancréas* (2).

Les nerfs du pancréas viennent du bulbe et de la moelle par le pneumogastrique et le splanchnique.

La sécrétion pancréatique est souvent relativement profuse à la suite de la section du plexus solaire (CLAUDE BERNARD) et de la destruction de la moelle (WERTHEIMER et LEPAGE). Cette section n'empêche donc pas la glande de réagir aux excitations qui partent du duodénum.

D'autre part, d'après PAWLOW et son école, l'excitation du vague ou du sympathique produit, après une période latente considérable, un flux marqué du suc pancréatique. D'après HOWELL, les fibres sécrétoires seraient plus abondantes dans le vague (3).

B. — SEMÉIOLOGIE

1. Troubles de la déglutition ; anesthésie réflexe pharyngée. — 2. Vomissements, éructations, régurgitations, merycisme. — 3. Crises douloureuses (gastriques et intestinales) des tabétiques. — 4. Anorexie et boulimie. — 5. Constipation et diarrhée. — 6. Syndromes solaires. — 7. Colite mucomembraneuse.

1. *Troubles de la déglutition ; anesthésie réflexe pharyngée.*

La dysphagie est un symptôme fréquent dans la paralysie labioglossolaryngée et beaucoup d'autres maladies bulbaires et aussi dans certaines lésions hémisphériques bilatérales (paralysie pseudobulbaire : double hémiplégie).

Au même groupe appartiennent les convulsions, cloniques et toniques, du pharynx et de l'œsophage des rabiques et surtout des névrosiques. Chez ces derniers (hys-

(1) Voir DOYON, *loco cit.*, t. I, p. 223 à 233. Voir aussi LAIGNEL LAVASTINE, *loco cit.*, p. 82.

(2) DOYON, *loco cit.*, t. IV, p. 326 et t. I, p. 426 et 429.

(3) LAIGNEL LAVASTINE, *loco cit.*, p. 81.

tériques et neurasthéniques) DEBOVE a signalé la phobie de la déglutition.

L'anesthésie réflexe du pharynx (paralysie labioglossolaryngée, hystérie) est un autre symptôme du même appareil nerveux pharyngé.

2. *Vomissements. Eructations. Régurgitations. Mérycisme.* Les vomissements s'observent dans les lésions de la base (méningites), spécialement dans les altérations des régions cérébelleuse et bulboprotubérantielle (MOLLIÈRE et BAUDOT) (1). Le vomissement nerveux peut être alimentaire, bilieux, aboutir à l'hématémèse (COUTAGNE) (2).

Le centre bulbaire du vomissement est très voisin de celui de la respiration : la plupart des expectorants sont vomitifs à une dose plus élevée. Le vomissement peut être d'origine périphérique (estomac, grossesse, péritoine, luette) ou d'origine centrale (méningite, apomorphine). L'écorce peut agir sur le centre bulbaire comme une cause périphérique (souvenir ou pensée d'un objet répugnant) (3).

L'*éructation* (expulsion bruyante par la bouche de gaz venus de l'estomac) se produit en série dans l'hystérie (aérophagie nerveuse) (4) et d'autres névroses. SOUPAULT (5) a observé des points *éructogènes* : chez ce malade on ne pouvait frôler le crâne, la partie moyennne de la colonne vertébrale, le creux épigastrique, la base du cou, sans provoquer des éructations sonores.

Quand une petite quantité de matières ingérées revient dans la bouche, c'est la *régurgitation*, avec ou sans *pyrosis*. Si on ramène les aliments dans l'estomac après une nou-

(1) HUMBERT MOLLIÈRE, *Etude sur le vomissement dans les maladies chroniques du cerveau (paralysie générale et tumeurs)*, Lyon, 1874. BAUDOT, *De la valeur diagnostique du vomissement dans quelques affections apyrétiques de l'encéphale*, thèse de Paris, 1873.

(2) COUTAGNE, *Gazette médicale de Lyon*, 1862.

(3) Voir ma thèse d'agrégation sur la *médication vomitive*, Paris, 1875.

(4) BOUVERET, *Lyon médical*, 1901. BROUARDEL et LORTAT JACOB, *Gazette des hôpitaux*, 1902 (Cit. HALLOPEAU, *loco cit.*, p. 618).

(5) DEBOVE et ACHARD, *loco cit.*, t. I, p. 403.

velle mastication c'est la *rumination* et le *mérycisme* si c'est habituel. Comme mécanisme nerveux, ce phénomène se rapproche du vomissement.

3. *Crises douloureuses (gastriques et intestinales) des tabétiques.*

Les crises gastriques et intestinales des tabétiques sont des crises essentiellement douloureuses à rapprocher des douleurs fulgurantes. Dans la crise gastrique, il y a souvent des vomissements et il peut y avoir un certain trouble dyspeptique, cause ou effet. Pour l'intestin, c'est surtout le ténesme et la sensation de corps étranger à expulser (1).

J. C. Roux (2) a bien montré les relations entre les crises gastriques des tabétiques et le sympathique abdominal. Laignel Lavastine a ajouté de nouveaux faits avec analgésie du point épigastrique profond de J. C. Roux ou avec bande d'anesthésie tactile à la hauteur des seins. Cette dernière anesthésie (mammaire en ceinture) « répond aux territoires des 4e aux 7e racines dorsales jusqu'au dessus de l'appendice xyphoïde et des 8e aux 11e de l'appendice xyphoïde à une ligne passant par la base du thorax et l'ombilic. Or, les origines du grand splanchnique se détachent des 5e aux 11e racines dorsales ».

4. *Anorexie et boulimie.*

L'anorexie est un phénomène bien connu dans l'hystérie (hystérie gastrique ; phobie de l'alimentation) ; ces malades ne sont pas le plus souvent des abouliques, comme on le leur dit trop souvent, mais des entêtées pour ne pas manger : anorexie mentale de Lasègue.

La boulimie est le symptôme inverse, à pronostic bien différent.

D'après Paul Sollier (3), à toute anesthésie ou hyper-

(1) Voir plus loin pour la diarrhée des tabétiques.

(2) Laignel Lavastine, *loco cit.*, p. 266.

(3) Paul Sollier, Congrès d'Angers, août 1898, *Revue neurologique*, 1898, p. 580.

esthésie assez marquée d'un organe ou d'un membre correspond une anesthésie avec point douloureux dans une région du crâne, correspondant elle-même à une anesthésie limitée du cerveau. Par cette méthode d'exploration dite des points douloureux, SOLLIER démontre l'existence pour l'estomac d'un point bilatéral placé sur la circonvolution pariétale supérieure, sur le prolongement de la branche postérieure de la scissure de SYLVIUS. Le même auteur (1) a observé, avec DELAGENIÈRE, un cas d'abcès traumatique du cerveau avec boulimie, qui semble confirmer cette localisation.

5. *Constipation et diarrhée.*

La constipation, comme phénomène nerveux, peut être paralytique (paralysie intestinale) ou spasmodique (excitation solaire). La colique de plomb est un exemple de ce dernier cas, certaines lésions médullaires réalisent le premier. Il y a aussi une constipation par hypocrinie intestinale et aussi une constipation par anesthésie rectale. C'est cette dernière qui est spécialement bien guérie par l'habitude volontaire de se présenter à la selle tous les jours à la même heure.

Dans la production de la diarrhée, le système nerveux peut bien agir en activant les contractions péristaltiques ; mais le plus souvent c'est en provoquant l'hypercrinie.

On connaît les diarrhées des Basedowiens, des Parkinsoniens et autres malades avec troubles vasomoteurs paroxystiques. Dans le tabès la constipation est fréquente ; mais il y a aussi des cas d'entérorrhée, signalés par CHARCOT et VULPIAN (1862), FOURNIER, PIERRET et PUTNAM (1882), PITRES (1884) et surtout ROGER (2).

On a également observé (3) des diarrhées analogues dans la maladie de FRIEDREICH (TEISSIER, CHARCOT, BROUSSE 1882),

(1) SOLLIER et DELAGENIÈRE, *Revue neurol.*, 1901, p. 1103.
(2) ROGER, *Revue de Médecine*, 1884, p. 554.
(3) LAIGNEL LAVASTINE, *loco cit.*, p. 272.

la paralysie spinale infantile, la sclérose en plaques...

6. *Syndromes solaires* (1).

Laignel Lavastine, à qui j'emprunte tous les éléments de ce paragraphe, dit tout d'abord : « la physiologie, et partant la pathologie du plexus solaire est, bien plus qu'une physiologie de centres, une physiologie de carrefour ».

Expérimentalement, il y a un syndrome solaire de *paralysie* et un syndrome solaire d'*excitation*.

Dans le premier, il y a une forme *aiguë* (abattement, tristesse, diarrhée fétide, sanglante et incoercible, vomissements, pouls très petit, urine rare et foncée avec pigments biliaires normaux et anormaux, indican) et une forme *subaiguë* (diarrhée hypocolique, oligurie et dysurie).

Le syndrome aigu d'excitation consiste essentiellement en douleur épigastrique, constipation et élévation de la tension artérielle.

Cliniquement, le syndrome solaire aigu de paralysie est tout d'abord et surtout réalisé dans les péritonites, lié alors, non à l'inflammation péritonéale elle-même, mais au traumatisme du plexus solaire par cette lésion. Même tableau après : contusion de la paroi abdominale, laparotomie, cure radicale de hernie, colique hépatique ou néphrétique, phlegmon périnéphrétique... Dans tous ces cas, c'est le masque péritonitique. On a même observé le syndrome dans des maladies nerveuses : tabès (Sandoz 1897), paralysie générale (Dénarié 1869), Jalaguier).

De Buck (2) vient de publier un beau cas de syndrome solaire paralytique (vomissements, diarrhée incoercible, sanguinolente) dû à un gliome fusiforme, du 10e segment dorsal au 2e lombaire, localisé exactement dans la région latérale et postérieure de la substance grise médullaire.

Le syndrome solaire aigu d'excitation est surtout réalisé dans la colique de plomb.

(1) Laignel Lavastine, *loco cit.*, p. 260 à 288.
(2) De Buck, *Journal de Neurologie*, 1904, p. 121.

Le syndrome solaire subaigu d'excitation (alternatives de paralysie et d'excitation) se voit aussi dans les coliques saturnines et aussi dans la colite mucomembraneuse.

Analysant de plus près la *douleur* solaire, LAIGNEL LAVASTINE cite les crises gastriques des tabétiques comme exemple de cette douleur vive paroxystique et le syndrome solaire douloureux de JABOULAY comme exemple de cette douleur sourde et continue. Dans ce dernier cas il y a aussi battements artériels au creux épigastrique, gonflement et parésie des anses intestinales.

Comme symptômes solaires, hépatopancréatiques et rénaux, il faut noter l'urobilinurie, la glycosurie, l'indicanurie, la cholurie, l'albuminurie, la polyurie...

Je ne parle pas des troubles pigmentaires étudiés plus haut (p. 667).

Enfin il faut signaler les symptômes à distance. Un coup brusque sur la région épigastrique du chien produit la mort ; l'expérience ne réussit pas si le chien a été privé de son plexus solaire.

De même, chez l'homme, « un coup de poing sur l'épigastre, l'ingestion de glace (BROWN SEQUARD), agissant sur l'estomac comme un traumatisme, peuvent déterminer la mort. Il en est de même de l'arrêt du cœur en diastole observé dans la colique hépatique (BROWN-SEQUARD) ou néphrétique. A un degré moins intense, une contusion du plexus solaire peut déterminer le ralentissement du pouls ». La mydriase peut aussi être un symptôme à distance de l'altération solaire.

Je termine cette séméiologie du plexus solaire en indiquant, toujours d'après LAIGNEL LAVASTINE la projection sur la paroi abdominale antérieure de la situation du plexus.

Comme l'a montré ROUX (1899), le point douloureux épigastrique répond mathématiquement aux ganglions solaires. Ce point douloureux, étudié par LEVEN et CRU-

VEILHIER (1856) est déterminé, comme siège, par MATHIEU, de la manière suivante : « si on fait passer une ligne horizontale par le massif cartilagineux qui correspond à la 9e côte des deux côtés, cette ligne rencontre à angle droit la ligne médiane verticale correspondant à la ligne blanche. Ainsi se trouvent dessinés deux triangles rectangles adossés, dont l'hypoténuse est représentée en dehors par le rebord des fausses côtes et le sommet par l'appendice xyphoïde. Le point douloureux à la palpation se trouve le plus souvent au niveau de l'angle droit du triangle épigastrique droit ».

7. *Colite mucomembraneuse.*

Rien de plus fréquent que la triade formée par la colite mucomembraneuse, les phénomènes névropathiques et un état anormal de l'appareil utéroovarien. Ces malades, qui ont vu beaucoup de médecins, portent en général des diagnostics, qui, suivant le spécialiste consulté, se groupent sous trois chefs : pour les uns, c'est une maladie de l'intestin avec phénomènes nerveux et troubles utéroovariens ; pour les autres, c'est une maladie du système nerveux avec troubles intestinaux et utéroovariens ; pour d'autres enfin, c'est une maladie utéroovarienne avec troubles intestinaux et nerveux.

GASTON LYON (1) a développé les arguments en faveur de la nature nerveuse de cette maladie, qui devient une *entéronévrose mucomembraneuse.* Les faits auxquels cette explication s'appliquent (et c'est une grosse part des cas de colite mucomembraneuse) appartiennent au chapitre que j'étudie ici.

(1) GASTON LYON, *L'Entérocolite mucomembraneuse, Pathogénie et traitement des névroses intestinales.* L'œuvre médicochirurgicale, 1900, n° 22 et 1904, n° 37.

BIBLIOTHÈQUE NATIONALE R.F. IMPRIMÉS

TABLE ALPHABÉTIQUE DES MATIÈRES

TABLE DES FIGURES ET DES TABLEAUX

TABLE DES MATIÈRES

BIBLIOTHÈQUE NATIONALE R.F. IMPRIMÉS

DIJON. — IMP. DARANTIERE.

J.-B. BAILLIERE et FILS, rue Hautefeuille, 1 PARIS

BIBLIOTHÈQUE DE L'ÉTUDIANT EN MÉDECINE

ATLAS D'ANATOMIE TOPOGRAPHIQUE

PAR

Le Dr O. SCHULTZE

PROFESSEUR D'ANATOMIE A L'UNIVERSITÉ DE WURZBOURG

ÉDITION FRANÇAISE

Par le Dr Paul LECÈNE

Prosecteur à la Faculté de médecine de Paris, interne lauréat des hôpitaux de Paris

1905, 1 volume grand in-8 colombier de 180 pages, accompagné de 70 planches en couleurs et de nombreuses figures intercalées dans le texte. Cartonné... **24 fr.**

ATLAS D'ANATOMIE DESCRIPTIVE

PAR

Le Dr J. SOBOTTA

PROFESSEUR D'ANATOMIE A L'UNIVERSITÉ DE WURZBOURG

ÉDITION FRANÇAISE

Par Abel DESJARDINS

Aide d'anatomie à la Faculté de médecine de Paris.

3 volumes de texte et 3 atlas. Ensemble 6 vol. grand in-8 colombier, cartonnés.
Avec 150 planches en couleurs
et environ 1500 photogravures, la plupart en couleurs, intercalées dans le texte.
Les tomes I et II paraîtront fin octobre 1904. L'ouvrage sera complet en 1905.
Prix de souscription .... **90 fr.**

Envoi franco d'un spécimen du texte et des planches à toute personne qui en fera la demande.

★

GUIDE DE L'ÉTUDIANT (Externat et Internat)	LEFERT, 28 volumes à...........	3 fr.
	BOUGLÉ et CAVASSE..............	12 fr.
	SAULIEU et DUBOIS.... 16 fr. et	30 fr.
DICTIONNAIRE	LITTRÉ.........................	20 fr.

Manuel du Doctorat en Médecine

Par le Professeur Paul LEFERT

Collection de 28 volumes in-18 de 300 pages, à 3 fr. le volume cartonné.

Premier Examen : Anatomie à l'amphithéâtre. 1 vol., 3 fr. — Anatomie et Embryologie. 1 vol., 3 fr.
Deuxième Examen : Histologie. 1 vol., 3 fr. — Chimie médicale. 1 vol., 3 fr. — Physique médicale. 1 vol., 3 fr. — Physiologie. 1 vol., 3 fr.
Troisième Examen : Pathologie générale. 1 vol., 3 fr. — Pathologie interne. 3 vol., 9 fr. — Pathologie externe. 1 vol. 3 fr. — Chirurgie des régions. 2 vol., 6 fr. — Anatomie topographique. 1 vol., 3 fr. — Bactériologie. 1 vol., 3 fr. — Médecine opératoire. 1 vol., 3 fr. — Anatomie pathologique. 1 vol , 3 fr. — Accouchements. 1 vol., 3 fr.
Quatrième Examen : Thérapeutique. 1 vol., 3 fr. — Histoire naturelle médicale. 1 vol., 3 fr. — Pharmacologie et Matière médicale. 1 vol., 3 fr. — Hygiène. 1 vol., 3 fr. — Médecine légale. 1 vol., 3 fr.
Cinquième Examen : Clinique médicale et Diagnostic. 1 vol., 3 fr. — Clinique chirurgicale. 1 vol., 3 fr. — Petite Chirurgie et Thérapeutique chirurgicale. 1 vol., 3 fr.
Examen de Médecin auxiliaire : Aide-mémoire de l'Examen de Médecin auxiliaire. 1 vol., 3 fr.

Le Premier Livre de Médecine

Manuel de Propédeutique pour le stage hospitalier

Par J. BOUGLÉ, Chirurgien des Hôpitaux de Paris. | **et A. CAVASSE**, Ancien interne des Hôpitaux de Paris.

I *Partie médicale,* 1 vol. in-18 jésus de 447 pages, avec figures........... 5 fr.
II. *Partie chirurgicale,* 1 vol. in-18 jésus de 531 pages, avec figures......... 5 fr.
Les 2 parties en 1 vol., reliure d'amateur, peau souple, tête dorée.......... 12 fr.

Conférences pour l'Externat des Hôpitaux

Par les Drs SAULIEU et DUBOIS, Internes des hôpitaux.

Anatomie

1901, 1 vol. gr. in-8 de 370 pages, avec 277 figures........................ 8 fr.

Pathologie et Petite Chirurgie

1901, 1 vol. gr. in-8 de 334 pages, avec 45 figures......................... 8 fr.

Conférences pour l'Internat des Hôpitaux

Par les Drs SAULIEU et DUBOIS, Anciens internes des hôpitaux.

1902, 30 fascicules gr. in-8 de 48 pages chacun, avec 307 figures .... 30 fr.
Chaque fascicule se vend séparément..................................... 1 fr.
FASCICULE I. Larynx et Trachée. — II. Poumons et Plèvres. — III. Cœur. — IV et V. Thorax. — VI. Crâne et Face. — VII. Œil et Oreille. — VIII. Encéphale. — IX. Moelle. — X. Moelle et Rachis. — XI. Cou et Corps thyroïde. — XII. Langue, Voile du Palais, Amygdales. — XIII. Œsophage et Estomac. — XIV. Intestin. — XV. Rectum et Périnée. — XVI. Foie et Voies biliaires. — XVII et XVIII. Abdomen. — XIX et XX. Reins, Uretères, Vessie. — XXI. Organes génitaux de la femme. — XXII. Accouchements. — XXIII. Organes génitaux de l'homme. — XXIV et XXV. Membre supérieur. — XXVI, XXVII et XXVIII. Membre inférieur. — XXIX et XXX. Maladies générales.

Aide-mémoire de Médecine hospitalière, anatomie, pathologie, petite chirurgie, pour la préparation du concours de l'externat, par le professeur Paul LEFERT. 1 vol. in-18 de 288 pages, cart.............................. .... 3 fr.

Dictionnaire de Médecine, de Chirurgie et de Pharmacie

ET DES SCIENCES QUI S'Y RAPPORTENT

Par Émile LITTRÉ
de l'Académie française
et de l'Académie de médecine.

(Vingtième édition)

1903. 1 vol. gr. in-8 de 1910 p., à 2 col., avec fig. Cartonné, **20 fr.** — **Relié. 25 fr.**

PHYSIOLOGIE	MATHIAS DUVAL	9 fr.
PHYSIQUE BIOLOGIQUE	IMBERT	16 fr.
CHIMIE BIOLOGIQUE	ENGEL	10 fr.

Cours de Physiologie

Par Mathias DUVAL
Professeur à la Faculté de médecine de Paris

8e *édition*. 1897, 1 vol. in-8 de 732 pages, avec 222 figures .... 9 fr.

Tableaux synoptiques de Physiologie

Par le Dr BLAINCOURT

1904, 1 vol. gr. in-8 de 171 pages, cart. (*Collection Villeroy*)................ 5 fr.

Nouveaux éléments de Physiologie humaine, par H. BEAUNIS, professeur de physiologie à la Faculté de médecine de Nancy. 3e *édition*. 1888, 2 vol. gr. in-8 de 1484 pages, avec 513 fig., cart.................................. 25 fr.

Manipulations de Physiologie, par le Dr Léon FREDERICQ, professeur à l'Université de Liége. 1893, 1 vol. gr. in-8 de 283 pages, avec 191 fig., cart.......... 10 fr.

Aide-mémoire de Physiologie, par le professeur P. LEFERT. 4e *édition*. 1896, 1 vol. in-18 de 312 pages, cart.................. .... 3 fr.

Traité élémentaire de Physique biologique

Par A. IMBERT, Professeur à la Faculté de médecine de Montpellier.

1895, 1 vol. in-8 de 1088 pages, avec 399 figures.......................... 16 fr.

Aide-mémoire de Physique médicale et biologique, par le professeur Paul LEFERT. 1894, 1 vol. in-18 de 278 pages, cartonné....... .... 3 fr.

Précis de Radiologie médicale, par le Dr KOCHER. 1905, 1 vol. in-18... 3 fr. 50

Traité élémentaire de Chimie biologique

Par R. ENGEL et J. MOITESSIER, Professeurs à la Faculté de médecine de Montpellier.

1897, 1 vol. in-8 de 615 pages, avec 102 figures et 2 planches coloriées..... 10 fr.

Aide-mémoire de Chimie médicale, par le professeur Paul LEFERT. 1893, 1 vol. in-18 de 288 pages, cart... 3 fr.

Manipulations de Chimie, par E. JUNGFLEISCH, professeur à l'École supérieure de pharmacie. 2e *édition* 1893, 1 vol. gr. in-8 de 1180 pages, avec 374 fig., cart. 25 fr.

Manipulations de Chimie médicale, par J. VILLE, professeur à la Faculté de médecine de Montpellier. 1893, 1 vol. in-16 de 184 pages, avec fig., cart... 4 fr.

Guide pratique pour les Analyses de Chimie physiologique, par le Dr MARTZ. 1899, 1 vol. in-18 de 264 pages, avec 52 fig., cart.................... 3 fr.

Tableaux synoptiques pour les Analyses médicales. Sang, Suc gastrique, Calculs biliaires, par L. BROQUIN. 1903, 1 vol. in-16 de 64 pages, avec 6 fig., cart. 1 fr. 50

Guide pratique pour l'Analyse des Urines, par MERCIER. 4e *édition*. 1904, 1 vol. in-18 jésus de 251 pages, avec 49 fig. et 5 pl. en couleurs, cart........... 4 fr.

Tableaux synoptiques pour l'Analyse des Urines, par DREVET. 3e *édition*. 1905, 1 vol. in-16 de 80 pages, avec 9 planches, cart.................... 1 fr. 50

Guide pratique d'Urologie clinique, par le Dr J. ANDRÉ, chef de laboratoire à l'Ecole de médecine de Marseille. 1904, 1 vol. in-18 de 238 pages, avec fig., cart. 3 fr.

Précis d'Analyse chimique

Par E. BARRAL, Professeur agrégé à la Faculté de médecine de Lyon.

1904-1905, 3 vol. in-18 de chacun 400 pages, avec figures.

I. — *Analyse chimique qualitative*. 1 vol. in-18 de 496 pages avec 144 fig. 7 fr.
II. — *Analyse chimique quantitative*. 1 vol. in-18 de 500 p. avec fig....... 7 fr.
III. — *Analyse chimique biologique* (sous presse).

MICROBIOLOGIE — MACÉ. **25** fr. — BESSON. **14** fr.
PARASITOLOGIE — MONIEZ............... **10** fr.
ANATOMIE PATHOLOGIQUE — COYNE............... **15** fr.

Traité pratique de Bactériologie

Par E. MACÉ, Professeur à la Faculté de médecine de Nancy.

5e *édition*. 1904, 1 vol. gr. in-8 de 1295 pages, avec 361 fig., cart........... **25** fr.

ATLAS DE MICROBIOLOGIE **Par E. MACÉ**

1 vol. gr. in-8 de 60 planches en 8 couleurs, cart......................... **32** fr.

Technique microbiologique et sérothérapique

Par le Dr BESSON, Directeur du Laboratoire de Bactériologie de l'hôpital Péan.

3e *édition*. 1904, 1 vol. in-8 de 847 pages, avec 340 fig. noires et coloriées... **14** fr.

Aide-mémoire de Bactériologie, par le professeur P. LEFERT. 1901, 1 vol. in-18 de 275 pages, cart............ **3** fr.
Tableaux synoptiques de Bactériologie médicale, par DUPONT. 1901, 1 vol, in-18 de 80 pages, cart............ **1** fr. **50**
Guide pour les Analyses de Bactériologie clinique, par L. FELTZ. 1898, 1 vol. in-18 de 282 pages, avec 111 fig., cart............ **3** fr.
Les Microbes pathogènes, par Ch. BOUCHARD, professeur à la Faculté de médecine de Paris. 1892, 1 vol. in-16 de 304 pages............ **3** fr. **50**

Traité élémentaire de Parasitologie

Par R. MONIEZ, Professeur à la Faculté de médecine de Lille.

1896, 1 vol. in-8 de 680 pages, avec 111 figures............................ **10** fr.

Atlas-Manuel d'Histologie pathologique

Par le Dr DURCK

Édition française, par le Dr GOUGET, Professeur agrégé à la Faculté de médecine de Paris.

1901, 1 vol. in-16, avec 120 planches chromolithographiées, relié en peau souple, tête dorée............................ **20** fr.

Atlas-Manuel d'Anatomie pathologique, par le professeur BOLLINGER. *Édition française*, par le Dr GOUGET. 1902, 1 vol. in-16, avec 137 planches coloriées, relié maroquin souple, tête dorée............................ **20** fr.

Traité élémentaire d'Anatomie pathologique

Par R. COYNE, Professeur à la Faculté de médecine de Bordeaux.

2e *édition*. 1903, 1 vol. in-8 de 1056 p., avec 355 fig. noires et coloriées..... **15** fr.

Aide-mémoire d'Anatomie pathologique, d'histologie pathologique et de technique des autopsies, par le professeur P. LEFERT. 3e *édition*. 1898, 1 vol. in-18 de 296 pages, cart............ **3** fr.
Traité d'Histologie pathologique, par le professeur RINDFLEISCH. 2e *édition*, par F. GROSS et J. SCHMIDT, professeurs à la Faculté de Nancy. 1888, 1 vol. gr. in-8 de 869 pages, avec 359 fig............ **15** fr.
Tableaux synoptiques pour la Pratique des Autopsies, par le Dr VALERY. 1902, 1 vol. in-18 de 72 pages, avec fig., cart............ **1** fr. **50**
Hématologie et Cytologie cliniques, par le Dr LEFAS, préface par P.-E. LAUNOIS, professeur agrégé à la Faculté de médecine de Paris. 1904, 1 vol. in-18 de 198 pages, avec 5 planches coloriées, cart............ **3** fr.

PATHOLOGIE GÉNÉRALE —	HALLOPEAU................	**12** fr.
PATHOLOGIE INTERNE —	LAVERAN et TEISSIER......	**22** fr.
	LEFERT....................	**10** fr.

Traité Élémentaire de Pathologie Générale

PAR MM.

H. HALLOPEAU
Professeur agrégé
à la Faculté de médecine de Paris.

E. APERT
Médecin des hôpitaux de Paris.

6e *édition*. 1904, 1 vol. in-8 de 952 pages, avec 192 figures................ **12** fr.

Tableaux Synoptiques de pathologie générale, par le Docteur COUTANCE. 1899, 1 vol. gr. in-8 de 200 pages, cartonné *(Collection Villeroy)*............... **5** fr.

Aide-mémoire de Pathologie générale, par le professeur P. LEFERT, 3e *édition*. 1900, 1 vol. in-18 de 300 pages, cartonné.................................. **3** fr.

Tableaux synoptiques de Pathologie interne

Par le Dr VILLEROY

2e *édition*. 1899, 1 vol. gr. in-8 de 208 pages, cartonné...................... **5** fr.

Aide-Mémoire de Pathologie interne

Par le Professeur Paul LEFERT

1899, 3 vol. in-18, ensemble 858 pages, reliés en 1 volume maroquin souple. **10** fr.

ÉLÉMENTS de PATHOLOGIE MÉDICALE

PAR MM.

A. LAVERAN
Membre de l'Institut et de l'Académie de médecine.

J. TEISSIER
Professeur à la Faculté de médecine de Lyon,
Médecin des hôpitaux.

4e *édition*. 1894, 2 volumes in-8, 1866 pages, 125 figures.................. **22** fr.

La Pratique journalière de la Médecine dans les Hôpitaux de Paris, par le professeur P. LEFERT. 1895, 1 vol. in-18 de 288 pages, cartonné.............. **3** fr.

Traité des Maladies de l'Estomac, par L. BOUVERET, professeur à la Faculté de médecine de Lyon. 1893, 1 vol. gr. in-8 de 743 pages.......................... **14** fr.

Séméiologie et Thérapeutique des Maladies de l'Estomac, par le Dr FRENKEL, professeur agrégé à la Faculté de Toulouse. 1900, 1 vol. in-16 de 550 pages, cartonné.. **7** fr. **50**

Aide-mémoire des Maladies de l'Estomac, par le professeur P. LEFERT. 1900, 1 vol. in-18 de 304 pages, cartonné.................................. **3** fr.

Aide-mémoire des Maladies de l'Intestin, par le professeur P. LEFERT. 1901, 1 vol. in-18 de 285 pages, cartonné.................................. **3** fr.

Aide-mémoire des Maladies des Poumons, par P. LEFERT. 1902, 1 vol. in-18 de 273 pages, cartonné.................................. **3** fr.

Aide-mémoire des Maladies du Cœur, par le professeur P. LEFERT. 1901, 1 vol. in-18 de 285 pages, cartonné.................................. **3** fr.

Diagnostic et Traitement des Maladies infectieuses, par le professeur SCHMITT (de Nancy). 1902, 1 vol. in-18 de 504 pages, cartonné.................... **6** fr.

GUIDE DU MÉDECIN PRATICIEN

Aide-Mémoire de Médecine, de Chirurgie et d'Accouchement

Par P. GUIBAL, Interne des hôpitaux de Paris.

1903, 1 vol. in-18 jésus de 676 pages avec 349 figures, cartonné.......... **7** fr. **50**

THÉRAPEUTIQUE	MANQUAT	24 fr. »
	HERZEN	7 fr. 50
FORMULAIRES —	BREUIL	4 fr. »

Traité élémentaire de Thérapeutique

de Matière médicale et de Pharmacologie

Par A. MANQUAT

Professeur agrégé à l'École du Val-de-Grâce.

5e *édition*. 1903, 2 vol. in-8, ensemble 2104 pages .... **24 fr.**

Tableaux synoptiques de Thérapeutique

Par le Dr H. DURAND, Ancien interne des hôpitaux.

1899, 1 vol. gr. in-8 de 208 pages, cartonné (*Collection Villeroy*) .... **5 fr.**

Aide-mémoire de Thérapeutique, par le professeur P. LEFERT. 1896, 1 vol. in-18 de 318 pages, cartonné .... **3 fr.**

Éléments de Matière médicale et de Thérapeutique, par NOTHNAGEL et ROSSBACH. Introduction par le professeur CH. BOUCHARD. 2e *édition*. 1889, 1 vol. gr. in-8 de 913 pages .... **16 fr.**

Principes de Diététique, par H. LABBÉ. 1904, 1 vol. in-18 de 334 pages. **3 fr. 50**

Précis d'Électrothérapie, par le Dr BORDIER. Préface par le professeur D'ARSONVAL. 2e *édition*. 1902, 1 vol. in-18 de 516 pages, avec 162 figures, cartonné..... **8 fr.**

Guide et Formulaire de Thérapeutique

Par le Dr HERZEN

3e *édition*. 1905, 1 vol. in-16 de 700 pages, cartonné .... **7 fr. 50**

Édition de poche, imprimée sur papier de riz indien (extra-mince), relié peau souple .... **10 fr**

Poids : sur papier ordinaire, 700 grammes ; — sur papier indien, 200 grammes.

L'ART DE FORMULER

Indications. — Mode d'emploi. — Posologie des médicaments usuels.

Par le Dr BREUIL

1903, 1 vol. in-18 de 344 pages, papier indien extra-mince, format portefeuille, cart... .... **4 fr.**

Le même, papier ordinaire, cart .... **4 fr.**

Formulaire électrothérapique, par le Dr RÉGNIER. 1899, 1 vol. in-18, cart. **3 fr.**

Formulaire d'Hydrothérapie, par le Dr O. MARTIN. 1900, 1 vol. in-18 de 252 pages, avec figures, cartonné .... **3 fr.**

Formulaire du Massage, par le Dr NORSTRÖM. 1900, 1 vol. in-18 de 268 pages, avec figures, cartonné .... **3 fr.**

Mémorial Thérapeutique

Par C. DANIEL, interne des hôpitaux de Paris.

1903, 1 vol. in-32 de 240 p., sur papier de riz indien (format portefeuille). **2 fr. 50**

Relié maroquin souple, tête dorée .... **3 fr. 50**

UROLOGIE ——	F. GUYON		37 fr. 50
DERMATOLOGIE —	HALLOPEAU. 30 fr.	— MRACEK..	20 fr. »
NEUROLOGIE ——	JAKOB..... 20 fr.	— WEYGANDT	24 fr. »

Leçons cliniques sur les Maladies des Voies urinaires

Par Félix GUYON, Professeur à la Faculté de médecine de Paris.

4e *édition*. 1903, 3 vol. in-8, de 1891 pages, avec 146 fig. et 15 pl. **37 fr. 50**

TRAITÉ DE DERMATOLOGIE

PAR LES DOCTEURS

HALLOPEAU, Prof. agr. à la Faculté de médecine, médecin de Saint-Louis, membre de l'Académie de médecine.

LEREDDE, Chef de Laboratoire à Saint-Louis.

1900, 1 vol. gr. in-8 de 996 pages, avec 24 planches coloriées, cart........ **30 fr.**

Atlas-Manuel des Maladies de la Peau, par le Professeur MRACEK et le Dr HUDELO, médecin des hôpitaux de Paris. 2e *édition*. 1905, 1 vol. in-18 de 350 p., avec 63 pl. coloriées, relié maroquin souple........ **20 fr.**

Diagnostic et Traitement des Maladies de la Peau, par le Dr BARBE. Préface du professeur GAUCHER. 1901, 1 vol. in-18 de 332 pages, cartonné........ **5 fr.**

Aide-mémoire de Dermatologie, par P. LEFERT. 1900, 1 vol. in-18, cartonné.. **3 fr.**

Atlas-Manuel des Maladies Vénériennes, par le Professeur MRACEK et le Dr EMERY, chef de clinique de la Faculté de médecine de Paris. 2e *édition*. 1904, 1 vol. in-18 de 428 pages avec 71 pl. color., relié maroquin, tête dorée........ **20 fr.**

Précis des Maladies vénériennes, par le Dr AUDRY, professeur à la Faculté de médecine de Toulouse. 1901, 1 vol. in-16 de 342 pages, cartonné........ **5 fr.**

Traité pratique des Maladies vénériennes, par LOUIS JULLIEN, chirurgien de Saint-Lazare. 3e *édition*. 1898, 1 vol. in-8 de 1270 pages avec 246 figures. **20 fr.**

Leçons sur les Maladies vénériennes, professées à l'hôpital du Midi, par CH. MAURIAC. 1890, 2 vol. gr. in-8, 2250 pages........ **38 fr.**

Atlas-Manuel des Maladies du Système nerveux

Par les Dr SEIFFER et GASNE, Médecin des hôpitaux de Paris. DIAGNOSTIC et TRAITEMENT

1905, 1 vol. in-16 de 450 pages avec 26 planches coloriées et 264 fig. Relié.. **20 fr.**

Atlas-Manuel du Système nerveux — Anatomie et Pathologie

Par C. JAKOB et A. REMOND, Professeur à la Faculté de Toulouse.

1900, 1 vol. in-16 de 364 p., avec 84 planches coloriées, relié maroquin souple. **20 fr.**

Les Centres nerveux, physio-pathologie clinique, par le professeur J. GRASSET, de Montpellier. 1905, 1 vol. in-8 de 406 pages, avec 60 fig. et 26 tableaux..... **8 fr.**

Diagnostic et Traitement des Maladies nerveuses, par le Dr J. ROUX, médecin des hôpitaux de Saint-Étienne. 1901, 1 vol. in-16 de 560 pages, cartonné. **7 fr. 50**

Aide-mémoire de Neurologie, par P. LEFERT. 1899, 1 vol. in-18 de 300 p., cart. **3 fr.**

Traité des Maladies de la Moelle épinière, par les Drs DEJERINE, professeur à la Faculté de médecine de Paris, et THOMAS. 1902, 1 vol. in-8 de 458 p., avec 162 fig. **9 fr.**

Traité des Maladies mentales, par DAGONET. 1894, 1 vol. gr. in-8 de 850 p. **20 fr.**

Traité des Maladies mentales, par A. CULLERRE. 1889, 1 vol. in-18 de 608 p. **6 fr.**

Traité de Thérapeutique des Maladies mentales et nerveuses, par les Drs GARNIER et COLOLIAN. 1901, 1 vol. in-8 de 496 pages........ **7 fr.**

Atlas-Manuel de Psychiatrie

Par le Professeur **O. WEYGANDT** et le **Dr ROUBINOVITCH,** Médecin de la Salpêtrière.

1903, 1 vol. in-16 de 643 pages avec 24 planches coloriées et 264 fig. Relié.. **24 fr.**

CLINIQUE MÉDICALE ——	HUCHARD	20 fr.
— *CHIRURGICALE.*	LE DENTU	15 fr.
DIAGNOSTIC ——	MAYET	24 fr.

Consultations médicales

Par le Dr HUCHARD
Médecin de l'hôpital Necker,
Membre de l'Académie de médecine.

3e *édition*. 1903, 1 vol. in-8 de 650 pages .... **10 fr.**

Nouvelles Consultations médicales

Par le Dr HUCHARD

1904, 1 vol. in-8 de 620 pages .... **10 fr.**

Clinique médicale de l'Hôtel-Dieu de Paris, par A. TROUSSEAU, professeur à la Faculté de médecine de Paris. 10e *édition*. 1901, 3 vol. in-8 .... **32 fr.**

Aide-mémoire de Clinique médicale et de Diagnostic, par le professeur P. LEFERT. 1894, 1 vol. in-18 de 314 pages, cart .... **3 fr.**

Clinique chirurgicale

Par A. LE DENTU
Professeur de clinique chirurgicale à la Faculté de médecine de Paris, Chirurgien de l'Hôtel-Dieu,
Membre de l'Académie de médecine.

1904, 1 vol. gr. in-8 de XXVII-634 pages, avec 45 figures .... **15 fr.**

Consultations chirurgicales, par les Drs BRAQUEHAYE et DE ROUVILLE, professeurs agrégés des Facultés de médecine. Préface du professeur S. DUPLAY. 1901, 1 vol. in-8 de 350 pages .... **6 fr.**

Clinique chirurgicale, par U. TRÉLAT, professeur à la Faculté de médecine de Paris. Leçons publiées par Pierre DELBET, professeur agrégé à la Faculté de médecine de Paris. 1891, 2 vol. gr. in-8 de 800 pages, avec fig .... **30 fr.**

Aide-mémoire de Clinique chirurgicale, par P. LEFERT. 1900, 1 vol. in-18, cart. **3 fr.**

Traité de Diagnostic médical et de Séméiologie

Par le Dr MAYET, Professeur à la Faculté de médecine de Lyon.

1898-1899, 2 vol. gr. in-8 de 1632 pages, avec 191 fig .... **24 fr.**

ATLAS-MANUEL DE DIAGNOSTIC CLINIQUE

Technique médicale, indications thérapeutiques

Par le Dr C. JAKOB

et le Dr A. LÉTIENNE, ancien interne des hôpitaux de Paris.

3e *édition*. 1901, 1 vol. in-16 de 396 p., avec 68 pl. col., relié maroquin souple. **15 fr.**

Précis d'Auscultation, par le Dr COIFFIER. 5e *édition*. 1903, 1 vol. in-18 de 189 pages, avec 93 fig. coloriées, cart .... **5 fr.**

Tableaux synoptiques de Diagnostic et de Symptomatologie, par le Dr COUTANCE. 1898, 1 vol. gr. in-8 de 208 pages, cart. (*Collection Villeroy*) .... **5 fr.**

Tableaux synoptiques d'Exploration médicale, par le Dr CHAMPEAUX. 1902, 1 vol. in-8 de 184 pages, cart. (*Collection Villeroy*) .... **5 fr**

Précis d'Exploration clinique du Cœur et des vaisseaux, par le Dr G. BROUARDEL, médecin des hôpitaux de Paris. 1903, 1 vol. in-16 de 176 pages, avec 35 fig., cart. **3 fr.**

Sémiologie pratique des Poumons et de la Plèvre, auscultation, percussion, mensuration, par le Dr H. BARBIER, médecin des hôpitaux de Paris. Préface du professeur GRANCHER. 1902, 1 vol. in-18 de 252 pages, avec 20 fig .... **4 fr.**

Tableaux synoptiques de Symptomatologie, par le Dr M. GAUTIER. 1900, 1 vol. gr. in-8 de 180 pages, cart. (*Collection Villeroy*) .... **5 fr.**

Tableaux synoptiques de Médecine d'urgence, par le Dr DEBUSSIÈRE. 1902, 1 vol. in-8 de 180 pages, cart. (*Collection Villeroy*) .... **5 fr.**

Atlas-Manuel de Médecine et de Chirurgie des accidents, par les Drs GOLEBIEWSKI et P. RICHE, chirurgien des hôpitaux de Paris. 1902, 1 vol. in-16 de 496 pages avec 143 fig. noires et 40 pl. chromolithogr. Relié .... **20 fr.**

2547-04 — CORBEIL. Imprimerie ÉD. CRÉTÉ.

BIBLIOTHÈQUE NATIONALE R.F.

www.ingramcontent.com/pod-product-compliance
Ingram Content Group UK Ltd.
Pitfield, Milton Keynes, MK11 3LW, UK
UKHW020126220726
13923UKWH00001B/12

9 782019 265748